Frans C. Stades
Willy Neumann · Michael H. Boevé · Bernhard Spiess · Milton Wyman

Praktische Augenheilkunde für den Tierarzt

Frans C. Stades
Willy Neumann · Michael H. Boevé · Bernhard Spiess · Milton Wyman

Praktische Augenheilkunde für den Tierarzt

3., überarbeitete und erweiterte Auflage

schlütersche

Bibliografische Information der Deutschen Bibliothek

Die Deutsche Bibliothek verzeichnet diese Publikation in der Deutschen Nationalbibliografie; detaillierte bibliografische Daten sind im Internet über http://dnb.ddb.de abrufbar.

ISBN-10: 3-89993-001-1
ISBN-13: 978-3-89993-001-6

1. deutsche Auflage 1996	2. englische Auflage 2006
2. deutsche Auflage 1998	1. spanische Auflage 1998
3. deutsche Auflage 2006	1. portugiesische Auflage 1998
1. holländische Auflage 1996	1. italienische Auflage 2000
1. englische Auflage 1996	1. japanische Auflage 2000

© 2006, Schlütersche Verlagsgesellschaft mbH & Co. KG, Hans-Böckler-Allee 7, 30173 Hannover

Alle Rechte vorbehalten.
Das Werk ist urheberrechtlich geschützt. Jede Verwertung außerhalb der gesetzlich geregelten Fälle muss vom Verlag schriftlich genehmigt werden.

Eine Markenbezeichnung kann warenzeichenrechtlich geschützt sein, ohne dass diese gesondert gekennzeichnet wurde. Die beschriebenen Eigenschaften und Wirkungsweisen der genannten pharmakologischen Präparate basieren auf den Erfahrungen der Autoren, die größte Sorgfalt darauf verwendet haben, dass alle therapeutischen Angaben dem derzeitigen Wissens- und Forschungsstand entsprechen. Darüber hinaus sind die den Produkten beigefügten Informationen in jedem Fall zu beachten.

Der Verlag und die Autoren übernehmen keine Haftung für Produkteigenschaften, Lieferhindernisse, fehlerhafte Anwendung oder bei eventuell auftretenden Unfällen und Schadensfällen. Jeder Benutzer ist zur sorgfältigen Prüfung der durchzuführenden Medikation verpflichtet. Jede Dosierung oder Applikation erfolgt auf eigene Gefahr.

Satz: Dörlemann Satz, Lemförde
Druck: Werbedruck Lönneker, Stadtoldendorf

Inhalt

Autoren X

Abkürzungsverzeichnis XI

Abbildungsnachweis XII

1	**Einleitung**	1

2	**Klinische Diagnostik**	
2.1	Signalement	5
2.2	Anamnese	5
2.3	Arbeitsmethoden und Hilfsmittel	5
2.3.1	Zwangsmaßnahmen und Sedation	8
2.3.2	Hilfsmittel	8
2.4	Untersuchung der Augen und ihrer Adnexe	8
2.4.1	Kopf, Schädel und Orbitalgegend	8
2.4.2	Tränenfilm und Tränenproduktion	9
2.4.3	Augenausfluss	9
2.4.4	Erkrankungen der Augenlider (Palpebrae)	10
2.4.5	Bindehaut (Konjunktiva)	11
2.4.6	Augapfel (Bulbus)	12
2.4.7	Äußere Augenhaut (Sklera)	13
2.4.8	Hornhaut (Kornea)	13
2.4.9	Augenkammern (Camera anterior / posterior)	13
2.4.10	Pupille und Regenbogenhaut (Iris)	14
2.4.11	Linse (Lens cristallina)	14
2.4.12	Glaskörper (Vitreum)	14
2.4.13	Augenhintergrund (Fundus)	15
2.4.14	Zusätzliche Untersuchungsmethoden	16
2.5	**Differentialdiagnosen**	16
2.5.1	Einleitung	16
2.5.2	Das rote Auge	16
2.5.3	Das tränende Auge ohne deutlichen Blepharospasmus	16
2.5.4	Blepharospasmus / schmerzhaftes Auge (STT nicht erniedrigt)	16
2.5.5	Nickhautvorfall mit Enophthalmus	16
2.5.6	Exophthalmus	17
2.5.7	Die blau-weiße Hornhaut	17
2.5.8	Das »pigmentierte« Auge	17
2.5.9	Das blinde Auge	17

3	**Diagnostika und therapeutische Möglichkeiten**	
3.1	**Medikamentelle Therapie**	19
3.1.1	Konjunktivale Applikation	19
3.1.2	Subkonjunktivale Injektion	21
3.1.3	Retrobulbäre Injektion	21
3.1.4	Intraokuläre Injektion	21
3.1.5	Allgemeine Regeln	22
3.2	**Die wichtigsten Ophthalmika in der Veterinärmedizin**	22
3.2.1	Vasokonstriktoren	22
3.2.2	Antihistaminika (heute meistens ersetzt durch Kortikosteroide)	22
3.2.3	Medikamente zur Glaukomtherapie	23
3.2.3.1	Miotika: Erleichterung des Kammerwasserabflusses	23
3.2.3.2	Carboanhydrasehemmer	23
3.2.3.3	Osmotisch wirksame Stoffe	23
3.2.3.4	Andere den Augeninnendruck verringernde Medikamente	23
3.2.4	Mydriatika	23
3.2.5	Antimikrobielle Medikamente	24
3.2.5.1	Antibakterielle Medikamente ...	24
3.2.5.2	Antimykotika	25
3.2.5.3	Virustatika (DNA-Synthesehemmer)	25
3.2.6	Kortikosteroide	25
3.2.6.1	Konjunktival	25
3.2.6.2	Subkonjunktival	25
3.2.6.3	Oral	25
3.2.7	Sonstige »Antiphlogistika«	25
3.2.7.1	Prostaglandinsynthesehemmer ...	25
3.2.8	Lokalanästhetika	26
3.2.9	Vitamine, epithelisierende und unspezifische Medikamente	26
3.2.10	Kollyria	26
3.2.11	Andere Medikamente	26
3.2.11.1	Diagnostika	26
3.2.11.2	Chemisch kauterisierende Stoffe	27
3.2.11.3	(Schleim)auflösende Mittel ...	27
3.2.11.4	Bluthochdruck senkende Mittel (bei sekundärer Retinopathie)	27
3.2.11.5	Andere am Auge angewandte Medikamente	27
3.2.12	Radiotherapie	27
3.2.13	Schutzmaßnahmen	27
3.3	**Chirurgische Therapie**	27
3.3.1	Anästhesie	27
3.3.2	Vorbereitung des Operationsfeldes	28
3.3.3	Lagerung auf dem Operationstisch	28
3.3.4	Abdeckung	28
3.3.5	Vergrößerungshilfen	28
3.3.6	Instrumentarium und weitere Hilfsmaßnahmen	28
3.3.7	Nahtmaterial und Nadeln	29
3.3.8	Blutstillung	29
3.3.9	Kryotechnik	29
3.3.10	Lasertechniken	29

4 Notfälle

4.1	Einleitung	31
4.2	Luxatio oder Proptosis bulbi	31
4.3	Verätzungen	34
4.4	Stumpfe Traumata	34
4.4.1	Gedeckte Frakturen der Orbita / des Gesichtsschädels	34
4.4.2	Contusio bulbi	35
4.4.2.1	Suffusionen (Hyposphagma)	35
4.4.2.2	Traumatisches Hornhautödem	35
4.4.2.3	Hyphaema	35
4.4.2.4	Tief einwirkende Traumata	36
4.5	Perforierende Verletzungen	37
4.5.1	Augenlider und Konjunktivalsack	37
4.5.1.1	Lidrandwunden mit Beteiligung der tränenableitenden Wege	39
4.5.1.2	Lidrandwunden mit Verlust von Gewebe	39
4.5.2	Bindehautverletzungen	40
4.5.3	Hornhautverletzungen	40
4.5.3.1	Allgemeine Vorgehensweise	40
4.5.3.2	Nicht perforierende Hornhautverletzungen	40
4.5.3.3	Perforierende Hornhautverletzungen	43

5 (Peri-)Orbita

5.1	Einleitung	47
5.2	Kongenitale Veränderungen	48
5.3	Traumata	48
5.4	Enophthalmus	48
5.4.1	Enophthalmus als Folge von Verlust an Gegendruck	48
5.4.2	Horner-Syndrom	49
5.5	Exophthalmus	49
5.5.1	Exophthalmus bei Schwellungen der Kaumuskulatur	50
5.5.2	Exophthalmus als Folge anderer retrobulbärer Prozesse	50
5.6	Enucleatio bulbi et conjunctivae	53
5.7	Evisceratio bulbi	56
5.8	Enucleatio bulbi	56
5.9	Exenteratio orbitae	56
5.10	Orbitotomie	56

6 Tränenapparat

6.1	Einleitung	59
6.2	Keratoconjunctivitis sicca (KCS)	61
6.3	(Sialo)dakryoadenitis	64
6.4	Tränenstraßen	65
6.4.1	Micropunctum oder Stenose der Puncta lacrimalia	65
6.4.2	Atresie und sekundär verschlossene Tränenpunkte	66
6.5	Dakryozystitis	67
6.6	Verletzungen und andere Obstruktionsursachen	70
6.7	Zysten und Neoplasien	70

7 Augenlider

7.1	Einleitung	73
7.2	Ankyloblepharon	74
7.3	Aplasia palpebrae	74
7.4	Dermoid / Dysplasia palpebrae	76
7.5	Distichiasis	76
7.6	Entropium	78
7.6.1	Entropium bei Schaf und Pferd	86
7.7	Ektropium / (überlange) Lidspalte (Makroblepharon)	86
7.7.1	Kürzung der ventralen, palpebralen Konjunktiva	87
7.7.2	V-zu-Y-Methode	87
7.7.3	Einfache Keilresektion	87
7.7.4	Methode nach Kuhnt-Szymanowski, Modifikation nach Blaskovics	87
7.7.5	Methode nach Kuhnt-Szymanowski	88
7.7.6	Z-Plastik / Freie Transplantate	88
7.7.7	Totale laterale Verkleinerung der Lidspalte	88
7.8	Trichiasis	89
7.8.1	Nasenfalten-Trichiasis	89
7.8.1.1	Nasenfaltenresektion	89
7.8.1.2	Mediale Kanthusplastik	90
7.8.2	Trichiasis am Oberlid	90
7.8.3	Karunkel-Trichiasis und Trichiasis an anderen Stellen	91
7.9	Blepharophimose	94
7.10	Zu große Lidspalte	94
7.11	Lidverletzungen	94
7.12	Ptosis	94
7.13	Lagophthalmus	95
7.13.1	Mediale Kanthusplastik	95
7.13.2	Laterale Kanthusplastik	95
7.14	Blepharitis	95
7.14.1	Chalazion / Hordeolum	96
7.14.2	Blepharitis adenomatosa	96
7.14.3	Juxtapalpebale Veränderungen / Lidgranulome	96
7.14.4	Eosinophiles Granulom	97
7.14.5	Blepharitis beim Vogel	99
7.14.6	Blepharitis beim Pferd	99
7.15	Neoplasien	99
7.15.1	Sarkoide beim Pferd	103

8 Konjunktiva

8.1	Einleitung	105
8.2	Unpigmentierter Nickhautrand	106
8.3	Dermoid	106
8.4	Ektopische Zilien	106

8.5	**Protrusio membranae nictitantis**	107	10.6.1.1	Keratitis superficialis chronica (Überreiter) / Keratitis pannosa / Pannus / Keratitis photoallergica / Keratitis vasculosa et pigmentosa	135
8.6	**Zysten**	108	10.6.1.2	Keratitis eosinophilica	136
8.7	**Eversio / Inversio membranae nictitantis**	108	10.6.2	Keratitis profunda oder interstitialis (ohne Defekte)	137
8.8	**Hyperplasie (-trophie) der Glandula membranae nictitantis (»Cherry eye«)**	110	10.6.3	Keratitis ulcerosa	137
8.9	**Subkonjunktivale Blutungen**	113	10.6.3.1	Oberflächliche Ulzera	137
8.10	**Traumata**	113	10.6.3.2	Tiefe Ulzera	140
8.11	**Konjunktivitis**	113	10.6.3.3	Descemetocele	140
8.11.1	Conjunctivitis catarrhalis (serös)	114	10.6.3.4	Hornhautperforation und Staphylom	142
8.11.2	Conjunctivitis purulenta	114	10.6.3.5	Bindehautschürzen	142
8.11.3	Follikulose / Conjunctivitis follicularis	116	10.6.4	Hornhautsequester / -mumifikation / Cornea nigra / Hornhautnekrose	147
8.11.4	Plasmazelluläre Konjunktivitis	116	10.6.5	Keratitis punctata	149
8.11.5	Papilläre / noduläre /granulomatöse Konjunktivitis	117	10.6.6	Keratitis herpetica	150
8.11.6	Conjunctivitis neonatorum	117	10.6.7	Infektiöse bovine / ovine Keratokonjunktivitis	150
8.11.7	Infektiöse bovine / ovine Keratokonjunktivitis	118	10.6.8	Hornhautzysten	150
			10.6.9	Hornhautabszesse	150
8.12	**Eosinophiles Granulom / Eosinophile Keratitis**	119	10.7	**Dystrophie, degenerative Ablagerungen in der Hornhaut**	151
8.13	**Allergische Konjunktivitis**	119	10.7.1	Hornhautdystrophien	151
8.14	**Konjunktivale Verwachsungen**	119	10.7.1.1	Epitheliale / stromale Dystrophie	151
8.14.1	Symblepharon	119	10.7.1.2	Endotheliale Dystrophie / Senile Endotheldegeneration	152
8.14.2	Konjunktivale Strikturen beim Kaninchen	120	10.7.2	Lokale, degenerative, kristalline Niederschläge	153
8.15	**Neoplasien**	122	10.7.3	Ablagerungen als Folge systemischer Erkrankungen	153
9	**Augapfel**		10.7.4	Das Hornhautödem der Manxkatze	153
9.1	**Einleitung**	125	10.7.5	Mukopolysaccharidose	154
9.2	**Exophthalmus / Enophthalmus**	125	10.7.6	GM1- und GM2-Gangliosidose	154
9.3	**Pseudoex- oder -enophthalmus**	125	10.8	**(Epi)skleritis**	154
9.4	**Sonnenuntergangsphänomen**	126	10.9	**Neoplasien**	155
9.5	**Strabismus**	126			
9.6	**Nystagmus**	126	**11**	**Augeninnendruck**	
9.7	**Anophthalmie, Zyklopie, Mikrophthalmie**	127	11.1	**Einleitung**	157
9.8	**Phthisis bulbi**	127	11.2	**Glaukom**	159
9.9	**Makrophthalmus**	128	11.2.1	Ätiologie	159
9.10	**Buphthalmus / Hydrophthalmus**	128	11.2.1.1	Primärglaukom	159
9.11	**Endophthalmitis, Panophthalmitis**	128	11.2.1.2	Sekundärglaukom	160
			11.2.1.3	Absolutes Glaukom	160
10	**Kornea und Sklera**		11.2.2	Missbildungen des iridokornealen Winkels	161
10.1	**Einleitung**	129	11.2.2.1	Glaukom mit offenem iridokornealem Winkel	161
10.1.1	Symptome	129			
10.1.2	Lokalisation und Ursachen	132	11.2.2.2	Glaukom mit verengtem oder geschlossenem iridokornealen Winkel	161
10.1.3	Hornhautheilung	132			
10.1.4	Verzögerung der Epithelisierung	133	11.2.3	Abnormitäten des Drainagewinkels	161
10.2	**Mikrokornea**	133	11.2.3.1	Glaukom mit offenem Lig. pectinatum	161
10.3	**Membrana pupillaris persistens (MPP)**	133	11.2.3.2	Glaukom mit primär morphologisch abnormalem (dysplastischem) Lig. pectinatum	161
10.4	**Dermoid**	133			
10.5	**Traumata**	134	11.2.4	Dauer des Glaukoms	161
10.6	**Keratitis**	134	11.2.4.1	Akutes Glaukom	161
10.6.1	Keratitis superficialis (nicht-ulzerierend)	134			

11.2.4.2	Chronisches Glaukom	162	12.10.3.2	Rickettsien	180
11.2.4.3	Hydrophthalmus / Buphthalmus	162	12.10.3.3	Bakterien	180
11.3	**Klinische Anzeichen des Glaukoms**	162	12.10.3.4	Pilze	180
11.3.1	Akutes Glaukom	162	12.10.3.5	Algen	180
11.3.2	Chronisches Glaukom	164	12.10.3.6	Protozoen	180
11.3.3	Therapeutische Möglichkeiten beim Glaukom	165	12.10.3.7	Parasiten	180
			12.10.4	Immunreaktionen	180
11.4	**Sekundärglaukom**	168	12.10.4.1	Uveo-dermatologisches Syndrom (UDS)	181
11.4.1	Sekundärglaukome im Zusammenhang mit Linse oder Glaskörper	168	12.10.4.2	Lupus erythematosus (LE)	181
			12.10.5	Idiopathische Uveitis	181
11.4.1.1	Dislokation der Linse	168	12.10.6	Pseudo-Uveitis durch Neoplasien	181
11.4.1.2	Reaktionen des Auges auf Linseneiweiß	168	12.10.7	Chronisch rezidivierende Uveitis beim Pferd (Mondblindheit oder periodische Augenentzündung [ERU, PA])	182
11.4.1.3	Katarakt	169			
11.4.2	Sekundärglaukome als Folge von Veränderungen an der Uvea	169			
11.4.2.1	Uveitis	169	12.10.8	Uveitis anterior beim Kaninchen	183
11.4.2.2	Irisatrophie / Iridoschisis	169	**12.11**	**Irisatrophie**	183
11.4.3	Sekundärglaukom als Folge von Veränderungen durch Trauma	169	**12.12**	**Pupillendilatationssyndrom oder Feline Dysautonomie (Key-Gaskell-Syndrom)**	184
11.4.4	Sekundärglaukome als Folge von intraokulären Neoplasien	169	**12.13**	**Horner-Syndrom**	184
11.4.5	Medikamente und Sekundärglaukome	169	**12.14**	**Sonstige Pupillenabweichungen**	184
11.4.6	Sekundärglaukome als Folge von Intraokularchirugie	169	**12.15**	**Neoplasien**	184
			12.16	**Uvea posterior**	186
11.4.6.1	Extrakapsuläre Linsenextraktion	169			
11.4.6.2	Intrakapsuläre Linsenextraktion	170	**13**	**Linse und Glaskörper**	
11.5	**Phthisis bulbi**	170			
			13.1	**Einleitung**	189
12	**Uvea**		13.1.1	Ontogenese	189
			13.1.2	Anatomie und Physiologie	190
12.1	**Einleitung**	171	**13.2**	**Aphakie / Kolobom / Spherophakie / Mikrophakie / Lentikonus / Lentiglobus**	192
12.1.1	Iris oder Regenbogenhaut	171			
12.1.2	Corpus ciliare	172	**13.3**	**Arteria hyaloidea persistens (AHP)**	192
12.1.3	Chorioidea	172	**13.4**	**Persistierende hyperplastische Tunica vasculosa lentis / Persistierendes hyperplastisches primäres Vitreum (PHTVL / PHPV)**	193
12.2	**Membrana (epi)pupillaris persistens**	173			
12.3	**Kolobom**	174			
12.4	**Akorie / Aniridie**	175			
12.5	**Heterochromia iridis**	175	**13.5**	**Katarakt**	193
12.6	**Blaue Iris / weißes Haarkleid**	175	13.5.1	Kataraktformen	196
12.6.1	Okulokutaner Albinismus und Taubheit	175	13.5.2	Sekundäre Katarakt	197
12.6.2	Partieller okulokutaner Albinismus	175	13.5.2.1	Cataracta diabetica	197
12.7	**Erworbene Farbunterschiede an der Iris**	175	13.5.3	Therapeutische Möglichkeiten	197
12.8	**Iriszysten**	176	13.5.4	Prophylaktische Maßnahmen	201
12.9	**Hyphaema**	176	**13.6**	**Linsenluxation oder Ectopia lentis**	201
12.9.1	Dysplastische Augenveränderungen	176	**13.7**	**Asteroide Hyaloidose, Synchysis scintillans, Muscae volantes, Glaskörperflocken**	206
12.9.2	Traumata	176			
12.9.3	Dünne Gefäßwände, hoher Blutdruck und Ablatio retinae	176			
			13.7.1	Glaskörperflocken oder Mouches / Muscae volantes (»fliegende« Fliegen)	206
12.9.4	Gerinnungsstörungen	177	13.7.2	Asteroide Hyaloidose	206
12.9.5	Uveitis	177	13.7.3	Synchisis scintillans (Glaskörperglitzern)	206
12.9.6	Neoplasien	177	**13.8**	**Blutungen und / oder Exsudat im Glaskörper**	206
12.10	**Uveitis (anterior)**	177			
12.10.1	Traumatische Iritis (Uveitis)	179	13.8.1	Blut	206
12.10.2	Metabolische Uveitis	179	13.8.2	Exsudat	207
12.10.3	Infektionen	179	**13.9**	**Ablatio retinae und intraokuläre Neoplasien**	207
12.10.3.1	Viren	179			

14 Fundus und N. opticus

14.1	Einleitung	209
14.1.1	Ontogenese	209
14.1.2	Retina	209
14.1.3	N. opticus	211
14.1.4	Blutversorgung	213
14.1.5	Chorioidea (Aderhaut)	214
14.2	Symptomatik, pathologische Veränderungen und Reaktionsschemata am Fundus	214
14.3	Aplasie	218
14.4	Mikropapille und hypoplastische Papille	218
14.5	Kolobom	218
14.6	Retinadysplasie (RD)	219
14.7	Collie Eye Anomaly (CEA)	219
14.8	Erbliche Enzymdefizienzen	221
14.9	Erbliche (Progressive) Retinadegeneration (PRA; Photorezeptorendysplasie und/oder Photorezeptoren	221
14.9.1	Erbliche progressive Retinadegeneration / Netzhautatrophie	222
14.9.2	Erbliche (Stationäre) Nachtblindheit	224
14.9.3	Erbliche Tagblindheit	224
14.9.4	Pigmentepitheldystrophie (PED)	224
14.10	Blutungen und sonstige Gefäßerkrankungen	224
14.10.1	Gefäßokklusion	225
14.10.2	Hyperlipoproteinämie	225
14.11	Traumata	225
14.12	Vergiftungen	225
14.12.1	Vergiftungen durch Medikamente	225
14.13	Alimentäre Ursachen	225
14.13.1	Vitamin-A- und Vitamin-E-Mangel	225
14.13.2	Thiamin-(Aneurin-) oder Vitamin-B1-Mangel	227
14.13.3	Taurinmangel	227
14.14	Uveitis posterior / Chorioretinitis / Retinitis	227
14.15	Ablatio retinae	228
14.16	Hypertensive Retinopathie	229
14.17	Nicht erbliche degenerative Veränderungen	230
14.17.1	Feline zentrale Retinadegeneration (FCRD)	230
14.18	Papillenödem	230
14.19	Papillitis, Neuritis optica	231
14.20	Neoplasien	231
14.21	Amblyopie / Amaurosis	232
14.21.1	Sudden Aquired Retinal Degeneration (SARD)	232

15 Rassedispositionen und erbliche Augenerkrankungen

15.1	Erblichkeit	237
15.2	Erbgänge	237
15.2.1	Einfache Vererbung	237
15.2.1.1	Autosomal dominant (nicht geschlechtsgebunden)	237
15.2.1.2	Autosomal rezessiv (nicht geschlechtsgebunden)	237
15.2.1.3	Geschlechtsgebundene Vererbung	237
15.2.1.4	Einfache verdeckte (inkomplett dominante, rezessive oder unvollständig penetrierende) Vererbung	237
15.2.2	Mehrfacher (polygener) Erbgang	238
15.3	Ist diese Erkrankung erblich?	238
15.4	Rassedispositionen und erbliche Augenerkrankungen	240

16 Erläuterungen 247

Stichwortverzeichnis 253

Autoren

Frans C. Stades DVM, PhD, Dip. ECVO
Professor für veterinärmedizinische Augenheilkunde
Departement Veterinärmedizin der kleinen Haus- und
  Heimtiere
Veterinärmedizinische Fakultät
Universität Utrecht, Niederlande

Willy Neumann Dr. med. vet., Dip. ECVO
Fachtierarzt für Chirurgie, Augenheilkunde
Am Drosselschlag 25
Gießen-Heuchelheim, Deutschland

Michael H. Boevé DVM, PhD, Dip. ECVO
Professor für veterinärmedizinische Augenheilkunde
Honorarprofessor für veterinärmedizinische Augenheilkunde,
  Stiftung Tierärztliche Hochschule Hannover
Departement Veterinärmedizin der kleinen Haus- und
  Heimtiere
Veterinärmedizinische Fakultät
Universität Utrecht, Niederlande

Bernhard Spiess Prof. Dr. med. vet., Dip. ACVO/ECVO
Departement für Kleintiere
Abteilung für Ophthalmologie
Vetsuisse-Fakultät
Universität Zürich, Schweiz

Milton Wyman DVM, MS, Dip. ACVO
Professor of Veterinary Clinical Sciences
Ohio State University College of Veterinary Medicine
Professor for Ophthalmology
Ohio State University College of Medicine
Columbus, Ohio, USA

Abkürzungsverzeichnis

A.	Arterie	long.	longus
ACE	*angiotensin converting enzyme*	M.	Musculus
AH	Arteria hyaloidea	med.	medial
AHP	Arteria hyaloidea persistens	MP	Membrana pupillaris
ant.	anterior	MPP	Membrana pupillaris persistens
AS	Augensalbe	MRT	Magnetresonanztomographie
AT	Augentropfen	OD	Oculus dexter (rechtes Auge)
brev.	brevis	OS	Oculus sinister (linkes Auge)
BCG	Bacillus Calmette-Guérin	OU	Oculus uterque (beide Augen)
BSS	*balanced salt solution*	PA	Periodische Augenentzündung
CEA	*Collie eye anomaly*	PED	Pigmentepitheldystrophie
CRD	chorioretinale Dysplasie	PHTVL/PHPV	persistierende hyperplastische Tunica vasculosa lentis/persistierendes hyperplastisches primäres Vitreum
CRH	chorioretinale Hypoplasie		
CT	Computertomographie		
dv	dorsoventral	PM	Pupillarmembran
ERG	Elektroretinogramm	PMMA	Polymethylmetacrylat
ERU	chronisch rezidivierende Uveitis beim Pferd (Mondblindheit oder Periodische Augenentzündung)	post.	posterior
		PRA	progressive Retina-Atrophie
		PU/PD	Polyurie/Polydipsie
ext.	externa	RD	Retinadysplasie
FCRD	feline zentrale Retinadegeneration	RPED	retinale Pigmentepitheldystrophie
FHV-1	Felines Herpesvirus 1	SARD	*sudden acquired retinal degeneration*
IOL	intraokuläre Kunstlinse	STT	Schirmer-Tränen-Test
IOD	Intraokulardruck	TVL	Tunica vasculosa lentis
KCS	Keratoconjunctivitis sicca	UDS	Uveo-dermatologisches Syndrom
lat.	lateral	V.	Vene
LE	Lupus erythematosus	VEP	visuell erzeugte (evozierte) Potentiale

Abbildungsnachweis

Fotos:

7.16, 7.17: G. Kása; Kleintierklinik, Lörrach, Deutschland.

7.33, 7.34, 8.19, 10.34: W. Klein, Department of Equine Sciences, Faculty of Veterinary Medicine, University of Utrecht, The Netherlands.

3.4, 3.5, 4.10, 6.11, 6.12, 7.8, 7.9, 7.26, 7.27, 10.15, 10.16, 10.17, 10.18, 12.11, 14.6, 14.9, 14.26, 14.27: W. Neumann, Praxis Kamen, Unna, Deutschland.

10.30, 14.2: B. Spiess, Vet. Fakultät, Universität Zürich, Schweiz.

13.3: A. Th. M. van Balen, University Medical Center, Amsterdam, The Netherlands

14.25: A. Heijn, Veterinaire Specialisten Oisterwijk, The Netherlands.

Sonstige: F. C. Stades und M. H. Boevé, Department of Clinical Sciences of Companion Animals, Faculty of Veterinary Medicine, University of Utrecht, The Netherlands.

Schemata:

2.2, 7.2, 7.6, 7.16, 13.2 und **13.9** sind mit Zustimmung der Herausgeber übernommen aus: F. C. Stades/M. H. Boevé, Ogen, *in:* Anamnese en lichamelijk onderzoek bij gezelschapsdieren, A. Rijnberk & H. W. de Vries, Editors, Bohn, Scheltema & Holkema, 1990.

Zeichnungen:

2.2, 4.5, 6.1, 6.2, 6.3, 7.2, 7.4, 7.6, 7.23, 7.25, 10.3, 12.3, 13.9: B. Jansen, Department of Clinical Sciences of Companion Animals, Faculty of Veterinary Medicine, University of Utrecht, The Netherlands.

Alle übrigen: F. C. Stades

1 Einleitung

Die Notwendigkeit des vorliegenden Buches hat sich anhand der bestehenden Nachfrage erneut bestätigt. Zu der niederländischen, deutschen und englischen Erstauflage von 1996 und der 2. bearbeiteten deutschen Auflage sind außerdem eine spanische, portugiesische, italienische sowie eine japanische Ausgabe hinzugekommen. In den vergangenen 10 Jahren wurden neue Erkenntnisse gewonnen und Behandlungsmethoden entwickelt. Was jedoch wichtiger ist: Es gibt eine Reihe guter neuer Medikamente, andere Arzneimittel wiederum stehen nicht mehr zur Verfügung. Diese Tatsachen wurden zum Anlass genommen, eine gründlich überarbeitete und aktualisierte Neuauflage des vorliegenden Werkes herauszubringen.

Wir sind dankbar, in Prof. Dr. B. Spiess, Dipl. ACVO / ECVO, einen neuen Koautor gefunden zu haben. Jedes Kapitel wurde von mehreren Autoren bearbeitet; bestanden hierbei unterschiedliche Auffassungen, wurden sie vom Herausgeber Prof. Stades in größtmöglicher Übereinstimmung zusammengefasst.

Die morphologischen Verhältnisse des Auges und der Verlauf der meisten Augenerkrankungen der Haustiere unterscheiden sich untereinander nur wenig. Dennoch bestehen einige tierartliche Unterschiede hinsichtlich der Strukturen und Reaktionen des Auges sowie in der Diagnostik. Darüber hinaus kennen wir eine Reihe von tierartspezifischen Augenerkrankungen, für die individuelle Behandlungsmethoden erforderlich sind.

Augenerkrankungen machen einen großen Teil der Erkrankungen bei Kleintieren aus. Besonders häufig sind Augenerkrankungen bei den Hunderassen mit extremer Hautfaltenbildung im Bereich der Nase und der Stirn, bei Hunden mit fehl gestellten Haaren und solchen, bei denen die Lider dem Augapfel nicht korrekt anliegen.

Diese Abweichungen verursachen eine Reihe von Problemen, angefangen von Missempfindungen beim Tier über mechanische Irritationen bis hin zu tatsächlichen Schäden oder manchmal sogar dem Verlust des betroffenen Auges.

Tierärzte, die sich vornehmlich mit landwirtschaftlichen Nutztieren beschäftigen, werden – vor allem beim Pferd, aber seltener als bei Kleintieren – mit vergleichbaren Augenerkrankungen konfrontiert. Bei Rindern, Schafen, Ziegen, Schweinen und Nutzgeflügel kommen Augenerkrankungen unter Umständen ebenfalls weniger häufig vor, stellen dann aber ein viel größeres Problem dar, auch in wirtschaftlicher Hinsicht, denn häufig handelt es sich dann um die Erkrankung größerer Herden oder eines ganzen Bestandes. Besonders erbliche Augenerkrankungen bei starker Inzucht und Infektionskrankheiten spielen hier eine wichtige Rolle.

Der Titel dieses Buches lässt bereits erkennen, dass hauptsächlich Augenerkrankungen der kleinen Haustiere, vor allem Hund und Katze, beschrieben werden; berücksichtigt werden aber auch die spezifischen Besonderheiten wichtiger Augenerkrankungen bei Pferden, Rindern, Schafen, Ziegen, Schweinen, Heimtieren und Vögeln. Bei den genannten Tierarten werden hauptsächlich die pathologischen Veränderungen des Augen besprochen, welche für die jeweilige Tierart spezifisch sind, deren Therapie ein abweichendes Vorgehen erfordert oder besondere Schwierigkeiten bereiten könnten. Auf spezielle Tierarten wird daher gesondert im Untertitel oder am Anfang eines Paragraphen oder Satzes mit Hilfe eines Tier-Symbols hingewiesen.

Rassedispositionen und erbliche Augenerkrankungen kommen bei allen genannten Tierarten mehr oder weniger regelmäßig vor, besonders häufig sind sie beim Hund anzutreffen. Es ist daher besonders beim Hund von Bedeutung, die familiären oder rassebedingten Prädispositionen für erbliche Augenerkrankungen zu kennen. Wir haben uns bemüht, besonders diejenigen Augenerkrankungen in ihrer Symptomatik genauer zu beschreiben, die ohne spezielle Erfahrung und das geeignete Instrumentarium in der Praxis doch eher diagnostische Schwierigkeiten bereiten. Dazu gehören unter anderem die Trichiasis, das Glaukom, Linsenluxationen und die PRA.

Zweifelsohne gibt es im Bereich der Veterinäraugenheilkunde bereits eine große Anzahl von Publikationen und auch viele tiefer gehende Lehrbücher und hübsche Bildbände. Bei näherer Betrachtung stellt sich aber heraus, dass eine große Anzahl von Augenerkrankungen bereits mit relativ einfachen Mitteln diagnostiziert werden kann, ohne dass lang andauernde oder sehr spezielle Methoden erforderlich sind. Auf diesem sehr praxisorientierten Gebiet stehen aber dem Studierenden der Veterinärmedizin, ebenso wie dem praktisch tätigen Tierarzt, doch nur sehr wenige anschauliche Anleitungen zur Verfügung.

Das Ziel dieses Buches ist es daher, dem Studierenden und dem Allgemeinpraktiker das notwendige Rüstzeug für die Erkennung, Behandlung und Überweisungsmöglichkeiten der wichtigsten Augenerkrankungen an die Hand zu geben. Über 185 Farbfotos und mehr als 200 Zeichnungen sollen dabei eine optische Unterstützung bieten.

Eine rein problemorientierte Bearbeitung der Augenerkrankungen erschien uns weniger sinnvoll. Vielmehr haben wir versucht, die Kapitel des vorliegenden Buches so zu ordnen, dass sie dem Duktus einer klinischen Untersuchung so weit wie möglich folgen. Ausgenommen sind davon lediglich die Kapitel über die therapeutischen Möglichkeiten, Rassedispositionen und erblichen Augenerkrankungen. Viele Autoren haben die ophthalmologischen Notfälle in verschiedenen Kapiteln untergebracht, wobei die morphologisch-anatomische Reihenfolge beibehalten wird. Mühsames Suchen nach entsprechender Anleitung kann aber in wirklich hektischen, dringenden Notfallsituationen dazu führen, dass viel Zeit verschwendet wird, bis die Behandlung eines ophthalmologischen Notfalles überhaupt einsetzen kann. Daher haben wir solchen Notfällen ein eigenes, zusammenhängendes Kapitel am Anfang dieses Buches gewidmet.

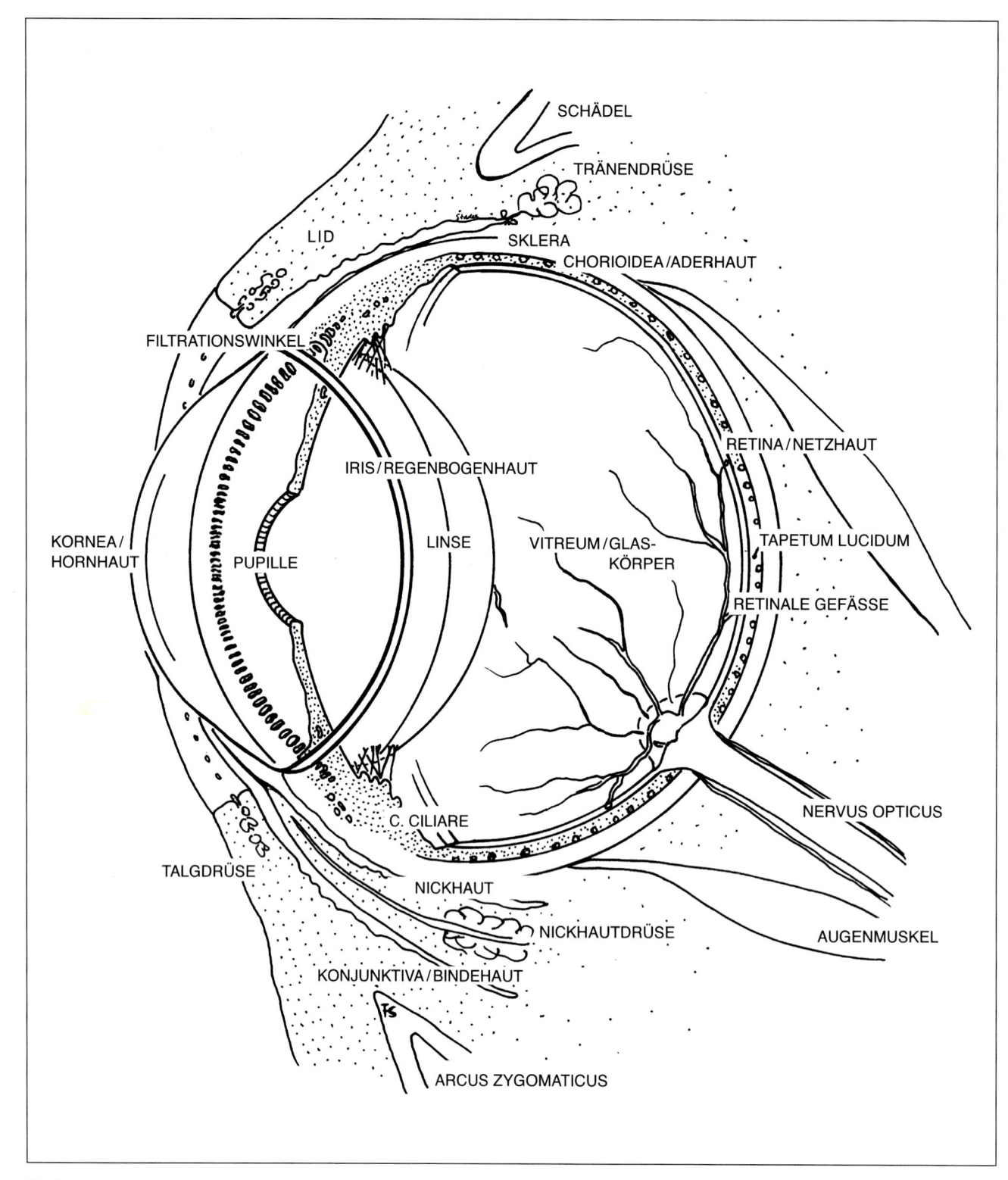

Fig. 1:
Teilweise freigelegter Schnitt durch das Auge mit Bezeichnung der Strukturen.

Darüber hinaus beginnt jedes Kapitel mit einer kurzen Einleitung zur Anatomie und Physiologie des Auges und der jeweiligen betroffenen Struktur und gibt damit Auskunft über die Pathogenese, Ätiologie, den klinischen Verlauf und das »Wie«, »Was« und »Warum« einer eventuellen Therapie. Die Erkrankungen des Auges werden dann im Folgenden immer in der Reihenfolge der Ätiologie der jeweiligen Veränderung besprochen. Am Anfang stehen die kongenitalen Erkrankungen, dann folgen die erworbenen Krankheiten, wobei im Vordergrund solche Augenerkrankungen stehen, die durch äußere Einflüsse wie z.B. Traumata, Intoxikationen oder Mangelerscheinungen gekennzeichnet sind. Es folgen die Entzündungen inklusive der Infektionskrankheiten. Am Schluss eines jeden Kapitels werden die degenerativen Prozesse, der Autoimmunerkrankungen und nicht zuletzt auch die Neoplasien behandelt.

Die größte Aufmerksamkeit ist den häufig vorkommenden allgemeinen Augenerkrankungen gewidmet. Es ist dabei vorrangig herausgestellt, wie Notfallsituationen erkannt und wie sie therapiert werden können. Die übrigen Augenprobleme betreffend haben wir uns bemüht, das notwendige Wissen zur Erkennung einer Augenerkrankung und die allgemeinen Regeln der Behandlung darzustellen, aber auch mit Nachdruck auf mögliche Kunstfehler hinzuweisen.

All dies geschah in der Kenntnis der Einschränkungen, mit denen der Allgemeinpraktiker hinsichtlich der benötigen Instrumente und des erforderlichen Trainings zu leben hat. Darum wird auch, wenn immer nötig oder sinnvoll, ein Hinweis zu finden sein, welche Patienten von diesem Standpunkt aus überwiesen werden sollten, wie eilig eine Überweisung ist und welche vorläufigen Maßnahmen bereits eingeleitet werden sollten. Wir haben aber ebenso Wert darauf gelegt, die Informationen über weiterführende Möglichkeiten zu liefern, die der überwiesene Patientenbesitzer vom Spezialisten erwarten kann. Am Schluss finden sich hinsichtlich der jeweiligen Erkrankung noch eine allgemeine Übersicht über die Prognose sowie die genetischen Aspekte und ihre Auswirkungen auf die Zucht.

Unseren Dank möchten wir den vielen Assistenten und Studenten aussprechen, die durch produktive Kritik und Kommentare zu der Erstellung und der Optimierung dieses Buches beigetragen haben.

Speziell danken wir Prof. Dr. J. Fink-Gremmels und Dr. C. Görig für ihre hilfreichen Anmerkungen.

Nicht zuletzt gebührt aber auch unser Dank all unseren engsten Familienmitgliedern für ihre Ermunterung und Unterstützung beim Zustandekommen dieses Buches.

2 Klinische Diagnostik

Bei Verdacht auf eine Augenerkrankung konzentriert sich die Erhebung der Anamnese und die spezielle Diagnostik, nach einer kurzen allgemeinen klinischen Untersuchung auf das Auge selbst. Liegen Hinweise auf systemische Erkrankungen (z.B. Schnupfen, Blutungen, Abmagerung, Neoplasie) vor, sollte eine ausführliche Allgemeinuntersuchung erfolgen. Um der Gefahr vorzubeugen, essenzielle Anteile des Auges bei der Untersuchung zu vergessen, empfiehlt es sich, ein einheitliches Untersuchungsprotokoll (»Checkliste«) zu verwenden (Fig. 2.1). Es liegt außerhalb der Möglichkeiten dieses Buches, auf alle klinischen Untersuchungsmethoden gründlich einzugehen, es sei daher auf die entsprechenden zur Verfügung stehenden Veröffentlichungen hingewiesen.[1,2,3]

2.1 Signalement

Neben Alter und Geschlecht des Patienten sind vor allem Spezies, Rassezugehörigkeit und Herkunft wichtig, da viele Augenerkrankungen tierartspezifisch sind, Rassedispositionen darstellen oder erblich sind. Besonderheiten wie Brachyzephalie und/oder das Vorliegen von Hautfalten bedürfen spezieller Aufmerksamkeit.

2.2 Anamnese

Folgende Fragen sind bei der Anamneseerhebung wichtig:
- Bezieht sich die Erkrankung auf ein Auge oder auf beide Augen? Welches Auge ist schlimmer erkrankt? Wurden Scheuern, Reiben, Kratzen, Beißen, Zusammenkneifen der Lider (Blepharospasmus), Lichtscheue (Photophobie), Schmerzäußerungen beim Gähnen, Fressen oder Bellen beobachtet? Gibt es Ausfluss (wässrig, schleimig, eitrig)?
- Sind ein vermindertes Seh- oder Orientierungsvermögen oder Verhaltensänderungen bemerkt worden und treten diese deutlicher bei Tages- oder Dämmerungslicht auf?
- Scheint das Auge nach Aussagen des Besitzers zu sehr aus der Lidspalte hervorzutreten (Exophthalmus) oder ist der Augapfel insgesamt vergrößert (Buphthalmus)? Erscheint es zu klein (Mikrophthalmus) oder zu tief liegend (Enophthalmus)?
- Sind Farb-, Stellungs- oder Formveränderungen des Auges oder seiner Umgebung aufgefallen?
- In welcher Umgebung lebt das Tier (in der Wohnung, draußen, Treppensteigen)?
- Hat das Tier eine spezifische Funktion (z.B. Jagd, Wachhund, Springpferd)?
- Wie ist die Familienzusammenstellung, leben noch weitere (evtl. verwandte) Tiere im selben Haushalt?

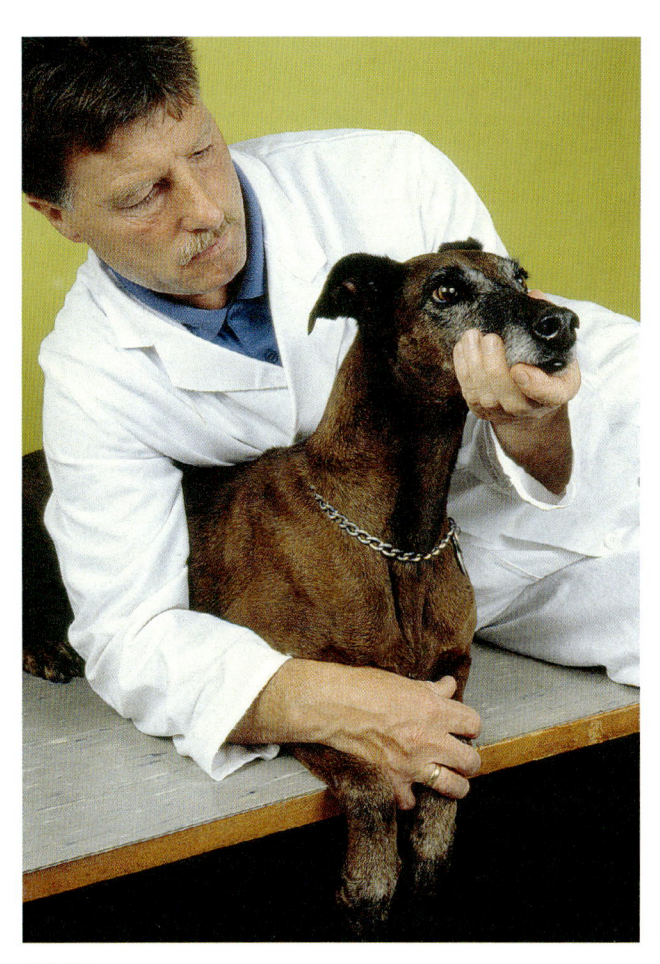

Abb. 2.1:
Positionierung von Hund oder Katze zur Augenuntersuchung in der »Sphinx-Haltung« (siehe auch Abb. 2.5).

- Hatte das Tier schon einmal (Augen-)Erkrankungen? Wenn ja, wann, wie und mit welchem Erfolg wurde vorbehandelt?
- Sind Krankheiten irgendwelcher Art bei den Elterntieren und/oder Wurfgeschwistern bekannt?

2.3 Arbeitsmethoden und Hilfsmittel

Die Augenuntersuchung findet am besten bei sitzender Haltung des Untersuchers, in einem abdunkelbaren Raum mit einer Dimmer-Beleuchtung und einer punktförmigen Lichtquelle statt. Der Hund beziehungsweise die Katze wird vom Besitzer, wenn möglich am Rande des Tisches, in einer »Sphinx-Haltung« fixiert (Abb. 2.1). Die Schnauze wird mit

2

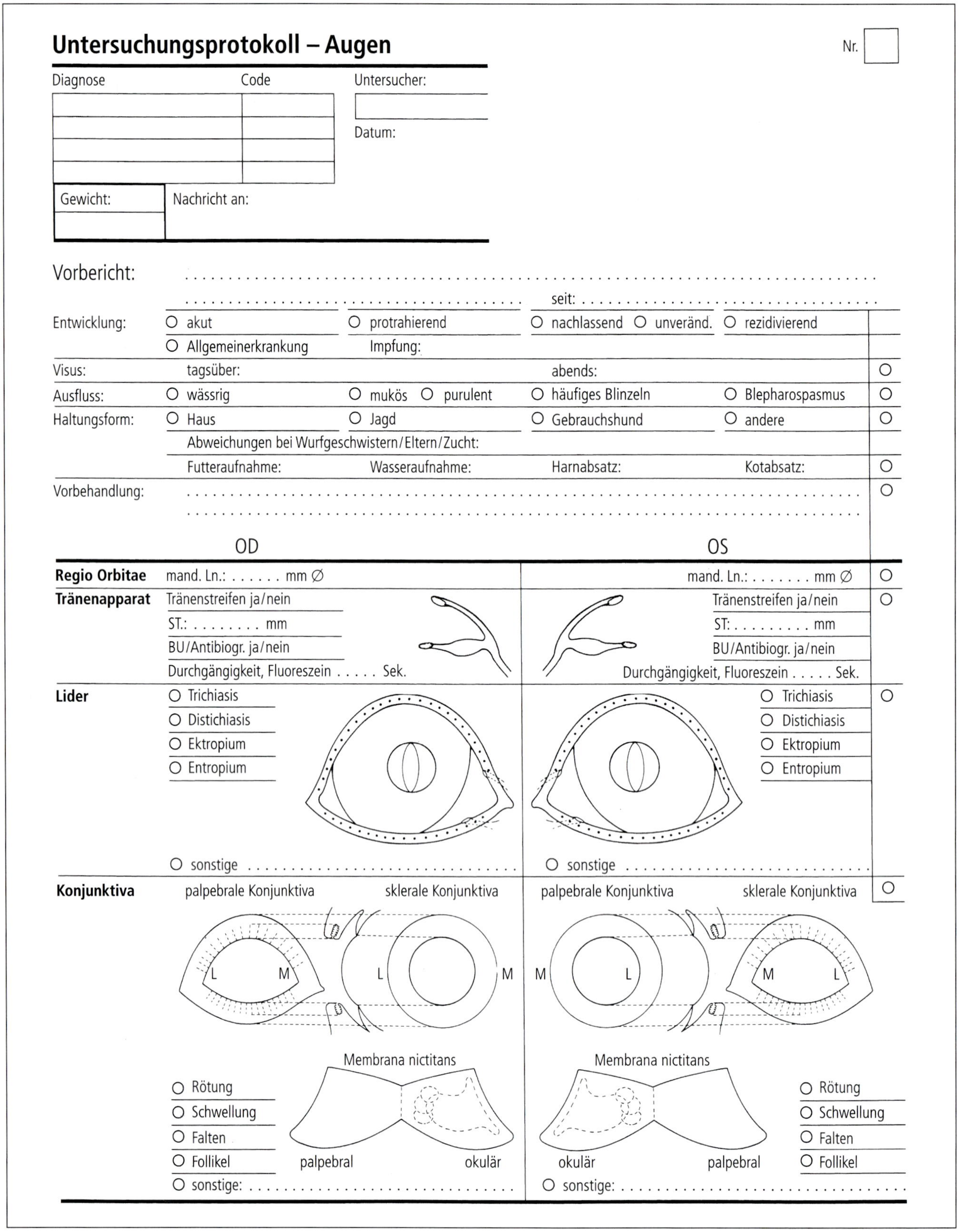

Untersuchungsprotokoll – Augen

Nr.

Diagnose	Code

Untersucher:

Datum:

Gewicht:

Nachricht an:

Vorbericht: ....

.... seit: ....

Entwicklung: O akut | O protrahierend | O nachlassend O unveränd. | O rezidivierend

O Allgemeinerkrankung | Impfung:

Visus: tagsüber: | abends: | O

Ausfluss: O wässrig | O mukös O purulent | O häufiges Blinzeln | O Blepharospasmus | O

Haltungsform: O Haus | O Jagd | O Gebrauchshund | O andere | O

Abweichungen bei Wurfgeschwistern/Eltern/Zucht:

Futteraufnahme: | Wasseraufnahme: | Harnabsatz: | Kotabsatz: | O

Vorbehandlung: .... O

....

	OD	OS	
Regio Orbitae	mand. Ln.: ...... mm ∅	mand. Ln.: .... mm ∅	O
Tränenapparat	Tränenstreifen ja/nein ST.: .... mm BU/Antibiogr. ja/nein Durchgängigkeit, Fluoreszein ..... Sek.	Tränenstreifen ja/nein ST: .... mm BU/Antibiogr. ja/nein Durchgängigkeit, Fluoreszein ..... Sek.	O
Lider	O Trichiasis O Distichiasis O Ektropium O Entropium O sonstige	O Trichiasis O Distichiasis O Ektropium O Entropium O sonstige	O
Konjunktiva	palpebrale Konjunktiva — sklerale Konjunktiva L M — L M Membrana nictitans palpebral — okulär O Rötung O Schwellung O Falten O Follikel O sonstige:	palpebrale Konjunktiva — sklerale Konjunktiva M L — M L Membrana nictitans okulär — palpebral O Rötung O Schwellung O Falten O Follikel O sonstige:	O

Fig. 2.1:
Beispiel eines Augenuntersuchungsformulars.

	OD				OS			
Bulbus	○ Exophthalmus		○ Enophthalmus		○ Exophthalmus		○ Enophthalmus	○
	▼▲ IOD: .... mmHg		▼▲ Retrobulb. Druck		▼▲ IOD: .... mmHg		▼▲ Retrobulb. Druck	
	○ Buphth. ○ normal		○ Mikrophth. ○ Phthisis		○ Buphth. ○ normal		○ Mikrophth. ○ Phthisis	

Sklera/ Kornea/ Vordere Augenkammer

○ Fluoreszein-positiv   Gonioskopie: ......   Gonioskopie: ......   ○ Fluoreszein-positiv

Iris/Pupillarreflex (PR)

○ direkt:		○ < 2 Sek. ○ langsam ○ fehlt			○ < 2 Sek. ○ langsam ○ fehlt		○
○ konsens.:	OD → OS:	○ < 2 Sek. ○ langsam ○ fehlt		OD ← OS:	○ < 2 Sek. ○ langsam ○ fehlt		○
	Pupille: .... mm dunkel			Pupille: .... mm dunkel			○
	.... mm hell			.... mm hell			
	○ PPM	○ andere:		○ PPM	○ andere:		
	○ Mydriatikum	○ Iridodonesis		○ Mydriatikum	○ Iridodonesis		

Linse/ Vitreum

ant.   post.   ant.   post.

○ Katarakt ○ Luxation ○ andere:..........   ○ Katarakt ○ Luxation ○ andere:..........

Fundus

Visus hell: ....   Visus hell: ....   ○
       dunkel: ....   dunkel: ....
Hindernisparcours: ......   Hindernisparcours: ......

lat.   lat.

Pigment (schwarz)   Ödem (blau)   Infiltrat/Granulation (rot)   Narbe   Dystrophie   Synechia   Defekt (grün, Fluoreszein-positiv)
                    Katarakt (Linse), Atrophie

Therapie ....
....
....
....
....

○ **Röntgen**   ....   **Kontrolluntersuchung:** ....
○ **Zytologie**   ....
○ **Histologie**   ....
○ **Hämatologie**   ....

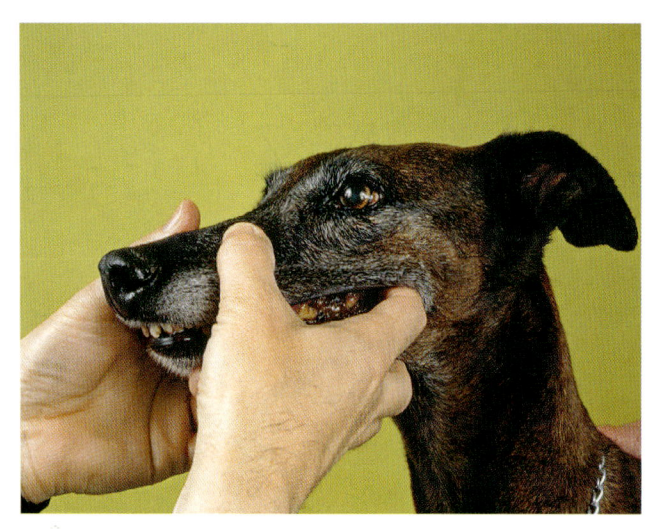

Abb. 2.2:
Palpation des weichen Orbitabodens (bei geschlossenem Maul) hinter den letzten Molaren (M2).

einer Hand derart unterstützt, dass der Nasenrücken horizontal liegt. Bei Katzen ist zusätzlich auf die Vorder- und Hintergliedmaßen zu achten.

2.3.1 Zwangsmaßnahmen und Sedation

Ist ein Hund widersetzlich, kann ein köcherförmiges Maulband aus Nylon hilfreich sein. Muss bei Kleintieren eine Sedation erfolgen, so sollte die Dosierung nicht zu hoch ausfallen, da sonst, je nach verwendeter Dosis, eine Protrusion des dritten Augenlides auftreten kann, der Augapfel einsinkt und nach medial wegrollt. Bei der Katze kann der Einsatz einer Sedation eher notwendig und sinnvoll sein, zumal der Einsatz eines geeigneten Mittel, z.B. Ketamin, zu einer guten Positionierung des Augapfels führt. Auch der Einsatz von Medetomidin in einer sehr geringen Dosis (ca. 0,01 mg/kg; Möglichkeit zur Antagonisierung!) kann für die Augenuntersuchung von Hund und Katze empfohlen werden, obwohl eine geringe Miosisneigung möglich ist.

Für die Augenuntersuchung beim Pferd hat sich z.B. Detomedin (ca. 1–1,5 mg/100 kg) bewährt. Durch eine Infiltrationsanästhesie oder Leitungsanästhesien (Supraorbitalis- und/oder Aurikulopalpebralisanästhesie) können die Augenlider immobilisiert und/oder gefühllos gemacht werden.[4] Für chirurgische Eingriffe empfiehlt sich aber eine Allgemeinanästhesie, da eine bessere Exposition des Augapfels gewährleistet ist und die postoperative Wundschwellung geringer ausfällt.

Für die Lokalanästhesie eignen sich Tetracain oder Proparacain, während Lidocain bei Vögeln toxisch sein kann.

2.3.2 Hilfsmittel

Für eine standardisierte Augenuntersuchung werden eine punktförmige Lichtquelle, ein direktes Ophthalmoskop mit Spaltlicht und Kobaltblaufilter, und eine Von-Graefe-Pinzette, ein scharfer Löffel und ein kleiner Spatel benötigt.

Als Verbrauchsmaterialien sollten der Schirmer-Tränen-Test, Fluoreszein-Streifen, 1%ige Bengalrosa-Augentropfen, 0,9%ige NaCl-Spüllösungen, ein Lokalanästhetikum, z.B. Lidocain (in der Anfangsphase meist etwas beißend am Auge) oder Tetracain, und ein kurz wirkendes Mydriatikum, wie z.B. 0,5–1%ige Tropicamid-Augentropfen, bereitgehalten werden. Bei Welpen und Patienten mit angeborenen intraokulären Veränderungen (z.B. Katarakt) kann auch Atropin in 1%iger Lösung angewandt werden. Materialien für die Abnahme von Tupferproben bzw. Cytobrush sind wichtige Hilfsmittel bei der ophthalmologischen Diagnostik.

2.4 Untersuchung der Augen und ihrer Adnexe

Die Untersuchung findet möglichst immer in gleicher Reihenfolge statt. Dabei hat sich das Vorgehen von außen (Umgebung, Lider, Bindehaut, Hornhaut) nach innen (Vorderkammer, Iris, Linse, Glaskörper, Fundus) bewährt.

Lokalisationen von Veränderungen werden mit Hilfe folgender Begriffe angegeben:

anterior-posterior, nasal/medial-temporal/lateral, dorsal/superior-ventral/inferior.

Darüber hinaus wird die Zifferblatteinteilung der Uhr zu Hilfe genommen.

2.4.1 Kopf, Schädel und Orbitalgegend

Die Körperhaltung (eventuell Kopfschiefhaltung) und der Muskeltonus werden in Ruhe und in Bewegung (Hahnentritt) überprüft. Die Lnn. mandibulares werden palpiert. Die Sinushöhlen des Kopfes sowie die knöchernen und weichen Anteile der Orbita werden auf Schwellungen, Atrophien, derbe oder weiche Stellen, Schmerzhaftigkeit und Symmetrie untersucht. Liegen Hinweise auf einen retrobulbären Prozess vor, soll überprüft werden, ob der Fang geöffnet werden kann und ob dabei mechanische Einschränkungen oder Schmerzäußerungen des Patienten beobachtet werden. Zusätzlich sollte der Bereich des weichen Orbitabodens hinter dem letzten Molaren inspiziert werden (Abb. 2.2).

Im Bereich des nasalen Augenwinkels ist auf eventuell pigmentierte Tränenstraßen, bei der Katze häufig auch auf Anwesenheit von Pigmentpartikeln, zu achten. Haare, welche die Konjunktiven und/oder den Augapfel irritieren (Trichiasis, vor allem beim Bluthund, Chow-Chow und bei brachyzephalen Rassen, wie Pekingnesen und sog. »Pekeface«-Perserkatzen), können Ursachen für ständigen Tränenfluss (Epiphora) und chronische Hornhautirritationen sein.

2.4.2 Tränenfilm und Tränenproduktion

(Die Abfolge der Untersuchung folgt an dieser Stelle ausnahmsweise nicht der Logik der anatomischen Strukturen.) Der Tränenfilm und die Tränenproduktion müssen überprüft werden, bevor das Ergebnis durch andere Untersuchungen verfälscht werden könnte. Der Tränensee zwischen Unterlidrand (eventuell der freie Rand des dritten Augenlides) und Hornhaut (Abb. 2.3), sowie die Reflexbildchen einer Lichtquelle auf der Hornhaut (hell, glänzend, scharf konturiert oder matt, stumpf, unscharf) geben eine erste Orientierung über den Tränenfilm. Besteht der geringste Verdacht auf unzureichende Tränenproduktion oder ist mukopurulente Exsudation vorhanden, wird immer ein Schirmer-Tränen-Test (Abb. 2.4) durchgeführt. Ein genormter Papierstreifen wird mittels einer trockenen Pinzette mit der abgerundeten (sterilen) Seite *ohne* vorherige Oberflächenanästhesie in den ventralen Konjunktivalsack, ca. 1/3 der Lidspaltlänge vom lateralen Augenwinkel entfernt, platziert. Nach 60 Sekunden wird der Streifen entfernt und die Länge der Benetzung, proximal der Einkerbung auf dem Papierstreifen in mm gemessen. Die Referenzwerte für den Hund betragen 13–23 mm, für die Katze 10–20 mm und für das Kaninchen 15–20 mm (siehe auch Tabelle 2.1). Bei Werten unter 9 mm (Hund) bzw. unter 6 mm (Katze) handelt es sich um eine Keratoconjunctivitis sicca.[5,6,7] Bei Verdachtswerten von 9–13 mm resp. 6–10 mm wird nach vorhergehender Fluoreszeinanfärbung eine Bengalrosabfärbung[8] vorgenommen. Dadurch werden intakte, jedoch nicht mehr vitale Hornhautepithelzellen dort angefärbt, wo der Tränenfilm aufgerissen ist. Für die Untersuchung dieser Färbung ist ein Spaltlampenmikroskop erforderlich, so dass eine Überweisung des Patienten in vielen Fällen sinnvoll ist.

Mit Hilfe von Bengalrosa können bei der Katze auch Epithelzellen angefärbt werden, die durch Herpesviren infiziert sind. Die angefärbten Zellen zeigen oft einen dendritischen Aspekt und sind dann pathognomonisch für eine solche Infektion.

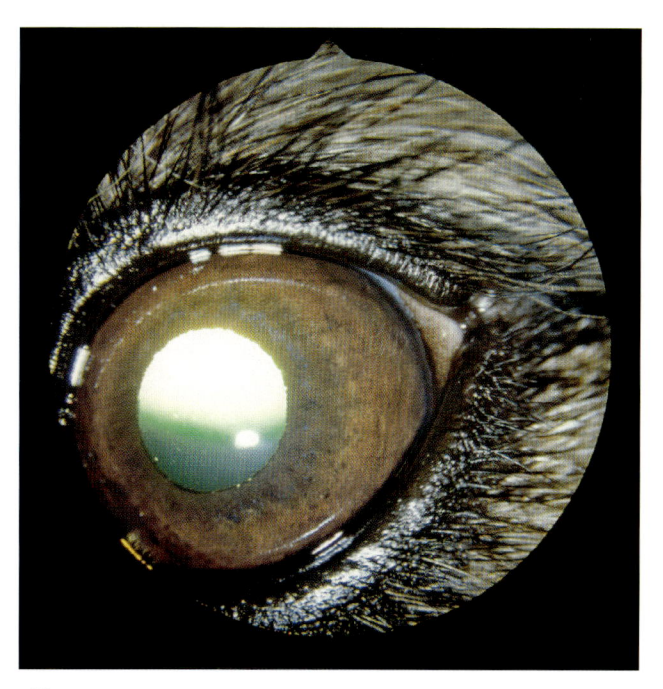

Abb. 2.3:
Auge mit intaktem Tränenfilm und reflektierender, heller Adhäsionslinie von 12 bis 13 Uhr zwischen Hornhaut und Lidrand (OS, Hund). Das Reflektionsbildchen des präkornealen Tränenfilms wird teilweise durch den Fundusreflex überlagert. *Cave:* Am Ober- und Unterlid von Hund und Katze sind keine den Wimpern entsprechenden Haare in vergleichbarer Lokalisation wie bei Menschen zu finden.

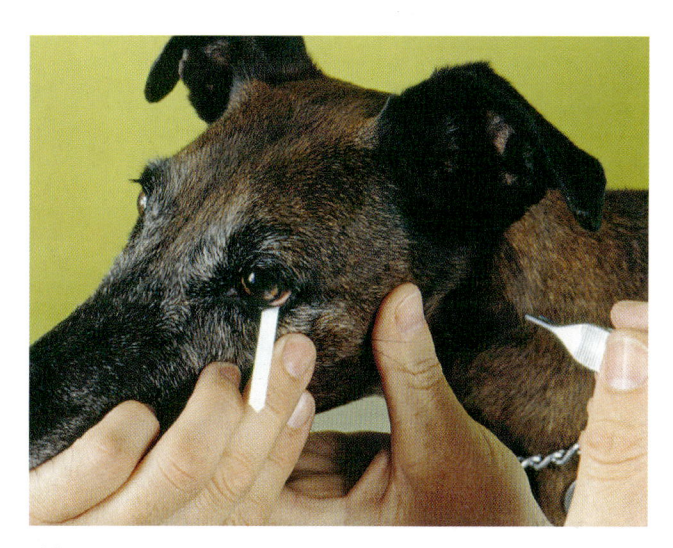

Abb. 2.4:
Der Schirmer-Tränen-Test. Das abgerundete Ende des Papierstreifens wird hinter dem ersten Drittel des Unterlids (von lateral) in den Konjunktivalsack platziert. Nach 60 Sekunden wird die aufgesogene Tränenflüssigkeit in mm abgelesen.

2.4.3 Augenausfluss

Bei Ausfluss oder anderen Anzeichen infektiöser Ursachen für das bestehende Augenproblem kann Material für eine mikrobiologische Untersuchung abgenommen werden.

Tabelle 2.1: Referenzwerte der Tränenproduktion (Schirmer-Tränen-Test, Typ 1)

	µl	Standardabweichung (SD)	Autor
Hund	20,2	3,0	Hamor[9]
	18,8	2,6	Saito[10]
Katze	16,2	3,8	McLaughlin[11]
Pferd	22/26 (Sommer/Winter)	6	Beech[12]
Kaninchen*	4,85	2,90	Biricik[13]
	5,30	2,96	Abrams[14]

* Kaninchen: signifikante Rasse-Unterschiede (Abrams)*

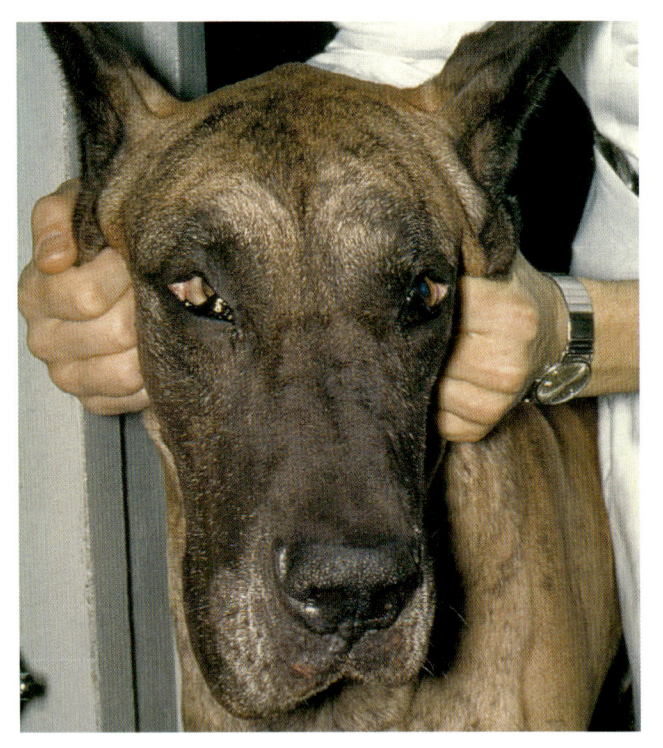

Abb. 2.5:
Falsche Fixierung des Patientenkopfes zur Augenuntersuchung. Die Lidspalte wird durch den Zug an der Kopfhaut gespannt, eventuelle Lidfehlstellungen werden übersehen. Vergleiche die Fixation in Abb. 2.1.

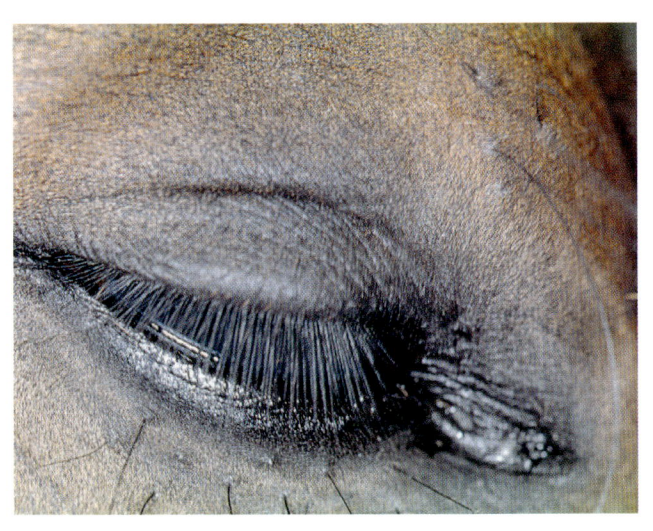

Abb. 2.6:
Lidrand beim Pferd. Am oberen Lidrand sind wie bei Menschen Wimpern vorhanden.

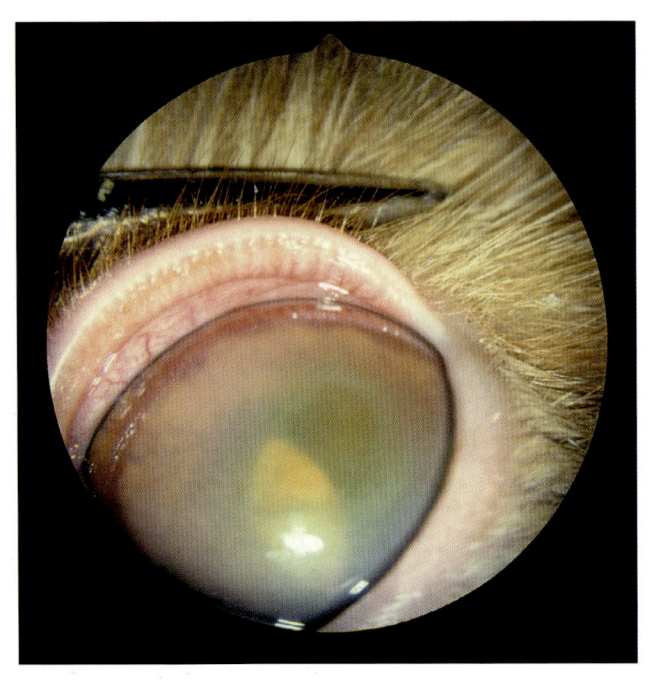

Abb. 2.7:
Ektropionierung des Oberlidrandes zur Untersuchung der (übermäßig gefüllten) Meibomschen Drüsen und ihrer Ausführungsgänge. Bei dieser Perserkatze ist im Zentrum der Hornhaut ein beginnender Hornhautsequester (braun pigmentiert) sichtbar (OS). Am Limbus sind ringförmig in die Hornhaut einsprossende superfizielle Blutgefäße sichtbar.

Unter Praxisbedingungen eignet sich hierfür am besten ein steriler Watteträger mit entsprechendem Transportmedium, um der Möglichkeit zu begegnen, dass die Keime während des Transports durch Austrocknung absterben. Anschließend wird noch vorhandener Schleim mit handwarmer 0,9%iger NaCl-Lösung aus dem Bindehautsack ausgespült.

2.4.4 Erkrankungen der Augenlider (Palpebrae)

Bei der Untersuchung der Lider und deren Stellung ist es unabdingbar, dass kein Zug oder sonstige Verschiebungen der Kopfhaut, die eventuell von der Art der Fixation des Patienten herrühren, auf das Tier einwirken (Abb. 2.5). Nach Überprüfung des Lidreflexes wird das Verhältnis der Lidspaltenlänge zur Größe des Augapfels beurteilt. Physiologischerweise sind die Lidränder unbeschädigt, unbehaart (Hund und Katze besitzen keine Wimpern wie der Mensch!), glatt, glänzend (fettig), pigmentiert und liegen dem Augapfel bündig an (Abb. 2.3, 2.6). Defekte Ränder des (Ober-)Lides sowie fehlende Meibomsche Drüsen (Abb. 2.7, 7.2) deuten auf eine Aplasia palpebrae (Perserkatze) hin. Die Lidränder sollten dem Augapfel eng anliegen. Adspektion und Palpation der Außenseite der Augenlider ermöglichen die Diagnose von Defekten, Verfärbungen, Schwellungen, Haarlosigkeit und Feuchtigkeitszustand der Lider. Gegebenenfalls wird ein Hautgeschabsel genommen (Demodikose). Nasse Behaarung rund um Ober- oder Unterlid stellt einen Hinweis auf eine Störung der Lidrandfunktion (Distichiasis, Aplasia palpebrae) oder direkten Kontakt zwischen Lidbehaarung und Konjunktiva oder Hornhaut (Entropium, Trichiasis, Exophthalmus) dar. Nasse, even-

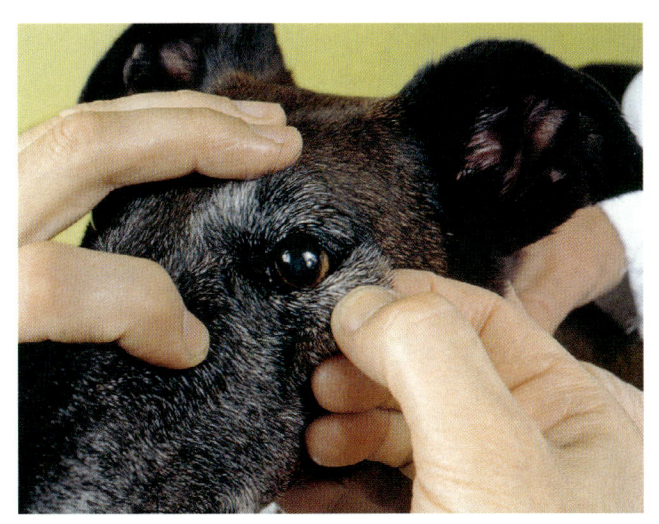

Abb. 2.8:
Überprüfung eines Entropiums. Ungefähr 15 mm unterhalb des Lidrandes wird eine Hautfalte abgehoben und so der Lidrand entropioniert. Bei einem (habituellen) Entropium kann der Patient die Lidfehlstellung durch Blinzeln nicht sofort beseitigen

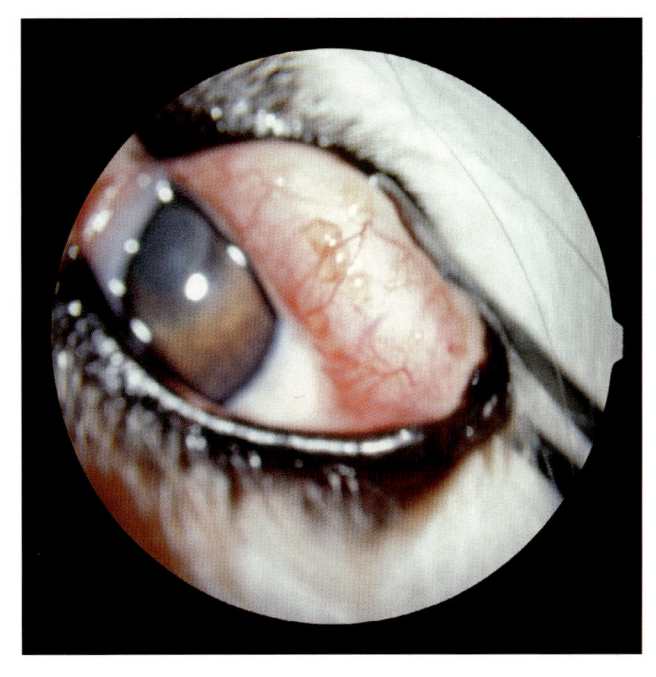

Abb. 2.9:
Untersuchung des Lidrandes und der palpebralen Konjunktiva des Oberlides. Das Oberlid ist mit einer Von-Graefe-Pinzette ektropioniert. Dadurch wird eine Ansammlung von Follikeln in der Mitte der Konjunktiva sichtbar (OS, Hund).

tuell haarlose Ober- oder Unterlider deuten auch auf eine (länger bestehende) Erkrankung (z.B. Blepharospasmus) hin. Ist die Lidstellung hinsichtlich eines Entropiums zweifelhaft, wird ein Entropium provoziert indem eine kleine Hautfalte, ca. 10–15 mm vom Lidrand entfernt, mit der Außenseite des Lidrandes auf die Hornhaut gelegt wird. (Abb. 2.8). Wenn der Hund diese Hautfalte nicht spontan korrigieren kann (Augenkneifen, Zwinkern), ist dies ein Hinweis auf ein latentes/ habituelles Entropium (siehe auch Fig. 7.6).

2.4.5 Bindehaut (Konjunktiva)

Die Konjunktiva ist ein dünnes Häutchen, durch welche die Sklera und das subkonjunktivale Bindegewebe, das besonders bei der Katze sehr licht ist, durchscheinen. Wegen der Anastomosen des konjunktivalen Gefäßsystems mit dem des Ziliarkörpers ist bei Entzündungen im Auge (Uveitis) oder bei Druckerhöhungen (Glaukom) immer eine konjunktivale Gefäßinjektion zu erwarten. Die Gefäße der Konjunktiva liegen mehr oder weniger senkrecht zum Limbus und sind mit der Konjunktiva über der Sklera verschieblich.

Die Schleimhäute des Auges werden auf Farbe, Feuchtigkeit, Schwellungen und Follikelbildung untersucht (Abb. 2.9). Follikel auf der Rückseite des dritten Augenlides (Follikulose) oder der gesamten Konjunktiva (Conjunctivitis follicularis) sind in der Regel bei der Katze flacher und weniger rötlich und werden nicht so häufig beobachtet wie beim Hund. Diese Follikel befinden sich auf der bulbären Konjunktiva, an der Basis des dritten Augenlides, im Fornix inferior, entlang der Kontur des Blinzknorpels und gegebenenfalls auch im Fornix superior (Abb. 2.9, 8.1, 8.11).

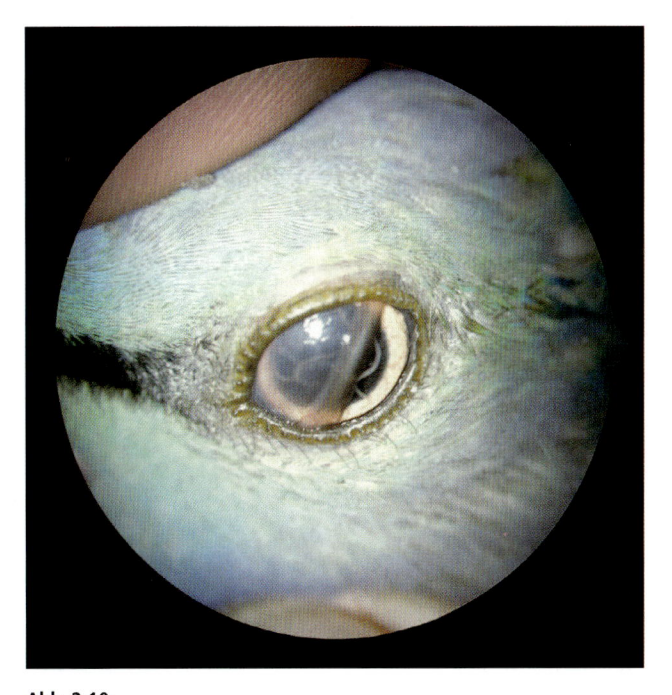

Abb. 2.10:
Der »Lidschlag« der Nickhaut kommt beim Vogel von dorsomedial (OS). Die Nickhaut des Vogels ist nahezu durchsichtig und überzieht die Hornhaut mit einem Tränenfilm. Ein Wurm befindet sich in der vorderen Augenkammer, der auch durch die Nickhaut sichtbar bleibt.

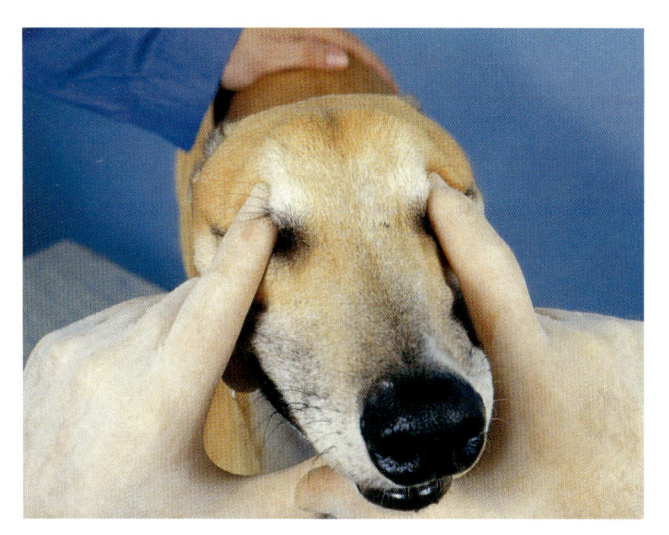

Abb. 2.11:
Palpatorische Bestimmung des retrobulbären Tonus oder Drucks. Die Augäpfel werden mit den Spitzen beider Zeigefinger durch das geschlossene Oberlid in die Orbita gedrückt.

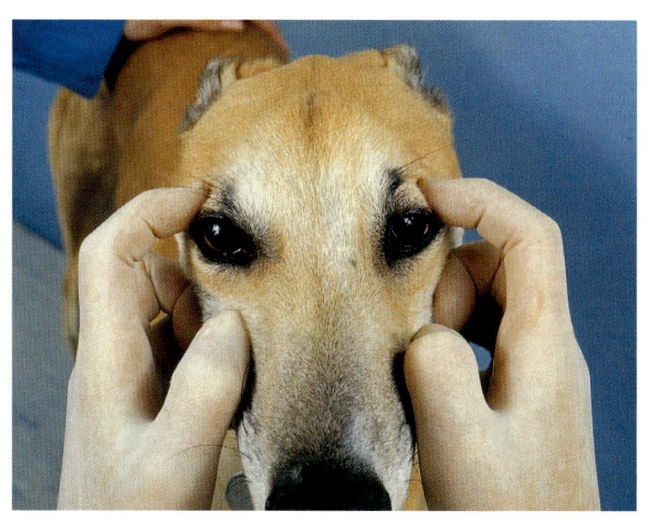

Abb. 2.12:
Palpatorische Bestimmung der Tension des Auges (bilateral). Die Augäpfel werden mit den Spitzen beider Zeigefinger durch das Oberlid vorsichtig palpiert.

Der uni- oder bilaterale Vorfall des dritten Augenlides ist häufig in Verbindung mit einem Enophthalmus des betroffenen Auges zu beobachten. Das gemeinsame Auftreten von Nickhautvorfall und Exophthalmus weist auf einen erhöhten retrobulbären Druck hin.

Bei starker Schwellung und/oder Rötung der Schleimhäute sollten ein Abstrich, ein Geschabsel oder eine Biopsie für die histologische Untersuchung erwogen werden.[15]

2.4.6 Augapfel (Bulbus)

Die Position des Augapfels und der Stand der Augen werden überprüft, indem man den Patienten einen bestimmten Punkt fixieren lässt. Pathologische Veränderungen sind z.B. Strabismus oder Nystagmus. Strabismus convergens (Abb. 9.1, 9.2) wird vor allem bei der Siamkatze beobachtet. Es ist auch darauf zu achten, ob ein En- oder Exophthalmus vorliegt, wobei besonders die Symmetrie beider Augen zu beachten ist. Enophthalmus, als Folge einer Retraktion des Bulbus ist nicht nur als Zeichen einer Schmerzempfindung zu werten, sondern geht auch häufig sekundär mit einem gestörten Allgemeinbefinden einher (bei der Katze auftretender idiopathischer, beidseitiger Nickhautvorfall) oder kann die Folge einer neurologischen Erkrankung sein (z.B. Horner-Syndrom). Der retrobulbäre Tonus wird bestimmt, indem beide Augäpfel gleichzeitig vorsichtig mit den Zeigefingern durch die geschlossenen Oberlider in der Orbita palpiert werden (Abb. 2.11). Raumfordernde Prozesse hinter dem Bulbus verursachen einen erhöhten Gegendruck (retrobulbärer Druck). Beide Augäpfel sollten gleich groß und in Relation passend zur Kopfgröße sein. Eine unilaterale Vergrößerung (Makrophthalmus / Buphthalmus) oder Verkleinerung (Mikrophthalmus, Phthisis bulbi oder Atrophia bulbi) ist meistens einfach zu erkennen. Schwieriger wird es bei bilateralen Veränderungen oder wenn Hornhaut oder Linse getrübt sind, was eine Vergrößerung des Auges simuliert. Aufschlussreich kann dann eine Messung (z.B. mit einer Schieblehre) des horizontalen Durchmessers der Kornea (Referenzwert 16–18 mm beim erwachsenen Hund) sein. Die Messung des Augeninnendrucks (intraokulärer Druck; IOD) bei Haustieren ist auch heute noch für viele Praktiker ein Problem (siehe auch Tabelle 2.2). Mit Hilfe der Palpation (Abb. 2.12) kann maximal nachvollziehbar sein, ob ein Bulbus sehr hart oder sehr weich ist. Können keine weiteren instrumentellen Messungen des Augeninnendrucks durchgeführt werden und besteht Glaukomverdacht, empfiehlt es sich, den Patienten kurzfristig zu einem Spezialisten zu überweisen. Indentationstonometrie (Schiötz) ist bedingt durch die starken Unterschiede der Hornhautkrümmung der einzelnen Tierarten, individuelle Eigenheiten der Einzeltiere und die Veränderung des Hornhautradius bei Erkrankungen (Glaukom) manchmal sehr ungenau. Dennoch kann diese Methode mit einiger Sicherheit angewandt werden, wenn sie ordnungsgemäß und mit der erforderlichen Routine durchgeführt wird. Sie stellt dann immer noch eine bessere Alternative bei Behandlung des Glaukoms dar, als die ausschließliche Adspektion / Palpation. Der Tonopen® (ein mikroelektronisches Applanationstonometer) ist sehr teuer, aber einfach und verlässlich zu handhaben, vor allem wenn es um die Kontrolle des Druckverlaufs während der Behandlung geht. Seit kurzem gibt es ein neues Tonometer: den TonoVet®. Dieser arbeitet nach dem Indentationsprinzip, das es ermöglicht, den Augeninnendruck schnell und ohne Lokalanästhesie zu bestimmen. Im Bereich des sehr niedrigen und sehr hohen Intraokulardrucks muss der abgelesene Messwert (mmHg) allerdings sehr kritisch bewertet werden.[16,17,18,19]

Die palpatorische Tensionsprüfung wird mit gebeugten Zeigefingern durch das geschlossene Oberlid bei Druck von dorsolateral nach ventromedial durchgeführt.

Der Druck sollte nicht nach posterior wirken, da dann de facto der retrobulbäre Druck palpiert wird. Notfalls kann der gewonnene Eindruck vom Intraokulardruck durch Palpation eines gesunden Auges relativiert werden.

2.4.7 Äußere Augenhaut (Sklera)

Die Sklera wird auf Defekte, Verfärbungen, Verdickungen und Gefäßinjektion untersucht. Die skleralen Gefäße liegen mehr parallel zum Limbus und erscheinen dunkelrot-violett im Vergleich zu den darüber liegenden konjunktivalen Gefäßen.

2.4.8 Hornhaut (Kornea)

Die Hornhaut ist physiologischerweise von einem intakten Tränenfilm bedeckt (feucht), ohne Zusammenhangstrennung, glatt, sphärisch, reflektierend, durchsichtig, ohne Auflagerungen und sehr sensibel. Sie wird, im abgedunkelten Raum, mit einer Lupe untersucht (z.B. mit dem direkten Ophthalmoskop. Einstellung +20 bis +40 Dioptrien) und im optischen Schnittbild mit der Spaltlampe betrachtet (Fig. 2.2). Hornhautödeme (blauweißliche Färbung, Inselzeichnung, Verdickung) sollen nicht mit Narben (weißlich wie die Sklera) und Dystrophien, Degenerationen oder Lipidosen (weiße kristalline Einlagerungen, bei der Katze selten) verwechselt werden. Pigmentierung der Hornhaut als Folge chronischer Irritationen wird beim Hund oft, bei der Katze jedoch selten gesehen. Pigmentierte Hornhautsequester (Abb. 2.7, 10.22–10.24), meist zentral in der Hornhaut gelegen, treten dagegen ausschließlich bei der Katze auf.

Bei der geringsten Trübung oder Unebenheit der Hornhaut muss eine Fluoreszeinanfärbung durchgeführt werden (Fluoreszeinstreifen 1–2 Sekunden in den ventralen Bindehautsack; wird länger angefärbt, anschließend nachspülen!). Epitheldefekte der Hornhaut färben sich gelbgrün an. Bei zweifelhaften Ergebnissen wird zusätzlich das Kobaltblaulicht

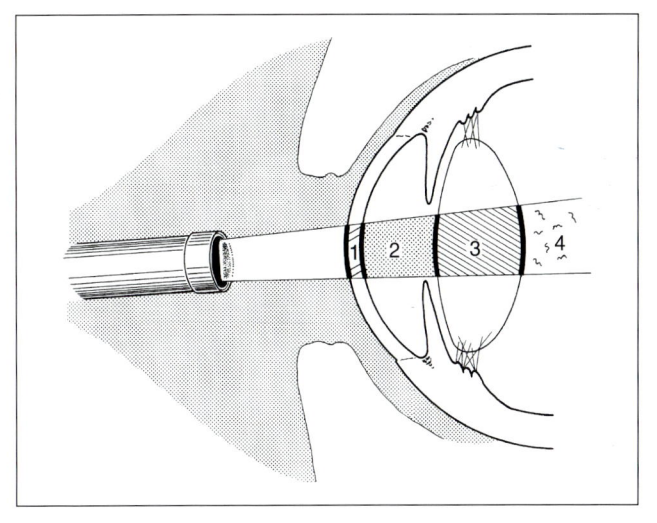

Fig. 2.2:
Spaltlampenschnitt durch den vorderen Augenabschnitt. 1. Reflektion auf der Hornhautoberfläche und Schnitt durch die Hornhaut; 2. vordere Augenkammer; 3. Reflektion auf der vorderen, konvexen Linsenkapsel. Schnitt durch die Linse und Reflektion auf der hinteren, konkaven Linsenkapsel; 4. Vitreum.

oder die Woodsche Lampe verwendet. Anschließend (zwischendurch wird gründlich gespült, wobei der Farbstoff nicht über die Haare und die Haut zum Nasenspiegel gelangen sollte) kann die Passage des Farbstoffs durch die Tränennasenkanäle zu den Nasenlöchern beobachtet werden (bei Kleintieren in etwa 30–60 Sekunden), wenn die Nase entsprechend tief gehalten wird.

2.4.9 Augenkammern (Camera anterior/posterior)

Die vordere Augenkammer (VK) wird auf Inhalt, Form und Tiefe überprüft. Beispiele für einen abnormen Inhalt der vorderen Augenkammer sind: Blut (Hyphaema), Eiter (Hypopyon), Fremdkörper, Zysten, Linse (bei Luxatio lentis) und Neoplasien. Vor allem bei der Katze sollten auf dem Hornhautendothel angelagerte Präzipitate und größere (blutige) Exsudate oder Fibrin-Eiteransammlungen (Hypopyon) als Anzeichen einer Uveitis oder Neoplasie betrachtet werden. Vereinzelt findet man ein freiliegendes kleines, eventuell pigmentiertes Bläschen (Iriszyste) in der Vorderkammer. Auch die Linse kann in der Vorderkammer liegen (Luxatio lentis anterior). Ist die Linse posterior luxiert, entsteht eine tiefere Vorderkammer, und die Iris verliert ihre Auflage. Dadurch entsteht das so genannte Irisschlottern (Iridodonesis), wenn der Augapfel bewegt wird. Ist die Linse nur partiell disloziert (Subluxation), ist zwischen der Linsenkontur und der Pupille eine sichelförmige / halbmondförmige Kontur sichtbar. Die hintere Augenkammer entzieht sich im Normalfall der Untersuchung, da sie nicht direkt sichtbar ist und nur bei Verlagerungen der Iris (Zyste, Neoplasie) einsehbar wird.

Tabelle 2.2: Referenzwerte des Augeninnendrucks

	mmHg	Standardabweichung (SD)	Autor
Hund	18,7	5,5	Gelatt[20]
Katze	19,7	5,6	Miller[21]
Pferd	23,3	6,89	Miller[22]
Kaninchen	24,4	1,3	Poyer[23]
Cavia	5–20 (Variationsbreite)	–	Wagner[24]
Ratte	17,30	5,25	Mermoud[25]
Taube	13,4	1,4	Korbel[26]

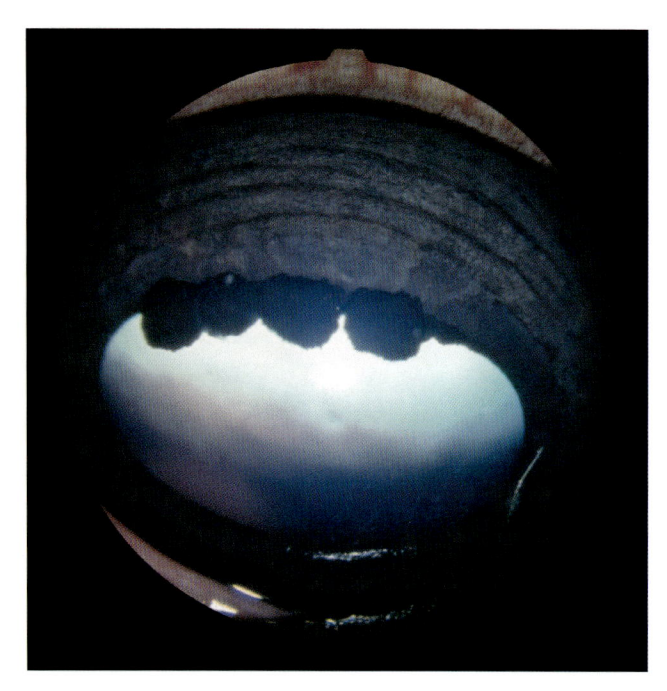

Abb. 2.13:
Granulae iridis (Traubenkörner) am oberen Irisrand bei einem Pferd (OS).

2.4.10 Pupille und Regenbogenhaut (Iris)

Beim Hund ist die Iris meist mehr oder weniger stark braun pigmentiert. Die Form der Pupille ist rund. Bei der Katze ist die Iris meist gleichförmig gelb-grün pigmentiert. Fehlt jedoch das »eigene« Irispigment, führt das Pigment der Irisrückseite zu einem bläulichen Farbeindruck (Siamkatze). Beim Blue Merle kommen auch weiße Irides vor (Glasauge).

Bei Miosis ist die Pupille der Katze vertikal schlitzförmig, bei Mydriasis dagegen rund. Bei den Herbivoren ist die Pupille queroval. Am freien Pupillarrand befinden sich häufig eine oder mehrere, stark pigmentierte blumenkohlartige Gebilde (Granulae iridis; Abb. 2.13). Sind sie bei einem Pferd teilweise abgelöst, kann diese ein Hinweis auf eine alte Uveitis sein.

Die Funktion der Pupillarmotorik wird überprüft. Bei Anwendung einer punktförmigen Lichtquelle, direkt in der optischen Achse, sollte sich die Pupille (auch des anderen Auges) ohne Verzögerung innerhalb einiger Sekunden verengen. Die Iris wird auf Farbe, embryonale Überreste, Kolobome, Defekte, Unebenheiten, Verdickungen, und ihre Lage im Verhältnis zur Linse untersucht. Mit der Lupe wird der Pupillarrand auf eventuell die Pupillarfunktion beeinträchtigende Verklebung mit der Linse (Synechia posterior) oder der Hornhaut (Synechia anterior) hin überprüft. Bei fehlenden Synechien kann eine einseitige Miosis ein Hinweis auf ein so genanntes Horner-Syndrom (sonstige mögliche Symptomatik: Enophthalmus, Nickhautvorfall und Ptosis) sein. Einseitige oder beidseitige Pupillenstarre (Mydriasis) weist auf eine Dysfunktion des afferenten Teils des Reflexbogens, der Netzhaut, des N. opticus, oder des entsprechenden Teils im Großhirn bzw. auf eine Dysfunktion im efferenten Teil des Reflexbogens (N. oculomotorius) hin. Pupillenstarre kann aber auch die Folge eines Glaukoms sein! Ebenso kann eine beiderseitige Mydriasis bei vermehrter Adrenalinausschüttung bei Angst/Stress auftreten.

Farbveränderungen oder Pigmentanhäufungen in der Irisoberfläche können bedeutungslos sein, können jedoch, vor allem wenn sie deutlich über die Oberfläche der Iris hervortreten, ihren Ursprung ebenso gut in einem Melanom haben (Untersuchung mit der Spaltlampe!).

2.4.11 Linse (Lens cristallina)

Die Untersuchung erfolgt am besten mit einer Punktleuchte und einer Spaltlampe (Abb. 13.3). Untersucht wird auf Klarheit, Größe, Form und Lokalisation der Linse. (Untersuchung möglichst in vollständiger Mydriasis, ca. 15 Min. nach Applikation eines Tropfens 0,5%igen Tropicamid/oder bei Welpen 1%ig Atropin, Einwirkzeit 20–45 Min.).

Beim Vogel kann normalerweise durch übliche Mydriatika keine Weitstellung der Pupille induziert werden (quergestreifte Muskelfaser!). Eine Injektion von D-Tubocurarin in die Vorderkammer führt zu einer sicheren Mydriasis[27], ist aber sicherlich kein Routineeingriff! Eine sonstige Möglichkeit zur Mydriasis beim Vogel ist die lokale Verabreichung von Vecuronium.[28]

Bei Verdacht auf eine Linsenluxation bzw. ein Glaukom (disponierte Rassen!) ist die Verabreichung eines Mydriatikums kontraindiziert! Die Linse kann in den Glaskörper, d.h. nach hinten bzw. posterior (Luxatio lentis posterior), oder in die Vorderkammer, d.h. nach vorne bzw. anterior (Luxatio lentis anterior) luxiert sein. Ohne Linsentrübung kann, besonders bei der Katze, eine Linsenluxation in der vorderen Augenkammer lange Zeit unbemerkt bleiben, da die daraus resultierende klinische Symptomatik des Sekundärglaukoms bei der Katze sehr viel später als beim Hund auftritt und die luxierte Linse bei oberflächiger Untersuchung in der vorderen Augenkammer übersehen wird.

2.4.12 Glaskörper (Vitreum)

Der Glaskörper wird mittels der Spaltlampe nach glitzernden (Cholesterol-)Kristallen oder größeren Flocken abgesucht. Schlierenförmiges Exsudat, Blut, Blasen, Häute, Stränge, Gefäße oder Gewebe deuten auf die Anwesenheit einer Uveitis, Ablatio retinae oder auf Neoplasien hin.

2.4.13 Augenhintergrund (Fundus)

In der Regel können Untersuchungen des Augenhintergrundes (Funduskopie, Ophthalmoskopie) bei Tieren mit Hilfe der direkten Ophthalmoskopie recht einfach vorgenommen werden. Voraussetzung ist, dass Hunde und Katzen in liegender, symmetrischer »Sphinx-Stellung« gelagert werden. Unkooperative Tiere müssen eventuell leicht sediert werden, vor allem, wenn dem Untersucher eine langjährige Routine beim Untersuchen fehlt. Ein Verdacht auf Seheinschränkungen macht im Vorfeld eine Überprüfung der Sehfähigkeit, z.B. durch einen Hindernisparcours, erforderlich (beim Pferd am besten im Freien, in fremder Umgebung). Die Überprüfung der Sehfähigkeit der Katze ist, besonders bei sehr eigensinnigen Tieren, oftmals nicht einfach und erfordert viel Geduld, da sich Katzen, ebenso wie Welpen häufig dem Hindernisparcours entziehen.

Alternative Proben zur Überprüfung des Sehvermögens bei Hund und Katze sind:
- die optische Platzierungsreaktion am Tisch (nur bei kleinen Tieren)
- der Versuch, ob eines der beiden Augen einem vor ihm herunterfallenden Wattebausch nachschaut (20 cm Abstand)
- die Beobachtung, ob das frei auf dem Tisch stehende Tier herunterzufallen droht

Ein negatives Ergebnis bei Auslösung des Drohreflexes muss als unzuverlässig angesehen werden.

Die Papille, oder Sehnervkopf (Discus nervi optici), befindet sich meist ventro-nasal vom hinteren Augenpol (Abb. 2.14). Die Papille des Hundes ist mehr oder weniger rund mit einem umliegenden weißen Gliarand. Die retinalen Arteriolen verschwinden relativ nahe am Rand der Papille, während die Venulae (dicker, dunkelrot) meist anastomosieren und mehr im Zentrum der Papille aus dem Sichtfeld verschwinden. Bei der Katze ist die Papille recht klein (ca. 1 mm) und hell, grau-rosa gefärbt. Die retinalen Gefäße verschwinden dicht am Rand der Papille in den N. opticus. Bei den Wiederkäuern und den Schweinen kann auch noch eine Zentralarterie sichtbar sein. Beim Pferd entspringen am Rand der Papille feine retinale Blutgefäße (Arteriolen und Venolen) in einem »sonnenstrahlenartigen« Muster.

Bei den übrigen Tieren weist die Verteilung der retinalen Gefäße meist das Muster eines umgekehrten »T« auf. Jeweils temporal der Papille befindet sich die »Area centralis« (diese weist die höchste Dichte von Zapfen auf; vergleichbar mit der Macula lutea des Menschen), die bei Tieren aber fast nicht abzugrenzen ist.

Bei der Mehrzahl der Haustiere befindet sich in der dorsalen Hälfte des Fundus das so genannte Tapetum lucidum (Tapetum, griechisch: Wandbehang; lucidum, lateinisch: hell; angloamerikanisch: »tapetal area«). Die Farbe des T. lucidum variiert von gelb bis grün. Die übrige Auskleidung des Fundus sieht normalerweise dunkel pigmentiert aus, eine Folge des zwischen den choroidalen Gefäßen und im Pigmentepithel liegenden interstitiellen Pigments. Die Bezeichnung für diesen Fundusbereich lautet »Tapetum nigrum« (nigrum, lateinisch: schwarz; angloamerikanisch: »non-tapetal fundus«).

Bevor sich beim sehr jungen Tier die genannten Schichten vollständig differenziert haben, hat der Fundus noch ein gleichförmiges blau-graues Erscheinungsbild. Beim Blue Merle, bei wenig pigmentierten Tieren und bei Albinos können sogar Teile des T. lucidum und/oder T. nigrum fehlen, wodurch das dahinter liegende Gefäßmuster der Choroidea sichtbar wird. Diese Gefäße breiten sich, ausgehend von der Papille, mehr oder weniger radiär aus. Die Papille befindet sich meistens direkt über oder am Übergangsbereich des T. nigrum zum T. lucidum.

Deutlich aufleuchtende Teile des T. lucidum (Hyperreflexie, als würde eine Lampe zusätzlich den Augenhintergrund erhellen) sind als Anzeichen einer gestörten neuroretinalen Funktion (z.B. Retina-Degeneration/Atrophie, Ablatio retinae) zu werten. Verschwommene, trübe eventuell blutige Exsudationen oder Blasen können auf eine Uveitis, Ablatio retinae oder auf Neoplasien hinweisen. Darüber hinaus besteht eine große individuelle Variationsbreite hinsichtlich des Erscheinungsbildes des Fundus. Bei Zweifeln an pathologischen Fundusveränderungen sollte der Patient für eine genauere Fundusdiagnostik zu einem Spezialisten überwiesen werden.

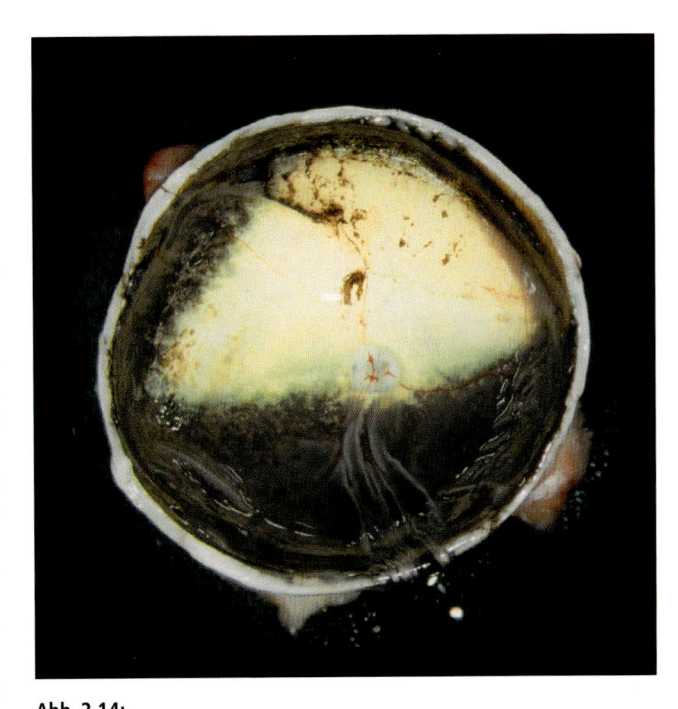

Abb. 2.14:
Kaudale Hälfte des Augapfels beim Hund (OD). Der äußerste weiße Ring ist die Sklera. Der dunkel pigmentierte Anteil weiter innen stammt vom Tapetum nigrum der Chorioidea und vom Pigmentephithel der Retina. Das gelb-grüne Areal im dorsalen hinteren Bereich ist das Tapetum lucidum. Der zentral gelegene, scheibenförmige weißliche Fleck, direkt am Übergang vom Tapetum lucidum zum Tapetum nigrum, ist die Papille (blinder Fleck). Die gefältelte, häutige Innenauskleidung ist die neurale Retina oder Netzhaut, in der einige retinale Gefäße (Venen) zu erkennen sind.

2.4.14 Zusätzliche Untersuchungsmethoden

Beispiele zusätzlicher Untersuchungsmethoden sind Abstriche und Biopsien, die indirekte binokuläre Ophthalmoskopie, Spaltlampenbiomikroskopie, Tonometrie, Gonioskopie, Elektroretinographie, Ultraschall, Angiographie und Endothelmikroskopie, Computertomographie, MRT (Magnetresonanz-Tomographie) und andere radiologische Techniken.[29,30,31,32,33] Ist die dafür notwendige Ausrüstung nicht vorhanden, oder ist man im Umgang damit nicht vertraut, so sollte für diese zusätzlichen Spezialuntersuchungen eine Überweisung zu einem versierten Ophthalmologen erfolgen.

2.5 Differentialdiagnosen

2.5.1 Einleitung

Ein vollständig problemorientiertes Vorgehen bei der Aufarbeitung von Augenproblemen erscheint normalerweise nicht sinnvoll, da sich viele Augenerkrankungen anhand des Signalements und der Gegebenheiten aus einer sorgfältigen Anamnese und einer gediegenen klinischen Untersuchung direkt lokalisieren und erkennen lassen. Bei einer Reihe von Problemen erscheint es dennoch sinnvoll, ein Verzeichnis mit Gruppen von Erkrankungen zur Verfügung zu haben oder eine Liste von Abweichungen, die als Ursache für bestimmte Symptomkomplexe in Frage kommen. Solche Verzeichnisse dienen als Gedächtnisstütze und können eigentlich niemals komplett sein.

Die Differentialdiagnosen sind, so weit möglich, nach der Ätiologie der Abweichungen geordnet (angeboren / erworben) und, darüber hinaus, folgendermaßen aufgezählt: Einflüsse von außen (Trauma, Intoxikation, ernährungsbedingt, physikalische Ursachen, Mangelerkrankung), Entzündungen (darunter auch Infektionen), degenerative Prozesse, Autoimmunerkrankungen und Neoplasien.

Bei einem Teil der Fälle ist darüber hinaus zur Problemstellung noch eine nähere Umschreibung vermerkt oder ein wichtiger diagnostischer Schritt angegeben.

2.5.2 Das rote Auge

Lokal mit Gewebszunahme:
- Hypertrophie der Gl. membranae nictitantis
- (Epi-)skleritis: diffus / nodulär
- Ulcus corneae mit Granulationsgewebe / rundliche Fremdkörper
- Eosinophiles Granulom / Pannus
- Neoplasien

Diffuse Rötung:
- starke Erregung
- Keratoconjuncitivits sicca (Schirmer-Tränen-Test)
- Konjunktivitis / Dakryozystits (Fremdkörper / Infektionskrankheit)
- Keratitis (Fluoreszein-positiv / -negativ) / (Epi)skleritis
- Hyphaema (traumatisch, Gerinnungsstörung, Vaskulopathie, Bluthochdruck, Uveitis, Neoplasie)
- Glaukom
- Linsenluxation
- Uveitis (Rubeosis iridis)

2.5.3 Das tränende Auge ohne deutlichen Blepharospasmus

- Verschluss der tränenableitenden Wege
  - Atresie: Puncta lacrimalia / Canaliculus nasolacrimalis / Saccus nasolacrimalis / Ductus nasolacrimalis / Ostium
  - Stenose: Fremdkörper / Dakryozystitis / Symblepharon (Katzenschnupfen)
- Distichiasis
- Konjunktivitis (C. follicularis / Plasmazelluläre Konjunktivitis / Allergie / Atopie)

2.5.4 Blepharospasmus / schmerzhaftes Auge (STT nicht erniedrigt)

- Traumata (Contusio bulbi / Fremdkörper / Verätzung / Perforation)
- Irritation durch Haare (ektopische Zilien / Entropium / Trichiasis / Distichiasis)
- Blepharitis
- Hornhautdefekt / -ulkus
- Infektiöse Keratokonjunktivitis (z.B. Staupe, Katzenschnupfen, bovine / ovine infektiöse Keratokonjunktivitis
- Symblepharon
- Uveitis anterior
- Glaukom

2.5.5 Nickhautvorfall mit Enophthalmus

- siehe 2.5.4: Blepharospasmus / schmerzhaftes Auge
- Unbehagen (besonders bei der Katze) / Lustlosigkeit / Sedation / Allgemeinstörung
- Horner-Syndrom
- Retrobulbärer Gewebeschwund (Fettverlust / Dehydration / Muskelatrophie)
- Druck von rostral gegen den Bulbus (manuell / Frakturen / Schwellungen / Neoplasien)
- Tetanus

- lokale Deviation der Membrana nictitans:
  - Fremdkörper / Hypertrophie der Nickhautdrüse / Eversio membranae nictitantis / Narbenzug
  - follikuläre- / plasmazelluläre Konjunktivitis / Symblepharon

2.5.6 Exophthalmus

- Traumata
- Mukozele / Aneurisma
- Orbitafrakturen
- Myositis
- endokrin: Cushing Syndrom, Akromegalie
- retrobulbäre Entzündung (Zellulitis / Abszess)
- retrobulbäre Neoplasie

2.5.7 Die blau-weiße Hornhaut

- blau-weiß, unregelmäßig (überdehnt / ödematös):
  - lokal (oberflächliche / tiefe Hornhautveränderung / Riss in Descemetscher Membran)
  - diffus (Endotheldystrophie / Glaukom / Uveitis)
- weiß wie Sklera:
  - Narbengewebe
- kristallin / »Engelhaar«-artig:
  - dystrophischer Prozess: Einlagerungen (Lipidose)
  - Arcus lipoides (z.B. bei Hypothyreose)

2.5.8 Das »pigmentierte« Auge

- Granulae iridis / Iriszyste
- Fremdkörper
- Chronische Hornhautirritation (Keratoconjunctivitis sicca / Lagophthalmus / Haare)
- Korneasequester
- Chronische Keratitis (allgemein / Pannus)
- Staphylom
- Melanom

2.5.9 Das blinde Auge

- angeboren (Mikropapille / Retinadysplasie / CEA / Missbildung (portocavaler Shunt)
- Trauma
- Intoxikation: pflanzlich / organische Phosphorverbindungen / Bleivergiftung / Quinolone-Antibiotika bei der Katze
- Mangelerkrankung (Taurin [Katze!], Vitamin-A-Defizienz)
- Glaukom, Papillenexcavation
- Uveitis anterior und / oder posterior
- Katarakt / Linsenluxation
- Retinadegeneration / -atrophie
- Chorioretinitis (Hypertonie / Infektion / Immunerkrankung)
- Ablatio retinae
- SARD (sudden acquired retinal degeneration)
- erworbene Papillen- / N. opticus- / Retinaveränderung (Entzündung, Bluthochdruck, Neoplasie)

Literatur

1. STADES, F. C. & BOEVÉ, M. H: Ogen. In: Anamnese en lichamelijk onderzoek bij gezelschapsdieren. Ed.: A. Rijnberk & H. W. de Vries, Stuttgart, G. Fischer, pp. 243, 1993.

2. BOEVÉ, M. H., STADES, F. C. & DJAJADININGRAT-LAANEN, S. C.: Ogen. In: Anamnese en lichamelijk onderzoek bij gezelschapsdieren. Ed.: A. Rijnberk & F. J. van Sluijs, Bohn Stafleu van Lochem, Houten, pp. 211–240, 2005.

3. GELATT, K. N.: Examination of the eye. JAAHA. Proc. **37**: 326, 1970.

4. RUBIN, L. F.: Auriculopalpebral nerve block as an adjunct to the diagnosis and treatment of ocular inflammation in the horse. JAVMA **144**: 1387, 1964.

5. VEITH, L. A., CURE, T. H. & GELATT, K. N.: The Schirmer tear test in cats. Mod. Vet. Pract. **51**: 48, 1970.

6. STADES, F. C, BEIJER, E. G. M. & HARTMANN, E. G.: Use of lysozyme test in the diagnosis of keratoconjunctivitis sicca in dogs and cats. Tijdschr. Diergeneesk. **101**: 1141, 1976.

7. WILLIAMS, R. D., MANNING, J. P. & PEIFFER, R. L.: The Schirmer tear test in the equine: Normal values and the contribution of the gland of the nictitating membrane. J. Equine Med. Surg. **3**: 117, 1979.

8. GELATT, K. N.: Vital staining of the canine cornea and conjunctiva with rose bengal. JAAHA **8**: 17, 1972.

9. HAMOR R. E., ROBERTS S. M., SEVERIN G. A. et al.: Evaluation of results for Schirmer tear tests conducted with and without application of a topical anesthetic in clinically normal dogs of 5 breeds. Am. J. Vet. Res. **61**: 1422, 2000.

10. SAITO A., IZUMISAWA Y., YAMASHITA K. & KOTANI T.: The effect of third eyelid gland removal on the ocular surface of dogs. Vet. Ophthalmol. **4**: 13, 2001.

11. MCLAUGHLIN S. A., BRIGHTMAN, A. H., HELPER L. C., PRIMM N. D., BROWN M. G. & GREELEY S.: Effect of removal of lacrimal and third eyelid glands on Schirmer tear test results in cats. Am. J. Vet. Res. **193**: 820, 1988.

12. BEECH J., ZAPPALA R. A., SMITH G. & LINDBORG S.: Schirmer tear test results in normal horses and ponies: effect of age, season, environment, sex, time of day and placement of strips. Vet. Ophthalmol. **6**: 251, 2003.

13. BIRICIK H. S., OGUZ H., SINDAK N., GÜRKAN T. & HAYAT A.: Evaluation of the Schirmer and phenol red test for measuring tear secretion in rabbits. Vet. Rec. **156**: 485, 2005.

14. ABRAMS K. L., BROOKS D. E., FUNK R. S., THERAN P.: Valuation of the Schirmer tear test in clinically normal rabbits. Am. J. Vet. Res. **51**, 1912, 1990.

15. CELLO, R. M.: The use of conjunctival scrapings in the diagnosis and treatment of external diseases of the eye. 6th Gaines Vet. Symp. **6**: 22, 1956.

16. MILLICHAMP, N. J. & DZIEZYC, J.: Evaluation of the Tonopen applanation tonometer in dogs and horses. Trans. Am. coll. Vet. Ophthalmol. **19**: 39, 1988.

17. MILLER, P. E., PICKETT, J. P. & MAJORS, L. J.: In vivo and in vitro comparison of Mackay-Marg and Tonopen applanation tonometers in the dog and cat. Trans. Am. Coll. Vet. Ophthalmol. **19**: 53, 1988.

18. GÖRIG, C., COENEN, R. T. I., STADES, F. C., DJAJADININ-GRAT-LAANEN, S. C. & BOEVÉ, M. H.: Comparison of the use of new handheld tonometers and established applanation tonometers in dogs. Am. J. Vet. Res. **67**: 1, 2006.

19. GÖRIG C., SCHOENMAKER N. J., STADES F. C. & BOEVÉ M. H.: Evaluation of different tonometers in exotic animals. Vet. Ophthalmol. **8**(6): 430, 2005.

20. GELATT K. N. & MACKAY E. O.: Distribution of intraocular pressure in dogs. Trans. Am. Coll. Vet. Ophthalmol. **28**: 13, 1997.

21. MILLER P. E., PICKETT J. P., MAJORS L. J. & KURZMAN I. D.: Evaluation of two applanation tonometers in cats. Am. J. Vet. Res. **52**: 1917, 1991.

22. MILLER P. E., PICKETT J. P. & MAJORS L. J.: Evaluation of two applanation tonometers in horses. Am. J. Vet. Res. **51**: 935, 1990.

23. POYER J. F., GABELT B. & KAUFMAN P. L.: The effect of topical PGF2 alpha on uveoscleral outflow and outflow facility in the rabbit eye. Exp. Exe. Res. **54**: 277, 1992.

24. WAGNER F., GÖRIG C., HEIDER H.-J. et al.: Augenerkrankungen beim Meerschweinchen (Cavia porcellus). Teil 1: Anatomische und physiologische Besonderheiten, Untersuchungsgang, extraokuläre Erkrankungen. Tierärztliche Praxis **28**: 247, 2000.

25. MERMOUD A., BAERVELDT G., MINCKLER D. S., LEE M. B. & RAO N. A.: Intraocular pressure in Lewis rats. Invest. Ophthalmol. Vis. Sci. **35**: 2455, 1994.

26. KORBEL R. & BRAUN J.: Tonometrie beim Vogel mit dem Tonopen XL. Tierärztliche Praxis **27**: 208, 1999.

27. MURPHY, C. J.: Raptor Ophthalmology. Compend. Contin, Educ. Pract. Vet., **9**: 241, 1987.

28. MIKAELIAN I., PAILLET I. & WILLIAMS D.: Comparative use of various mydriatic drugs in kestrels (Falco tinnunculus). Am. J. Vet. Res. **55**: 270, 1994.

29. DONOVAN, E. F. & WYMAN, M.: Fundus photography of the dog and cat by means of the Noyori hand fundus camera. JAVMA **25**: 865, 1964.

30. GELATT, K. N., HENDERSON, J. D., JR. & STEFFEN, G. R.: Fluorescein angiography of the normal and diseased ocular fundi of the laboratory dog. JAVMA **169**: 980, 1976.

31. GELATT, K. N. & LADDS, P. W.: Gonioscopy in dogs and cats with glaucoma and ocular tumors. J. Small Anim. Pract. **12**: 105, 1971.

32. CARTER, J. D.: Orbital venography. J. Am. Vet. Radiol. Soc. **13**: 43, 1972.

33. LECOUTEUR, R. A. et al.: Indirect imaging of the canine optic nerve, using metrizamide (optic thecograhy). Am. J. Vet. Res. **43**: 1424, 1982.

3 Diagnostika und therapeutische Möglichkeiten

3.1 Medikamentelle Therapie

Die meisten in der Augenheilkunde gebräuchlichen Pharmaka werden lokal angewandt. Nur in bestimmten Fällen werden Mittel parenteral oder peroral verabreicht, z.B. bei Infektionen (Antibiotika), Glaukom (Diclofenamid, Glyzerin, Mannitol), Entzündungen (Kortikosteroide), Keratoconjunctivitis sicca (Pilocarpin p.o.) und Bluthochdruck (Amlodipin, Enalapril).

Nach lokaler Verabreichung können nur Pharmaka mit einem geeigneten Verteilungskoeffizienten in das innere Auge penetrieren, wobei jeweils die nicht-ionisierte Fraktion zur Penetration fähig ist.[1,2,3,4] Im Allgemeinen nimmt jedoch das Penetrationsvermögen bei Entzündungsreaktionen am Auge zu. Bei lokaler Applikation findet eine Resorption von Medikamenten aus dem Bereich des Auges statt, und deshalb sollten systemische Nebenwirkungen berücksichtigt werden.[5] Pharmaka können über den Tränennasenkanal in die Nasopharynx gelangen und werden schließlich abgeschluckt.

Cave: Bei sehr kleinen Tieren: toxische Nebenwirkungen durch Abschlucken (speziell von Augentropfen) und Ablecken.

Pharmaka können auch direkt in das konjunktivale Gefäßsystem oder indirekt über die Hornhaut, die Sklera oder das Kammerwasser in die Blutbahn diffundieren (siehe 3.1.1–3.1.4).

3.1.1 Konjunktivale Applikation

Vor der Applikation muss der Konjunktivalsack von eventuell vorhandenem mukösem oder purulentem Exsudat gesäubert werden. Pappiges oder eingetrocknetes Exsudat kann mit Hilfe von 10%igem Acetylcystein aufgelöst werden. Anschließend wird der Konjunktivalsack mit lauwarmer 0,9%iger NaCl-Lösung von lateral ausgespült (Abb. 3.1). Einige Patienten, z.B. Pekingesen und Katzen, empfinden dieses Spülen im Allgemeinen als sehr unangenehm. Bei ihnen sollte daher auch nur gespült werden, sofern tatsächlich viel Exsudat vorhanden ist. Anschließend wird das Medikament appliziert. Das geschieht wie folgt: Die bereits geöffneten Tuben / Fläschchen werden bereitgelegt. Der Patient wird, eventuell in einer Ecke des Raumes, mit Hilfe der ganzen Hand am Kopf fixiert. Der Daumen unterhalb des Unterkiefers hebt den Kopf nach oben, so dass der Patient »zur Decke« schaut. Mit dem Mittel- und / oder dem Zeigefinger wird das Oberlid etwas nach oben gezogen. Dann lässt man einen Tropfen oder Strang Salbe aus 2–5 cm Entfernung auf das Auge fallen (Abb. 3.2). Mehr als ein Tropfen pro Auge ist nicht sinnvoll, weil ein zweiter Tropfen als Überschuss lediglich über den Lidrand läuft und auf der Haut zusätzlich Irritationen verursachen kann. Augensalbe sollte sich von alleine im Auge verteilen, ein Verreiben auf der Hornhaut ist unnötig. Kontakt der Salbentube- oder Tropfflaschentüte mit der Haut des Lides bzw. den Haaren ist unbedingt zu vermeiden (Abb. 3.3). Nachteilig bei den Spül- und

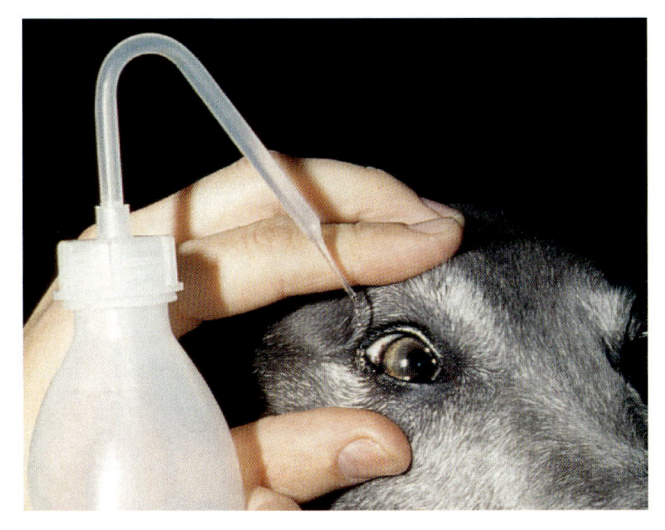

Abb. 3.1:
Ausspülen des Konjunktivalsackes mit (handwarmer) 0,9%iger NaCl-Lösung. Der Strahl sollte von dorsolateral auf das Auge gerichtet sein. Die Spitze der Spülflasche darf nicht durch Kontakt mit Haaren der Augenumgebung kontaminiert werden.

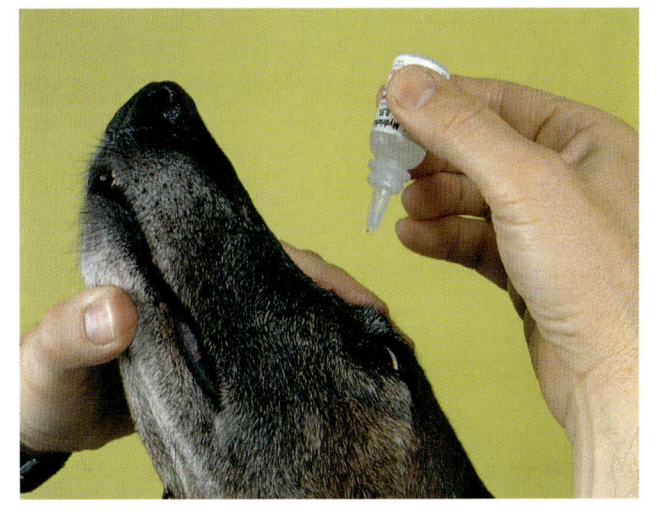

Abb. 3.2:
Applikation von Augentropfen. Mit einer Hand wird der Kopf angehoben, so dass der Hund oder die Katze schräg nach oben schaut. Nachdem das Oberlid fixiert ist, lässt man einen Tropfen auf den Augapfel fallen. Die Spitze der Flasche darf nicht in Kontakt mit der Augenumgebung kommen, damit keine Keime o. Ä. in die Flasche gesogen werden.

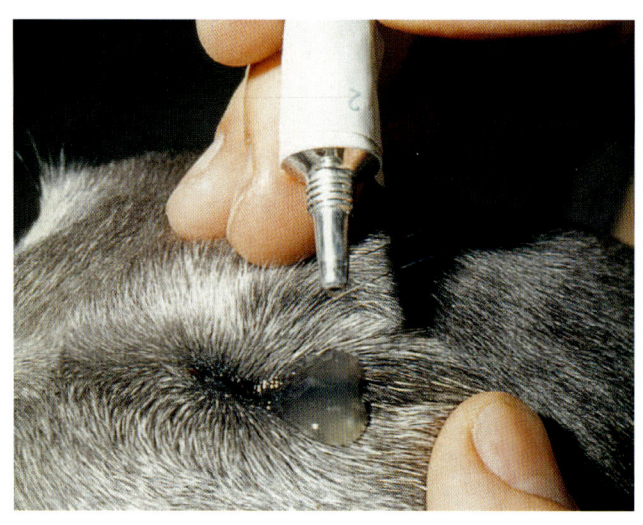

Abb. 3.3:
Falsche Applikation von Augensalbe oder Augentropfen. Bei übermäßigem Auftragen wird das Medikament durch den entstehenden Blepharospasmus auf die Lidränder verteilt.

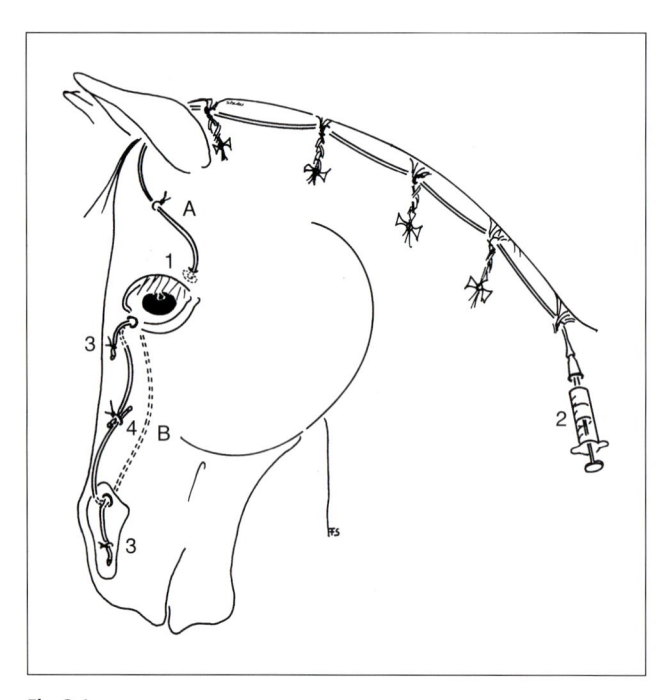

Fig. 3.1:
A. Applikation von Augentropfen oder Augensalbe bei einem Pferd über einen Schlauch, der im Fornix des Oberlides mündet (1). Das Medikament wird mittels einer Injektionsspritze verabreicht (2). Eine alternative Methode ist die Applikation über den Ductus nasolacrimalis.
B. Sondierung des Tränennasenkanals beim Pferd. Ein (Silikon-)Schlauch wird am medialen Augenwinkel und an der Nasenöffnung (3) befestigt oder in der Mitte aneinandergenäht (4).

Tropfflaschen wirkt sich die Tatsache aus, dass diese Behältnisse nach jedem Gebrauch geringe Mengen Luft ansaugen und somit ihr Inhalt möglicherweise kontaminiert wird. Augenmedikamente enthalten im Allgemeinen Konservierungsmittel, trotzdem sollte die angebrochene Packung nicht länger als 1 Monat verwendet werden. Die beschriebene Art der Applikation erfordert daher speziell bei kleinen Haustieren eine relativ dünnflüssige Augensalbe.

Bei diesen Tierarten wird das untere Augenlid ventral vom Auge weggezogen, wenn man einen Tropfen oder Salbe in den unteren Konjunktivalsack applizieren will. Stößt man bei großen Haustieren mit dieser Methode auf Widerstand, kann für flüssige Medikamente eine Injektionsspritze mit aufgesetzter Knopf- oder abgebrochener Kanüle verwendet werden, um das Medikament aus kurzer Entfernung in das Auge zu spritzen. Alternativ kann ein (Silikon-)Schlauch-System benutzt werden (Fig. 3.1, Abb. 3.4), um über längere Zeit Medikamente zu applizieren. Mittels einer dicklumigen Kanüle wird das Oberlid in Richtung Fornix superior von außen nach innen und wieder zurück durchstochen. Ein Ende des durchgezogenen Silikonschlauchs wird an der Außenhaut des Oberlids mit einem Faden fixiert und damit das Ende blockiert. Das andere Ende wird mit der Infusionspumpe verbunden, oder mit einer Spritze für kurzfristige Behandlungen. Durch den Teil des Silikonschlauchs, der im Fornixbereich innen liegt und vor dem Durchziehen mit einigen kleinen Öffnungen versehen wurde, kann nun das Medikament an das Auge gelangen, wenn eine Flüssigkeit am langen Ende des Silikonschlauchs injiziert oder kontinuierlich von einer Infusionspumpe geliefert wird.[6] Der Schlauch wird für die Dauer der Behandlung nach kaudal in die Mähne eingeflochten oder mit einigen Heften am Widerrist fixiert. Neuerdings sind spezielle subpalpebrale Spülkatheter mit einem Kragen kommerziell erhältlich. Durch den Kragen wird der Silikonschlauch entweder im dorsolateralen oder im ventromedialen (Nickhaut schützt dann die Hornhaut) Konjunktivalsack in Position gehalten. Es ist auch möglich, einen Harnkatheter (3–5 mm Durchmesser) durch die Öffnung des Tränennasenkanals von der Nase her einzubringen und dann auf der Nase zu fixieren.

Augensalben und Augentropfen können gleichermaßen verwendet werden, wobei aber Augentropfen bei Kleintieren einfacher zu handhaben sind und auch den Visus in den ersten Minuten nach der Applikation weniger einschränken. Die Wirkungsdauer (Kontaktzeit) von Augentropfen ist jedoch sehr kurz (ca. 5 Min.!). Die Formulierung der Augentropfen sollte sich auf klare Lösungen beschränken. Suspensionen zum Aufschütteln sind weniger geeignet. Die Wirkungsdauer und der benetzende Effekt der Augentropfen steigen mit der Viskosität wie z.B. bei Verwendung künstlicher Tränen als Lösungsmittel. Augensalben wirken wesentlich länger (länger als 15 Min.; z.B. gewünscht während der Nacht) als Augentropfen und der fettige Trägerstoff hat einen stärker benetzenden Effekt (vorteilhaft wenn möglicherweise Reibungseffekte eine Rolle spielen, wie z.B. bei Entropium, Distichiasis, Blepharo-

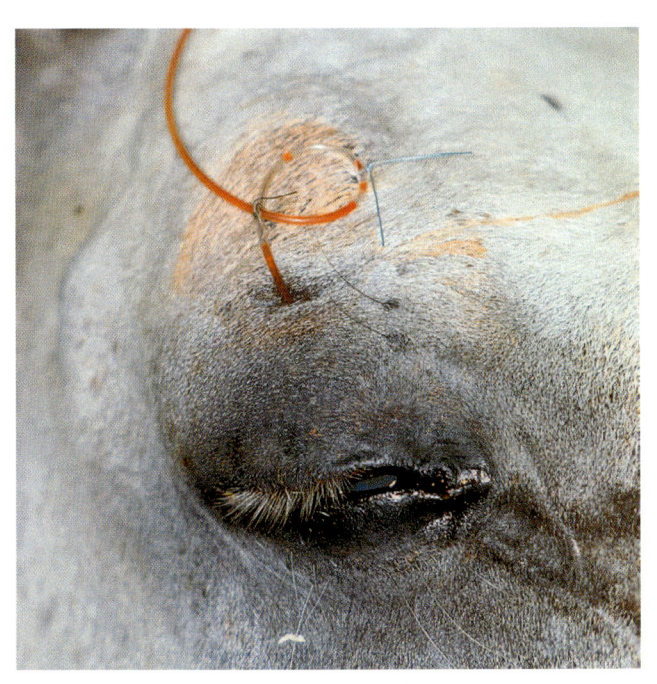

Abb. 3.4:
Pferd mit subpalpebralem Lavage- und Medikamentenapplikationssystem, das im Fornix des Oberlides mündet. Das andere Ende wird im Bereich der Mähne fixiert, so dass die Medikamente von hier aus appliziert werden können (siehe auch Fig. 3.1 und Abb. 6.12).

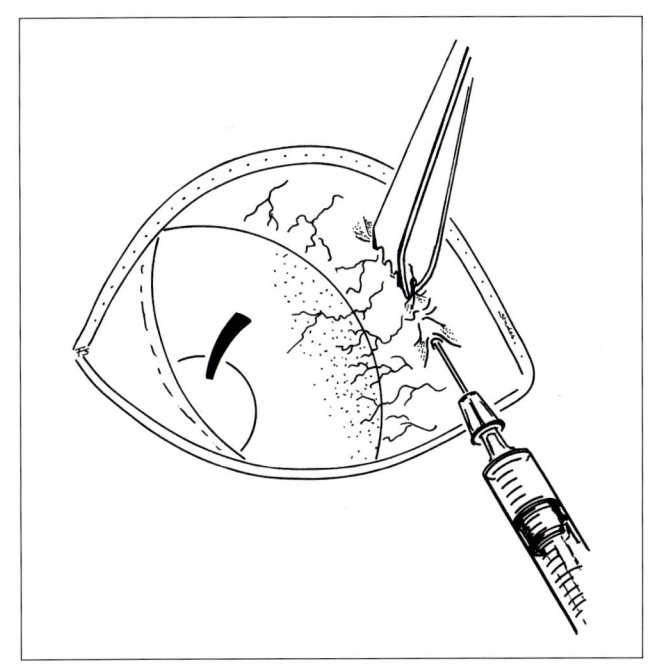

Fig. 3.2:
Subkonjunktivale Injektion. Die bulbäre Konjunktiva wird mit einer Von-Graefe-Pinzette angehoben und die Kanüle wird von ventral eingestochen.

plastiken). Diese Trägerstoffe werden in der Regel nicht resorbiert, was bedeutet, dass mehr »Schleim« vorhanden ist. Bei einem gelb-gefärbten Trägerstoff ist z.B. auch die Absonderung des Auges und eventuell die Augenumgebung in derselben Farbe angefärbt und kann mit Eiter verwechselt werden (Tierbesitzer informieren!).

Bei einer Kombination von Augentropfen und Augensalbe sollten zur Erlangung eines optimalen Effekts beide auf öliger Basis zubereitet sein. Andernfalls sollten die Tropfen (wässrige Lösung) mindestens 5 Min. vor der Salbenapplikation auf das Auge gegeben werden.

3.1.2 Subkonjunktivale Injektion

Beschränkt sich die zu applizierende Menge auf max. 1 ml, so sind bei der subkonjunktivalen Injektion keinerlei Schwierigkeiten zu erwarten (Fig. 3.2). Auf Grund der intensiven Penetration in den Bulbus und der langen Wirkungsdauer sollte man sich seiner Diagnose jedoch sehr sicher sein, bevor diese Applikationsweise ausgewählt wird: Es gibt keinen Weg zurück! Im Normalfall genügt zur Injektion eine Lokalanästhesie. Nur bei schwierig zu handhabenden Tieren, insbesondere bei schmerzhaften Erkrankungen (z.B. Uveitis), wird das Tier gegebenenfalls vorher sediert. Für die subkonjunktivale Injektion sollten sehr dünne und kurze (0,3–0,45 × 12 mm) Kanülen mit einer kurzen Spritze verwendet werden. Die Spritze wird so fixiert, dass der Kolben mit der Handfläche heruntergedrückt werden kann. Die Kanüle wird von ventral durch die laterale Konjunktiva gestochen, wobei die Hand mit der Injektionsspritze den Kontakt mit dem Kopf des Patienten nicht verlieren sollte. Eventuell kann mit einer Pinzette eine Konjunktivafalte fixiert werden. Indikationen für subkonjunktivale Injektionen sind z.B. Pannus, Granulome und Uveitis.

3.1.3 Retrobulbäre Injektion

Retrobulbäre Injektionen werden nur selten gegeben. Eine Indikation für eine retrobulbäre Injektion stellt z.B. die Retrobulbäranästhesie dar.

3.1.4 Intraokuläre Injektion

Intraokuläre Injektionen in die Vorderkammer oder den Glaskörper stellen die Ultima ratio der lokalen Therapie dar. Sie sollten nur in ausgewählten Fällen und nur von erfahrenen und geschickten Spezialisten angewendet werden. Eine Indikation wäre z.B. das Krankheitsbild einer schweren Panophthalmie.

Die direkte Injektion von Gentamycin in das Vitreum im Falle eines absoluten Glaukoms mit dem Ziel, eine heftige

Uveitisreaktion hervorzurufen, die zur Destruktion des Ziliarkörpers und Senkung des Augeninnendrucks führt, ist für das Tier sehr schmerzhaft. Diese Behandlung ist aus ethischen Gründen abzulehnen. Sie ist nur im Notfall zu erwägen, wenn andere Therapien erfolglos bleiben und der Allgemeinzustand des Patienten eine Enukleation nicht mehr zulässt.

3.1.5 Allgemeine Regeln

Für die Anwendung von Medikamenten am Auge gelten folgende allgemeine Regeln:
1. Stets muss eine sorgfältige klinische Untersuchung des Auges erfolgt sein. Nur so können eventuelle Ursachen für Irritationen entfernt werden und eine spezifische Therapie und Medikamentenauswahl erfolgen.
2. Schleim, Eiter und andere Rückstände (z.B. Salbe) sollten stets zuerst aufgelöst (Acetylcystein)[7] und aus dem Konjunktivalsack entfernt werden (handwarme 0,9%ige NaCl-Augenreinigungslösung), um einen Verdünnungseffekt oder eine Inaktivierung des Medikaments zu vermeiden.
3. Der allgemeine und lokale Ernährungszustand des Patienten sollte optimiert werden. Beispielsweise sind die Vitamine A und C essenziell für den Einbau von Epithelzellen in die Hornhaut.[8] Ein Vitamin-A-Defizit kann Xerophthalmie und Nachtblindheit verursachen. Taurin ist eine essenzielle Aminosäure für die Katze und von großer Bedeutung als »Neurotransmitter« in der Netzhaut. Vitamin-E(α-Tocopherol)-Defizienz kann bei Hunden Retinopathien verursachen.
4. Schutz vor Irritationen, Reiben und Austrocknen bieten neutrale Mittel auf öliger Basis (z.B. Vitamin-A-Öl oder -Salbe).
5. Infektionen sollten verhindert werden und bereits manifeste Infektionen sollten mit Antibiotika behandelt werden, die im fortlaufenden Text als »Standard«-Antibiotika (z.B. Chloramphenicol, Fusindinsäure, Chlorhexidin) bezeichnet werden. Bei berechtigtem Verdacht auf ein spezifisches infektiöses Agens (z.B. bei Vorliegen eines sehr schnell in die Hornhaut vordringenden lytischen Ulcus corneae, nach einer Gramfärbung oder nach der Anfertigung eines Antibiogramms / Empfindlichkeitstests) sollte sofort ein anderes, spezifisch wirksames Antibiotikum ausgewählt werden. Diese werden im weiteren Text als »spezifische« Antibiotika bezeichnet.
6. Schmerzempfindung im oder um das Auge beruht nicht selten auf Reizungen oder Spasmen der Ziliarmuskulatur. Dagegen wirkt die Anwendung eines Zykloplegikums (Atropin 1 %). Atropin und andere Parasympathikolytika sind bei Verdacht oder Vorhandensein eines Glaukom jedoch kontraindiziert! Lokalanästhetika haben einen hemmenden Einfluss auf die Reepithelisierung der Hornhaut, daher dürfen sie nur zur Diagnostik eingesetzt werden (Cave: Kunstfehler!).

Bleibt eine erwartete Reaktion auf die Verabreichung ausgewählter Medikamente aus, können folgende Gründe dafür vorliegen:
a) Der *Patient* selbst: z.B. Allergie, Widerstand / Widersetzlichkeit, schlechter Allgemeinzustand.
b) Der *Tierarzt* oder der *Besitzer*: z.B. Fehldiagnosen, falsche Therapie oder Dosierung, Widerstand des Besitzers (Angst vor unerwünschten / unerwarteten Nebenwirkungen [Atropin!]), Unvermögen des Besitzers, ein Medikament zu verabreichen.
c) *Medikamente*: z.B. falsche Medikamente, verspäteter Therapiebeginn, resistente Erreger, Überempfindlichkeit der Gewebe, ungünstige Kombination von Medikamenten (Fett und Wasser), fehlende Penetration des Medikaments (Eiter und Sulfonamide).

3.2 Die wichtigsten Ophthalmika in der Veterinärzmedizin

Abkürzungen: AS = Augensalbe; AT = Augentropfen; Tabl. = Tabletten; Inj. = Injektion; /Tag = pro Tag (d.h. pro 24 Stunden); Koll. = Kollyrium; spp. = Spezies.

3.2.1 Vasokonstriktoren

1. Adrenalin (Epinephrin) (vorwiegend α-adrenerg) 0,1–1 %: Tropfen oder Injektion; zur Stillung kleinerer Blutungen während chirurgischer Eingriffe. Andrenalin 1 %, gepuffert; siehe Glaukomtherapie. Auch als Diagnostikum und Palliativum beim Horner-Syndrom verwendbar. Intraokulär: Mydriatikum.
2. Phenylephrin (α-adrenerg) 2,5–15 %: Blutstillung; 10 %: mäßig starkes Mydriatikum. Diagnostikum und Palliativum beim Horner-Syndrom.

3.2.2 Antihistaminika (heute meistens ersetzt durch Kortikosteroide)

1. Antazolin AT 0,5 %: Hemmung der Vasodilatation bei Konjunktivitis.
2. Nafazolin AT 0,1 %: siehe 1.
3. Chromoglycinsäure AT: 2–4 × täglich, Stabilisierung von Mastzellen, verhindert Histaminausschüttung bei allergischer Konjunktivitis. Wirkung bei Hund und Katze undeutlich.

3.2.3 Medikamente zur Glaukomtherapie

3.2.3.1 Miotika: Erleichterung des Kammerwasserabflusses

a) Kurzwirkend (direkte Parasympathikomimetika)
1. Pilocarpin AT 1–4 %: 4 × täglich. Nebenwirkung: Irritation der Bindehaut.
   Ausnahme: 0,5–2 % peroral, beginnend mit 1 Tropfen, bei der Keratoconjunctivitis sicca zur Stimulierung der Tränenproduktion der Gl. lacrimalis. Tiere von 1–10 kg: 0,5 %; 10–20 kg: 1 %; > 20 kg: 2%ige Lösung. Eventuell erhöhen bis max. 3 × täglich je 3 Tropfen (so lange keine Fress- und Magen-Darmstörungen vorliegen).
2. Acetylcholin (Inj.) 1 %: stark, sehr kurz wirkendes Miotikum für intraokuläre Eingriffe bei denen eine sofortige Miosis erforderlich ist.

b) Langwirkend (indirekte Parasympathikomimetika, irreversible Cholinesterasehemmer)
1. Ecothiopatjodid AT 0,06–0,25 %: stark wirksames Miotikum, bei akutem Glaukom. Nebenwirkungen: Erbrechen, Diarrhoe, Hecheln. Speziell bei Tieren mit geringem Körpergewicht, resorbiert über Nasopharynx. Nicht mehr verfügbar in der EU, möglicherweise Zukunft als Gelpräparat.
2. Fluostigmin AT 0,01 %(ölig): Alternative zu Pilocarpin.
3. Demecariumbromid AT 0,25–9,5 %: Alternative zu Ecothiophatjodid. Nicht mehr verfügbar in der EU, möglicherweise Zukunft als Gelpräparat.

3.2.3.2 Carboanhydrasehemmer

1. Diclofenamid (Tabl.): 2–10 mg/kg/Tag, auf 3–4 × täglich verteilen; Anfangs max. 10 mg/kg, nach einigen Tagen senken auf 2–7 mg/kg. Nebenwirkungen: neben dem diuretischen Effekt mit erhöhter Na^+-, K^+- und HCO_3^--Sekretion auch Apathie, Erbrechen und Diarrhoe. Kalium kann eventuell durch Gabe von Brausetabletten oder Pulver substituiert werden (wird von Bananen zu wenig resorbiert), die Verabreichungsform ist in vielen EU-Staaten jedoch nicht mehr erhältlich.
2. Acetazolamid (Tabl. und i.v. Inj.): 5–10 mg/kg/Tag, auf 4 × täglich verteilen, Nebenwirkungen wie bei Diclofenamid, nur stärker. i.v.: zur schnellen IOD-Senkung im akuten Stadium.
3. Ethoxyzolamid (Tabl.): 2,5–7,5 mg/kg/Tag, auf 3 × täglich verteilen, sonst wie Diclofenamid.
4. Metazolamid (Tabl.): 5 mg/kg/Tag, auf 3 × täglich verteilen, sonst wie Diclofenamid.
5. Dorzolamid[9] AT 2 %: 3 × täglich, pH 5,6. Nebenwirkungen: Bindehautrötung, Blepharitis.
6. Brinzolamid[10] AT 1 %: 2–3 × täglich, pH 7,5, dadurch weniger Nebenwirkungen als Dorzolamid. Bei der Katze kein nachweisbarer Effekt bei Glaukom.

3.2.3.3 Osmotisch wirksame Stoffe[11]

1. Mannitol 20%ige Lösung: strikte i.v. Injektion, 1–5 ml/kg/Tag, Wasser bis 1 Std. nach der Eingabe vorenthalten.
2. Isosorbide: Für schnelle und relativ sichere IOD-Senkung im akuten Stadium. Bisher nur in den USA zugelassen.
3. Glyzerin p.o.: 1–2 ml/kg/Tag, auf 4–6 × täglich verteilt, beim akuten Anfall Wasser bis 1 Std. nach der Eingabe vorenthalten.

3.2.3.4 Andere den Augeninnendruck verringernde Medikamente

1. Adrenalin AT (Epinephrin), 1 % (gepuffert): 2 × täglich, verringert den intraokulären Druck, bewirkt gleichzeitig eine leichte Mydriasis. Indikation: Uveitis bei gleichzeitigem Glaukom. Nebenwirkung: leichte Rotfärbung der Tränenflüssigkeit direkt nach Applikation.
2. Dipivalylepinephrin AT (Propine 0,1 %): 2 × täglich, wird im Auge zu Epinephrin verstoffwechselt, ist aber stabiler, wird langsamer resorbiert und ist damit länger wirksam.
3. Timolol[12] AT 0,25–6 %: Beta-Blocker, verringert den intraokulären Druck, ohne die Pupille stark zu beeinflussen.
4. Andere Betablocker: z.B. Levobunolol, Optipropanol, Metipranolol, Betaxolol, Arteolol, wirken ähnlich wie Timolol.
5. Latanoprost AT 0,005 %: 1–2 × täglich (abends), stark wirksames Miotikum, bei akutem Glaukom (fraglich bei der Katze). Allein oder zusammen mit anderen Augentropfen /-salben zu verabreichendes Prostaglandinanalogon. Nebenwirkungen: Keratitis punctata, Irispigmentation.
6. Bimatoprost[13,14] AT 0,03 %: stark wirksames Miotikum, bei akutem Glaukom (nicht bei Katzen).
7. Travoprost AT 0,004 %: stark wirksames Miotikum, bei akutem Glaukom.
8. Apraclonidin[15] AT 0,5 %: 3 × täglich; Hemmung der Kammerwasserproduktion, selektiver alpha-2-adrenerger Agonist, senkt Blutdruck und Intraokulardruck, kann auch prophylaktisch gegen postoperative Erhöhung des Intraokulardrucks eingesetzt werden (z.B. nach Linsenextraktion). Nebenwirkungen: Bindehautrötung, Miosis, Senkung der Herzfrequenz, bei Katzen Erbrechen.
9. Brimonidine AT 0,2 %: 2 × täglich. Siehe Apraclonidine.
10. Kombinationen: z.B. Timolol und Dorzolamid oder Pilocarpin (2 %) und Epinephrin.

3.2.4 Mydriatika

Nebenwirkung: Speicheln und Schäumen besonders bei Katzen und brachyzephalen Rassen. Augentropfen werden sehr leicht über die Tränenabflusswege in den Bereich des Nasopharynx transportiert und erreichen dann relativ schnell die Geschmackspapillen. Durch den bitteren Geschmack von Atropin wird dann unter Umständen das Speicheln ausgelöst. Der Besitzer muss darauf aufmerksam gemacht werden, damit er nicht mit der Verabreichung von Atropin oder gar allen Medikamenten aufhört.

1. Atropin S/AT 0,5–1 %: 1–4 × täglich; wenn Tiere speicheln besser Salbe verwenden. Wirkungsdauer 3–10 Tage, als Therapeutikum. Ausnahmsweise auch für die diagnostische Mydriasis bei Welpen, Jungtieren oder Tieren mit angeborenen intraokulären Missbildungen einzusetzen.

Cave: Kontraindiziert bei Anzeichen auf das Vorliegen eines Glaukoms und bei KCS. Ausnahme: Zeigt bei normotensiven Pferdeaugen keinen Einfluss auf den Intraokulardruck, senkt möglicherweise beim glaukomatösen Pferdeauge den IOD.

Indikationen: Ulcus corneae mit und ohne Perforationsgefahr, Uveitis (Schmerzstillung durch Ausschalten des Ziliarspasmus). Sobald die klinischen Anzeichen der Uveitis zurückgehen, kann die Dosierung ausschleichend bis zum Behandlungsende verringert werden. Atropin sollte nur verschrieben werden, wenn erforderlich, da es gleichzeitig die Tränenproduktion verringert.

Tiere mit niedrigen Körpergewicht: *Cave: toxische Nebenwirkungen.*

Einige Kaninchen produzieren Atropinesterase, die Atropin unwirksam macht. Alternative: Phenylephrin.

Nicht wirksam bei Vögeln.

2. Tropicamid AT 0,5 %: schwaches, kurzwirkendes Mydriatikum, häufigste Anwendung: Diagnostikum. Bitterer Geschmack (siehe Atropin).
3. Phenylephrin AT 10 %: Diagnostikum und Therapeutikum beim Horner-Syndrom.
4. Adrenalin (Epinephrin) AT 1 %: mäßig starkes Mydriatikum.
5. Vecuronium AT 0,8 mg/ml in 0,5 % NaCl: 1 Tropfen für Mydriasis bei Vögeln. Paralyse und Atmungsprobleme können auftreten (Muskelrelaxans)!

3.2.5 Antimikrobielle Medikamente

Lokale Anwendung. **Mindestens 4 × täglich**, im Bedarfsfall häufiger applizieren!

3.2.5.1 Antibakterielle Medikamente

So genannte »Standard-Antibiotika« werden dann gewählt, wenn kein begründeter Verdacht auf einen speziellen Erreger besteht und kein Abstrich oder Antibiogramm durchgeführt wurde.
1. Chlorhexidin AT 0,1 %: 4–6 × täglich, Desinfektans mit breitem Wirkungsspektrum, auch als Antimykotikum, *Proteus* und *Pseudomonas* spp. können unempfindlich sein. Indikationen: präoperativ und bei Konjunktivitis. Nebenwirkungen: lokale Irritationen.

2. Chloramphenicol AS/AT 0,4–1 %: 4–6 × täglich, bakteriostatisch (breites Wirkungsspektrum), geringes Molekulargewicht, hohes Penetrationsvermögen in das innere Auge. Auch wirksam gegen weniger pathogene Erreger, die bei Augeninfektionen häufig vorkommen. Indikationen: Konjunktivitis, Keratitis und Uveitis. Nebenwirkungen: Überempfindlichkeit (sehr selten) bei der Anwendung beim Menschen: aplastische Anämie. Bei Katze und Hund nicht bekannt, es sind jedoch reversible Veränderungen im Blutbild möglich. Gründliches Händewaschen nach Gebrauch (Tierbesitzer informieren). *Cave: Nicht bei Tieren anwenden, die der Lebensmittelgewinnung dienen.*
3. Fusidinsäure 1%ig (Gel): 2–4 × täglich, breites Wirkungsspektrum, wirkt nicht gegen *Pseudomonas* spp.
4. Bacitracin, Gramicedin: grampositive Erreger; kaum Resistenzprobleme.
5. Neomycin AT 0,5 %: gramnegative und einige grampositive Erreger, nicht bei allen *Pseudomonas* spp. wirksam.
6. Polymyxin-B AS/AT 0,1–1 %: bakterizid v.a. bei gramnegativen Erregern z.B. *Pseudomonas* spp. Plasmidunterdrücker, damit Resistenzverringernd. Kann bei intakter Kornea nicht in das Auge eindringen.
7. Kombinationspräparate von 4–6: Können bei intakter Kornea nicht in das Auge eindringen, z.B. **Bacitracin/Gramicedin-Polymyxin-B; Neomycin-Polymyxin-B.**

Erst bei begründetem Verdacht auf ein spezielles infektiöses Agens (nach einem Abstrich, oder Antibiogramm/Empfindlichkeitstest) sollen folgende antimikrobiellen »spezifischen« Antibiotika oder deren Kombinationen verwendet werden.
1. Povidon-Jod AT 0,1 %: 4–6 × täglich, breites Wirkungsspektrum, *Pseudomonas* spp. können unempfindlich sein. Indikationen: Konjunktivitis. Nachteil: relativ instabil, muss stets frisch zubereitet werden. Nebenwirkungen: lokale Irritationen (Histamin-Freisetzung). 5%igen-Lösung: präoperativ, sehr effektiv. Lokal: Desinfektion der Lidhaut. In den Konjunktivalsack träufeln und sofort wieder ausspülen.
2. Framycetin AT 0,5 %: wie bei Neomycin, mäßig wirksam bei *Pseudomonas* spp., schnelle Sensibilisierung und Kreuzresistenz.
3. Gentamicin AS/AT 0,3 %: wie bei Neomycin, auch bei *Pseudomonas* spp. wirksam.
4. Chlortetracyclin AS/AT 1 % und *Oxytetracyclin* 0,5 %: Breitspektrum und wirksam gegen Mykoplasmen sowie Chlamydien (*Chlamydophilae*).
5. Cloxacillin: halb-synthetisches Penicillin.
6. Tobramycin AT/AS 0,3 %: gramnegative Erreger (inkl. Pseudomonas), weniger gut bei *Streptococcus* spp.
7. Norfloxacin, Ciprofloxacin und Ofloxacin AS/AT 0,3 %: Breitspektrum-«Reserve-Antibiotika«, z.B. bei lytischen Kornea-Ulzera.
8. Kombinationspräparate

Cave: **Sulfonamide:** *Bei Hunden können systemische Sulfonamide innerhalb einiger Wochen Keratoconjunctivitis sicca verursachen. Als Alternative kann peroral* **Olsalasine** *20 mg/kg/Tag verwendet werden.*

3.2.5.2 Antimykotika

1. *Natamycin* 5 %: bei Mykosen und Hefen.
2. *Amphoteracin* 0,1–1 %: Suspension; nur bei intakter Hornhaut.
3. *Miconazol*: bei Mykosen und Hefen.
4. *Chlorhexidin* AT 0,1 %: 4–6 × täglich, breites Wirkungsspektrum. Desinfektionsmittel gegen Schimmelpilze und Hefen.
5. *Povidon-Jod* AT 0,1 %: 4–6 × täglich, breites Wirkungsspektrum. Desinfektionsmittel gegen Schimmelpilze und Hefen.

3.2.5.3 Virustatika (DNA-Synthesehemmer)[16,17]

1. *Trifluorthymidin* (TFT) AS 1–2 %: bei *Herpes* spp.; 1. Tag: Anwendung jede Stunde, danach 5 × täglich.
2. *Idoxuridin* AS 0,1–0,2 %: bei *Herpes* spp., die Wirksamkeit ist fraglich.
3. *Adenine arabinoside* AS 3 %: bei *Herpes* spp., die Wirksamkeit ist fraglich.
4. *Aciclovir* AS 3 %: bei *Herpes* spp., die Wirksamkeit ist fraglich.
5. *Gamma-Interferon* 4.000 I.E./ml: 4 × täglich 1 Tropfen, hemmt die intrazelluläre Virussynthese.
6. *Alpha-Lysine*[18,19]: 2 × täglich 500 mg per os, kompetetive Hemmung von Arginin (essentiell für Virusreplikation).
7. *Famcyclovir* T: 30 mg 2 × täglich per os wird bei chronischen Fällen von Keratitis herpetica bei Katzen empfohlen.

Cave: Veterinärmedizinische Augensalben und Augentropfen sind oft mit einem Kortikosteroidderivat kombiniert. Auf vielen Medikamentenpackungen ist dieses nur in sehr kleiner Schrift abgedruckt oder nicht ausreichend gezeichnet! (Siehe auch bei den Kortikosteroiden.)

3.2.6 Kortikosteroide

Kortikosteroide haben eine hemmende Wirkung auf Entzündungsreaktionen, hemmen jedoch gleichzeitig auch die Epithelisierung der Hornhaut. Dieser Effekt kann durch eine Kombination mit Vitamin-A-Öl verringert werden.

Indikationen

- Entzündungsreaktionen, z.B. Allergien, chronische Konjunktivitis, Keratitis, Uveitis und unerwünschtes Granulationsgewebe (Pannus).
- postoperativ zur Vermeidung von unerwünschter Gefäßeinsprossung und Hornhautödemen sowie starker Fibrinbildung in der Vorderkammer.

Kontraindikationen

- Epitheldefekte der Hornhaut (vor Gebrauch immer Fluoreszeinfärbung!)
- Virus- / Pilz- / Bakterielle Infektionen
- Glaukom[20,21]
- Fehlende Indikation!

Applikationsarten

3.2.6.1 Konjunktival

(Reihenfolge in zunehmender antiphlogistischer Wirksamkeit)
1. *Methylprednisolon* AT (Phosphat) oder AS (Acetat/pivalaat).
2. *Dexamethason* AT: Dex.-Phosphat: geringe Absorption; Dex.-Alkohol: tiefe Penetration.
3. *Fluormetholon* AT Suspension.
4. *Betamethason* AT: stark wirksam, jedoch geringe Penetration; bei Blepharitis, Konjunktivitis, Episkleritis und Keratitis.

3.2.6.2 Subkonjunktival

1. *Methylprednisolon*: Nebenwirkungen: Als Suspension kann der Trägerstoff Entzündungsreaktionen hervorrufen.[22]
2. *Flumethason*.
3. *Dexamethason*.

3.2.6.3 Oral

1. *Prednisolon* (Tabl.): 1–2 mg/kg/Tag, 1 × täglich (morgens) 4–5 Tage lang, dann 8–10 Tage lang jeden 2. Tag, danach alle 2 Tage die ½ Dosis usw., bis zu 3 Wochen lang.

3.2.7 Sonstige »Antiphlogistika«

3.2.7.1 Prostaglandinsynthesehemmer[23,24,25]

1. *Carprofen* (Tabl.) 20/50 mg: Hund: 4 mg/kg/Tag auf 2 × täglich verteilen für die Dauer von 3–5 Tagen.
2. *Ketoprofen* (Tabl.) 5/10/20 mg: Hund: 1 mg/kg/Tag; Katzen: ¼–½ mg/kg/Tag; für die Dauer von 3–5 Tagen.
3. *Meloxicam* (Getränk) 1,5 mg/ml Suspension: Hund: 0,1 mg/kg/Tag 1 × täglich für die Dauer von 3–5 Tagen.
4. *Flunixin Meglumin* (Inj./Tabl./Paste): Pferd: 1 mg/kg/Tag für 3–5 Tage; bei (posttraumatischer) Uveitis[26]. Nebenwirkungen: Magenblutungen und andere Magen-, Darm- oder Nierenbeschwerden.
5. *Indometacin* AT 1 %: lokal, präoperativ in der Intraokularchirurgie, z.B. bei der Linsenextraktion, 2–4 × täglich; Nebenwirkungen: Hornhautirritation.
6. *Flurbiprofen* AT 0,03 %: 2–4 × täglich, lokal bei Uveitis.
7. *Ketorolac* AT 0,5 %. 2–4 × täglich, bei (posttraumatischer) Uveitis.
8. *Diclofenac* AT 0,1 %; 1–4 × täglich, bei (posttraumatischer) Uveitis.

3.2.8 Lokalanästhetika

(Diagnostikum, niemals als Therapeutikum verwenden oder an Besitzer aushändigen!)

Lokalanästhetika vermindern die Lidschlagfrequenz, beeinflussen die Ernährung der Hornhaut negativ, hemmen die Epithelisierung der Hornhaut und bewirken einen Gewöhnungseffekt (Anaesthesia dolorosa). Allergische Reaktionen aufgrund der Estergruppe häufiger, jedoch auch möglich durch das vielfach verwendete Konservierungsmittel Benzalkoniumchlorid.

Indikationen: Diagnostikum, kleine konjunktivale Eingriffe, leichte Allgemeinanästhesie, Entfernung von Fremdkörpern etc.

1. Proparacain AT 0,5 % (Ester): geringgradig toxisch, jedoch nur leichte Anästhesie. Der Inhalt angebrochener Packungen ist weniger stabil.
2. Oxybuprocain AT 0,4 %: Kürzere Wirkung als bei Proparacain oder Tetracain.
3. Benoxinate hydrochloride AT 0,4 % (Ester): Wie Oxybuprocain.
4. Tetracain AT 0,5–2 % (Ester).
5. Lidocain AT 4 % (Amide): Brennender Schmerz direkt nach Verabreichung, starke Anästhesie, jedoch möglicherweise auch epitheltoxischer (in den USA von der FDA noch nicht zugelassen).
6. Kokain 0,5 %: Meist toxisch für das Epithel, das stärkste Lokalanästhetikum, verursacht Vasokonstriktion. Angabepflichtig.

Schmerzhafte Prozesse am Auge gehen häufig, auch bei Hornhautveränderungen, von der Ziliarmuskulatur aus und können mit Hilfe von Tropicamid oder Atropin gelindert werden (Aufheben des Ziliarspasmus).

3.2.9 Vitamine, epithelisierende und unspezifische Medikamente

1. Vitamin A (Öl) 15–60.000 I.E./ml, AT/AS/Gel: lokal, 1–4 × täglich, fördert die Epithelisierung der Hornhaut, glättet und schützt; Vitamin-A-haltigen Augengelen (Oculotect® Gel) wird eine dem Pannus entgegenwirkende UV-filternde Wirkung nachgesagt. Kann auch bei Keratoconjunctivitis sicca (KCS) angewandt werden, die auf einen Vitamin-A-Mangel beruht.
2. Vitamin C (Tabl.): 50 mg/1 × täglich/peroral, wichtig für die Kittsubstanz der Hornhaut.
3. Vitamin B1 (Tabl.): 50 mg/Tag/peroral. Ein bilateraler Nickhautvorfall kann bei Katzen, die sehr viel Fisch fressen, auf einem Aneurinmangel beruhen. Gleiches gilt für das Horner-Syndrom.
4. Vitamin E (Tabl.): 5–10 mg/Tag/peroral; ein Mangel kann Ursache einer Retinopathie sein.
5. Künstliche Tränen AT/AS: Im Allgemeinen auf der Basis von Hydroxypropyl-Methylzellulose 1,25 % oder verwandten Präparaten. Wird bei der Keratoconjunctivitis sicca angewendet. Eignet sich dazu, die Einwirkungszeit anderer Präparate auf der Hornhaut zu verlängern. Indikation: Keratoconiunctivitis sicca.
6. Hyprolose (Lacrisert): 3,5 × 1,3 mm Stäbchen, das in den ventralen Bindehautsack eingebracht wird, sich dort langsam auflöst und zum Schutz der Hornhaut dient. Indikation: Keratoconjunctivitis sicca.
7. Viscoelastika: Hochviskoses »Gel« für die Intraokulärchirurgie (frei von Konservierungsmitteln) zum Schutz des Kornea-Endothels, Aufrechterhaltung der Bulbusstabilität/-form, Blutstillung und Gewebeseparation. Bei äußerer Anwendung langanhaltend glättend und befeuchtend (z.B. bei KCS). Enthält Hyaluronsäure- oder Hydroxypropylmethylcellulose.

3.2.10 Kollyria

Spülflüssigkeit sollte z.B. in (Labor-)Plastikflaschen aufbewahrt und immer lauwarm appliziert werden (ca. 37 °C). Das Auge wird immer von lateral nach medial ausgespült (Abb. 3.1), danach wird die Augenumgebung mit einem Papiertuch vorsichtig getrocknet.

1. NaCl-Lösung 0,9 %: indifferent, isotonisch und gut reinigend.
2. $ZnSO_4$ 0,1 %: mildes Adstringens, bei Konjunktivitis.
3. Povidon-Jod 2–5 %: gepuffert, präoperativ zur Vermeidung von Kontaminationen aus dem Konjunktivalsack, immer gut mit 0,9%iger NaCl-lösung nachspülen.[27] In einer Verdünnung von ca. 1:20 kann es bei einer purulenten Konjunktivitis als Spüllösung eingesetzt werden. Bei einigen Tieren tritt jedoch sofort oder kurze Zeit nach der Anwendung eine konjunktivale Schwellung aufgrund einer Überempfindlichkeit auf.
4. EDTA-Lösung 1–2 %: bei Speichelkristallablagerung in der Hornhaut nach Transposition des D. parotideus.

3.2.11 Andere Medikamente

3.2.11.1 Diagnostika

1. Fluoreszein-Na 2 % (Tropfen/Papierstreifen): zum Anfärben von Hornhautdefekten. Die fluoreszeingetränkten Papierstreifen sind der Tropfenform vorzuziehen, da sich im Tropfen Pseudomonaden und Pilze entwickeln können.
2. Bengalrosa AT: färben intakte, nicht vitale Epithelzellen an. Nur indiziert, sofern die Hornhaut keine Defekte aufweist (Fluoreszein-negativ).
3. Tropicamid AT 0,5 %: Mydriasis nach ca. 15–20 Min., 4–6 Std. anhaltend.
4. Homatropin AT 2–5 %: ähnlich wie Tropicamid aber weniger wirksam.
5. Atropin AS/AT 0,5–1 %: Mydriasis nach ca. 20 Min., ausschließlich bei sehr jungen Tieren oder bei Tieren mit angeborenen Augenmissbildungen, z.B. Katarakt oder Mikrophthalmie. Bei Tieren, die älter als 6 Monate sind, hält die Mydriasis manchmal bis zu 10 Tagen an.

6. Cyclopentolat AT 0,5–1 %: ähnlich wie Tropicamid aber weniger wirksam. Nebenwirkungen: Reizung der Konjunktiven.
7. Schirmer-Tränen-Test (STT): sterile, genormte Filterpapierstreifen zur Bestimmung der Tränenpoduktion.

3.2.11.2 Chemisch kauterisierende Stoffe

1. Phenol, gesättigte Lösung: Zur Aktivierung indolenter Ulzera. Gründlich nachspülen!
2. Jod-Tinktur 2–4 %: wie Phenol; durch die braune Farbe wird der behandelte Bereich verdeckt.

3.2.11.3 (Schleim)auflösende Mittel

1. Acetylcystein 5–10 %: erhältlich nur in Ampullen mit 10- oder 20%iger Lösung. In Injektionsspritze aufziehen und eventuell mit 0,9%iger NaCl-Lösung 1:1 verdünnen. Spritze luftdicht (Oxidation!)[28] verschließen. Der Besitzer sollte die Tropfen direkt mit der Spritze applizieren und diese auch wieder gut verschließen können. Guter Schleimlöser und Proteolytikum bei Keratoconjunctivitis sicca, mukopurulenter Konjunktivitis und Kornea-Ulzera, insbesondere bei solchen, die aufgrund proteolytischer Enzyme aufgeweichte Ränder haben.
2. Tissue Plasminogen Activator 250 μg/ml: 0,2–0,3 ml in vordere Augenkammer zur Auflösung von Fibrin, Hypopyon und Hyphaema. Nicht dauerhaft oder direkt nach einer Blutung verabreichen.

3.2.11.4 Bluthochdruck senkende Mittel (bei sekundärer Retinopathie)

Bei Bluthochdruck (meist sekundär als Folge von Nieren-, Nebennieren- oder Schilddrüsenerkrankungen):
1. Amlodipin (Ca-Antagonisten): Katze: 0,625–1,25 mg/Katze/Tag; Hunde: 0,1–0,2 mg/kg/Tag.
2. Atenolol: 0,5–0,65 mg/Katze/Tag.
3. Enalapril (ACE-hemmer, weniger effektiv als Amlodipin): 0,5 mg/kg/Tag. Alternativen: Benazepril, Captopril.

3.2.11.5 Andere am Auge angewandte Medikamente

1. Cyclosporin AT/AS 0,2 % oder AT (ölig) 2 % (selbst angefertigt): 1–3 × täglich (meist aber 2 × täglich), immunsuppressive Wirkung, T-Zellhemmung.[29] Wirkungsmechanismus nicht endgültig geklärt.[30] Nebenwirkungen bei lokaler Anwendung: Irritation und Rötung der Konjunktiven. Indiziert bei Keratoconjunctivitis sicca und als ergänzende Therapie bei Keratitis pannosa sowie anderen granulomatösen Veränderungen. Systemische Nebenwirkungen: nephrotoxisch.
2. Tacrolimus AT 0,02 % (Suspension)[31]: Wahrscheinlich 10 × stärker als Cyclosporin 2 %. Alternative bei cyclosporinresistenten KCS-Patienten und als ergänzende Therapie bei Keratitis pannosa sowie anderen granulomatösen Veränderungen. Nebenwirkungen bei lokaler Anwendung noch nicht ausreichend bekannt.
Merke: Noch nicht für die okuläre Anwendung in der Veterinärmedizin zugelassen.

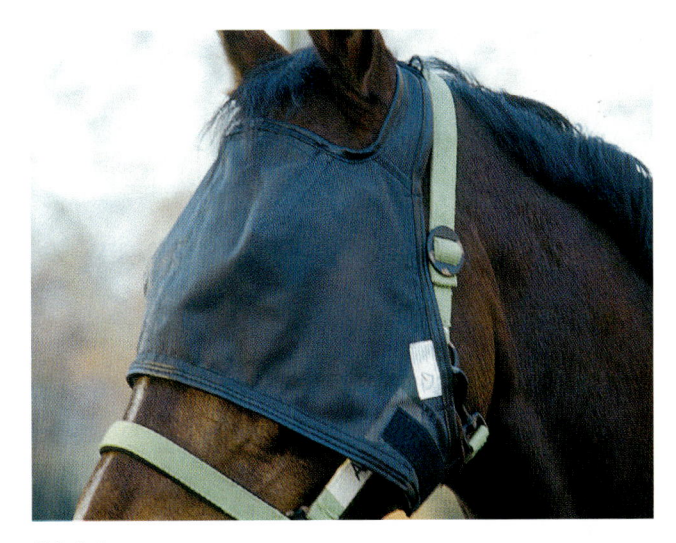

Abb. 3.5:
Schutzmaske bei einem Pferd.

3. Pimecrolimus AT 1 %: wie Tacrolimus.[32]
Merke: Noch nicht für die okuläre Anwendung in der Veterinärmedizin zugelassen.
4. Butylcyanoacrylat: Gewebekleber zur Abdichtung von Ulzera der Kornea. Sehr dünn auf trockenes Korneagewebe auftragen.

3.2.12 Radiotherapie

Betastrahlen: dringen ca. 2 mm tief in Gewebe ein. Anwendung bei überschießender Granulation und Neoplasien. Dosis: 500–1000 Rad.

3.2.13 Schutzmaßnahmen

1. Halskragen, Augenklappe, Kappen oder spezielle Anfertigungen. Schützt das Auge vor Verletzungen und möglicher Perforation. Tiere können sich so nicht an Operationswunden kratzen oder scheuern.
2. Fliegennetze (Schutzmaske; Abb. 3.5).

3.3 Chirurgische Therapie

3.3.1 Anästhesie

Falls sich eine Lokalanästhesie als unzureichend erweist, ist ihr stets eine Allgemeinanästhesie vorzuziehen. Die Prämedikation erfolgt bei Hund und Katze mit z.B. Medetomidin (0,01–0,05 μg/kg i.v.) in Kombination mit Propofol (10 mg/ml

Bolus, i.v. bis Effekt eintritt). Die Allgemeinanästhesie kann danach per Inhalationsanästhesie fortgesetzt werden.

Nachteilig ist ein unerwünschter Enopthalmus bzw. die Bulbusrotation. Vorteile sind die einfachere Kontrolle und eine sehr ruhige und kurze Aufwachphase (Antidot: Atipamezole). Die Anästhesie beim Hund kann in derselben Weise erfolgen, auch nach einer Prämedikation (s.c., i.m., i.v.) mit Azepromazin (0,03–0,1 mg/kg) und Methadon (0,5–1 mg/kg). Ist ein bulbärer oder intraokulärer Eingriff geplant, so ist die Inhalationsanästhesie zusammen mit einer kontrollierten Beatmung mit vollständiger Muskelrelaxation (z.B. mit [Cis-]Atracurium) am besten geeignet, um die Rotation des Bulbus und dem Enophthalmus entgegenzuwirken. Wirkt das Muskelrelaxans gegen Ende einer Operation noch immer, sollte es antagonisiert werden.

Detomidine ist zur Adspektion vor oder zur Vorbereitung der Allgemeinanästhesie beim Pferd gut geeignet.

3.3.2 Vorbereitung des Operationsfeldes

Die Augenumgebung wird gegebenenfalls mit einer kleinen Schermaschine geschoren. Die letzte Reihe der wimpernartigen Haare am Oberlid kann eventuell vorsichtig mit einer Schere geschnitten werden. Hierzu trägt man etwas Salbe auf die Scherenschenkel auf, so dass die abgeschnittenen Haare daran kleben bleiben. Anschließend werden Konjunktivalsack und Operationsgebiet mit 0,9%iger NaCl-Lösung gründlich gespült. Die Haut wird von den letzten Haarresten sorgfältig gesäubert und mit einem Tupfer getrocknet. Besteht bei intraokulären Eingriffen eine Kontaminationsgefahr durch den Konjunktivalsack, so wird dieser zuerst mit einer 5%iger gepufferter Povidon-Jod-Lösung und anschließend mit einer NaCl-Lösung gespült. Die Augenlider und der Bereich um die Lider werden, von innen nach außen, ebenfalls mit der Povidon-Jod-Lösung desinfiziert. Dabei ist darauf zu achten, dass kein Jod in das andere Auge hinein läuft, das zusätzlich mit indifferenter Augensalbe geschützt werden sollte. Es wird präoperativ keine Augensalbe in das zu operierende Auge gegeben, die Gewebeoberflächen werden dadurch glatt und schlecht manipulierbar. Falls erforderlich sollten höchstens künstliche Tränen verwendet werden.

3.3.3 Lagerung auf dem Operationstisch

Der Patient liegt in Seitenlage, wobei der Kopf deutlich höher liegt als der restliche Körper. Für Eingriffe an den Lidern soll die Lidspalte, bei intraokulären Eingriffen der Limbus, mehr oder weniger horizontal zu liegen kommen, was am einfachsten mit einem Vakuumkissen zu erreichen ist (Vorsicht, scharfe Gegenstände verursachen schnell Löcher!) Der Chirurg sitzt (Augenoperationen niemals im Stehen durchführen!) an der ventralen Seite des Tieres. Ausnahmen sind intraokuläre Operationen, bei denen er am Kopfende sitzt.

Für eine ausreichend gute Beleuchtung des Operationsfeldes sorgen eine fokussierbare Operationsleuchte, eine auf dem Kopf des Operateurs befestigte Lichtquelle oder ein Operationsmikroskop.

3.3.4 Abdeckung

Das Operationsfeld wird mit einem Tuch mit integrierter Öffnung für das Auge abgedeckt, welches am medialen und am lateralen Augenwinkel mit je einer feinen Tuchklemme fixiert wird. Um auftretende Zugkräfte zu vermeiden, wird das Tuch unter dem Kopf eingeschlagen. Für (intra-)okuläre Eingriffe werden am besten Einmaltücher mit einer durchsichtigen, selbstklebenden Fensterfolie verwendet. Die Nickhaut wird bei Bedarf mit einer speziellen Klemme, z.B. nach Stades, oder einem Haltezügel nach medial fixiert, darüber hinaus können die Lider auch mit einem Stück Gummi / Kunststoff bedeckt werden, z.B. mit einem abgeschnittenen Stück eines OP-Handschuhs. Ein zentral liegender Schnitt in der Abdeckfolie wird mit einem Lidspreizer aufgehalten, anschließend wird der Lidspreizer in den Lidspalt versenkt.

Es ist ebenfalls wichtig für intraokuläre Eingriffe, speziell hierfür hergestellte, ungepuderte, dünne Operationshandschuhe und Abdeckfolien zu verwenden, da Puder zu Reizungen und Entzündungen im Auge führen kann.

3.3.5 Vergrößerungshilfen

Wichtigste Voraussetzung für die Augenchirurgie ist eine ausreichende optische Vergrößerung. Für Eingriffe an den Lidern ist eine 3- bis 5-fache Vergrößerung meist ausreichend. Für feinere Arbeiten (spezielle Intraokularchirurgie) ist eine Vergrößerung in Form einer hochqualitativen Operationslupe (5- bis 6-fach) oder eines Operationsmikroskops (5- bis 27-fach) unentbehrlich.

3.3.6 Instrumentarium und weitere Hilfsmaßnahmen

Abhängig von der anstehenden Operation sollte, neben dem allgemeinen Augenbesteck, auch ein separates spezielles Instrumentarium zur Verfügung stehen, z.B. Besteck für Eingriffe am Augenlid, der Konjunktiva und am Tränenkanal sowie für intraokuläre Eingriffe.

3.3.7 Nahtmaterial und Nadeln

Im und am Auge wird hauptsächlich mit atraumatischen Nadeln gearbeitet. Auf Grund der »Rigidität« der Augenlider, vor allem bei der Katze, sollte eine 10–20 mm lange ³/₈ oder ⁴/₈ gebogene feste Nadel mit einer schneidenden oder sehr scharf zulaufenden Spitze verwendet werden. Für die Hornhautnaht stehen spatelförmige, schneidende Mikronadeln zur Verfügung. Wegen der Gefahr von Hornhautirritation aufgrund des verwendeten Nahtmaterials sollte am besten mit weichem Material wie Seide 5/0 genäht werden (z.B. bei Entropium). Ist die Naht größerer Belastung ausgesetzt, dann kann mono- oder polyfiler Faden, z.B. Nylon 4/0, 5/0 oder 6/0, genommen werden (temporäre Tarsorrhaphie, Nickhautschürze). Soll es resorbierbares Nahtmaterial sein, dann eignet sich u.a. Polyglactin 910 oder Polyglucolsäure (Enucleatio 5/0 oder 6/0, Konjunktiva 7/0 oder 8/0). Resorbierbares Nahtmaterial eignet sich weniger bei bestehendem Kontaminationsrisiko. Nicht-resorbierbares Material (Monofilament) ist dem vorzuziehen (z.B. Nylon: Blepharoplastik 5/0 oder 6/0, Hornhaut 8/0–10/0).

3.3.8 Blutstillung

Hämostase kann, außer durch Abbinden und bipolare Elektrokoagulation, auch mit Hilfe von 0,1%igem Adrenalin oder den speziell für die Augenheilkunde angefertigten, batteriebetriebenen Mikrothermokautern vorgenommen werden. Nachteilig wirken sich die entstehenden punktförmigen Nekrosen bei der Elektrokoagulation aus. Diffuse Blutungen kommen auch häufig spontan zum Stillstand. Um jedoch nicht auf die spontane Blutstillung warten zu müssen, verläuft die Schnittführung optimalerweise stets vom tiefsten zum höchstgelegenen Punkt.

3.3.9 Kryotechnik

Bei der Kryotherapie macht man sich den zerstörenden Effekt des Gefrierens intrazellulären Wassers in unerwünschtem Gewebe oder dessen Randgebieten zu nutze. Meistens werden zwei Zyklen (schnelles Einfrieren und langsames Auftauen) nacheinander angewandt. Der Wärmeentzug im Gewebe, mindestens -5 °C, wird mit Hilfe eines schnell expandierenden Gases (Kohlensäure, Lachgas oder Stickstoff) mit speziellen Sonden erreicht. Das schnell gefrorene Gewebe wird anschließend langsam wieder aufgetaut.

Unerwünschtes Granulationsgewebe oder Haarwuchs, die Zerstörung von Teilen des Ziliarkörpers bei der Glaukomtherapie oder Neoplasien stellen Indikationen für eine Kryotherapie dar. Die Kryotechnik kann auch zur Fixation anderer Gewebe, z.B. der Linse bei deren Extraktion (intrakapsuläre Linsenextraktion) verwendet werden. Dabei friert man die Linsenkapsel und das darunter liegende Linsengewebe an einer metallenen (meist Silbermetall) Kryosonde an. Dadurch kann die Linse aus dem Auge entfernt werden, z.B. bei einer Luxatio lentis, ohne dass die Kapsel reißt und antigenes Linsenprotein frei gesetzt wird.

3.3.10 Lasertechniken

Hochenergetisches Laserlicht kann eingesetzt werden, um Gewebe zu »zerstören«. Beispiele für diese Technik sind das »Zerschießen« von Nachstarmembranen, das Veröden von Gewebe am Ziliarkörper bei Glaukomen sowie das Anheften der Retina an der Chorioidea durch Provokation einer Entzündungs-/Narbenreaktion bei einer Ablatio retinae.

Literatur

1. BURSTEIN, N. L. & ANDERSON, J. A.: Review: Corneal penetration and ocular bioavailability of drugs. J. Ocular Pharmacol. **1**: 309, 1985.
2. SHELL, J. W.: Pharmacokinetics of topically applied ophthalmic drugs. Surv. Ophthalmol. **26**: 207, 1982.
3. BENSON, H.: Permeability of the cornea to topically applied drugs. Arch. Ophthalmol. **91**: 313, 1974.
4. ROWLEY, R. A. & RUBIN, L. F: Aqueous humor penetration of several antibiotics in the dog. Am. J. Vet. Res. **3**: 43, 1970.
5. POLAK, B. C. P.: Drugs used in ocular treatment. In: Meylers' Side Effects of Drugs. 10th edition. Ed.: M. N. G. Dukes, Amsterdam, Elsevier, pp. 875–886, 1984.
6. LAVACH, J. D.: Large animal ophthalmology. St. Louis, Mosby, pp. 25–26, 1990.
7. BERMAN, M. & DOHLMANN, C.: Collagenase inhibitors. Arch. Ophthalmol. **35**: 95, 1975.
8. TEI, M., SPURR-MICHAUD, S.J. et al.: Vitamin A deficiency alters the expression of mucin genes by the rat ocular surface epithelium. Invest. Ophthalmol. Vis. Scie. **41**: 82, 2000.
9. GELATT, K. N. & MACKAY E. O.: Changes in intraocular pressure associated with topical dorsolamide and oral methazolamide in glaucomatous dogs. Vet. Ophthalmol. **4**: 61, 2001.
10. GRAY, H. E., WILLIS, A. M. & MORGAN, R. V.: Effects of topical administration of 1 % brinzolamide on normal cat eyes. Vet. Ophthalmol. **4**: 185, 2003.
11. LORIMER, D. W., et al.: The effect of intravenous mannitol or oral glycerol on intraocular pressure in dogs. Cornell. Vet. **79**: 249, 1989.
12. WILKIE, D. A. & TATICUMSON C. A.: Effects of topical administration of timolol maleate on intraocular pressure and pupil size in dogs. Am. J. Vet. Res. **52**: 432, 1991.
13. GELATT, K. N. & MACKAY, E. O.: Effect of different dose schedules of bimatoprost on intraocular pressure and pupil size in the glaucomatous beagle. Ocul. Pharmacol. Ther. **18**: 525, 2002.

14. BARTOE, J. T., DAVIDSON, H. J. et al: Effect of topical bimatoprost and unoprostone isopropyl on the intravascular pressure of normal cats. Trans. Am. Coll. Vet. Ophthalmol. **35**: 9, 2004.

15. MILLER, P. E. & RHOSIA, S. L.: Effects of topical administration of 0.5 % apraclonidine on intraocular pressure, pupil size and heart rate in clinically normal cats. Am. J. Vet. Res. **57**: 83, 1996.

16. NASISSE, M. P., et al.: In vitri susceptibility of feline herpesvirus-1 to vidarabine, idoxuridine, trifluridine, acyclovir, or bromovinyldeoxyuridine. Am. J. Vet. Res. **50**: 1672, 1989.

17. WEISS, R.- C.: Synergistic antiviral activities of acyclovir and recombinant human leukocyte (alpha) interferon on feline herpesvirus replicatin. Am. J. Vet. Res. **50**: 1672, 1989.

18. MAGGS, D. J., NACISSE, M. P. & KASS, P. U.: Efficacy of oral supplimatation with L-lysine in cats latently infected with feline herpes virus. Am. J. Vet. Res. **64**: 37, 2003.

19. STILES, J. et al.: The effect of oral L-lysine on the course of feline herpes virus conjunctivitis, Trans. ACVO 2000, p. 30.

20. CHEN, C. L., GELATT, K. N. & GUM, G. G.: Serum hydrocortisone (cortisol) values in glaucomatous and normotensive Beagles. Am. J. Vet. Res. **41**: 1561, 1980.

21. GELATT K. N.& MACKAY E. O.: The ocular hypertensive effects of topical 0.1 % dexamethason in beagles with inherited glaucoma. J. Ocul. Pharmacol. Ther. **14**: 57, 1998

22. FISCHER, G. A.: Granuloma formatin associated with subconjunctival of a corticosteroid in dogs. JAVMA **174**: 1086, 1979.

23. BRIGHTMAN, A. H., HELPER, L. C. & HOFFMANN, W. E.: Effect of aspirin on aqueous protein values in the dog. JAVMA **178**: 572, 1981.

24. YOSHITOMI, T. & YUSHI, I.: Effects of indomethacin and prostaglandins on the dogs iris sphincter and dilator muscles. Invest. Ophthalmol. Vis. Sci. **29**: 127, 1988.

25. KROHNE, S. & VESTRE, W. A.: Effects of flunixin meglumine and dexamethasone on aqueous protein values after intraocular surgery in the dog. Am. J. Vet. Res. **48**: 420, 1987.

26. REGNIER, A. et al.: Effect on Flunixin meglumine on the breakdown of the blood-aqueous barrier following paracentesis in the canine eye. J. Ocul. Pharmacol. **2**: 165, 1986.

27. ROBERTS, S. M., SEVERIN, G. A. & LAVACH, J. D.: Antibacterial activity of dilute povidone-iodine solutions used for ocular surface disinfection in dogs. Am. J. Vet. Res. **47**: 1207, 1986.

28. COSTA, N. D. & SLATTER, D. H.: Potency of N-acetylcysteine as a collagenase inhibitor in pharmaceutical preparations. Effects of temperature and storage. Aust. Vet. J. **60**: 195, 1983.

29. KASWAN, R. L., SALISBURY, M. A. & WARD, D. A.: Spontaneous canine keratoconjunctivitis sicca: A useful model for human keratoconjunctivitis sicca. Treatment with cyclosporine eye drops. Arch. Ophthalmol. **107**: 1210, 1989.

30. YOSHIDA, A., FUJIHARA, T. & NAKATA, K.: Cyclosporin A increases tear fluid secretion via release of sensory neurotransmitters and muscarinic pathway in mice. Exp. Eye Res. **68**: 541, 1999.

31. BERDOULAY, A., ENGLISH R. V. et al.: The effect of topical 0.02 % Tacrolimus aqueous suspension on tear production in dogs with keratoconjunctivitis sicca. Trans. Am. Coll. Vet. Ophthalmol. **34**: 33, 2003.

32. OFRI, R., ALLGOEWER, I. ETAL.: Successful treatment of keratoconjunctivitis sicca (KCS) in dogs with pimecrolimus drops: a comparison with cyclosporin A (CyA) ointment. Trans. Am. Coll. Vet. Ophthalmol. **35**: 24, 2004.

4 Notfälle

4.1 Einleitung

Zu den ophthalmologischen Notfällen gehören zwei große Gruppen von Erkrankungen:
a) Traumata auf Grund direkter oder indirekter mechanischer Einwirkung. Zu dieser Gruppe zählen z.B. die Luxatio bulbi, Hornhautverätzungen sowie stumpfe oder perforierende Traumata der Augenhöhle, des Bulbus oder seiner Adnexe.[1] Sie werden z.B. durch Fremdkörper, direkte oder indirekte Schlag-, Stoß- (Autounfall), Stich-, Schuss-, Biss- oder Kratzeinwirkungen verursacht.
b) (Augen-)Erkrankungen, deren aggressive Natur und/ oder Verlauf (innerhalb kürzester Zeit: 1–2 Tage) zu erheblichen Schmerzen, teilweisem oder vollständigem Verlust der Sehkraft oder gar zum Verlust des gesamten Bulbus führen können. Sie alle erfordern ein sofortiges Eingreifen und Handeln. Beispiele sind retrobulbäre Prozesse, perforationsgefährdete Hornhautulzera (10.6.3.2), Uveitis, Glaukom, Linsenluxation, akute Blindheit (z.B. durch eine Ablatio retinae), Entzündungen oder Neoplasien des zentralen Nervensystems. Diese Erkrankungen werden nach der Morphologie eingeteilt und in den entsprechenden Kapiteln dieses Buches behandelt.

4.2 Luxatio oder Proptosis bulbi

Die Luxatio bulbi (Abb. 4.1–4.3) stellt einen gravierenden ophthalmologischen, veterinärmedizinischen Notfall dar. Ursächlich liegt der Luxatio bulbi oftmals ein Autounfall, Hun-

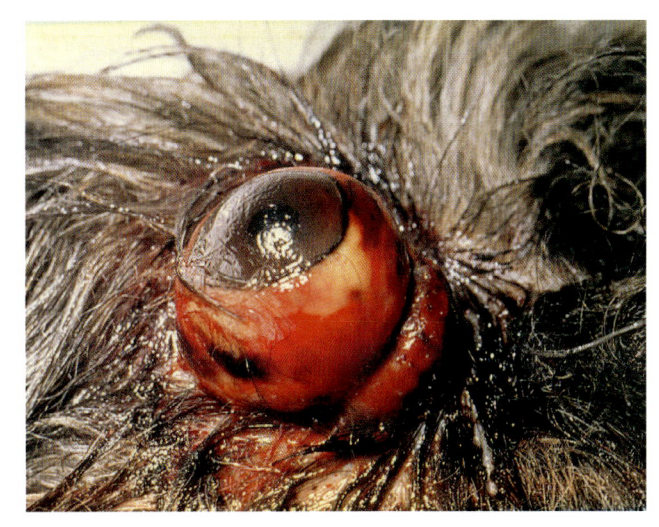

Abb. 4.2:
Luxatio bulbi ungefähr 20 Minuten nach einem Autounfall (OD, Hund).

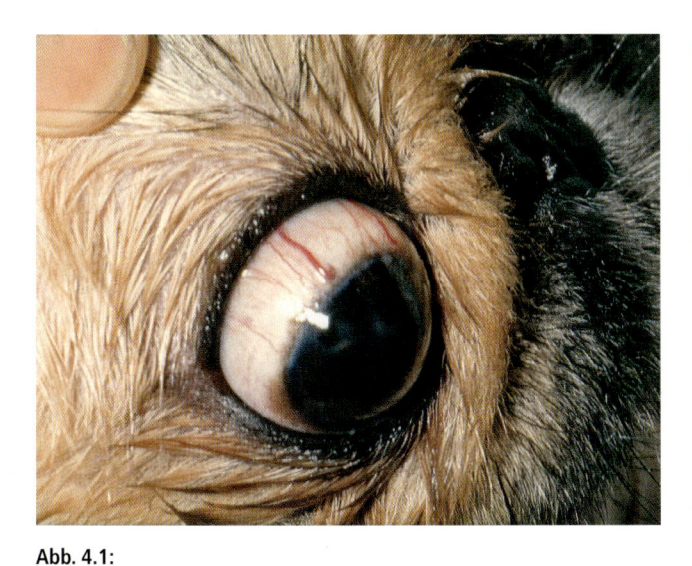

Abb. 4.1:
Provozierte Bulbusluxation bei einem Pekingesen. Allein durch Fixation kann bei einem Pekingesen oder Shih Tzu der Bulbus aus der Lidspalte luxieren. Die Länge der Lidspalte (meistens 30–34 mm) und die Kontraktion des M. orbicularis oculi verhindern ein spontanes Zurückgleiten des Bulbus in die Normalposition. Durch die entstehende Stauung der Gefäße in der Konjunktiva bulbi wird eine Reposition (erst recht) erschwert.

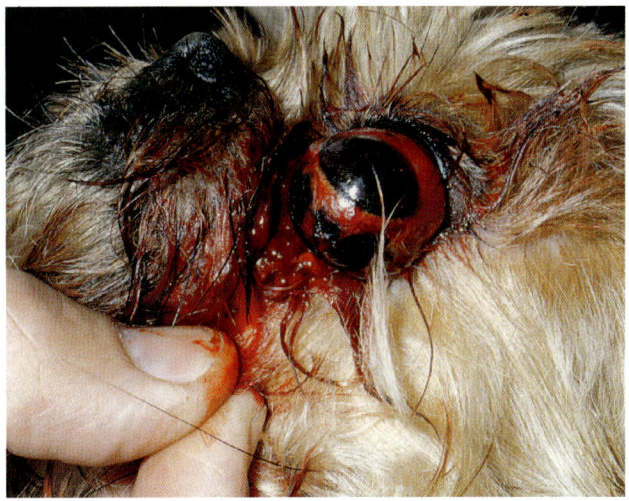

Abb. 4.3:
Luxatio bulbi ungefähr 40 Minuten nach einem Autounfall. *Cave:* Unterhalb des Bulbus ist freies Blut sichtbar, das auf einen Abriss von Gewebe hinweist. Bei diesem Patienten war die gesamte äußere Augenmuskulatur abgerissen, wodurch eine Reposition nicht mehr sinnvoll war.

debiss oder Pferdetritt zu Grunde. Ein direkter Aufprall auf die Stoßstange und/oder die Impression des Jochbogens kann zum Hervortreten des Augapfels aus der Orbita oder aus der Lidspalte führen. Bei einem Hundebiss dagegen wird der Bulbus meist durch einen Eckzahn des Angreifers aus der Orbita gezogen. Hat die Lidspalte eine durchschnittliche normale Länge (bei Hunden mit Makroblepharon gibt es nur selten eine stationäre Luxatio bulbi), wird das Hervortreten des Augapfels kurz hinter der Lidspaltenöffnung blockiert. Die Lidränder stülpen sich dann nach innen und liegen mit ihren trockenen, behaarten Seiten hinter dem Augapfel. Während die arterielle Blutzufuhr erhalten bleibt, wird der venöse Blutfluss unterbrochen, so dass die Konjunktivalgefäße gestaut werden, die Bindehaut anschwillt und eine dunkelrote Farbe annimmt. Sowohl die Hornhaut als auch der N. opticus werden direkt oder innerhalb weniger Stunden teilweise irreversibel geschädigt. Auf Grund der zu flachen Orbita und der relativ zu großen Lidspalte sind brachyzephale Rassen, z.B. bei Pekingesen und Shih Tzu, für eine Luxatio bulbi prädisponiert. Manchmal reichen schon starke Aufregung, Widerstand oder die unsachgemäße Fixation des Kopfes (Abb. 4.1; »Griff in das Nackenfell«) während einer Untersuchung aus, um eine Luxatio bulbi zu verursachen. Solche Hunde sollten vom Besitzer am besten selbst hoch gehoben und gehalten werden und zwar so, dass der Kopf an beiden Seiten mit den Händen, jedoch nicht an der Nacken- oder Halshaut, fixiert wird.

Therapie: Zur ersten und wichtigsten Maßnahme gehört die manuelle Reposition der Lider nach vorne über den Bulbus, was dem Besitzer leider nur sehr selten gelingt. Ist die sofortige Reposition der Lider nicht möglich, müssen Hornhaut und Bulbus vor weiteren schädlichen Einflüssen und Austrocknung geschützt werden (notfalls mit Salatöl). Während der Fahrt zum Tierarzt sollte das Tier so fixiert werden, dass es sich nicht selbst verletzen kann. Beim Tierarzt wird zuerst kontrolliert, ob Zerreißungen der äußeren Augenmuskeln oder des N. opticus bestehen, vor allem wenn frische Blutungen sichtbar sind (Abb. 4.3). Danach wird das Auge sofort mit einer Augensalbe (am besten eine AS mit »Standard«-Antibiotikum und Atropin 1 % AS) bedeckt. Für einen ersten Repositionsversuch werden dann das Ober- und das Unterlid mit zwei Allis-Klemmen oder Strabismushaken über den Augapfel gezogen. Wenn noch keine starken Schwellungen oder Zerreißungen bestehen, kann dieses Manöver manchmal auch ohne Kanthotomie durchgeführt werden. Zuweilen ist dabei leichter Druck mit einem nassen Tupfer auf die durch Salbe geschützte Hornhaut erforderlich, um das Ziel einer Rückverlagerung zu erreichen. Besteht der Vorfall jedoch schon länger oder die Konjunktiven sind bereits stark geschwollen oder hervorgequollen, ist eine chirurgische Intervention indiziert. Die dann erforderliche sofortige laterale Kanthotomie (Skalpell mit Spitzklinge, Fig. 4.1) kann oftmals ohne Anästhesie vorgenommen werden, wenn der Patient noch unter Schock oder lokalem Wundstupor steht. Andernfalls muss eine Allgemeinanästhesie eingeleitet werden, sofern es der Allgemeinzustand des Patienten erlaubt.

Nach erfolgreicher Reposition (wie oben beschrieben) wird mit Hilfe von zwei bis drei rückläufigen Einzelheften ([nicht]resorbierbar, [schneidende] Rundkörpernadel, monofilament, 4/0 bis 5/0; untergelegte Infusionsschlauchstückchen schützen die Haut vor Einschneidungen durch die Fäden) eine temporäre Tarsorrhaphie angelegt.

Bei den Heften befindet sich die Einstichstelle etwa 5–7 mm vom Lidrand entfernt, die Ausstichstelle befindet sich direkt auf dem Lidrand zwischen oder knapp außerhalb der Ausführungsgänge der Meibomschen Drüsen (Fig. 4.2; unge-

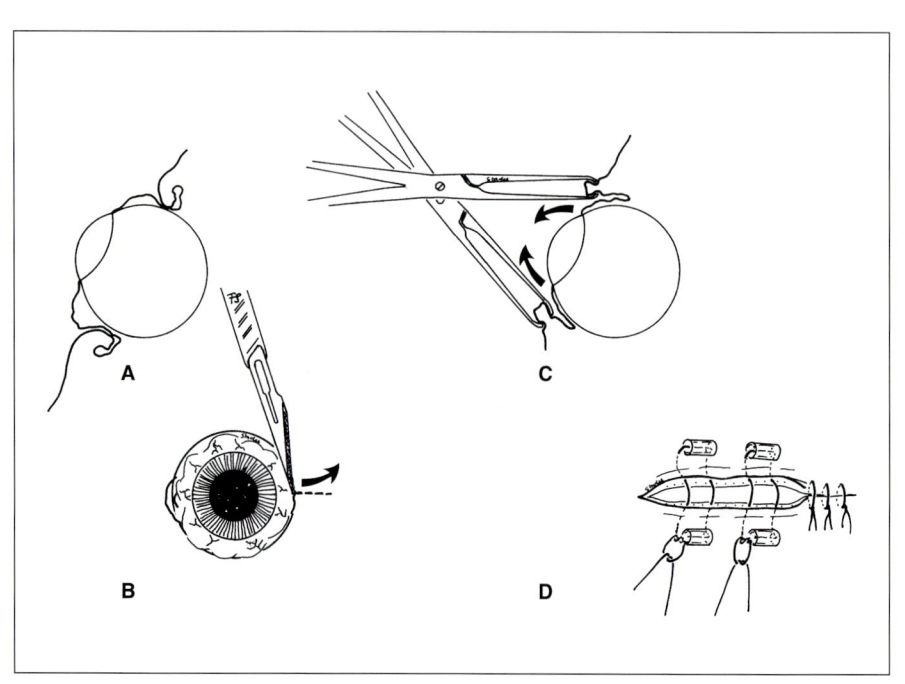

Fig. 4.1:
Luxatio bulbi (A); Kanthotomie (B); Reposition (C); Nahtverfahren (D).

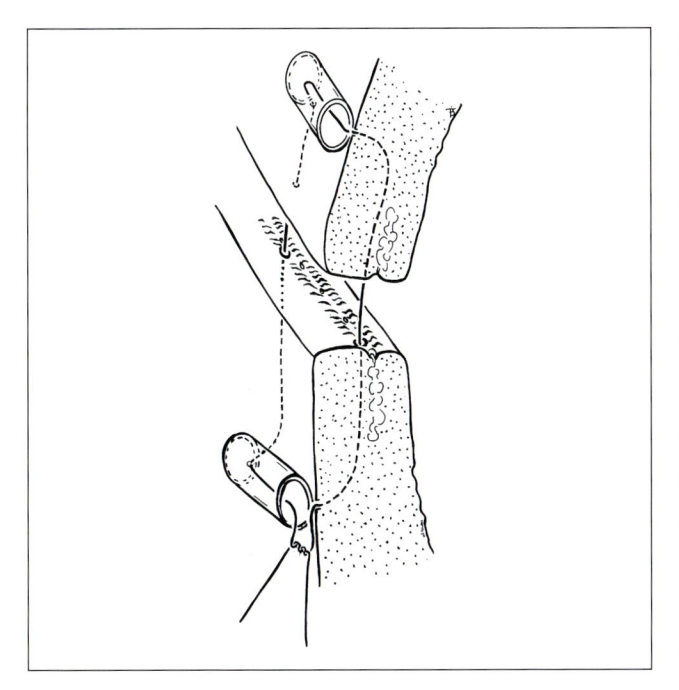

Fig. 4.2:
Temporäre Tarsorrhaphie. Nahtverfahren im Schnittbild.

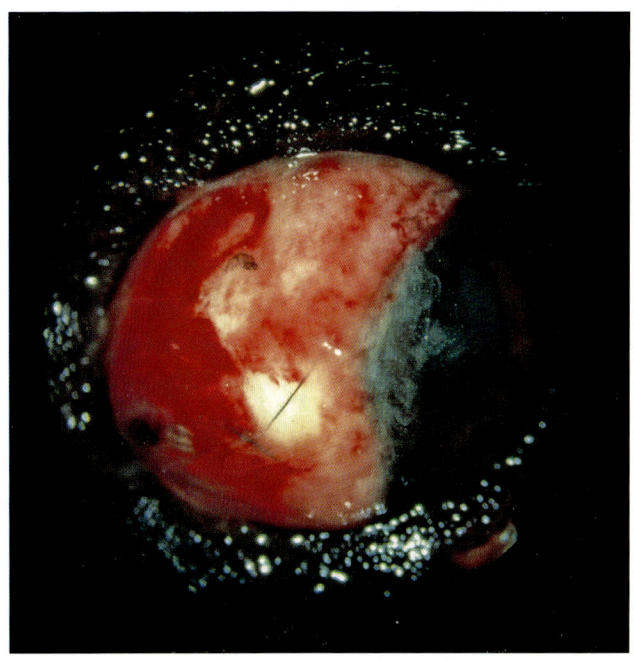

Abb. 4.4:
Luxatio bulbi nach Reposition (OS). Die mediale sklerale Konjunktiva und der M. rectus medialis sind abgerissen. Als Folge entsteht ein Strabismus divergens.

fähr dort, wo beim Menschen die Wimpern liegen). Befinden sich die Hefte zu weit außen am Lidrand, kann es zur Entropionierung kommen. Liegen die Hefte zu weit innen in Richtung Bindehaut, besteht die Gefahr, dass sie die Hornhaut einschneiden. Am gegenüberliegenden Lidrand wird an den korrespondierenden Punkten ein- und ausgestochen. Bevor nun die Hefte angezogen und geknotet werden, werden noch ein »Standard«-Antibiotikum und Atropin-AS zwischen den Lidern appliziert. Im selben Arbeitsgang wird auch die Kanthotomiewunde verschlossen (sorgfältige Apposition der Wundränder im Kanthusbereich [Achternaht] erforderlich!).

Ist die Luxation mit einer nur geringen retrobulbären Schwellung verbunden, reicht manchmal auch ein Nickhautflap aus, um für einige Tage die Gefahr eines Rezidivs zu bannen und gleichzeitig die Hornhaut zu schützen (siehe 10.6.3.5).

Postoperativ werden dann weiterhin je 4 × täglich eine AS mit »Standard«-Antibiotikum und Atropin (1 %) AS appliziert. Zusätzlich sollten parenteral Antiphlogistika (z.B. Carprofen) verabreicht werden. Nach 3–5 Tagen wird das erste (mediale) Heft entfernt. Bei weiterhin bestehender Luxationsgefahr werden die weiteren Hefte noch einige Tage belassen. Nach vollständigem Lösen der temporären Tarsorrhaphie wird die Nachbehandlung mit einer AS mit »Standard«-Antibiotikum und Atropin (1 %) AS noch für ca. 10 Tage fortgesetzt. Die Kanthotomiefäden werden nach 10–12 Tagen entfernt.

Bei einem Abriss des medialen, geraden Augenmuskels (Abb. 4.4) entsteht ein Strabismus divergens. Ein operatives Vorgehen in solchen Fällen (Präparation und Naht des zerrissenen Muskels) bringt ein schweres Operationstrauma mit sich und ist wegen der speziellen Anatomie der Tiere selten erfolgreich. Unter Umständen kann ein solcher Patient für einen Operationsversuch überwiesen werden, auch eine exspektative Therapie ist möglich. Eine Alternative ist das Annähen des freien Nickhautrandes an die laterale, sklerale Konjunktiva nahe dem Limbus (siehe 10.6.3), denn dadurch wird in vielen Fällen eine günstigere Position des Bulbus erreicht. Der entstandene Strabismus kann sich auch innerhalb von 6–8 Wochen noch spontan deutlich verbessern.

Prognose: Je schneller der luxierte Bulbus reponiert wird (optimal innerhalb der ersten 1–2 Stunden, beim Pekingnesen in den ersten 15 Min.), desto günstiger ist die Prognose für den Erhalt des Sehvermögens und den Erhalt des Auges einzustufen. Darüber hinaus ist die Prognose von der Schwere des Traumas abhängig. Liegen z.B. Zerreißungen der Augenmuskulatur, ein abgerissener Sehnerv, eine Ablatio retinae oder eine schwerwiegende Bulbuskontusion mit Blutungen in das innere Auge vor, können Blindheit oder sogar eine Phthisis bulbi in weiterer Zukunft nicht ausgeschlossen werden. Bei sehr starker Beschädigung der Augenmuskeln und des Sehnervs ist eine schnellstmögliche Enukleation meistens unvermeidlich.

Komplikationen: Besteht beim Lösen des ersten Heftes die Gefahr eines Rezidivis, belässt man das zweite Heft noch einige Tage. Ist dann noch ein Exophthalmus vorhanden, sollte sofort eine *stationäre* Tarsorrhaphie durchgeführt werden. Hierbei werden ca. 15 mm lange und 1 mm breite Hautstreifen unmittelbar außerhalb der Lidränder entfernt. Die

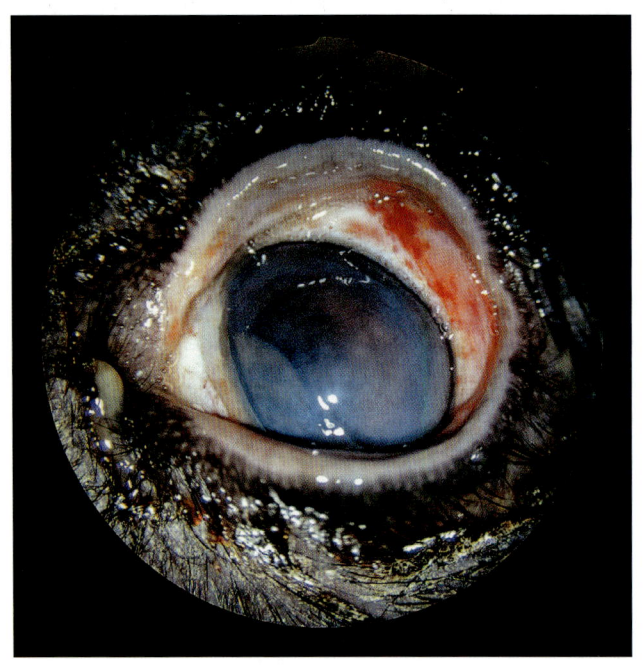

Abb. 4.5:
Verätzung des Auges (OS, Hund) durch ungelöschten Kalk auf einer Baustelle. Die Lidränder sind entfärbt und geschwollen. Die sklerale Konjunktiva zeigt Defekte und Blutungen, die Hornhaut ist stark ödematös.

proximalen Wundränder des Unter- und Oberlides werden anschließend über die Lidränder hinweg aneinander geheftet ([nicht]resorbierbar, [schneidende] Rundkörpernadel, mono- / polyfilament, 5/0 oder 6/0). Durch die Verwachsung der Lider miteinander entsteht eine Gewebebrücke, die den Augapfel in seiner Position hält. Die Nachbehandlung in den ersten Tagen besteht aus einer AS mit »Standard«-Antibiotikum, danach wird eine schützende Salbe, z.B. mit Vitamin-A, verwendet. Einige Monate später wird die Gewebebrücke unter Lokalanästhesie wieder durchtrennt. Die dabei entstehenden oberflächlichen Wunden schließen sich dann spontan.

Prophylaxe: Als Präventivmaßnahmen ist bei brachyzephalen Rassen eine mediale Kanthusplastik (siehe 7.8.1.2) zu erwägen, wodurch auch gleichzeitig die Lidspalte verkleinert wird (*Cave: Nicht lateral, denn die mediale Kanthusplastik beugt zusätzlich einer Irritation der Hornhaut und Konjunktiva sklerae durch die bestehende Nasenfalte, Karunkeltrichiasis und dem medialen Entropium vor*). Es erscheint ratsam, den Patienten für eine solche Operation an einen Spezialisten zu überweisen. Züchter und auch Käufer solcher prädisponierten Rassen sollten immer wieder auf die spezielle Problematik hingewiesen werden, dass Augapfel und Orbitabereich der Hunde immer gut geschützt werden müssen.

4.3 Verätzungen

Säuren und Basen, z.B. Batteriesäure, Detergentien, Haushaltsreiniger und ungelöschter Kalk können sehr schwerwiegende Hornhautverätzungen hervorrufen (Abb. 4.5). Säuren sind dabei etwas weniger gefährlich, da die sofortige Eiweißpräzipitation ein weiteres Eindringen in die Hornhaut mehr oder weniger verhindert. Alkalische Stoffe dagegen können die Innenseite der Hornhaut erreichen, wodurch das Hornhautendothel irreversibel geschädigt wird und ein massives, dichtes Hornhautödem entsteht. Neben den genannten Hornhautveränderungen gehört zum klinischen Bild auch die blutige und ödematisierte Konjunktiva. Der Tierbesitzer sollte das betroffene Auge nach einer Verätzung so schnell wie möglich großzügig mit lauwarmem Leitungswasser, zur Not auch mit Schmutzwasser, ausspülen. Ist es sicher, dass eine alkalische Verätzung vorliegt, kann auch verdünnte Essigsäure oder eine Borwasserlösung benutzt werden. Die ersten Sekunden / Minuten sind für die Prognose nach einer Verätzung entscheidend. Der Haustierarzt spült nach vorheriger Lokalanästhesie das Auge und den Bindehautsack am besten mit lauwarmer 0,9%iger NaCl-Lösung oder EDTA-Lösung gründlich und lang anhaltend. Der Konjunktivalsack sollte auch auf noch vorhandene chemische Überreste hin kontrolliert werden.

Die lokale Nachbehandlung besteht aus AT mit »Standard«-Antibiotikum und Atropin (1 %) AT, nach einigen Tagen (wenn Fluoreszein-negativ) auch aus Dexamethason-AT und ggf. Kortikosteroiden oder NSAIDs parenteral. Ist das Endothel zerstört, kann nur noch eine perforierende Hornhauttransplantation Abhilfe schaffen. Sind auch die peripheren Anteile des Endothels beschädigt, ist jedoch auch diese Möglichkeit prognostisch ungünstig.

4.4 Stumpfe Traumata

Stumpfe Traumata resultieren in Gewebszerreißungen der Orbita und/oder des Augapfels und/oder der Adnexe sowie den daraus entstehenden Folgeerscheinungen. Blutungen und posttraumatische Entzündungsreaktionen können, besonders bei der Katze, starke Schwellungen der äußeren Augenanteile hervorrufen. Traumatisch bedingte Zerreißungen des Aufhängeapparates der Linse können zur Linsenluxation (und später zum Sekundärglaukom) führen. Auch Orbitalfrakturen sind möglich. Für eine gezielte Therapie ist eine sorgfältige Diagnostik inkl. Röntgenuntersuchung und CT unerlässlich.

4.4.1 Gedeckte Frakturen der Orbita/ des Gesichtsschädels

Gedeckte Orbitafrakturen ohne dislozierte Knochenfragmente bedürfen außer Ruhe und weichem Futter keiner weiteren speziellen Behandlung. Frakturen des Arcus zygomaticus, bei denen der Augapfel nach anterior oder posterior

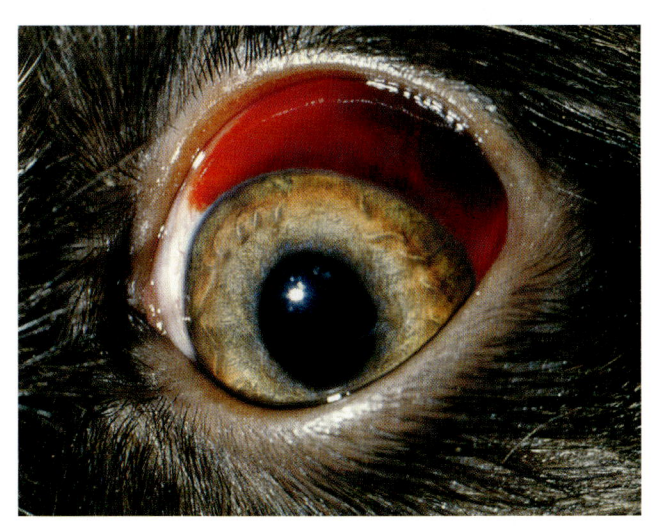

Abb. 4.6:
Suffusionen zwischen skleraler Konjunktiva und Sklera nach Schlag mit einem Riemen (OS, Hund).

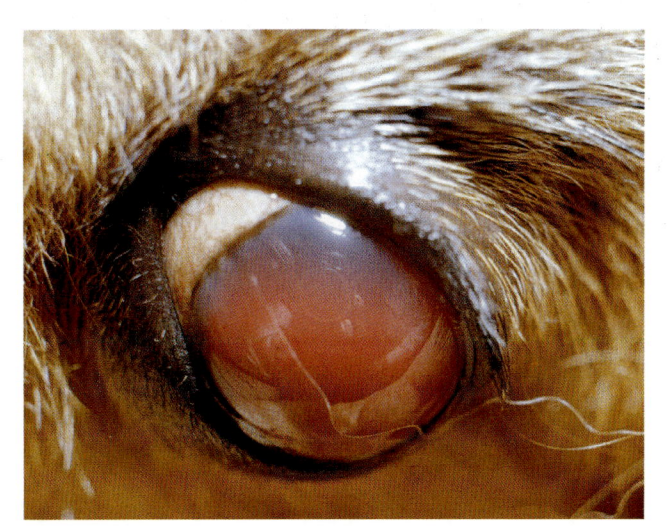

Abb. 4.7:
Diffuses Hyphaema nach einem Autounfall (OS, Hund).

gedrückt wird, müssen reponiert und eventuell mittels einer Platten-Osteosynthese fixiert werden. Bei Symphysenfrakturen des Unterkiefers (häufig bei der Katze) kann es durch Rotation einer Unterkieferasthälfte und Dislokation des Processus coronoideus zum Exophthalmus kommen.

4.4.2 Contusio bulbi

Eine Contusio bulbi kann unterschiedlich starke Auswirkungen auf das betroffene Auge haben. Bei einem Trauma von rostrolateral kann sich die Druckwelle bis tief in das Augeninnere fortpflanzen, so dass auch Netzhautirritationen und retrobulbäre Schädigungen möglich sind. Daher ist sowohl in akuten als auch in protrahierten Fällen immer eine vollständige Augenuntersuchung indiziert, eventuell sind auch zusätzliche Untersuchungen (indirekte Ophthalmoskopie, Spaltlampenuntersuchung, Tonometrie, Ultraschall, Röntgen, CT, MRT) notwendig.

4.4.2.1 Suffusionen (Hyposphagma)

Suffusionen entstehen vor allem durch Zerreißung subkonjunktivaler Gefäße oberhalb der festen Sklera (Abb. 4.6). Das Blut breitet sich in dem lockeren Raum zwischen Konjunktiva und Sklera sehr schnell aus und führt zu teilweise drastischen Schwellungen, die ein Schließen der Lidspalte nicht mehr zulassen. Oft wird das Trauma durch einen gezielten oder ungezielten Schlag, einen Gegenstand oder durch Strangulation (z.B. Halsband) ausgelöst. Blutungen können auch andere Gründe haben, z.B. Erkrankungen, die mit Gerinnungsstörungen einhergehen. Akute Blutungen können unter Umständen durch einige Tropfen (0,1–1,0 % Adrenalin lokal) zum Stillstand gebracht werden. Die Therapie besteht aus prophylaktischer Applikation einer AS mit »Standard«-Antibiotikum für 5–8 Tage. Ist die Schwellung der Konjunktiva so stark, dass die Gefahr der Austrocknung der Hornhaut besteht (fehlender Lidschlag), so müssen zusätzlich tagsüber stündlich künstliche Tränen verabreicht werden. Die Resorption eines Hyposphagmas sollte innerhalb von 5–10 Tagen abgeschlossen sein, nachdem die primäre Ursache abgestellt wurde.

4.4.2.2 Traumatisches Hornhautödem

Ein traumatisch bedingtes Hornhautödem beschränkt sich meist auf das Stroma und ist in vielen Fällen reversibel. Eine Therapie mit Dexamethason (AT, 2–4 × täglich, einige Tage) kann bei Fluoreszein-negativem Befund versucht werden.

> Bei Vögeln werden Keratitiden häufig beim Hantieren mit den Tieren oder durch Käfigunfälle verursacht.

4.4.2.3 Hyphaema

Ein Hyphaema (Blutung in die vordere Augenkammer) gehört zu den häufigen posttraumatischen Komplikationen (Abb. 4.7). Im akuten Fall kann die Applikation von Adrenalin 0,1 % und Atropin-AT erwogen werden, man sollte aber dadurch keine Beschleunigung der Resorption erwarten. Die Verabreichung von »Standard«-Antibiotikum-Dexamethason-AT sollte erfolgen, wenn die Bildung von Synechien befürchtet wird (speziell beim Pferd). Einige Tage strikte Ruhigstellung des Patienten ist angezeigt. Meist kommt es zum spontanen Stillstand der Blutung. Nach 1–2 Tagen bildet sich ein dichtes, rotes Sediment aus Erythrozyten mit horizontaler Begrenzung in der Vorderkammer, oberhalb dessen eine durchsichtige Sedimentschicht liegt (Abb. 4.8). Eine ventrale Parazenthese (stichförmige Eröffnung der vorderen Augen-

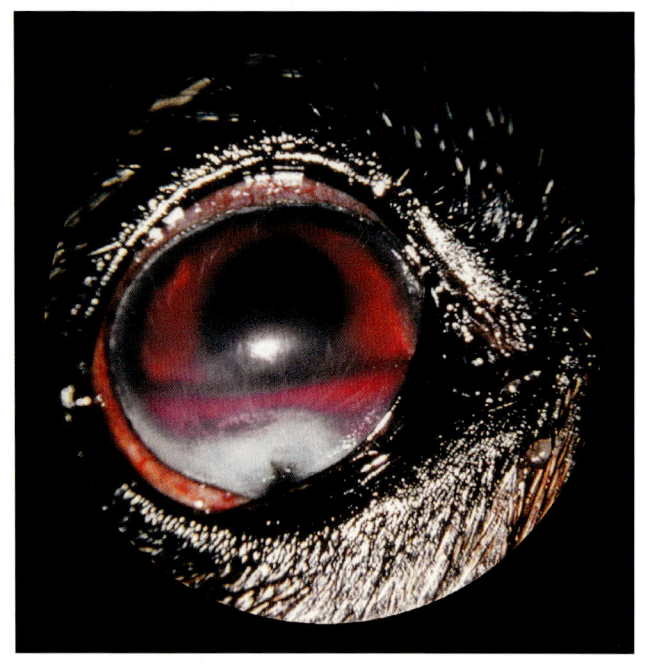

Abb. 4.8:
Horizontaler Niederschlag von Erythrozyten ungefähr 36 Stunden nach einem traumatisch bedingten Hyphaema (OD, Hund). Die Pupille wird langsam wieder sichtbar.

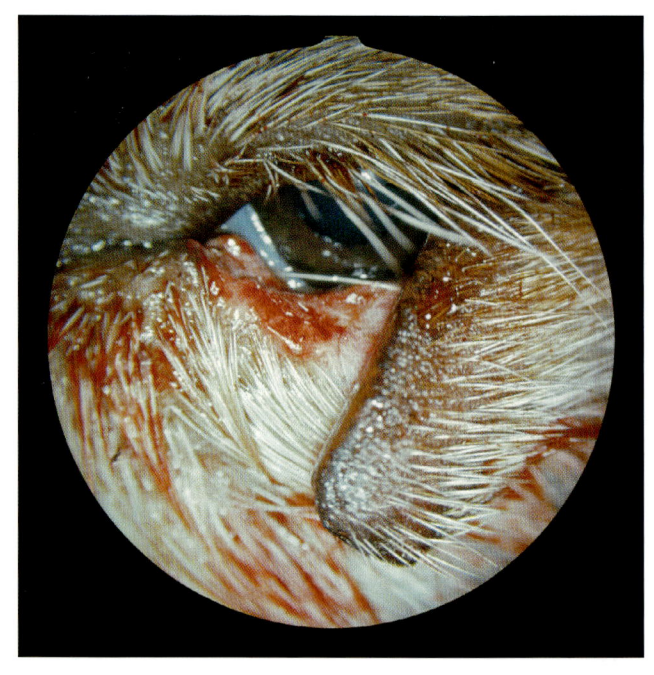

Abb. 4.9:
Zerreißung des Unterlids nach einer Beißerei mit einem anderen Hund (OS). Lidverletzungen sollten ohne Ausnahme sofort chirurgisch versorgt werden (siehe auch Abb. 4.11 und Fig. 4.3–4.5).

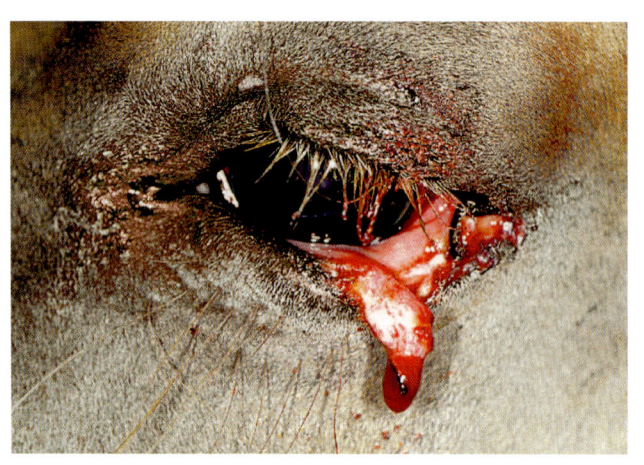

Abb. 4.10:
Zerreißung des Unterlids nach Stacheldrahttrauma bei einem Pferd (OS). Lidverletzungen sollten ohne Ausnahme sofort chirurgisch versorgt werden (siehe auch Abb. 4.11).

kammer im Limbusbereich) zur Entfernung des Blutkoagulums ist beim Tier nur in Ausnahmefällen indiziert. Auch im Wechsel angewandte Atropin- und Pilocarpin-Tropfen beschleunigen die Resorption des Blutes ebensowenig wie Heparin-AS. Ein kaum / nicht resorbierendes Hyphaema ist selten die Folge eines Traumas, sondern viel mehr Symptom einer hämorrhagischen Diathese (z.B. malignes Lymphom / Leukose, siehe 12), so dass die weiteren Untersuchungen in diese Richtung ausgedehnt werden sollten.

4.4.2.4 Tief einwirkende Traumata

Tief auf den Bulbus einwirkende Traumata können sich sehr unterschiedlich darstellen. So können neben einem Hyphaema auch Zusammenhangstrennungen der Iris, Linsenluxationen, Glaskörper- oder Netzhautblutungen, Netzhautödeme oder eine Ablatio retinae auftreten, die im Einzelfall jeweils entsprechend therapiert werden müssen. Akute Blutungen können unter Umständen mit lokalen Adrenalingaben gestillt werden, andernfalls ist eine chirurgische Sofortmaßnahme indiziert. Eine Linsenluxation kann als erste Notmaßnahme wie ein Glaukom behandelt werden (siehe 11.2), während entzündliche Prozesse mit Dexamethason-AT und / oder Glukokortikoiden oder NSAIDs (haben jedoch einen negativen Einfluss auf die Blutgerinnung!) parenteral behandelt werden. In vielen Fällen muss ein Patient mit Anzeichen einer tiefergehenden Schädelverletzung an einen Augenspezialisten zur weiterführenden Diagnostik und Behandlung überwiesen werden.

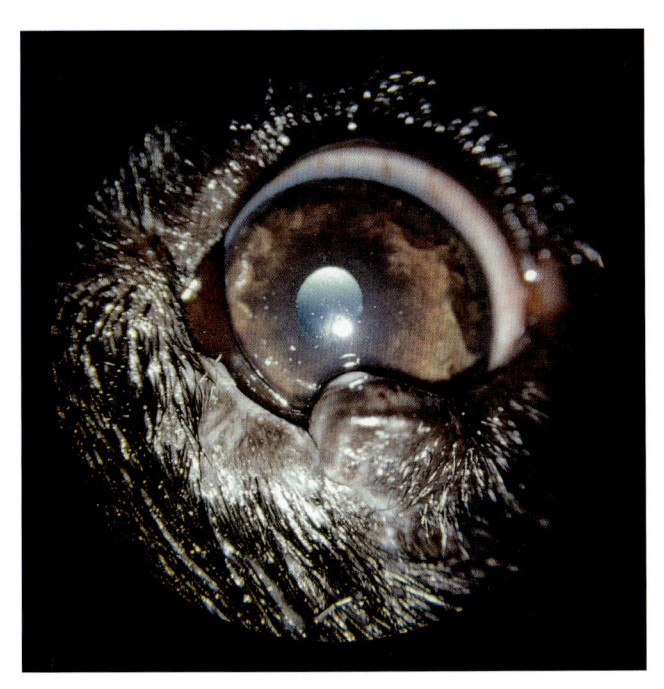

Abb. 4.11:
Narben einer charakteristischen Lidverletzung, so wie in Abb. 4.9, allerdings nach spontaner (sekundärer) Heilung (OS, Hund). Durch die Retraktion des M. orbicularis oculi und des Gewebes ist eine Zubildung mit ventral verzogenem Lidrand entstanden. Durch die günstige Position der Wunde konnte die Nickhaut einen Teil der Aufgaben des Unterlids übernehmen.

4.5 Perforierende Verletzungen

Perforierende Verletzungen und Zusammenhangstrennungen sind häufig Folgen eingedrungener Dornen, Splitter, Nägel oder Zähne, eines Pferdetritts oder eines Peitschenschlages.

Augenverletzungen beim Pferd sind oftmals die Folge eines Trittes durch ein anderes Pferd. Da im Augenbereich nur sehr wenig dünnes subkutanes Gewebe vorhanden ist, kommt es rasch zu Zusammenhangstrennungen der Haut und auch zu komplizierten Frakturen. Die Therapie unterscheidet sich kaum von der im Folgenden besprochenen Vorgehensweise. Über den Einsatz systemischer Kortikosteroide oder NSAIDs zum Abschwellen der betroffenen periokulären Weichteilstrukturen in der Augenumgebung muss im Einzelfall je nach Schweregrad entschieden werden. Nicht zu vergessen ist aber die immer erforderliche Tetanusprophylaxe beim Pferd.

4.5.1 Augenlider und Konjunktivalsack

Verletzungen der Augenlider und des Konjunktivalsackes sind oft winkelförmig (Abb. 4.9–4.11) und können anfangs recht heftig bluten. Ist der Lidrand durch das Trauma durchtrennt, kann sich der Defekt an den Wundrändern durch die Kontraktion des M. orbicularis oculi spontan in den Bereich des angrenzenden Lidbereichs ausdehnen.

Lidwunden erfordern immer eine direkte chirurgische Versorgung, auch wenn sie schon älter als 8 Stunden sind. Eine Wundversorgung mit Lokalanästhesie und/oder Sedation (besonders beim Pferd) kann in aller Regel nicht unter »lege artis«-Bedingungen durchgeführt werden. Der Eingriff wird deshalb mit einer Allgemeinanästhesie unter Verwendung einer Vergößerungshilfe durchgeführt. Nachdem die Haare entlang der Wundränder entfernt wurden, werden die Wunden sowie der Konjunktivalsack gründlich mit NaCl gespült. Hierbei beschränkt sich die Wundtoilette erst einmal auf ein Minimum. Der pulsierende Wasserstrahl einer Munddusche, vorsichtig angewendet, kann dabei sehr nützlich sein. Eingetrocknete Wundränder werden dabei aufgefrischt, so dass eine frische Blutung entsteht. Die Lidrandwunde wird dann bei sehr sorgfältiger Adaptation der Ränder mit einer Achter- oder U-Naht verschlossen ([nicht]resorbierbar, [schneidende] Rundkörpernadel, Monofilament, 5/0 oder 6/0). Die Achternaht beginnt man zirka 1–2 mm vom Wundrand entfernt, in Höhe der Haargrenze (Fig. 4.3). Die Öffnungen der Meibomschen Drüsen und ihr kontinuierlicher

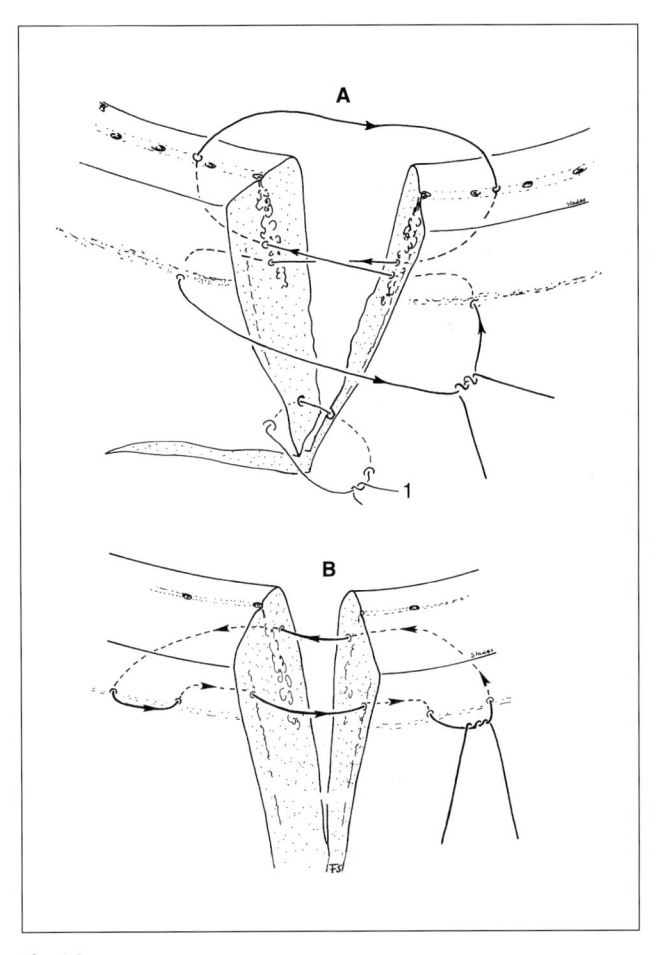

Fig. 4.3:
Verletzung des Lidrandes. Nahtverfahren: Achternaht (A) oder lotrechte U-Naht (B). Anschließend werden immer erst die markanten Punkte der Wunde genäht (1).

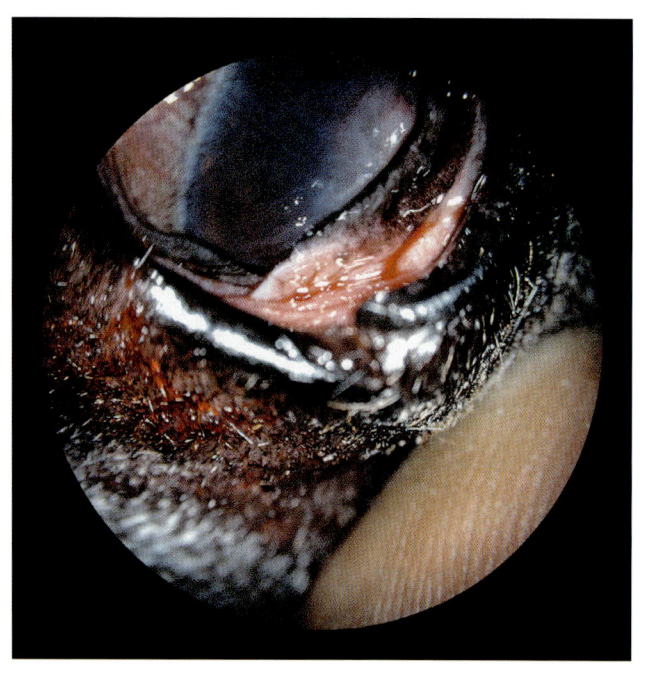

Abb. 4.12:
Narbe einer nicht »lege artis« versorgten Lidrandwunde (OD, Hund). Die Naht wurde, so wie in Fig. 4.4 bei (E) und (F) angegeben, angelegt.

Verlauf können als Kontrollpunkte für einen guten Wundschluss dienen. Vertikale oder horizontale Verschiebungen am Lidrand (Fig. 4.4 und Abb. 4.11, 4.12) sind auf jeden Fall zu vermeiden! Die den Liddefekt begleitende Verletzung der palpebralen Konjunktiva muss nur in Ausnahmefällen genäht werden. Unter Umständen können auch stehende, nicht perforierende U-Hefte gelegt werden (siehe auch 4.5.2). Die verbleibende Wunde wird mit Einzelheften, vorzugsweise an den markanten Wundbereichen, z.B. an den Ecken, zuerst adaptiert. Dann erfolgt der Verschluss der Restwunde, wobei jeweils die noch offenen Strecken durch die Einzelhefte halbiert werden, um einen ungleichmäßigen Zug auf die Wundränder zu vermeiden.

Nachbehandlung: AS mit »Standard«-Antibiotikum 4 × täglich, über 10 Tage, in den Konjunktivalsack und auf den Wundbereich. Gelegentlich wird empfohlen, keine lokale Salbenbehandlung vorzunehmen, sondern nur eine parenterale Antibiose durchzuführen. Ergeben sich deutliche Anzeichen für eine lokale Infektion, empfiehlt sich möglichst früh die Anfertigung eines Antibiogramms. Der Heilungsprozess sollte im Abstand von 2–3 Tagen kontrolliert und die Therapie, falls erforderlich, den geänderten Bedingungen angepasst werden.

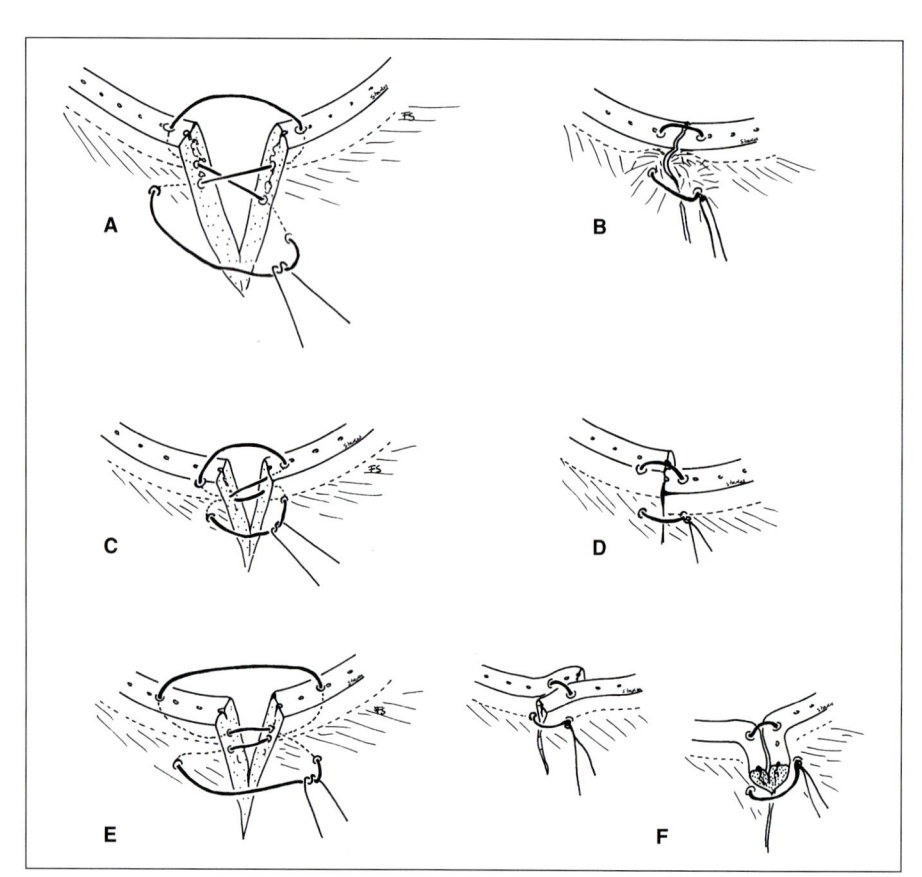

Fig. 4.4:
Verletzung des Lidrandes, fehlerhafte Nahttechnik. 8er Naht mit ungleichem und zu großem Abstand vom Lidrand (A) und das daraus resultierende Ergebnis (B). Inkongruente Naht, links 1 mm vom Lidrand entfernt, rechts in Höhe der Meibomschen Drüsen (C), das Ergebnis (D). Naht, die zu weit vom Lidrand entfernt liegt (E) und das Ergebnis (F).

4.5.1.1 Lidrandwunden mit Beteiligung der tränenableitenden Wege

Lidrandverletzungen im Bereich des medialen Kanthus treten selten auf. Wenn sie jedoch dort lokalisiert sind, sind sie oft im unteren Augenlidbereich zu finden und es besteht zusätzlich die Gefahr, dass der Tränenkanal beschädigt ist (Abb. 4.9). Zur Überprüfung und/oder Versorgung derartiger Verletzungen wird der Tränenkanal mittels einer gebogenen Sonde (000) oder einer so genannten »Pigtail«-Sonde (nach Worst, mit Öffnungen an der Spitze) ausgehend vom oberen Tränenpunkt katheterisiert (Fig. 4.5). Die Sonde wird zuerst vom oberen Tränenpunkt durch den Saccus lacrimalis bis zum Wundrand vorgeschoben. Ein Silikonschlauch (0,7–1,3 mm Durchmesser) wird am besten ein wenig über die Spitze der Sonde geschoben oder durch deren Öffnung hindurch gezogen und dann durch die Öffnung des Tränenkanals am Wundrand und durch den Saccus lacrimalis zum oberen Tränenpunkt vorsichtig zurück gezogen. Der Silikonschlauch verbleibt in situ. Anschließend wird die Sonde vom unteren Tränenpunkt bis zum Wundrand geschoben, wo erneut das untere Ende des Silikonschlauchs mittels der Sondenspitze fixiert und dann zurückgezogen wird. Die Enden des Silikonschlauches können nun miteinander verknotet werden. Dieses Verfahren ist recht einfach, aber es besteht die Gefahr, dass die Schlauchenden die Hornhaut irritieren. Das kann vermieden werden, indem man die Schlauchenden aneinander »näht« (siehe 6.3.2 und Fig. 4.5) oder mit einem Einzelheft medial in der Haut fixiert. Der Verschluss der Lidwunde erfolgt wie oben beschrieben (siehe 4.5.1).

4.5.1.2 Lidrandwunden mit Verlust von Gewebe

Wenn ein Teil des Lidrandes durch die Verletzung verloren geht, wird sich die Lidwunde noch weiter vergrößern. Für den Fall, dass nicht sofort eine Blepharoplastik durchgeführt werden kann, sollten wenigstens 1–2 Zughefte angelegt werden. Ein Einschneiden dieser Fäden in die Haut kann durch Unterlegen von Silikon- oder Infusionsschlauch verhindert werden. In der Regel ist es aber besser, die Wunde direkt mit einer endgültigen Blepharoplastik zu versorgen. Die »Dreieck-zu-Dreieck«-Methode (Fig. 7.23) ist für tiefere Wunden am besten geeignet, die sog. »H-Plastik« (Fig. 7.25) empfiehlt sich bei relativ breiten Lidrandwunden. Sehr große Defekte können mit einem Rotationsflap (Fig. 7.3) oder einer sog. »Z-Plastik« versorgt werden.

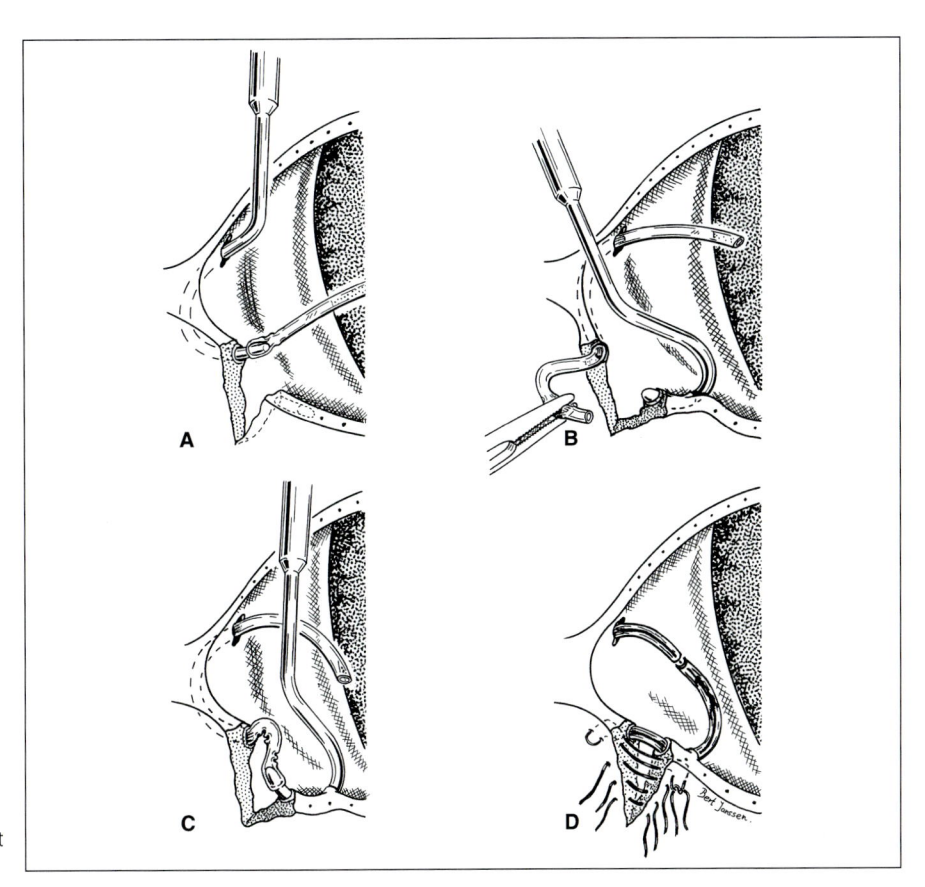

Fig. 4.5:
Verletzung des Lidrandes mit Beteiligung des Canaliculus inferior. Mit Hilfe eines Silikonschlauches wird der Anschluss sichergestellt. Danach wird die Wunde genäht (Nahtmöglichkeit siehe Fig. 4.3).

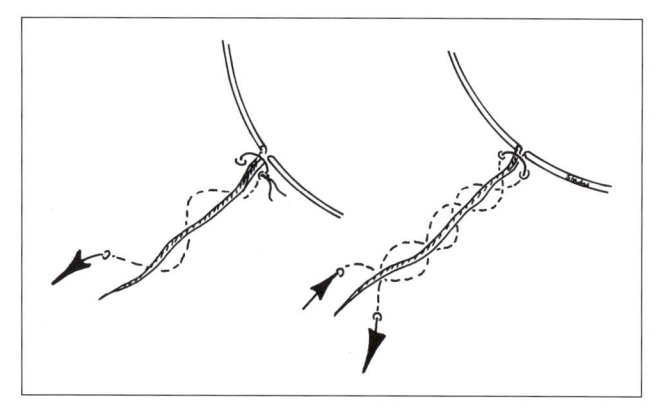

Fig. 4.6:
Verletzung der Membrana nictitans. Die Wunde wird mit einer fortlaufenden Naht mit möglichst wenig Knoten genäht.

4.5.2 Bindehautverletzungen

Größere Wunden im Bereich der Konjunktiva / Membrana nictitans (Fig. 4.6) werden, am besten ohne Knoten, mit fortlaufenden Nähten oder mit Einzelheften (resorbierbar, [schneidende] Rundkörper- oder Spatula-Nadel, mono-/polyfilament, 6/0 bis 8/0 Nahtmaterial) verschlossen oder der Patient wird an einen Spezialisten überwiesen. Vorhandene Knoten sollten nach Möglichkeit subkonjunktival versenkt werden. Kleinere Defekte in der Konjunktiva müssen nicht genäht werden. Auf keinen Fall sollten durch die Nähte Traktionsnarben entstehen, die zur Irritation des Auges führen können. Im Zweifelsfall sollte man die Wunde besser offen lassen.

4.5.3 Hornhautverletzungen

Sie können mit oder ohne Fremdkörper, oberflächlich, tief und/oder perforierend sein. Klinisch zeigt der Patient einen starken Blepharospasmus, Tränenfluss, Hornhautödeme und eventuell ein in die Wunde vorgefallenes Koagulum (eventuell mit Anteilen der Iris).

4.5.3.1 Allgemeine Vorgehensweise
Falls man nicht über alle notwendigen Instrumente und Materialien verfügt, auf diesem speziellen Gebiet unerfahren ist, oder sich für die Durchführung einer Operation an der Hornhaut zu unsicher fühlt, sollte man am besten einen Patienten mit Fremdkörper im Augenbereich oder mit tieferen Wunden in der Hornhaut an einen Augenspezialisten überweisen.

Bei tiefgreifenden Hornhautverletzungen bis auf die Descemetsche Membran (färbt sich mit Fluoreszein nicht an!) oder noch tiefer, ist das Anlegen einer Nickhautschürze (siehe 10.6.3.5) problematisch, da sie häufig die fachgerechte Versorgung verzögert. Hinzu kommt die Belastung durch eine zweite Allgemeinanästhesie!

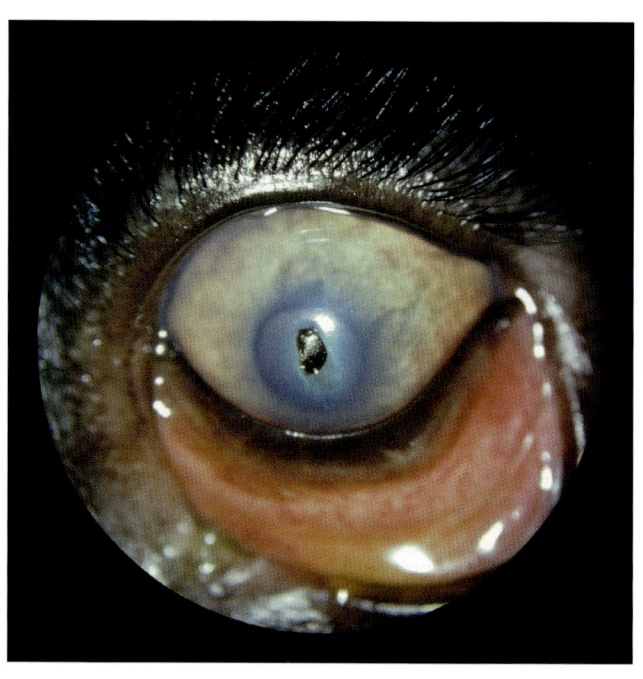

Abb. 4.13:
Fremdkörper zentral auf/in der Hornhaut (OS, Hund), einen Tag nach Entstehung der Läsion. Das Pflanzenteilchen hat sich durch den Tränenfilm mit der konkaven Seite auf der Hornhaut festgesogen (siehe auch Abb. 4.14).

Sind Anzeichen einer Infektion vorhanden, sollte schon früh eine Tupferprobe genommen und ein Antibiogramm angefertigt werden. Vorhandenes Exsudat wird vorsichtig mit Acetylcystein aufgelöst und weggespült. Der Ziliarspasmus und der damit verbundene Schmerz werden mit Atropin therapiert. Eine Schmerzausschaltung mit Lokalanästhetika hemmt die Epithelisierung der Hornhaut und verdeckt u.U. weitere Läsionen. Die Verabreichung von Lokalanästhetikum als Therapeutikum muss als ein Kunstfehler angesehen werden.

Als erstes wird vorläufig ein »Standard«-Antibiotikum verabreicht. Im Zusammenhang mit einer weiteren Behandlung empfiehlt sich anschließend die Anwendung von Augentropfen mit »spezifischen« Antibiotika. Außerdem können nichtsteroidale Antiphlogistika gegeben werden. Für den Transport und/oder während der Heilungsphase wird dem Patienten ein Halskragen oder eine Schutzmaske mit Augenabschirmung angelegt.

4.5.3.2 Nicht perforierende Hornhautverletzungen
Derartige Verletzungen können mit Fluoreszein auf einfache Weise sichtbar gemacht werden. Fremdkörper, z.B. Pflanzenteile, Kartoffelchipsreste, Stofffäden (Abb. 4.13, 4.14), werden unter Lokalanästhesie ausgespült oder vorsichtig mit einer Fremdkörper-Pinzette entfernt.

Bei Fremdkörpern (Abb. 4.15–4.17; z.B. Dornen) die komplett intrakorneal und parallel zur Hornhautoberfläche

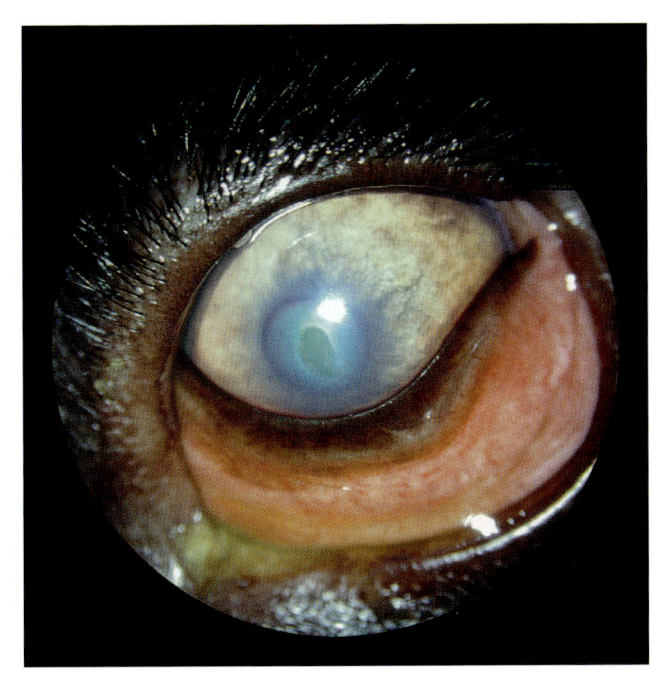

Abb. 4.14:
Läsion nach Entfernung des Fremdkörpers, einen Tag nach Entstehung (OS, Hund; dasselbe Auge wie in Abb. 4.13).

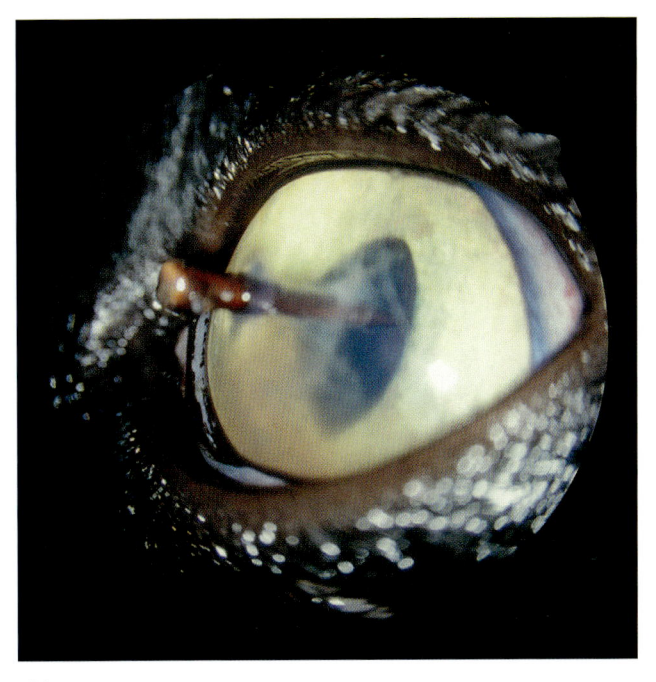

Abb. 4.15:
Perforation von Kornea und Linse durch einen Dorn am linken Auge einer Katze (siehe auch Abb. 4.16).

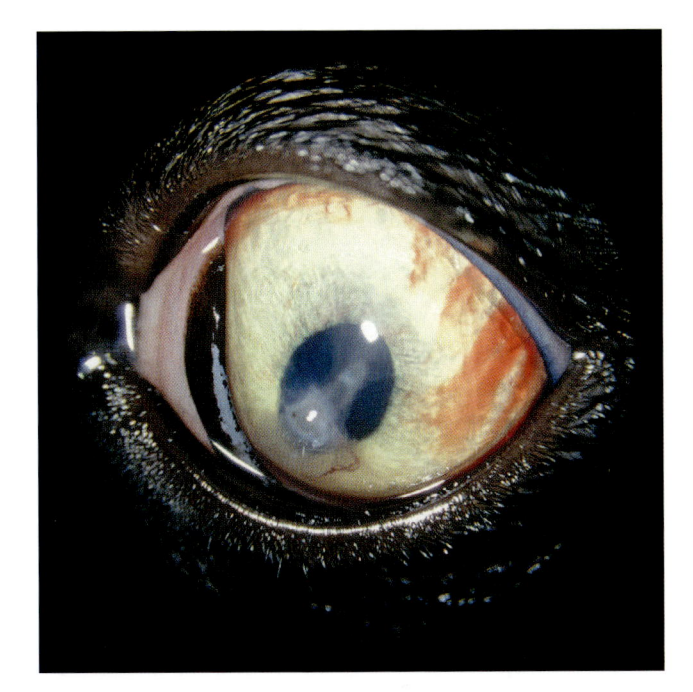

Abb. 4.16:
Hornhautdefekt, tunnelförmige Exsudation rund um den Stichkanal und Blutfaden in der vorderen Augenkammer, direkt nach Entfernung eines Dorns aus der Kornea / vorderen Augenkammer / Linse eine Katze (OS, dasselbe Auge wie in Abb. 4.15).

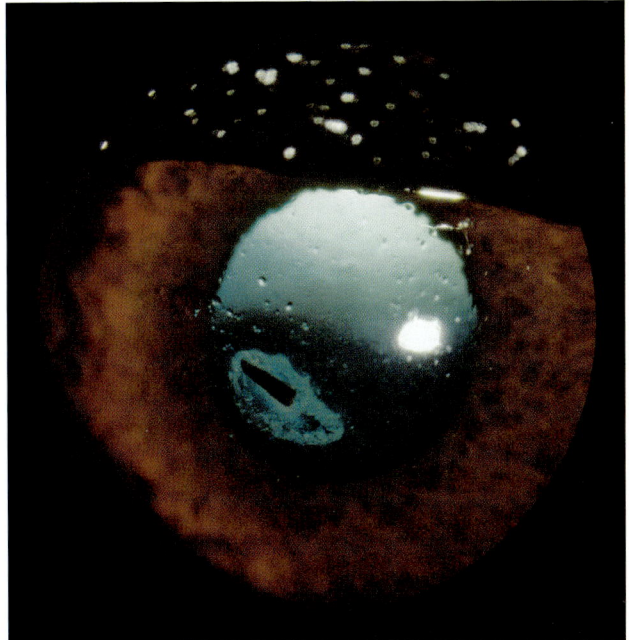

Abb. 4.17:
Dorn *in* der Korneaoberfläche mit kreisförmigem Randödem (OS, Hund). Der dunklere Fleck ventral der Rückseite des Dorns stellt die Eintrittsöffnung dar.

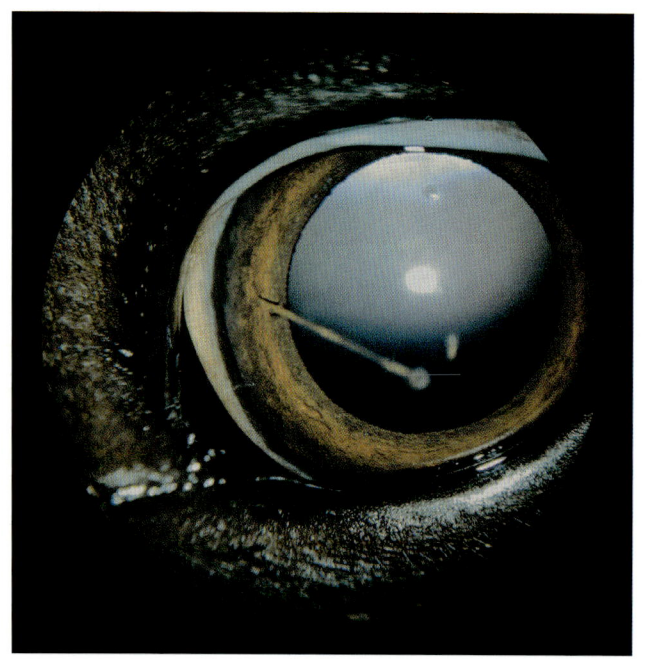

Abb. 4.18:
Auge eines Hundes mit dem Vorbericht »seit einigen Tagen ein Dorn oder Wurm in der vorderen Augenkammer (OS)«. Das Gespinst oder Drähtchen, das von der Irisoberfläche bei 21 Uhr an die 18-Uhr-Position des Endothels zieht, ist eine Membrana pupillaris persistens.

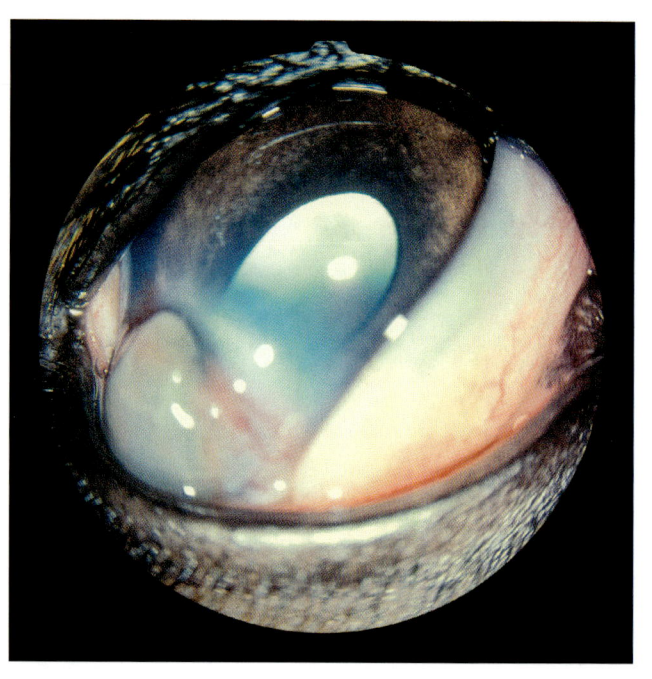

Abb. 4.19:
Staphylom (OD, Hund) am Limbus bei 19 Uhr, einen Tag nach einer traumatischen Korneaperforation. Die vordere Augenkammer ist klar, der Pupillarrand scharf begrenzt und die Irisoberfläche im oberen Anteil zeigt keinerlei Anzeichen einer Uveitis.

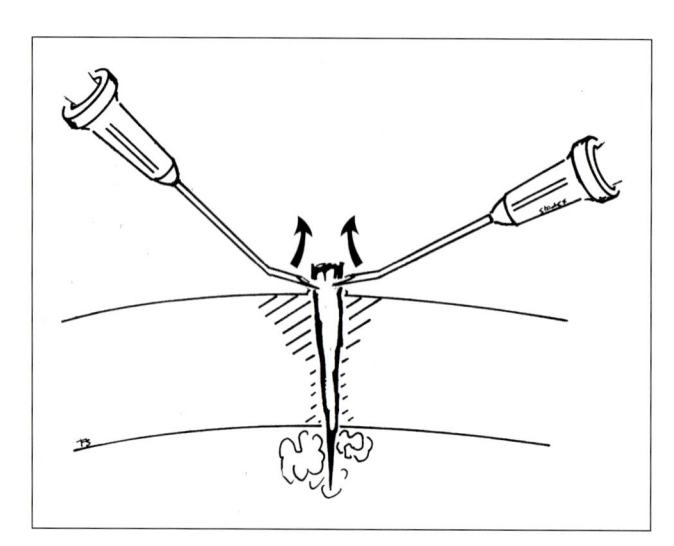

Fig. 4.7:
Entfernung eines Dorns aus der Hornhaut mit Hilfe von zwei feinen Kanülen. An der Spitze des Dorns hat sich ein Exsudatflöckchen gebildet.

liegen, also die Vorderkammer nicht erreicht haben (Abb. 4.17), wird die darüber liegende Hornhaut mit einem Hornhautmesser durchtrennt und der Fremdkörper entfernt. Zuvor wird ein Lokalanästhetikum appliziert. Bei unruhigen Patienten oder fehlender Hilfe ist eine Sedation oder Allgemeinanästhesie dringend zu empfehlen. Die Inhalationsnarkose ist bei Großtieren immer und bei Kleintieren, die einen weit nasalgelegenen Defekt an der Hornhaut haben, angezeigt. So ist eine entsprechende Positionierung und Exposition des Bulbus möglich und damit eine adäquate chirurgische Versorgung. Vorteilhaft ist dabei eine Muskelrelaxation (künstliche Beatmung!).

Nach Entfernung des Fremdkörpers, gründlicher Spülung des Konjunktivalsackes und eingehender Untersuchung des gesamten Augapfels wird die Nachbehandlung mit einer AS mit »Standard«-Antibiotikum (4 × täglich) und Atropin-AS (2 × täglich) begonnen. Auch eine angepasste Kontaktlinse kann verwendet werden. Diese Behandlung sollte einen derartigen Defekt innerhalb weniger Tage zur Abheilung bringen.

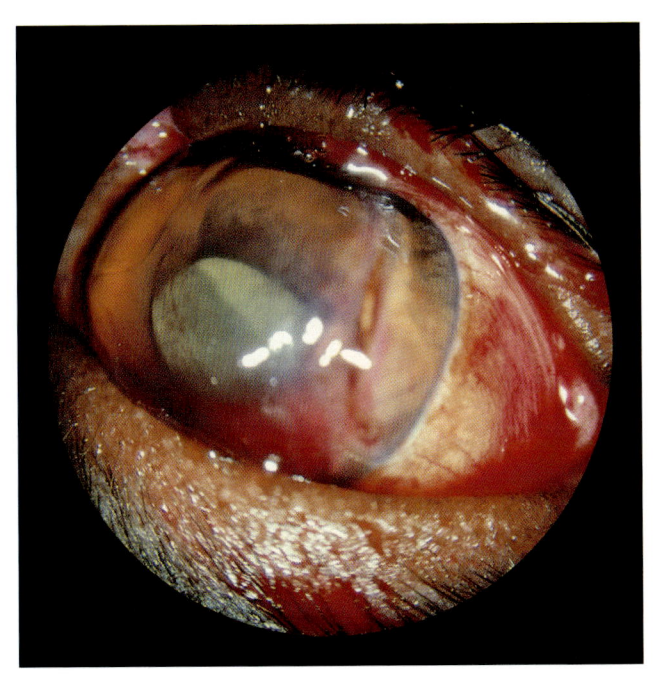

Abb. 4.20:
Hundeauge mit einer Hornhautverletzung (OS), einige Stunden nach einem Katzenkratzer. Die vordere Augenkammer ist trüb und die Iris zeigt Anzeichen einer posttraumatischen Uveitis. Die Wunde wurde mit sieben Einzelheften genäht (Nylon, monofil, 9/0; siehe auch Abb. 4.21).

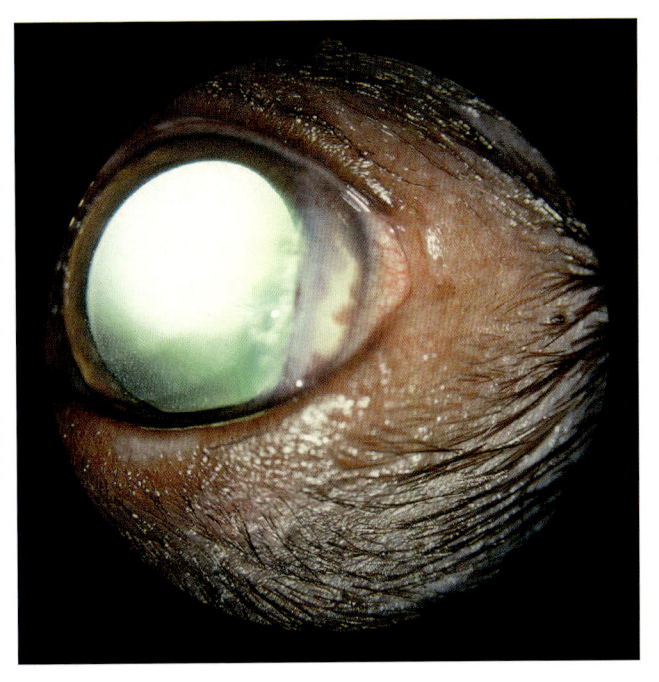

Abb. 4.21:
Narbe nach einem Katzenkratzer, 18 Tage nach Entfernung der Korneanähte, von 14 nach 17 Uhr (OS, Hund; dasselbe Auge wie in Abb. 4.20). Die vordere Augenkammer ist klar, und die mydriatische Pupille (durch Atropin verursacht) ist rund.

Hornhautdefekte, die tiefer gehen als $1/3$ der Hornhautdicke, erfordern eine längere Heilungsperiode. Dabei tritt in der Regel eine Gefäßeinsprossung und Granulationsgewebsbildung auf. Außerdem bleibt nach Abheilung eine weißliche (wie Sklera) Narbe im Defektbereich zurück. Diese könnte nach erfolgter Epithelisierung zur Verminderung der Narbenbildung und Rückbildung der Vaskularisation noch mit Kortikosteroiden behandelt werden. Es sollte dabei jedoch deren Einfluss auf eine manifeste Narbe nicht überschätzt werden. Eine regelmäßige Kontrolle mit der Spaltlampe ist während des gesamten Heilungsverlaufs erforderlich.

4.5.3.3 Perforierende Hornhautverletzungen

Sie entstehen aufgrund von Gegenständen, die mit hoher Geschwindigkeit auf die Hornhaut treffen (z.B. Nägel, Dornen, Luftgewehrkugeln, Schrot). Das begleitende, zusätzliche Iristrauma hat sowohl Blutungen in die vordere Augenkammer (Hyphaema; Abb. 4.7) als auch manchmal Blutungen außerhalb des Auges (bei einem Irisprolaps) zur Folge. In diesen Fällen kommt es dann auch zu einer massive Entzündung der Uvea (Uveitis). Tiefergehende Traumata können beispielsweise Glaskörper- oder Fundusblutungen und damit langfristig Katarakte verursachen. Bereits vor der Untersuchung werden lokalanästhetisch wirksame Augentropfen, AT mit »spezifischen« Antibiotika und Atropin-AT appliziert. Reinigende Spülungen sind kontraindiziert und vorgefallene Koagula werden bis zur endgültigen chirurgischen Versorgung (Hornhautnaht) in der Wunde belassen und möglichst nicht berührt.

Deutlich über der Hornhautoberfläche herausragende, oberflächlich gelegene Fremdkörper können vorsichtig mit einer Fremdkörper-Pinzette entfernt werden (Abb. 4.15, 4.16). Bei tiefergelegenen Fremdkörpern dagegen ist das Risiko zu groß, ein Hornhautödem zu verursachen, die Hornhaut bei der Manipulation zu perforieren oder, noch schlimmer, den Fremdkörper in die Iris und/oder Linse zu schieben. Die Rückseite eines intrakorneal gelegenen Fremdkörpers (z.B. Dorn) wird mit zwei gebogenen (0,45 mm Diameter) Kanülen angestochen und der Dorn so aus der Hornhaut gehoben (Fig. 4.7).

In nahezu allen Fällen, in denen perforierende Fremdkörper beteiligt sind, sollte vorab geklärt sein, ob unmittelbar nach der Entfernung eine Hornhautnaht angelegt werden kann. Ist dies nicht gewährleistet, ist es besser, den Patienten sofort an einen Spezialisten zu überweisen. Perforierende Hornhautverletzungen (Abb. 4.19–4.21) können nur unter ausreichender Allgemeinanästhesie versorgt werden, vorzugsweise mit vollständiger Muskelrelaxation, da nur dann die Eigenrotation und der Enophthalmus des Bulbus unterbleiben, wodurch man weniger Druck/Zug auf den Augapfel ausübt. Genäht wird die Hornhaut mit Einzelheften (monofilament Nylon oder resorbierbares Material, 8/0 oder 9/0, spatulaförmige Nadel). Dabei sollte die Nadel ca. $2/3$ der Hornhautdicke fassen und auf keinen Fall das Hornhautendothel perforieren

(Fig. 4.8). Ein geringfügiger Irisprolaps kann, wenn er nicht zu groß ist, vorsichtig mit einem Hornhautspatel reponiert werden. Ist das vorgefallene Irisstück zu groß, verschmutzt und infiziert (Abb. 4.19), so wird die Iris vor der Hornhautnaht mit einem Elektrokauter abgesetzt. Eine in die Vorderkammer injizierte Luftblase oder ein Viscoelastikum trennt dann die Hornhaut von der Iris und das in die vordere Augenkammer injizierte BSS (»Balanced Salt Solution«) stellt anschließend die physiologische Vorderkammertiefe wieder her.

Zur Nachbehandlung werden ein »spezifisches« Antibiotikum, Atropin und Dexamethason (bis zu 6 × täglich, AT) verschrieben. In komplizierten Fällen kann zusätzlich Dexamethason (0,1 mg/kg; oder ein NSAID) intravenös gegeben werden.

Nach 1–2 Tagen wird das Auge auf das Vorliegen einer (posttraumatischen) Uveitis (siehe 12) oder Anzeichen eines Sekundärglaukoms (siehe 11.2) kontrolliert. Die Fäden können nach 14–16 Tagen gezogen werden.

Schrotkörner und Luftgewehrkugeln (Abb. 4.22–4.24) können fatale Verletzungen im inneren Auge hervorrufen. Vor allem Katzen, die nach mehrtägiger Abwesenheit mit einem verletzten Auge wieder nach Hause kommen (Abb. 4.22), sollten am besten auf solche Fremdkörper untersucht werden. In diesen Fällen kann meist nur noch die posttraumatische Uveitis therapiert werden (siehe 12). Der Versuch einer chirurgischen Entfernung von Kugeln oder Schrotkörnern bringt meist ein noch größeres Operationstrauma mit sich, so dass hiervon im Falle einer reizlosen Abkapselung des Fremdkörpers, abgesehen werden sollte. Die Gefahr einer Bleivergiftung besteht ausschließlich bei großen Mengen (> 50 Stück) an Schrotkörnern.[2]

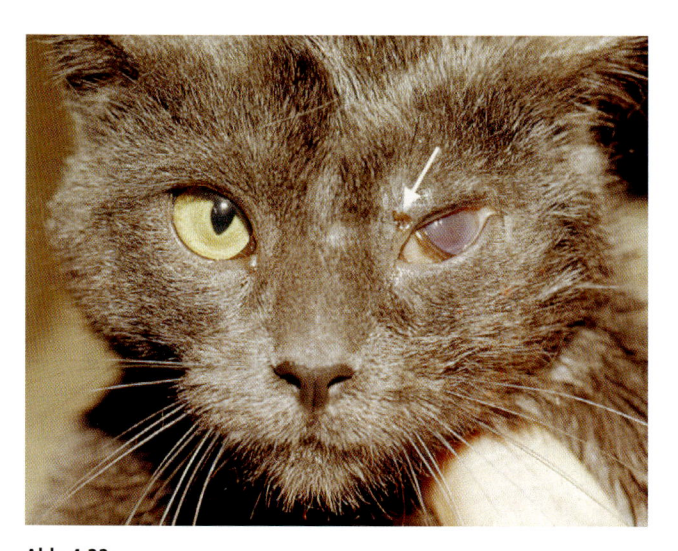

Abb. 4.22:
Trauma am Lid (siehe Pfeil) und an der Hornhaut durch eine Luftgewehrkugel (ungefähr 24 Stunden nach dem Ereignis).

Literatur

1. BISTNER, S. I. & AGUIRRE, G. D.: Management of ocular emergencies. Vet. Clin. North Am. **2**: 359, 1972.
2. SCHMIDT, G. M., DICE, P. F. & KOCH, S. A.: Intraocular lead foreign bodies in four canine eyes. J. Small Anim. Pract. **16**: 33, 1975.

Perforierende Verletzungen **45**

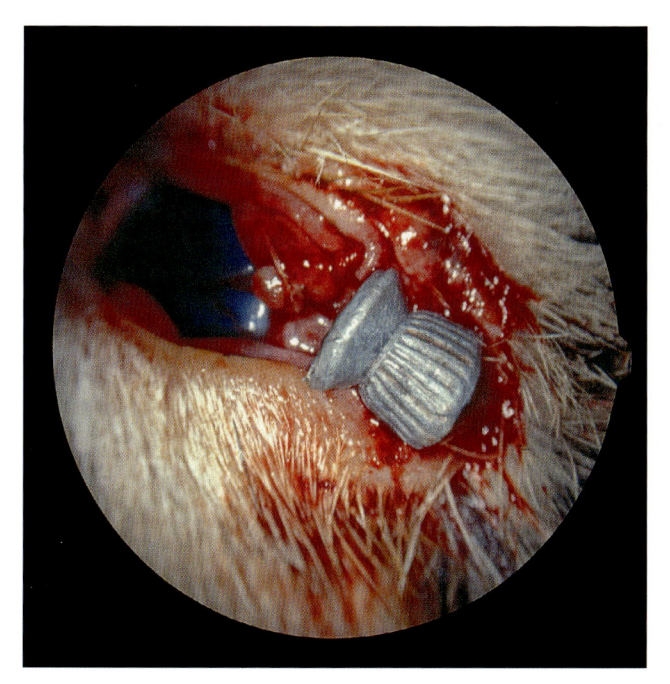

Abb. 4.23:
Luftgewehrkugel direkt nach Entfernung aus dem retrobulbäre Bereich des rechten Auges einer Katze.

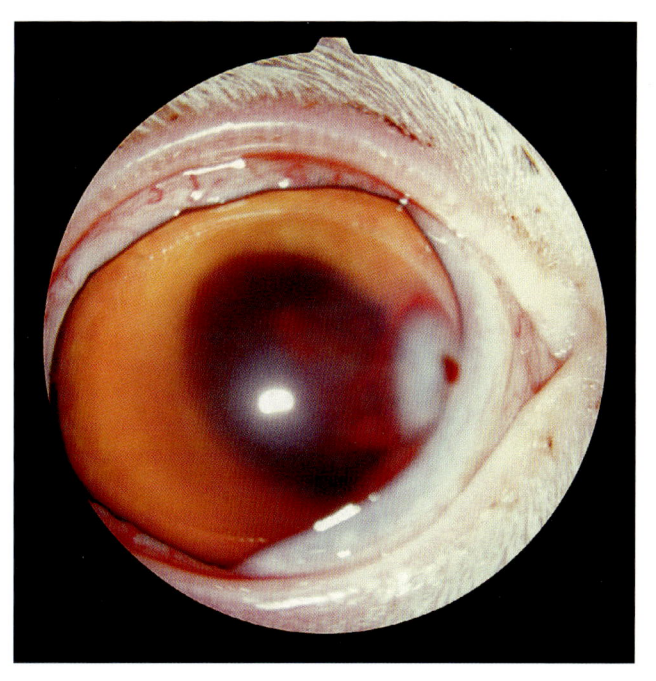

Abb. 4.24:
Hornhautdefekt mit ringförmigem Ödem und blutiger Exsudation in die vordere Augenkammer (OD, Katze) nach Durchschuss eines einzelnen Schrotkorns.

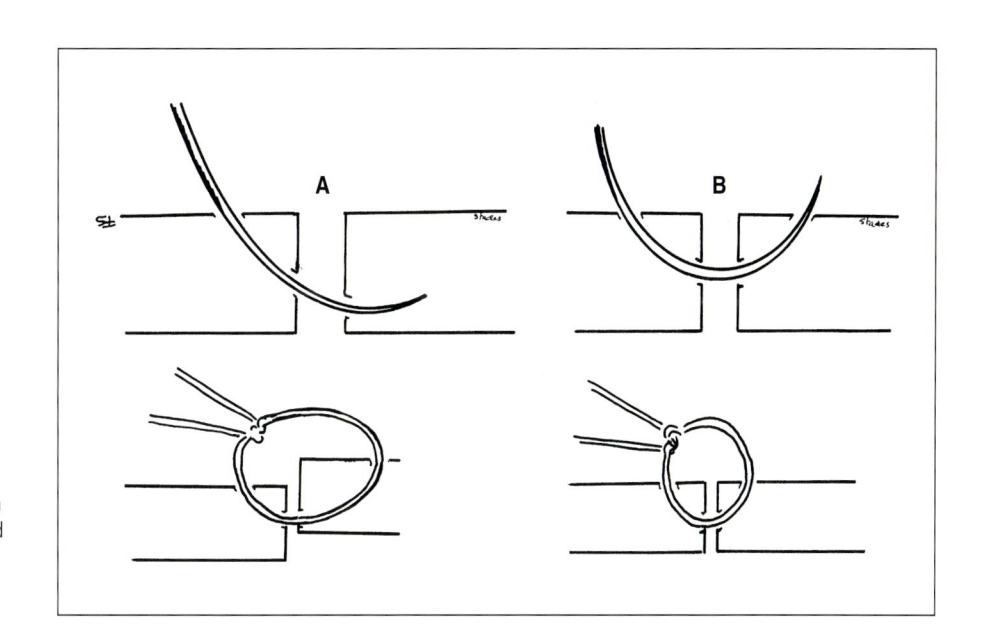

Fig. 4.8:
Beim Nähen verschiedener Gewebeschichten müssen die Wundränder in gleichem Abstand und gleicher Tife durchstochen werden (A: asymmetrisch; B: symmetrisch), dadurch liegen die Schichten genau aufeinander.

5 (Peri-)Orbita

5.1 Einleitung

Als Auslöser für Erkrankungen der (Peri)orbita (Fig. 5.1) kommen eine ganze Reihe von Ursachen in Betracht: kongenitale, traumatische, entzündliche, degenerative und neoplastische Veränderungen. Derartige Prozesse können ihren Ursprung haben: 1. im extraorbitalen Gewebe (Nase, Kieferhöhlen oder Maulhöhle), 2. im orbitalen Gewebe (Augenmuskeln, Drüsen, Gefäße, Fettpolster, Periost oder Knochen) und 3. im okulären Gewebe (Bulbus oculi). In Zusammenhang mit Erkrankungen der Orbita und orbitalen Gewebe liegt häufig ein Exophthalmus und/oder ein Nickhautvorfall vor (Fig. 5.2).

Fig. 5.1:
Lage des Bulbus innerhalb der Orbita (Seitenansicht). Glandula lacrimalis (gl); Gl. zygomatica (gz); Arcus zygomaticus (z); Os frontale (f); Processus coronoideus (pc) der Mandibula.

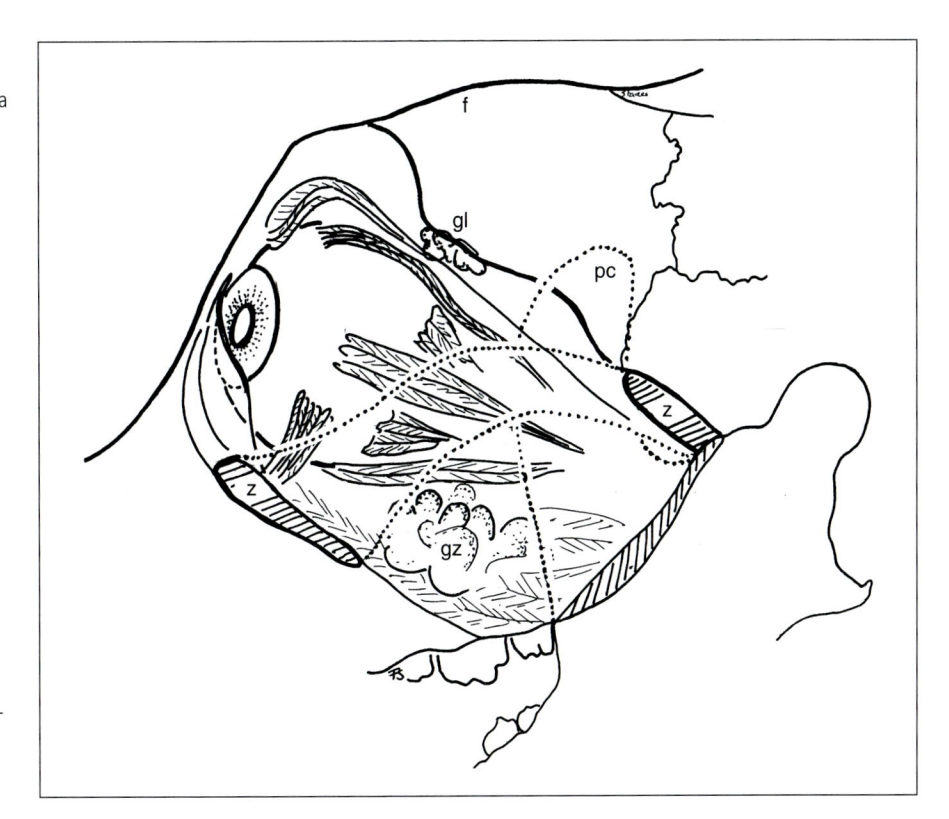

Fig. 5.2:
Exophthalmus, verursacht durch einen retrobulbären Prozess (A); Enophthalmus, verursacht durch einen vor dem Auge gelegenen Prozess (B; selten).

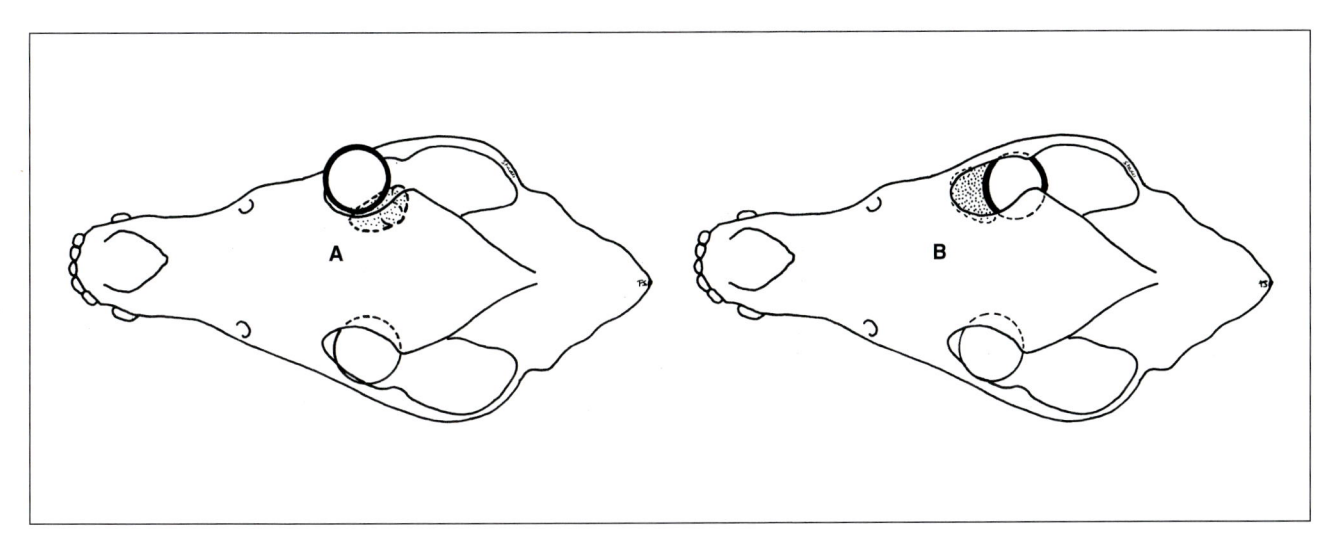

Das trifft aber nicht immer zu, denn diese Symptomatik ist von der Lokalisation (Fig. 5.3) der – ggf. raumfordernden oder mit Gewebszerfall einhergehenden – Prozesse abhängig. Bei kaudal des Bulbus gelegenen Prozessen (Neoplasie, Entzündung, frakturierte Orbitaanteile etc.) steht der Exophthalmus im Vordergrund und der retrobulbäre Druck ist erhöht. Ist der Prozess mehr nasal gelegen (z.B. von der Nickhaut oder der Nasenhöhle ausgehend) oder ist die Stützfunktion des retrobulbären Gewebes vermindert (Dehydratation, Fett- und Muskelatrophie, Kachexie), dann sind Enophthalmus, Nickhautvorfall und ein normaler bzw. verminderter retrobulbärer Druck vorhanden.

Für weitergehende diagnostische Untersuchungen wie Ultraschall, Röntgen,[1] Angiographie, Optikusthekographie[2], Biopsie etc. muss der Patient meist überwiesen werden.[3,4] (Peri-) Orbitale Erkrankungen sind beim Hund und insbesondere bei der Katze selten.

5.2 Kongenitale Veränderungen

Hierzu gehören die Krankheitsbilder der Anophthalmie (siehe 9.7), des Hydrocephalus (ab und zu kombiniert mit dem »Sonnenuntergangsphänomen«; siehe 9.4), der orbitalen Dysplasien und der Zysten. Wegen des seltenen Auftretens und des enorm variablen Erscheinungsbildes werden diese Veränderungen hier nicht näher erläutert.

5.3 Traumata

(siehe 4. Notfälle)

5.4 Enophthalmus

Enophthalmus kann die Folge von Schmerzen sein, ist aber unter Umständen auch auf den Verlust des retrobulbären Gegendrucks zurückzuführen, z.B. auf allgemeines Unwohlsein, Konditionsabfall, Unbehagen oder bei Verlust der sympathischen Innervation (Horner-Syndrom).

5.4.1 Enophthalmus als Folge von Verlust an Gegendruck

Enophthalmus als Folge von allgemeines Unwohlsein / Unbehagen (kommt vor allem bei Katzen vor) oder infolge Konditionsabbau verursacht tief liegende Bulbi und Nickhautvorfall, ist aber meist eine vorübergehende Erscheinung. Man sollte aber in jedem Fall versuchen, die Ursache für das Verhalten zu finden und abzustellen. Ist der Enophthalmus jedoch die Folge einer Atrophie der Kaumuskulatur nach einer Myositis (z.B. Myositis eosinophilica; Prädisposition: Deutscher Schäferhund), liegt die Haut im Bereich des Schädeldachs und des Arcus zygomaticus direkt auf dem Knochen. Der Augapfel ist tief eingesunken und in der Regel sind auch ein starker Nickhautvorfall und teilweise sogar ein sekundäres Entropium der Unterlider vorhanden. Beim Pferd kann auch eine Ruptur der Periorbita die Ursache eines Enophthalmus sein. Ein solches Auge ist dann meist wegen der vorgefallenen Nickhaut und dem sichtversperrenden Arcus zygomaticus »erblindet«. Die Irritation des Bulbus und der Adnexe kann zu einer erhöhten Tränen- oder Schleimproduktion führen.

Therapie: Chirurgische Korrektur des sekundären Entropiums, häufiges Spülen des Konunktivalsacks und prophylak-

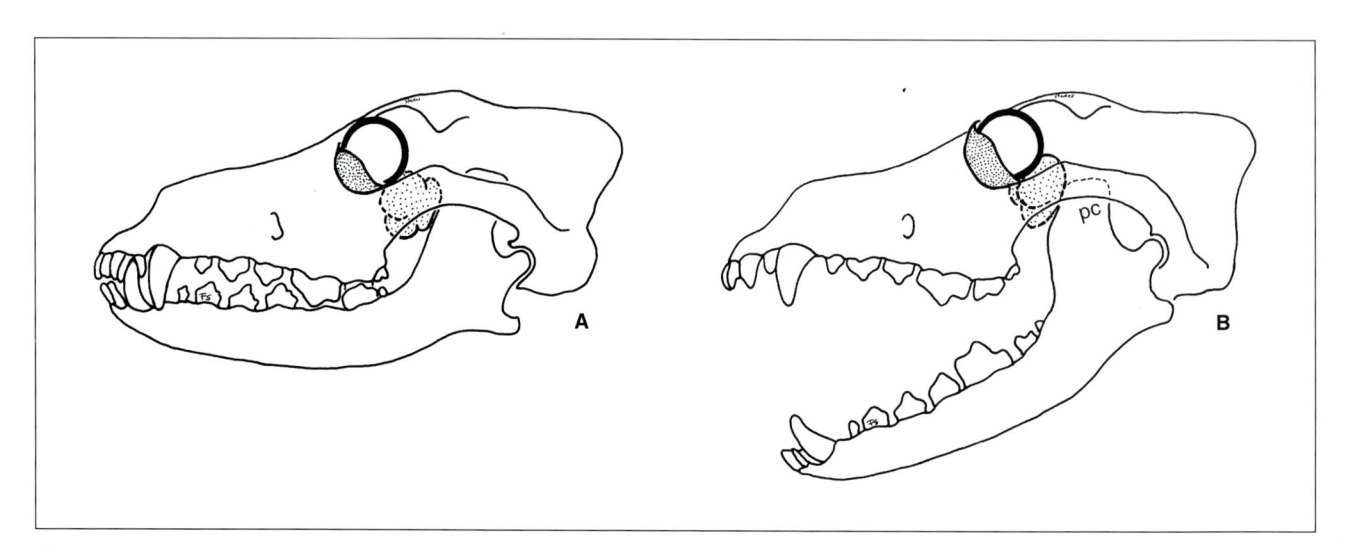

Fig. 5.3:
Ein retrobulbärer Prozess bei geschlossenem Maul (A). Bei geöffnetem Maul (B) wird durch den Processus coronoideus (pc) ein erhöhter Druck auf die kaudale Seite des Prozesses ausgeübt.

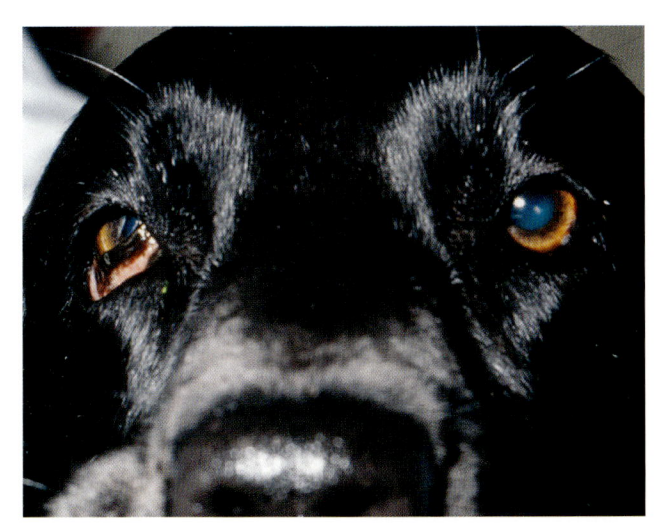

Abb. 5.1:
Horner-Syndrom bei einem Labrador Retriever nach einem postganglionären Trauma des Sympathikus. Enophthalmus, Nickhautvorfall, Miosis und Ptosis sind sichtbar (siehe auch Abb. 5.2).

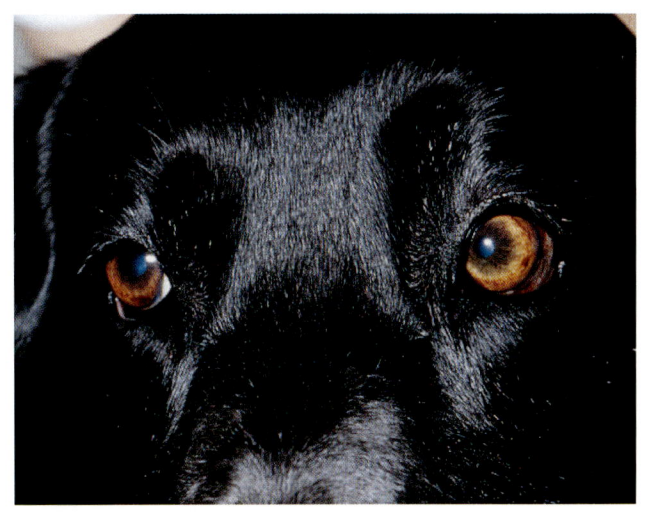

Abb. 5.2:
Horner-Syndrom des rechten Auges bei einem Labrador Retriever nach einem postganglionären Trauma des Sympathikus, nach Gabe eines Tropfens Phenylephrin 10 %. Die Symptome eines Horner-Syndroms sind, mit Ausnahme der Miosis, nahezu vollständig verschwunden (dasselbe Auge wie in Abb. 5.1).

tische Gabe von indifferenten Augensalben (Vitamin-A-AS 2–4 × täglich).

In wenigen Ausnahmefällen kann das Einbringen eines Silikonimplantats (5–15 ml) durch die Konjunktiva hinter dem Lig. orbitale überlegt werden. Da diese Implantationsmethode jedoch eine 100%ige Sterilität während des Eingriffes voraussetzt, treten Fälle retrobulbärer Infektionen nicht selten auf.

5.4.2 Horner-Syndrom

Das Horner-Syndrom (Abb. 5.1) kommt durch Läsionen der sympathischen Nervenfasern des Hirnstammes, des kranialen Rückenmarks, des Plexus brachialis oder der peripheren prä- oder postganglionären sympathischen Nervenfasern zu Stande. Ursächlich kommen außer kongenitalen Missbildungen und Entzündungen meist idiopathische Ursachen oder unbekannte Traumata in Frage, z.B. kann plötzliches, ruckartiges Ziehen an der Leine zu einem postganglionären Horner-Syndrom führen.

Bei der Katze kommen im Rahmen der Leukose oder bei Lymphomen Neubildungen am Thoraxeingang oder im Mediastinum (Röntgenaufnahme!) als Ursache in Betracht.[5]

Symptome: Unilateraler Enophthalmus, Vorfall des dritten Augenlides, Miosis und mehr oder weniger starke Ptosis (Herabhängen des Oberlides). Beim Pferd kann gleichzeitig ipsilateral die Haut im Augenbereich, am Ohr und auch im Halsbereich wärmer sein als die Umgebung (Vasodilatation) und schwitzen, was jedoch nur bei genauem Hinsehen festgestellt werden kann.[6,7]

Diagnose: Sowohl diagnostisch (in beide Augen tropfen!), prognostisch als auch therapeutisch wird das betreffende Auge mit 10%igen Phenylephrin oder 1%igen Adrenalin-AT behandelt. Eine innerhalb von 15–30 Min. eintretende Mydriasis und normale Position (Abb. 5.2) des Bulbus lassen auf eine periphere und postganglionär gelegene Läsion schließen. Eine vollständige neurologische Anamnese und eine neurologische Untersuchung sind indiziert. Häufig wird eine palliative Behandlung mit Phenylephrin 2–3 × täglich fortgeführt.

Prognose: Im Falle einer postganglionären Läsion ist von einer günstigen Prognose auszugehen, wobei die Symptomatik jedoch oft erst nach 1–6 Monaten verschwindet. Ist trotz der Behandlung keine Mydriasis zu erzielen, handelt es sich um eine mehr zentral gelegene Läsion, deren Prognose vorsichtig zu stellen ist.

5.5 Exophthalmus

Exopthalmus kann die Folge eines raumfordernden Prozesses hinter dem Bulbus sein (Akromegalie, bei einer Mukozele der Gl. zygomatica, retrobulbären Gefäßanomalien[8] und bei Entzündungen, Abszessen und Neoplasien), der die Position des Augapfels in der Orbita beeinflusst.[9] Er tritt aber auch bei Schwellungen der Kaumuskulatur, bei Neubildungen im Bereich der Nasenhöhle und Nasennebenhöhlen sowie bei Neubildungen im Maulbereich oder der Kieferäste als Folge eines Cushing-Syndroms auf.

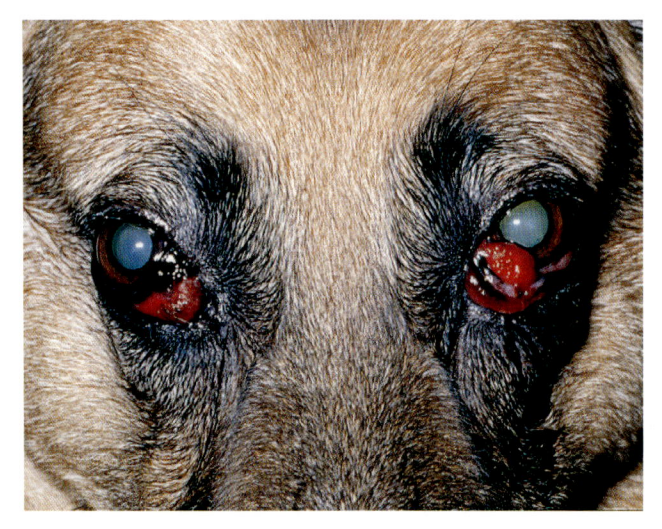

Abb. 5.3:
Hochgradiger Exophthalmus beidseitig, Nickhautvorfall und Schwellung der Gesichtsmuskulatur infolge einer akuten Myositis (eosinophilica) der Kaumuskulatur bei einem Deutschen Schäferhund.

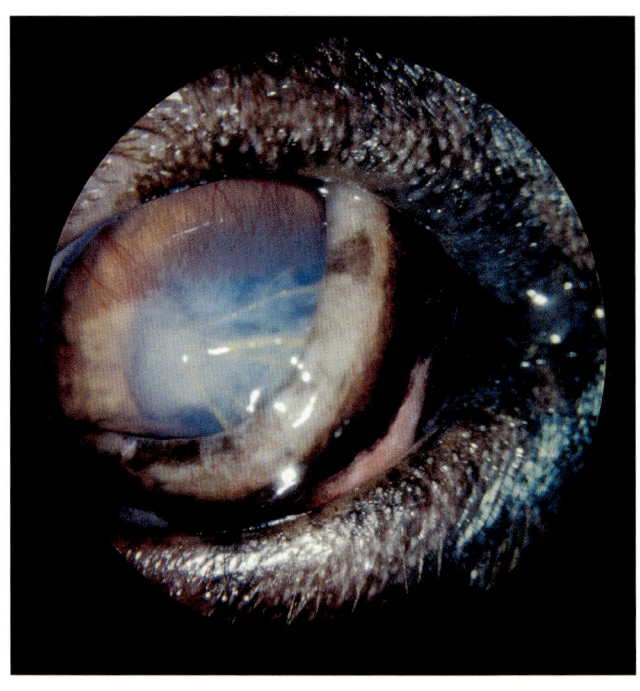

Abb. 5.4:
Augenverletzung durch einen Fremdkörper (OD, Hund). Die glasigen Grannen einer Ähre (bedeckt mit Schleim) kommen hinter der Nickhaut zum Vorschein. Der Hund zeigte bereits seit 5 Tagen (!) einen heftigen Blepharospasmus.

5.5.1 Exophthalmus bei Schwellungen der Kaumuskulatur[10]

Entzündungen (Myositis, Abb. 5.3), auf Degeneration oder Autoimmunprozessen beruhende Erkrankungen des M. masseter, M. temporalis und M. pterygoideus medialis führen zu einer Schwellung, die mit einer Maulsperre vergesellschaftet sein kann. Im akuten Stadium liegen Schmerzhaftigkeit, Exophthalmus und Nickhautvorfall als Symptome vor, die dennoch vom Besitzer nicht immer deutlich wahrgenommen werden. Meist führen diese Veränderungen zu einer subakuten oder chronischen Muskelatrophie, Enophthalmus und Nickhautvorfall. Prädisponiert sind offensichtlich große Hunderassen und besonders der Deutsche Schäferhund (Myositis eosinophilica).

Diagnose: Die Diagnose »Myositis« kann auf Grund der charakteristischen Symptome, einer Blutuntersuchung (Lymphozyten, Neutrophile und Eosinophile), durch Gewebeproben (sehr sensitiver Test) und eine Elektromyografie gestellt werden.

Therapie: Die Behandlung besteht aus einer Gabe von Prednisolon, am ersten Tag beginnend mit 1–2 mg/kg/24 Stunden (morgens), danach alternierend in absteigender Dosierung über einen Zeitraum von 6 Wochen. Zur Therapie des sekundären chronischen Enophthalmus siehe 5.4.1.

5.5.2 Exophthalmus als Folge anderer retrobulbärer Prozesse (Abb. 5.6–5.8)

Die Ursachen für retrobulbäre Schwellungen sind zahlreich und es zählen dazu auch sehr selten auftretende Krankheiten wie z.B. eine Mukozele der Ausführungsgänge der infizierten Gl. zygomatica.[11]

Beim Hund sind die wichtigsten Ursachen für die Entstehung retrobulbärer Entzündungen das Eindringen von Fremdkörpern (FK), z.B. Halme (diese können innerhalb weniger Stunden die Konjunktiva durchdringen, Abb. 5.4, 5.5 und 5.7) und Holzsplitter, die über die Konjunktiven oder den Orbitaboden eindringen. Diese Entzündungen können diffus (Cellulitis) oder aber auch als lokal begrenzte Abszessbildung (Abb. 5.6) manifest werden. Katzen dagegen neigen sehr viel weniger zur Ausbildung retrobulbärer Entzündungen (gelegentlich im Anschluss eines Kampfes). Wahrscheinlich ist dies mit der eleganteren und vorsichtigeren Art der Fortbewegung, dem vorsichtigen Fressen und dem behutsameren Spiel der Katzen im Vergleich zu den Hunden zu erklären.

Bei Kaninchen und Nagetieren können Entzündungen, das Prolabieren eines Backenzahns (z.B. bei Hypokalzämie) oder Fettanhäufung die Ursache von retrobulbären Prozessen sein.

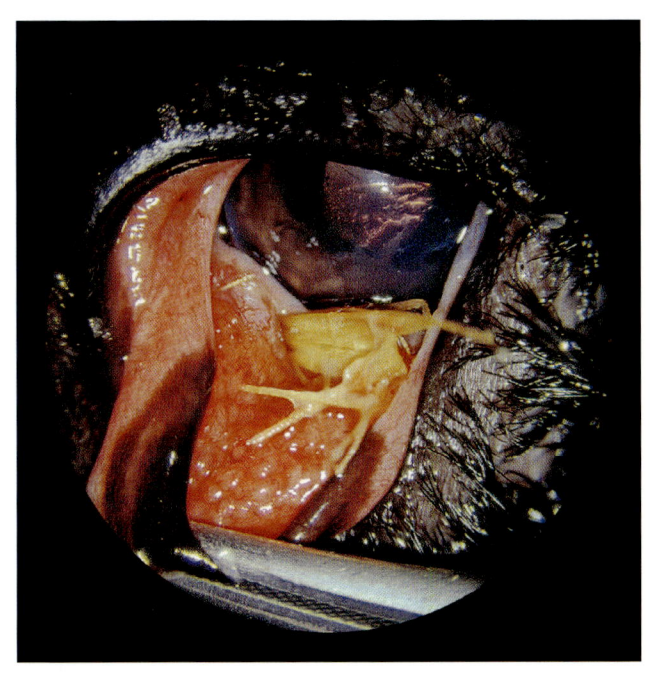

Abb. 5.5:
Augenverletzung durch einen Fremdkörper, ungefähr 5 Stunden nach Auftreten eines plötzlichen Blepharospasmus (OS, Hund). Die Granne ist bereits einige Millimeter in die Konjunktiva eingedrungen. Derartige Fremdkörper können im Verlauf eines Tages die gesamte Konjunktiva durchdringen und zur Ursache eines retrobulbären Abszesses werden.

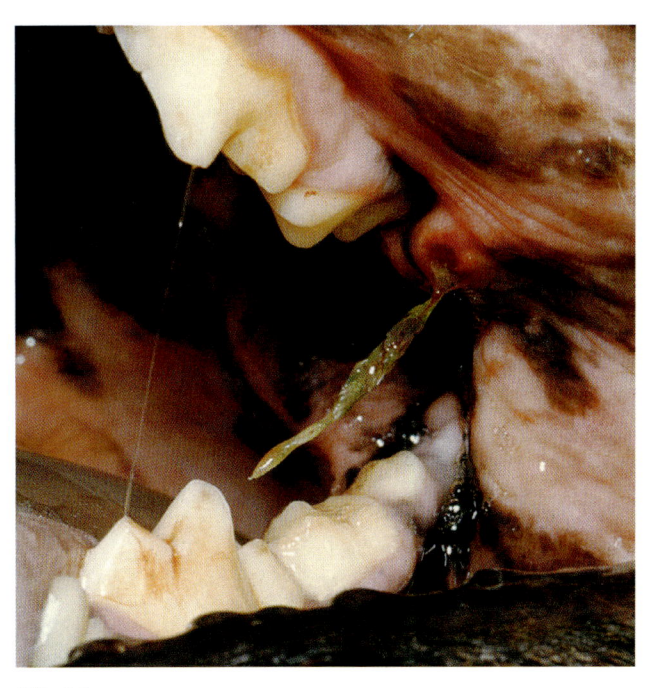

Abb. 5.7:
Grashalm, der aus einem frisch eröffneten retrobulbären Abszess (hinter dem M2, OS, Hund) austritt.

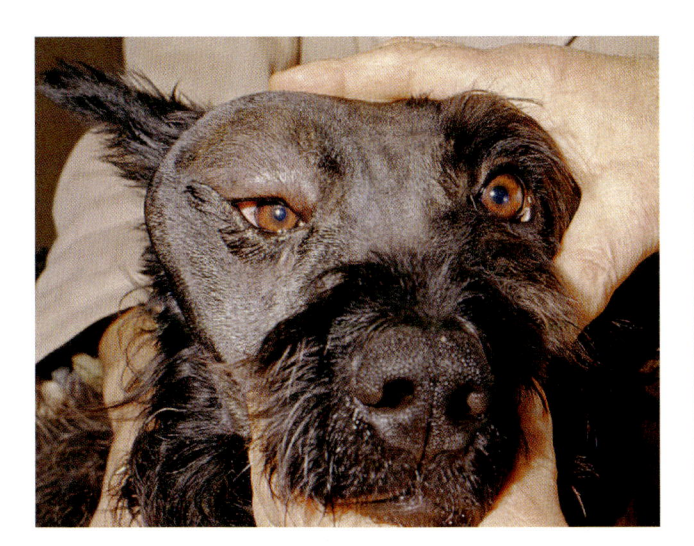

Abb. 5.6:
Retrobulbärer Abszess auf der rechten Seite bei einem Bouvier des Flandres. Nach dem Scheren ist die Schwellung deutlich sichtbar. *Cave:* Es liegt kein Nickhautvorfall vor, da der Abszess mehr dorsolateral liegt. Die Miosis ist die Folge einer milden Uveitis.

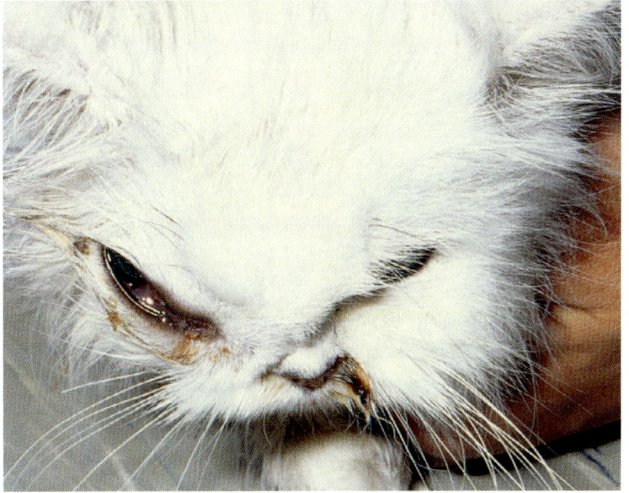

Abb. 5.8:
Retrobulbäre Neoplasie rechts bei einer 12 Jahre alten Perserkatze, von oben betrachtet. Als Folge der Tumorentwicklung ist der Augapfel lateral und rostral disloziert. Darüber hinaus ist eine deutliche Schädeldeformation entstanden.

Bei Vögeln können proliferative Entzündungen (z.B. der tiefen Harderschen Nickhautdrüse), Abszesse oder Neoplasien Ursache eines Exophthalmus sein.

Primäre Orbitaneoplasien (Abb. 5.8) können prinzipiell ihren Ursprung in jeder Art von (peri) orbitalem Gewebe haben.[12,13] Sekundärtumoren (Metastasen) können von jedem Neoplasie im Körper ausgehen (z.B. Nasenhöhle, Mundhöhle, Nebenhöhlen).[14] Glücklicherweise treten aber beide Tumorarten recht selten auf.

Klinisch kann zwischen Neoplasie oder Entzündung häufig nicht unterschieden werden, daher erscheint die generelle Bezeichnung »retrobulbärer Prozess« zutreffend.

Anamnestisch stehen eine Inappetenz des Tieres, Hervortreten des Augapfels (Exophthalmus) oder eine Dislokation des Augapfels in eine Richtung im Vordergrund. Bei einem solchen Vorbericht sollte jedoch immer gezielt nach Schmerzäußerungen beim Gähnen, Fressen, Kauen, Spielen (Ball) und Bellen gefragt werden.

Symptome: Der meist auf ein Auge beschränkte Exophthalmus fällt sofort auf, ebenso wie die selten vorkommende laterale Dislokation des Bulbus. Betrifft der Exophthalmus beide Augen, dann sollte man an Prozesse am Chiasma opticum, an Myositis, an das Cushing-Syndrom, an Akromegalie oder an neoplastische Erkrankungen denken. Oftmals besteht gleichzeitig ein Nickhautvorfall, welcher aber nur bei nicht zu weit lateral gelegenen Veränderungen zu beobachten ist. Der Augapfel selbst ist nicht vergrößert, kann jedoch Anzeichen der Verdrängung oder andere Beschädigungen aufweisen, so dass diese Patienten häufig mit der Verdachtsdiagnose »Glaukom« überwiesen werden. Der erhöhte retrobulbäre Druck lässt meist nur eine beschränkte und sehr schmerzhafte Öffnung des Fanges zu (das Maul nur und sehr vorsichtig [!] vom Patientenbesitzer öffnen lassen). Die Palpation des weichen Orbitabodens (hinter dem letzten Molaren des Oberkiefers) weist manchmal auf Verdickungen und/oder Druckempfindlichkeit hin. Bei Druck oder Entzündung im Bereich des N. opticus ist mit einer Schwellung der Papille zu rechnen, was bei monokulärer Spiegelung jedoch schwer zu diagnostizieren ist.

Differentialdiagnostisch kommen alle Prozesse in Frage, die von (peri)orbitalen Gewebsstrukturen ausgehen.

Diagnose: Eine sichere Diagnose kann eigentlich nur nach weiterführenden Untersuchungen und/oder Biopsien gestellt werden. Zusätzliche Untersuchungen sind z.B. das Erfassen des aktuellen Blutstatus (erhöhte/erniedrigte Anzahl von Leukozyten, eosinophilen Granulozyten) sowie eine Aspirationsbiopsie der mandibulären Lymphknoten. In vielen Fällen führen leider erst komplizierte und aufwändige Untersuchungen zu einer sicheren Diagnose, die mit einer Allgemeinanästhesie durchgeführt werden müssen (Echographie, Dickenmessung und Flüssigkeitsansammlung, Antibiogramm, CT, MRT, Röntgen mit Kontrastdarstellung, Biopsie von Gewebe oder Exsudat mit Zytologie/Histologie).

Nur wenn die Art des Gewebes durch eine zytologische/histologische Untersuchung gesichert ist, kann die Diagnostik als abgeschlossen angesehen werden.

Therapie: Nach einer Prämedikation wird der Patient besonders sorgfältig intubiert (Manschette am Tubus gut aufblasen, damit kein Blut oder Eiter in die Trachea laufen kann!). Liegt kein solider Hinweis auf einen malignen Prozess vor, wird nach der Untersuchung sofort eine Drainage eingelegt. Im Allgemeinen wird dazu hinter dem letzten Molaren des Oberkiefers in Richtung Orbita mit einer Knopfsonde (mit Olive) sondiert (Fig. 5.4). Auftretendes Exsudat wird für die Erstellung eines Antibiogramms aufgefangen. Tritt zähflüssiger Schleim aus und liegen keine Anzeichen einer Entzündung vor, so weist dies auf einen zystischen Prozess in der Gl. zygomatica hin.[15,16] Eine Entfernung des Prozesses ist im Allgemeinen nur nach einer Orbitotomie möglich. Bei der Sondierung festgestellte Fremdkörper, z.B. Grashalme, werden vollständig entfernt. Häufiger hat man jedoch weniger Glück und die direkte Ursache ist nicht erkennbar. In diesem Fall muss eine Penrose-Drainage in dorsolateraler Richtung über dem Auge eingebracht und an der Kopfhaut fixiert werden. Eine Anti-

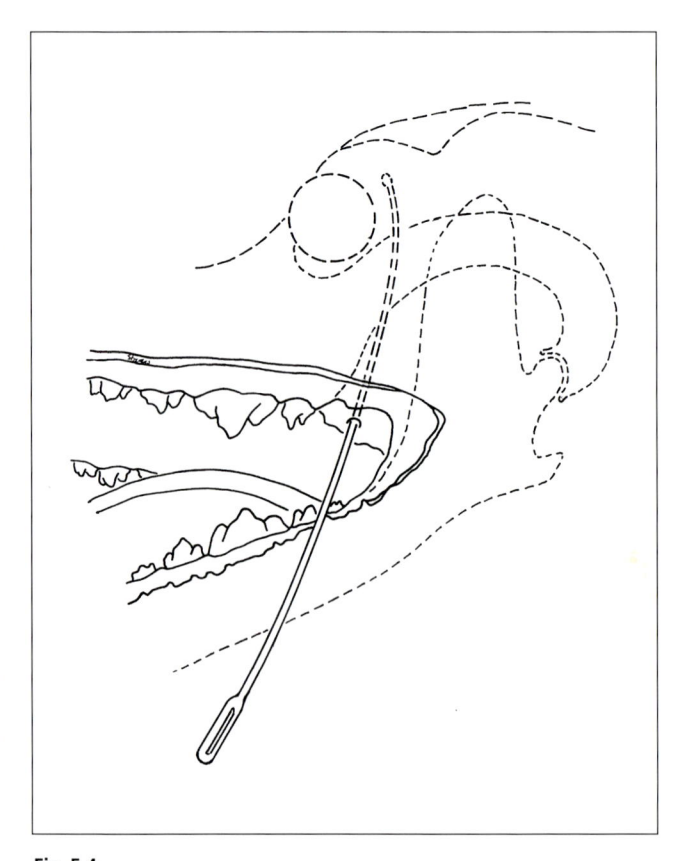

Fig. 5.4:
Retrobulbärer Prozess. Anleitung zur Sondierung hinter dem letzten Molaren nach dorsal.

biotika-Kortisteroid-Salbe kann nun entlang des Drains eingebracht werden. Die Drainage hält den angelegten Kanal offen, so dass ein eventuell noch vorhandener Fremdkörper abgehen kann (Abb. 5.7) und/oder sich der Abszess, der Schwerkraft folgend, auf diesem Wege entleeren kann. Zur Nachbehandlung wird der Patient generell mit einem Antibiotikum (z.B. Amoxicillin und Clavulansäure) und einem Kortikosteroidpräparat versorgt, der Augapfel wird lokal mit einer Augensalbe mit »Standard«-Antibiotikum geschützt. Bei sehr jungen Patienten oder Tieren mit hochgradig gestörtem Allgemeinbefinden kann man sich ausnahmsweise zuerst auf eine konservative Therapie beschränken, um das erhöhte Narkoserisiko zu umgehen und das Ergebnis der Behandlung abzuwarten.

Die therapeutischen Möglichkeiten bei retrobulbären Abszessen bei Kaninchen sind beschränkt. Sehr häufig ist ein sehr dicker, körniger Eiter vorhanden, der sich schwer drainieren lässt. Bei Backenzahnabszessen sollte der betroffene Zahn gezogen werden.

Die therapeutischen Möglichkeiten bei den retrobulbären Neoplasien erweisen sich ebenfalls als sehr eingeschränkt. Als diagnostische Methode bei therapieresistenten Prozessen und bei gut abgesetzten Neubildungen (Ausnahme Gl. zygomatica) sollte eine Überweisung zur Orbitotomie erfolgen, bei der ein Teil des Arcus zygomaticus entfernt wird, um eine bessere Einsicht in die Orbita zu haben und somit eine genauere Diagnose stellen zu können (siehe 5.1).

Bei inoperablen Neoplasien können spezifische onkologische Therapien und/oder Kortikosteroide in einigen Fällen einen Stillstand der Erkrankung bewirken. Kortikosteroide verbessern in hoher Dosierung den Allgemeinzustand des Patienten bis zur, in vielen Fällen unvermeidbaren, Euthanasie.

5.6 Enucleatio bulbi et conjunctivae
(Fig. 5.5)

Indikationen für eine Enucleatio bulbi sind Schmerzen und eine dauerhafte Blindheit des Auges (z.B. nach schwerem Trauma, Panophthalmitis, Glaukom) und sonstige nicht behandelbare intraokuläre Neubildungen.

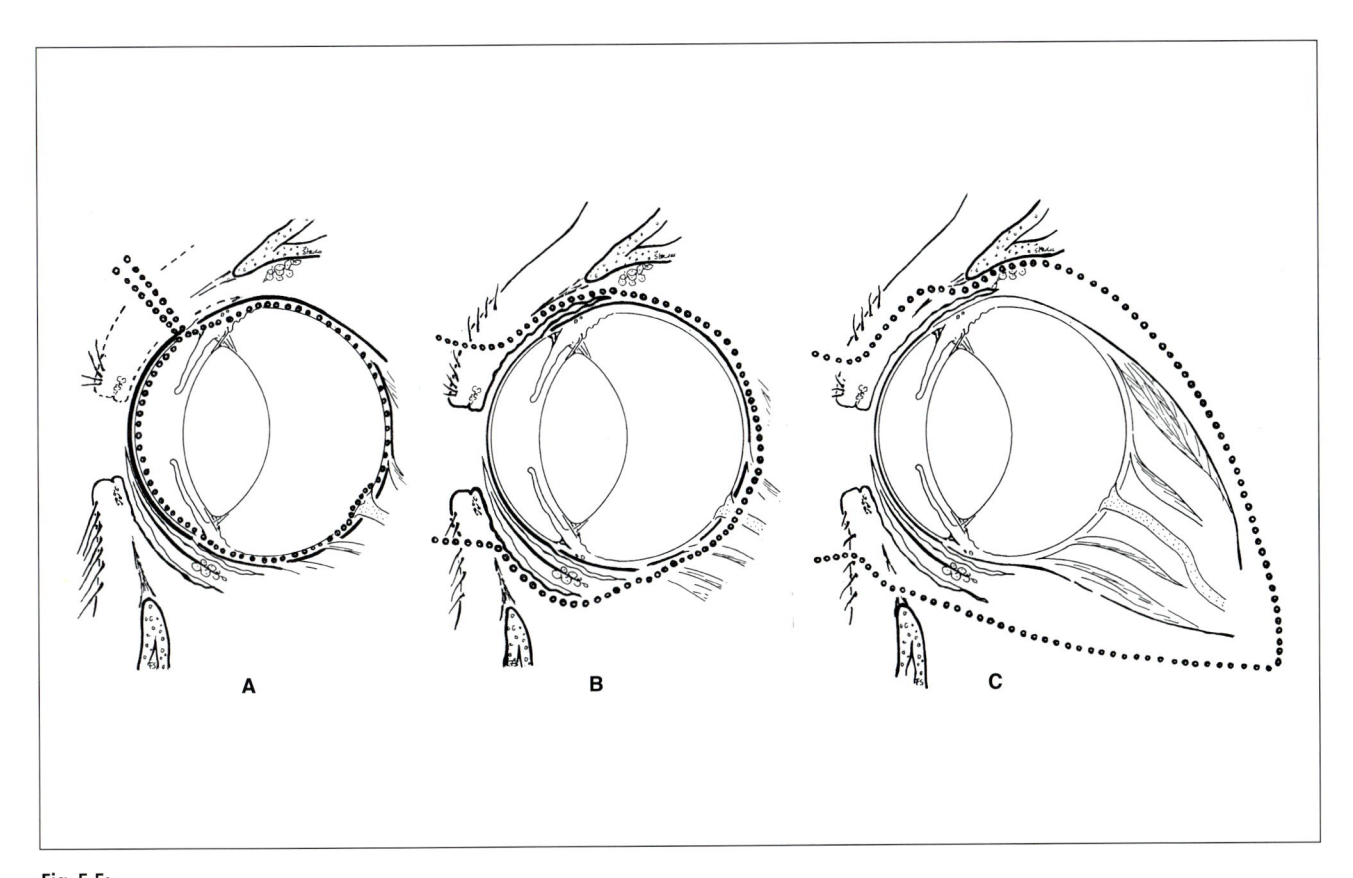

Fig. 5.5:
Evisceratio bulbi (A); Enucleatio bulbi et conjunctivae (B); Exenteratio orbitae (C).

54 (Peri-)Orbita

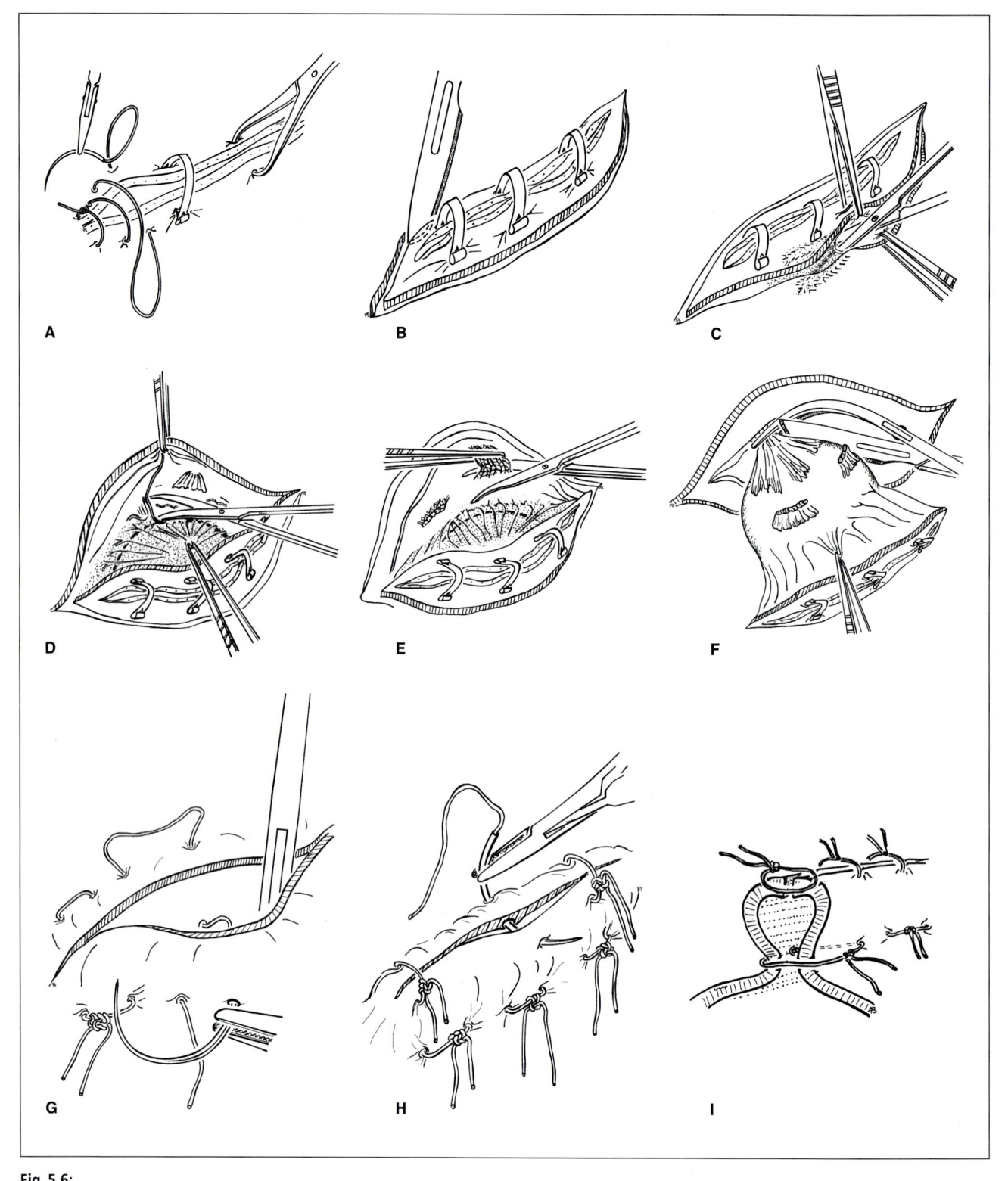

Fig. 5.6:
Enucleatio bulbi et conjunctivae. Verschluss der Lidränder mittels einer Naht mit Hilfe von Klammern oder Tuchklemmen (A); Umschneidung (B); Freipräparation der Konjunktiven (C, D); Durchschneiden der Augenmuskeln (E); Abklemmen und Abschneiden des Augenstiels (F); zweischichtige Naht (G–I).

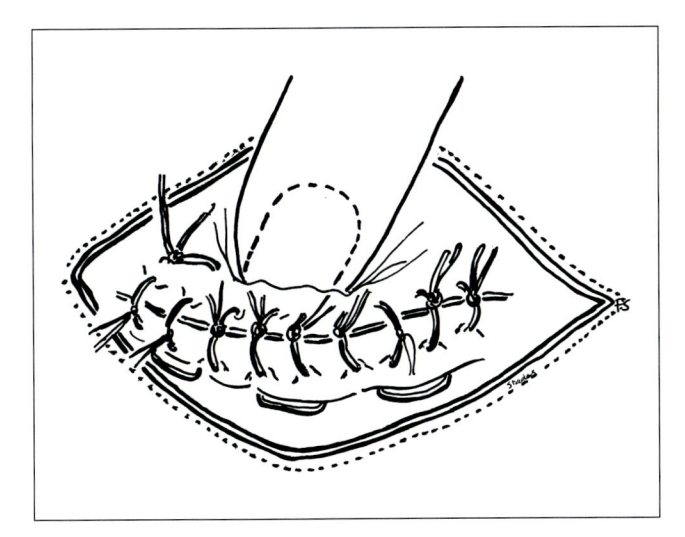

Fig. 5.7:
Kontrolle der Enukleationswunde auf Dichtigkeit hinsichtlich eventueller Nachblutungen.

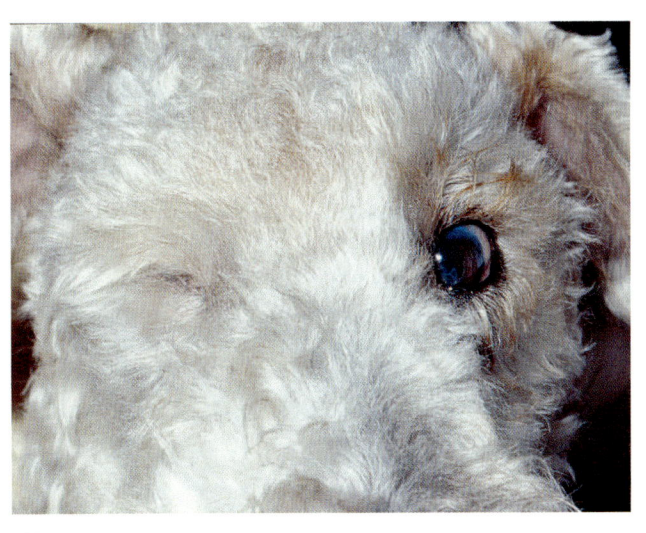

Abb. 5.9:
Postoperativer Zustand zwei Monate nach einer Enucleatio bulbi et conjunctivae bei einem Drahthaar-Foxterrier.

Ziel der Operation ist es, den Augapfel und die Konjunktiven in toto zu exstirpieren, um so die Metastasierung einer Neubildung vorzubeugen, ohne dass ernsthafte Blutungen oder Infektionen auftreten und dennoch ein befriedigendes kosmetisches Ergebnis erzielt werden kann (Fig. 5.5, 5.6 und Abb. 5.9).

Die präoperative perorale oder parenterale Antibiose (Amoxicillin mit Clavulansäure), die wiederholten Kontrollen, um auch das »richtige« Auge zu entfernen, die Anwendung einer adäquaten Allgemeinanästhesie sowie die gründliche Rasur, Reinigung und Desinfektion (Povidonjod) des Operationsgebietes, in das auch die Kornea und der Konjunktivalsack mit einbezogen werden sollten, sind selbstverständlich. Die Lidspalte kann mit Klemmen oder Nähten verschlossen werden, wird aber auch von einigen Operateuren offen gelassen. Nachdem die Lidränder in einem Abstand von ca. 3–5 mm gleichmäßig umschnitten wurden (Meibomsche Drüsen werden mit entfernt!), wird die Haut des Ober- bzw. des Unterlides stumpf von den subkonjunktivalen Geweben freipräpariert. Während der gesamten Operation sollte keinerlei Druck auf den Bulbus ausgeübt werden! Nach Durchtrennung des dorsalen Teils des zirkulären Septum orbitale erfolgt die Erweiterung der Öffnung nach medial, zentral und ventral. Es folgt die Freipräparation des Bulbus bis zur Sklera. Hier wird nun der Bulbus rundherum (außer medial) entlang der Sklera stumpf freipräpariert. Findet die Präparation ausreichend dicht an der Sklera statt, sind so keine nennenswerten Blutungen zu erwarten. Medial wird nun der Kanthus von tieferen Schichten gelöst und danach ebenfalls medial bis vor das Septum freipräpariert. Das Septum wird nun medial perforiert und die Wunde so weit verlängert, dass sie Anschluss an die bisherige Präparation findet. Ist der Bulbus so weit freipräpariert, werden die geschlossenen Augenlider angehoben, damit die Sklera medial freigelegt werden kann. Die Augenmuskeln können nun nahe an der Sklera abgesetzt werden.

Der Augapfel sollte jetzt um 180° rotierbar sein. Der verbleibende Stiel wird mit einer stark gebogenen Klemme (z.B. Baby-Mixter) abgeklemmt und anschließend über der Klemme abgesetzt. Die entstandene Wundhöhle wird mit 3–4 rückläufigen Heften geschlossen (resorbierbar, 4/0, Polyglactin) welche ca. 10–15 mm vom Wundrand entfernt liegen. Kurz vor dem Knüpfen des letzten Heftes wird die Klemme vorsichtig entfernt, d.h. ohne dass eine Ligatur am verbleibenden Stumpf verbleibt. Durch diese Art des Nähens entsteht ein Hautkamm, dessen Wundränder wie gewohnt sorgfältig verschlossen werden (3–5 mm Abstand, gleiches Nahtmaterial). Leichter Druck auf die Wunde dient zur Überprüfung eventueller Nachblutungen (Fig. 5.7). Die Wunde kann mit Spray und Gaze abgedeckt werden. Der Besitzer sollte über das mögliche Auftreten einiger Tropfen blutigen Nasenausflusses an der ipsilateralen Seite informiert werden (über den Tränen-Nasen-Kanal).

Bei Vögeln muss der Tatsache Rechnung getragen werden, dass der Augapfel im Verhältnis zum Kopf sehr groß ist, kein M. retractor bulbi existiert und der Abstand zum Chiasma opticum extrem kurz ist. Außerdem enthält die Sklera eine knöcherne Schale, wodurch der Bulbus kaum verformt werden kann und deshalb nur noch ein sehr dünner Spalt zwischen Sklera und Orbita besteht. In der Medianen sind die beiden Augäpfel zudem nur durch ein sehr dünnes knöchernes Septum voneinander getrennt. Man muss daher für die Operation eine sehr stark gebogene kleine Schere zur Verfügung haben. Etwas mehr Raum für die Enucleation hat man, wenn man einen Zugang über den Ohreingang wählt.[17] Während der Operation ist darauf zu achten, dass kein starker Zug auf den Nervus opticus ausgeübt wird, der sich auf das Chiasma optikum übertragen und dessen Strukturen zerstören könnte.

Nachbehandlung: Die präoperative Antibiose wird nach dem Eingriff für die Dauer von vier Tagen fortgeführt. Die Fäden werden nach 10–12 Tagen gezogen (auch wenn resorbierbares Material verwendet wurde). Der Hautkamm verstreicht mit der Zeit und es bleibt eine »augenbrauenartige« Narbe zurück. Der entfernte Bulbus sollte in jedem Fall histopathologisch (z.B. unerkannte intraokuläre Neoplasien!) untersucht werden.

5.7 Evisceratio bulbi (Fig. 5.5)

Diese Methode umfasst die vollständige Ausräumung des Bulbus, wobei Hornhaut und Sklera erhalten bleiben. Die Implantation einer Teflon- oder Silikonkugel bewahrt den so entstandenen leeren Augapfel vor dem Zusammenfallen und verspricht (vorausgesetzt es treten keine Komplikationen auf) in den meisten Fällen ein gutes kosmetisches Resultat. Da 1. der kosmetische Aspekt für das Tier selbst uninteressant ist, 2. in 10–20 % der Fälle Komplikationen auftreten[18] und 3. das Risiko besteht, dass eine intraokulare Neoplasie nicht entfernt werden kann (in ca. 8–13 % der Fälle; seltener bei guter präoperativer Ultraschalluntersuchung) und Metastasierungen auftreten können, sollte der Besitzer eingehend über alle Möglichkeiten und Gefahren aufgeklärt werden. Der kosmetische Anspruch allein kann das Risiko aus ethischer Sicht nicht rechtfertigen.

5.8 Enucleatio bulbi

Hierbei wird ausschließlich der Bulbus in toto entfernt. Die verbleibende Konjunktiva wird erhalten, um das Einwachsen der Haut in den Wundbereich zu vermeiden. Die Lidränder werden entfernt. Bei diesem Verfahren besteht die Gefahr, dass Drüsengewebe zurückbleibt und eine fluktuierende Höhle entsteht. Daher ist es überlegenswert, ob eine Enucleatio bulbi et conjunctivae (siehe 5.6) nicht vorzuziehen ist.

Die Enucleatio bulbi an sich dient lediglich dem Zweck, später ein Kunstauge (schalenförmig mit aufgedrucktem Auge) implantieren zu können. Diese künstlichen Augen müssen jedoch regelmäßig vom Besitzer (!) zur Reinigung aus dem Konjunktivalsack herausgenommen werden. Bei der Präparation werden die extraorbitalen Muskeln ausgespart. Eine kugelförmige Prothese wird implantiert und die Augenmuskeln werden hieran festgenäht, damit spätere Augenbewegungen möglich bleiben. Dann wird die Konjunktiva über dem Ganzen geschlossen. Diese Methode wird eigentlich nur in Ausnahmefällen bei Hunden und Pferden angewandt, denn sie ist nicht nur kompliziert, sondern auch sehr kostenintensiv. Außerdem sind die Lider beim Hund wegen ihrer fehlenden Steifheit und Gewebsschwäche nur sehr bedingt für dieses Verfahren geeignet.

5.9 Exenteratio orbitae (Fig. 5.5)

Hierbei wird die gesamte Orbita ausgeräumt. Indikationen sind Neoplasien, die bereits durch die Bulbuswand hindurchgewachsen sind, oder therapieresistente retrobulbäre Prozesse als Ultima ratio.

5.10 Orbitotomie

Die Orbita wird über den Arcus zygomaticus eröffnet, welcher dafür an zwei Stellen im Abstand von ca. 3–5 cm durchgesägt wird (es werden vorher kleine Löcher gebohrt, um das entfernte Knochenstück anschließend wieder mit Drahtcerclagen befestigen zu können).[19,20] Diese Operationsmethode findet ihre Anwendung sowohl in der Diagnostik (retrobulbäre Prozesse) als auch in der operativen Entfernung gut abgegrenzter retrobulbärer Prozesse.

Literatur

1. GELATT, K. N., GUFFY, M. M. & BOGGESS, T. S.: Radiographic contrast techniques for detecting orbital and nasolacrimal tumors in dogs. JAVMA **156**: 741, 1970.

2. LECOUTEUR, R. A., et al.: Indirect imaging of the canine optic nerve, using metrizamide (optic thecography). Am. J. Vet. Res. **43**: 1424, 1982.

3. MILLER, W. W. & CARTREE, R. E.: B-scan ultrasonography for the detection of space-occupying ocular masses. JAVMA **187**: 66, 1985.

4. EISENBERG, H. M.: Ultrasonography of the eye and orbit. Vet. Clin. North. A, **15**: 1263, 1985.

5. MORGAN, R. V. & ZANOTTI, S. W.: Horner's syndrome in dogs and cats: 49 cases (1980–1986). JAVMA **194**: 1096, 1989.

6. JONES, B. R. & STUDDERT, V. P.: Horner's syndrome in the dog and cat as an aid to diagnosis. Aust. Vet. J. **51**: 329, 1975.

7. SWEENEY, R. W. & SWEENEY, C. R.: Transient Horner's syndrome following routine intravenous injections in two horses. JAVMA **185**: 802, 1984.

8. RUBIN, L. F. & PATTESON, D. F.: Arteriovenous fistula of the orbit in a dog. Cornell Vet. **55** (3): 471, 1965.

9. MCCALLA, T. L. & MOORE, C. P.: Exophthalmos in dogs and cats. Part 1. Anatomic and diagnostic considerations. Comp. Cont. Ed. Vet. Med. **11**: 784, 1989.

10. GLAUBERG, A. & BEAUMONT, P. R.: Sudden blindness as the presenting sign of eosinophilic myositis: A case report. JAAHA **15**: 609, 1979.

11. KNECHT, C. D.: Treatment of disease of the zygomatic salivary gland. JAAHA **6**: 13, 1970.

12. CARLTON, W. W.: Orbital neoplasms. In: Comparative Ophthalmic Pathology. Ed.: R. L. Pfeiffer. Springfield, Charles C. Thomas, pp. 47–63, 1983.

13. GROSS, S., AGUIRRE, G. & HARVEY, C.: Tumors involving the orbit of the dog. Trans. Am Coll. Vet. Ophthalmol. **10**: 229, 1879.

14. GELATT, K. N., LADDS, P. W. & GUFFY, M. M.: Nasal adenocarcinoma with orbital extension and ocular metastasis in a dog. JAAHA **6**: 132, 1970.

15. HOFFER, R. E.: Surgical treatment of salivary mucocele. Vet. Clin. North Am **5**: 333, 1975.

16. SCHMIDT, G. M. & BETTS, C. W.: Zygomatic salivary mucoceles in the dog. JAVMA **172**: 883, 1983.

17. MURPHY, C. K. J., BROOKS, D. E., KERN, T. J., et al.: Enucleation in birds of prey. JAVMA **183**: 1235, 1983.

18. KOCH, S. A.: Intraocular prosthesis in the dog and cat: The failures. JAVMA **179**: 883, 1981.

19. BISTNER, S. I., AGUIRRE, G. & BATIK, G.: Atlas of Veterinary Ophthalmic Surgery, Philadelphia, W. B. Saunders, 1977.

20. SLATTER, D. H. & ABDELBAKI, Y.: Lateral orbitotomy by zygomatic arch resection in the dog. JAVMA **175**: 1179, 1979.

6 Tränenapparat

6.1 Einleitung

Die Hornhaut und die Konjunktiva werden durch den Tränenfilm sowohl passiv als auch aktiv geschützt. Er erhält z.B. Lysozym, Lactoferrin, IgA, IgM und IgE.[1,2,3] Zudem sorgt der Tränenfilm für eine feuchte, glatte, optisch reine Oberfläche. Er spielt auch eine wichtige Rolle in der Ernährung und Reinigung der Augenoberfläche und transportiert weiße Blutzellen. Der Tränenfilm wird durch den Lidschlag sorgfältig über die Augenoberfläche verteilt und auf einer bestimmten Dicke gehalten.[4] Den größten Anteil leistet dabei das Oberlid. Bei Vögeln wird der Tränenfilm hauptsächlich durch das dritte Augenlid aufrecht erhalten (Abb. 2.10). Bei der Katze sind die Lidschlagfrequenz und die Tränenproduktion meist geringer als beim Hund (siehe 2.4.2). Möglicherweise ist dies eine der vielen Ursachen für das gehäufte Auftreten der zentralen Hornhaut-Sequester bei der Katze (besonders bei den großäugigen Perser-, Himalaya- und Burmakatzen.

Den größten Anteil des ca. 0,04–0,07 mm dicken dreischichtigen Tränenfilms[5,6] bildet die mittlere, wässrige Schicht, die an der Außenseite durch eine Lipidschicht (gebildet von den Talgdrüsen am Lidrand) vor dem Austrocknen bewahrt, geschmiert und vor Adhäsion von Debris geschützt wird (Fig. 6.1)

Die innere hydrophile muköse Schicht (gebildet von den Becherzellen der Bindehaut) verbindet kontinuierlich die hydrophoben Mikrovilli des Hornhautepithels durch eine Glykokalix[7] mit der hydrophilen Schicht des Tränenfilms. Der gebildete Schleim umschließt Debris und Mikroben in einem mukösen Faden, der sich ständig im medialen Bindehautsack sammelt. Dort trocknet er aus und wird meist mit den Pfoten weggewischt.

Wahrscheinlich werden ca. 60 % des Tränenfilms von der Gl. lacrimalis, welche dorsolateral des Bulbus unter dem Os frontale gelegen ist (Fig. 6.2), produziert. Die Produktion der restlichen 40 %, das heißt die mehr seromuköse Komponente, wird von der Membrana nictitans (Gl. membrana nictitantis superficialis, bei manchen Tieren liegt auch eine Gl. membrana nictitantis profunda vor [Hardersche Drüse]; beim Vogel Haupttränenproduktion) und den akzessorischen Tränendrü-

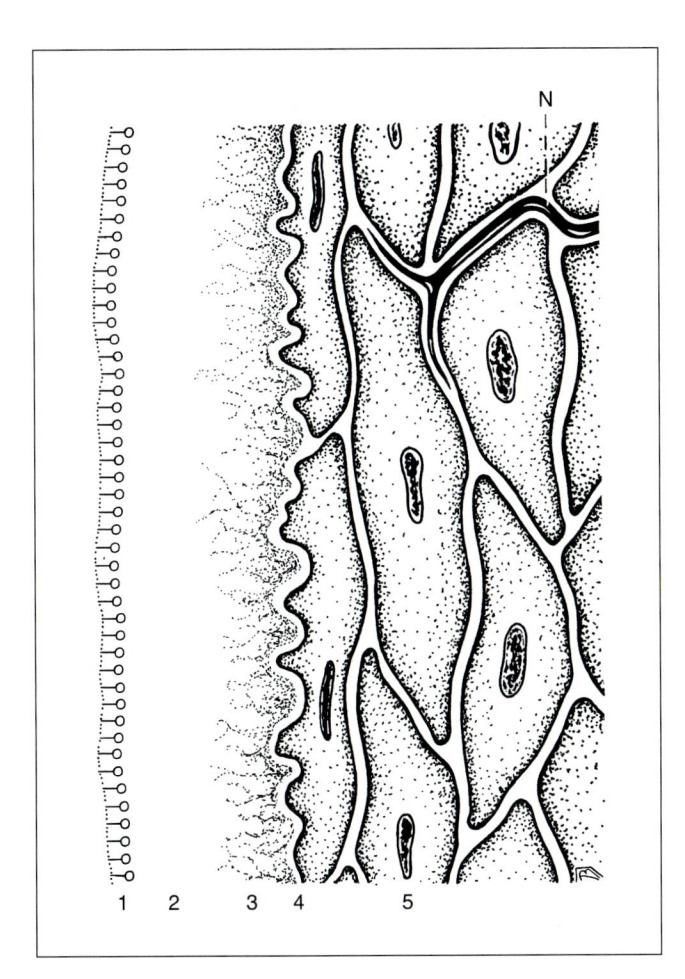

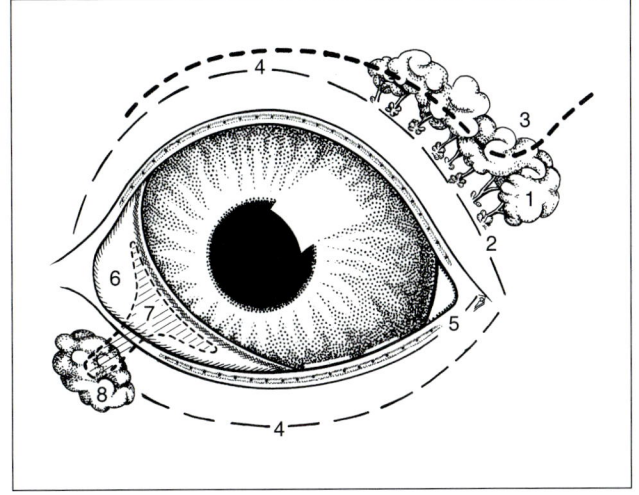

Fig. 6.2:
Tränenproduktionsapparat. 1. Gl. lacrimalis; 2. Gl. lacrimalis accessoria; 3. Processus zygomaticus des Os frontale; 4. Fornix; 5. Gl. tarsalis (Meibom); 6. Membrana nictitans (M.N.); 7. Cartilago membranae nictitantis; 8. Gl. membrane nictitantis sup.

Fig. 6.1:
Schematische Ansicht des Tränenfilms und des oberflächlichen Korneaepithels. 1. Fettige Schicht; 2. Wässrige Schicht; 3. Muköse Schicht; 4. Mikrovilli; 5. Epithelzelle; N: Nervenzelle.

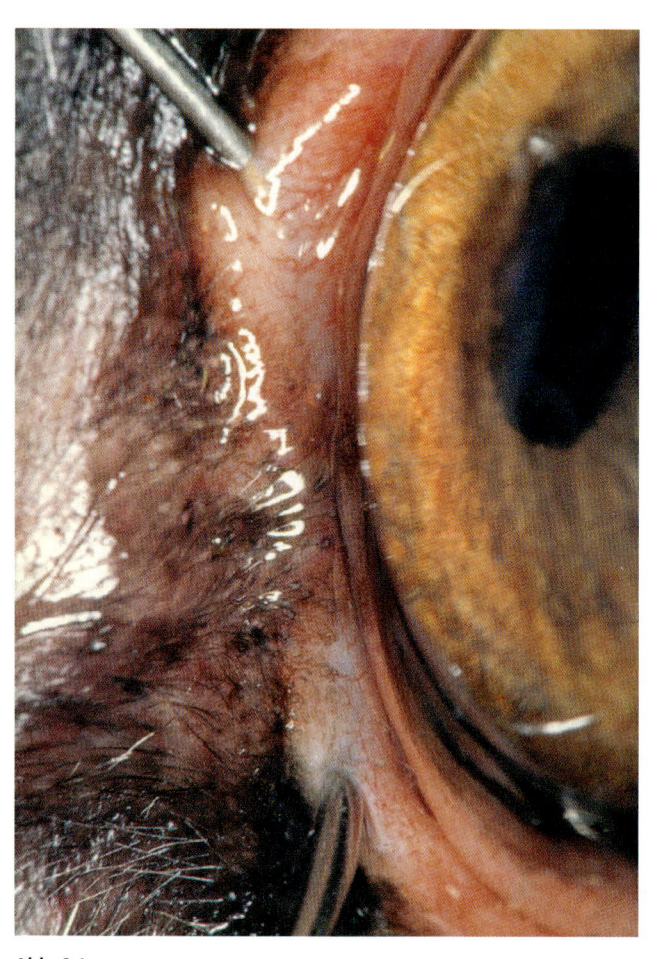

Abb. 6.1:
Punctum lacrimale superior und inferior bei einem Hund (OS), mit Tränenwegkanülen sondiert. Die ersten 3–4 mm des Canaliculus verlaufen subkonjunktival, parallel zum Lidrand. Die Karunkelhaare sind hier deutlich sichtbar.

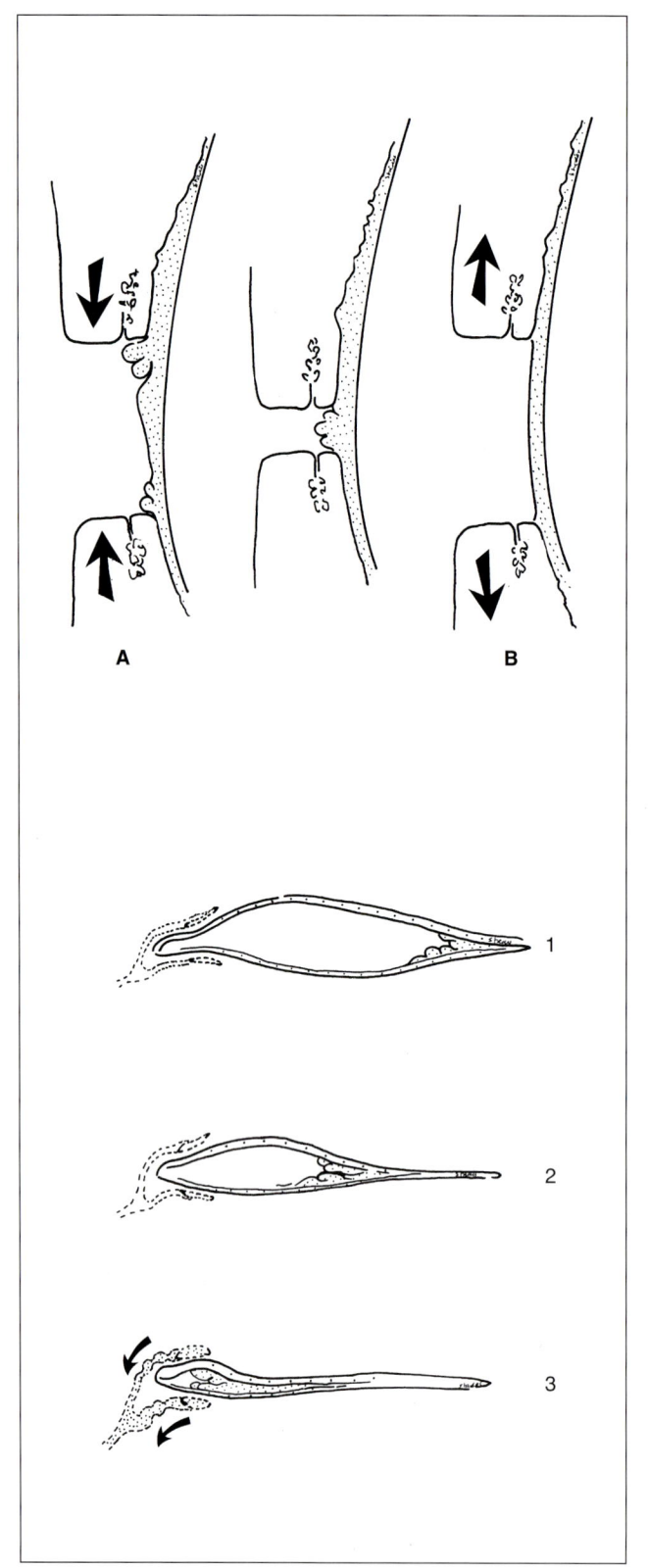

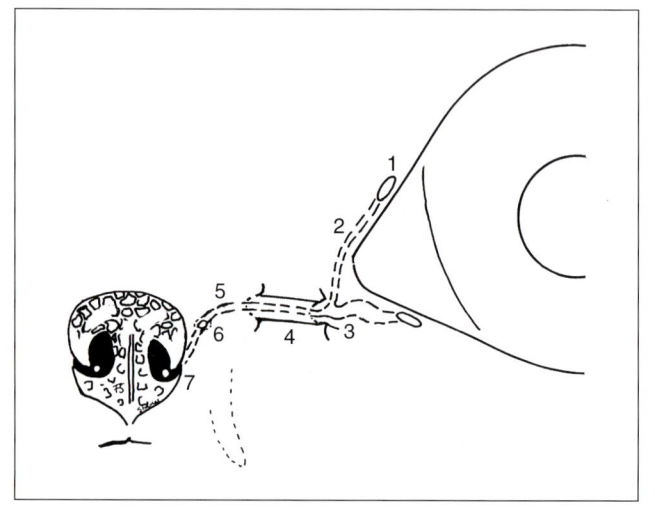

Fig. 6.3:
Anstauen der Tränenflüssigkeit beim Schließen (A) und Verteilung des Tränenfilms beim Öffnen (B) der Augenlider. Abfluss der überschüssigen Tränenflüssigkeit durch den »Reißverschluss-Mechanismus« der Augenlider (1, 2, 3).

Fig. 6.4:
Abfluss der Tränenflüssigkeit. 1. Punctum lacrimale; 2. Canaliculus lacrimalis; 3. Saccus lacrimalis; 4. Ductus nasolacrimalis (DNL.); 5. DNL. in der Schleimhaut; 6. Öffnung im Bereich des Caninus; 7. Öffnung im Bereich des dorsolateralen Nasenflügels.

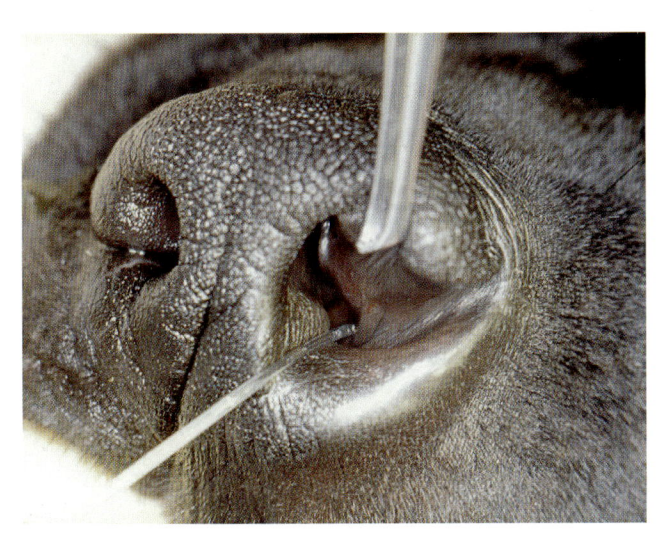

Abb. 6.2:
Lokalisation der Öffnung des Ductus nasolacrimalis in der lateralen Nasenfalte eines Hundes. Der Silikonschlauch kommt aus der Öffnung, die 1 mm tiefer und lateral im Nasengang liegt.

sen übernommen[8]. Die Tränenproduktion kann durch korneale, konjunktivale oder tiefer aus dem Auge stammende Schmerzen stimuliert werden. Anästhesie, Parasympatikolytika (Atropin) und beispielsweise auch einige Sulfonamide und Etodolac können die Tränenproduktion hemmen.

Ein Teil der Tränenflüssigkeit verdunstet, der Rest wird über die Tränenpunkte (abgeleitet Fig. 6.3, 6.4 und Abb. 6.1). Diese sind oval mit einem Durchmesser von 2–3 mm, und liegen ungefähr 6 mm vom medialen Kanthus am Übergang vom Lidrand zur Konjunktiva, am Unter- und Oberlid. Bei Kaninchen und Schweinen fehlt der obere Tränenpunkt. Die Tränen fließen dann weiter durch die Canaliculi lacrimales (Fig. 6.5), den Saccus lacrimalis und den Ductus nasolacrimalis in die Nase (Abb. 6.2) und werden schließlich über den Nasopharynx abgeschluckt. Bei einigen Tierarten liegt die Mündung des Ductus nasolacrimalis nicht im Bereich der Nase, sondern entweder weiter kaudal im Bereich des Nasopharynx, oder es gibt eine zweite Öffnung in Höhe des Reißzahns.

Eine Obstruktion oder Kompression der tränenableitenden Wege und/oder eine Überproduktion von Tränenflüssigkeit verursacht schnell Epiphora und Tränenstraßen.

Bei Katzen findet man hierbei oft pigmentierten Detritus. Möglicherweise durch oxidierte Katecholamine in der Tränenflüssigkeit, die sich als Pigmentstreifen am freien Lidrand, in den Tränenstraßen und in der Hornhautoberfläche als Sequester akkumulieren können.[9]

6.2 Keratoconjunctivitis sicca (KCS)

Unter einer KCS (Abb. 6.3–6.6) versteht man per definitionem eine Keratoconjunctivitis, welche durch einen defizienten Tränenfilm hervorgerufen wird. Es handelt sich also nicht um eine primäre Keratitis. Die falsche Zusammensetzung des Tränenfilms (beispielsweise in der Schleimphase) kann eine erhöhte Aufreißzeit des Tränenfilms verursachen und damit der Grund für die Austrocknung sein. In solchen Fällen ist, bei niedrigen bis normalen Schirmer-Tränen-Test (STT)-Werten, eine deutliche »Sicca-Symptomatik« ausgeprägt. Meist ist eine KCS jedoch auf eine ungenügende Produktion der wässrigen Tränenanteile zurückzuführen und die STT-Werte sind deutlich verringert.

Die Ätiologie ist vielfältig:
1. Kongenital und/oder möglicherweise erblich.
2. Traumata im Bereich des Ohrgrundes oder der Tränendrüsen selbst und ihrer näheren Umgebung können Entzündungen und/oder Atrophie der Tränendrüse verursachen oder deren Innervation stören.
3. Operationstraumata der entsprechenden Nerven, der Tränendrüse selbst oder der abführenden Wege. Auch die Entfernung der Nickhautdrüse kann zur Entstehung einer KCS beitragen.[10] KCS, nach Hypophysektomie wird vermutlich durch Traumata oder ischämische Schädigung der N. petrosa major verursacht.[11] Durch Hypophysektomie induzierte Regression der G. lacrimalis konnte bei Ratten teilweise durch Androgene und Prolactin therapiert werden. Dies lässt eine trophische Wirkung der Hormone auf diese Drüse vermuten.[12]
4. Mangelerscheinungen, z.B. Vitamin-A-Mangel.
5. Intoxikationen, z.B. mit Belladonna, Botulismus oder Locoweed.[13]
6. Medikamente wie Phenazopyridine[14], Etodolac, Sulfonamide *(Cave: Geriatrika und Therapie chronischer Nieren- und Blasenerkrankungen)* können innerhalb von 14 Tagen eine bleibende KCS verursachen. Der Gebrauch von Atropin kann vorübergehend ein ähnliches Krankheitsbild induzieren.[15,16] Während der Allgemeinanästhesie sistiert die Tränenproduktion.[17,18] Vor allem bei Anästhesien, bei denen die Augenlider offen bleiben (Ketamin bei der Katze) und bei denen die Augen noch einer wärmeabstrahlenden OP-Leuchte ausgesetzt sind, trocknet die Hornhaut sehr schnell aus. Deshalb müssen die Augen grundsätzlich bei jeder Art von Allgemeinanästhesie mit einer Augensalbe feucht gehalten werden.
7. Entzündungen und vor allem Infektionen der Tränendrüsen sind wichtige Ursachen bei der Entstehung einer KCS. Infektionen des Konjunktivalsackes (z.B. beim Katzenschnupfen-Komplex) bilden wahrscheinlich eine wichtige Urasche für Veränderungen der Tränendrüse, es können aber auch ihre Abführwege blockiert werden. Auch Entzündungen im Mittelohr können über eine Störung der parasympathischen Innervation der Tränendrüsen zur KCS führen, ebenso wie die heute selten gewordene Staupe.
8. Die autoimmun-degenerative plasma/lymphozytäre Adenitis[19] beruht auf einer T-Zellreaktion und wird mit T-Zellenhemmern behandelt. Es ist wahrscheinlich die wichtigste Ursache für KCS beim Hund. Auch das Sjögren-Syndrom und das Dysautonomie-Syndrom können eine KCS verursachen.

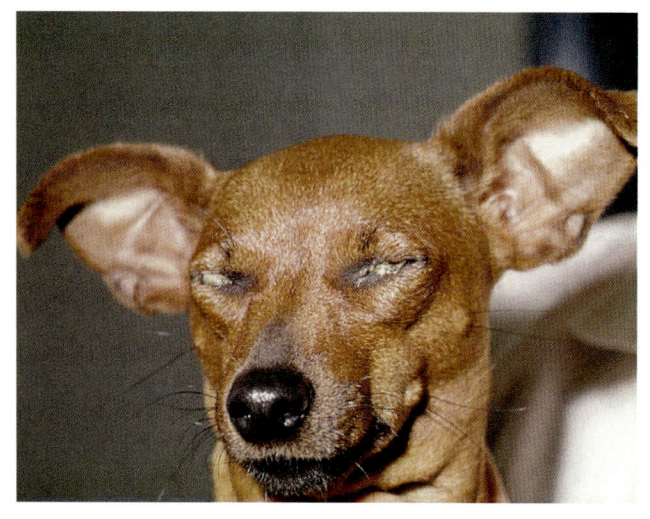

Abb. 6.3:
Heftiger Blepharospasmus mit mukopurulentem Ausfluss beiderseits, aber ohne Anzeichen einer erhöhten Tränenproduktion. Schlussfolgerung: Keratoconjunctivitis sicca. Wegen des normalen feuchten Planum nasale liegt ursächlich wahrscheinlich kein Sjögren-Syndrom vor.

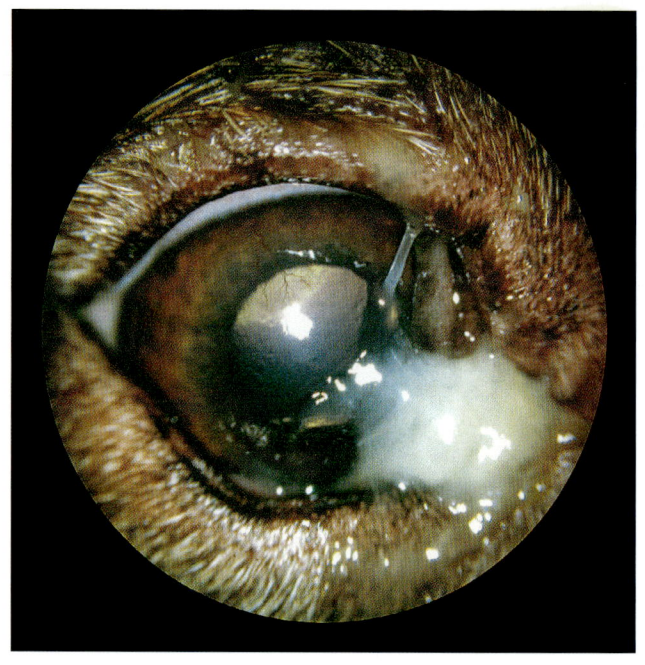

Abb. 6.4:
Keratoconjunctivitis sicca (OD; Hund). Sehr klebriger mukopurulenter Ausfluss mit Krustenbildung. Es gibt keine Tränenproduktion, jedoch Eiterbildung. Der Schirmer-Tränen-Test bei diesem Auge ergab 0 mm/min.

9. Das Sjögren-Syndrom, bei dem alle Schleimhäute austrocknen, ist beim Menschen die Hauptursache für die Entstehung einer KCS (Frauen sind häufiger betroffen als Männer). Auch beim Hund ist eine KCS auf Basis des Sjögren-Syndroms beschrieben.[20] Als Folge der Degeneration der Neuronen von autonomen Ganglien (sowohl sympathisch als auch parasympathisch) kann es beim (seltenen) Dysautonomie-Syndrom (siehe 12.12) der Katze und des Hundes neben einer Mydriasis (bei ca. 90 % der Patienten) auch zu einer KCS als häufig auftretende Komplikation kommen (80 % der Patienten).
10. Direkte oder indirekte Schädigung der Tränendrüse(n) durch Neoplasien.
11. Idiopathisch. Die primäre Ursache der KCS ist in den meisten Fällen nicht mehr nachvollziehbar. Die Tränendrüsen atrophieren oder sie verlieren ihre Funktion, z.B. durch Innervationsverlust.
12. Sekundär. Nach Liddefekten, Exophthalmus, Proptosis, Luxatio bulbi, Lagophthalmus etc. kann sich eine KCS lokal begrenzt oder über die ganze Konjunktiva und Kornea entwickeln.

Beim Hund ist die KCS ein regelmäßig auftretendes Krankheitsbild, bei Katzen sieht man sie eher selten. Da die Erkrankung nur bei einer kleinen Gruppe dieser Patienten vollständige ausheilt, ist eine häufige Nachkontrolle und Behandlung notwendig. Eine verkürzte Aufreißzeit des Tränenfilms im zentralen Teil der Hornhaut könnte einer der auslösenden Faktoren für die Entstehung eines zentralen Hornhautsequesters bei großäugigen und kurznasigen Katzen sein (siehe 10.6.4). Die KCS manifestiert sich häufiger bilateral (60 %) als unilateral und häufiger bei weiblichen (65 %) als bei männlichen Tieren.

Rassedispositionen: Im Allgemeinen erkranken hauptsächlich Kleinhunde (besonders häufig Langhaardackel, Cavalier King Charles Spaniel, West Highland White Terrier) an einer KCS.

Symptome: Die Oberfläche der Hornhaut und die Konjunktiven zeigen keine normalen Reflexbildchen mehr und erscheinen matt und glanzlos. Im Vordergrund stehen variable Anzeichen einer mukopurulenten Konjunktivitis (Abb. 6.3–6.6) wie Rötung, Schwellung, Blepharospasmus und mukopurulente Exsudation, jedoch ohne die normalerweise dazugehörende übermäßige Tränenproduktion und die nasse Augenumgebung (Abb. 6.3).

Bei länger bestehender KCS entwickelt sich zusätzlich eine chronische, superfizielle Keratitis, welche meistens zentral ihren Anfang nimmt, da dort die Hornhaut, als Folge der langen Exposition, am ehesten austrocknet. Diese oberflächliche Hornhautentzündung zeichnet sich durch eine Gefäßeinsprossung, Pigmentierung und Fibrosierung aus. Aufgrund der fehlenden Tränenflüssigkeit bildet sich kein Hornhautödem. Hingegen verhornt das Epithel, was zur Trübung der Hornhaut beiträgt. Epitheldefekte sind nur bei akuter KCS zu erwarten. Bei der Katze kann die KCS zur Sequesterbildung

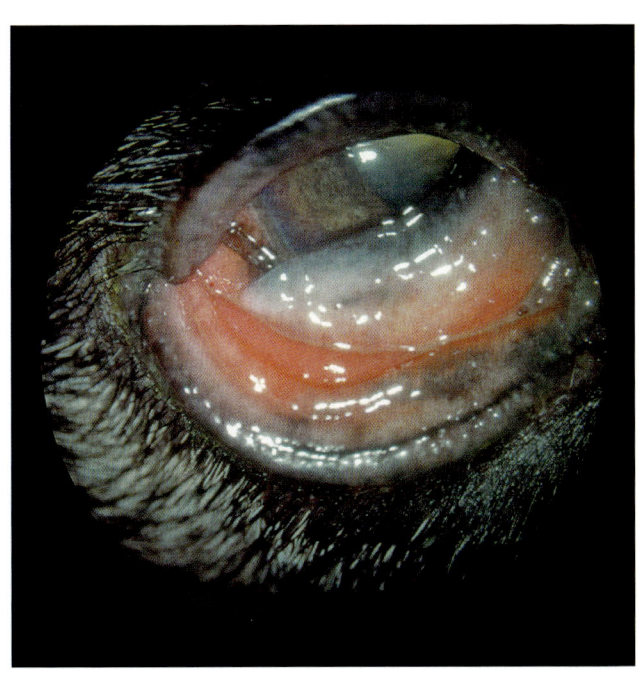

Abb. 6.5:
Keratoconjunctivitis sicca (OD, Hund). Das mukupurulente Exsudat wurde bereits aufgelöst und weggespült. Die Konjunktiva ist rot, stark gefältet, geschwollen, glänzend und schimmert samtig. Die Kornea ist glänzend, zeigt Gefäßeinsprossung und das Reflexbildchen der Hornhaut ist verformt.

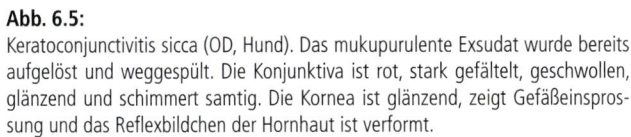

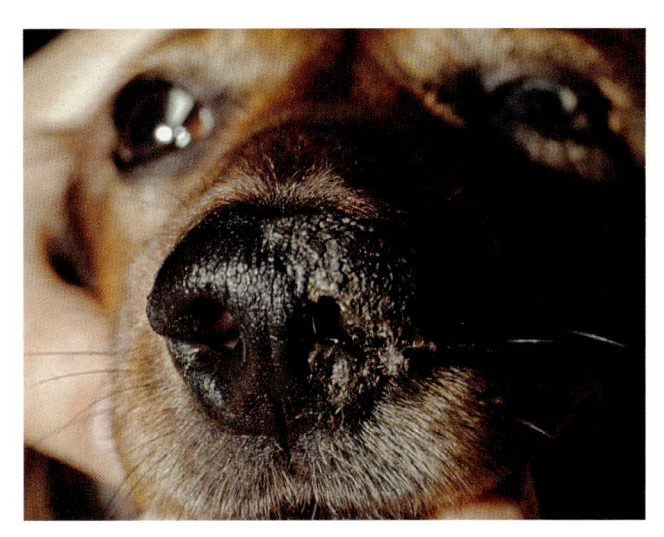

Abb. 6.6:
Mukopurulenter, krustöser Nasenausfluss bei einer ipsilateralen Keratoconjunctivitis sicca (OS). Die KCS-Veränderungen am Auge waren dem Besitzer noch nicht aufgefallen.

beitragen. Bei neurogener KCS ist oft auch der ipsilaterale Nasenspiegel ausgetrocknet (Abb. 6.6), was für den Besitzer oft das einzige wahrnehmbare Anzeichen einer Erkrankung ist. Eine trockene Maulhöhle (Xerostomie) wird selten beobachtet.

Diagnose: Die Diagnose wird anhand der klinischen Symptomatik und der erniedrigten STT-Werte gestellt. Bei normalem bzw. niedrig bis normalem STT-Wert aber deutlich klinischen Veränderungen im Sinne einer KCS hat sich die Bengalrosa-Färbung mit ihrer entsprechenden Auswertung bewährt. Zusätzlich kann auch noch die globale Aufreißzeit des Tränenfilms gemessen werden. Die beiden letzten Verfahren können ausschließlich mit Hilfe eines Spaltlampenmikroskops beurteilt werden.

Differentialdiagnostisch kommen klinisch Bilder der verschiedenen Keratitiden bzw. Konjunktividen in Frage, jedoch ist die Tränenproduktion in solchen Fällen immer erhöht bzw. normal.

Therapie: Bei einer beginnenden oder leichten KCS mit geringgradiger Ausprägung führt die medikamentelle Behandlung zu guten Ergebnissen, während bei einer hochgradigen oder chronischen KCS manchmal nur mit einem chirurgischen Eingriff (Transposition des Ductus parotideus) Abhilfe geschaffen werden kann. Bei geringgradigen Anzeichen (niedrig bis normaler STT-Wert, aber positive Bengalrosa-Färbung) kann eine Behandlung mit Augenspülungen und die lokale Applikation von Chromoglizinsäure und Vitamin-A-AT oder -AS, oder Dexamethason-AT, 4 × täglich, oder 0,2 % Cyclosporin 1–2 × täglich, ausreichen.

Bei der hochgradigen, wirklich akuten KCS besteht die Therapie aus der oralen Verabreichung von Antibiotika und Kortikosteroiden über 7–10 Tage.[21] Der Besitzer muss sorgfältig über die notwendige und aufwändige Versorgung des Patienten informiert und instruiert werden. Die weitere Therapie besteht aus der lokalen Gabe von schleimlösenden Mitteln, wie Acetylcystein 10%ig, mit der anschließenden Spülung des Auges (0,9 % NaCl), der Applikation von AT oder AS mit einem »Standard«-Antibiotikum und Vitamin A (je 4 × täglich über 4–6 Wochen) und, wenn es keine Hornhautdefekte gibt, Kortikosteroid-AT (4 × täglich). Als Alternative kann ein Kombinationspräparat aus »Standard«-Antibiotikum und Kortikosteroiden verabreicht werden. Zusätzlich wird Cyclosporin[22] (AS 0,2 %, 2 ×, eventuell 3 × täglich; siehe 3.2.11.5) verschrieben. Es wird oftmals beidseitig verabreicht, obwohl nur ein Auge an KCS erkrankt ist. Seinen maximalen Wirkungszeitpunkt erreicht Cyclosporin offenbar erst nach 2–3 Wochen. Darum sollte die ergänzende Therapie so lange gegeben werden, bis die Cyclosporinwirkung eintritt. Bei einer Reihe von Patienten steht bei der Verabreichung von Cyclosporin gar nicht einmal eine starke Erhöhung der STT-Werte im Vordergrund, sondern eine deutliche Verbesserung des Allgemeinzustandes des Auges. Obwohl über die Wirkung von Cyclosporin noch nicht sehr viel bekannt ist, scheint es nicht immer und nicht auf Dauer zu einer Wiederherstellung der Tränenproduktion zu kommen. Bei ungenügenden Resultaten können Cyclosporin 2 % oder in jüngster Zeit auch Augenpräparate auf der Basis von Tacrolimus[23], bzw. Pimecrolimus verwendet werden Diese Präparate sind aber nicht für die Anwendung bei Tieren zugelassen. Künstliche Tränen können, wenn nötig, übergangsweise verschrieben werden. In schwierigen Fällen kann auch Pilocarpin[24] (0,5 %–2 %; siehe 3.2.3.1) peroral verabreicht werden.

Am Tag der Kontrolle (3–4 Wochen später) sollte die lokale Behandlung seitens der Besitzer, bis auf die eventuelle perorale Gabe der Pilocarpin-Tropfen, unterbleiben, um die Tränenproduktion genauer beurteilen zu können. Ist eine Besserung bzw. eine Normalisierung der Tränenproduktion eingetreten, so kann man die Therapie langsam ausschleichen, wobei Cyclosporin und eventuell Pilocarpin und künstliche Tränen oder ein anderes Tränenersatzpräparat, z.B. i-drops®, in der Regel beibehalten werden müssen. Die Therapie wird bei unverändertem und selbstverständlich bei einem verschlechterten Zustand vollständig fortgesetzt. Bleibt auch dann der STT-Wert gleich bleibend bei 0 mm, und ist der Besitzer nicht in der Lage eine zeitaufwändige, intensive konservative Therapie weiter fortzuführen, dann sollte eine Transposition des Ductus parotideus (DPT) als letzte Möglichkeit erwogen werden (Fig. 6.5). Das Tier sollte aber eine normale Speichelproduktion haben! Bei der DPT-Operation (bei der Katze schwieriger als beim Hund) wird der Endteil des Ductus parotideus freipräpariert[25,26] und über einen Tunnel[27] über die Wangenmuskeln oder via Wangenhautschnitt in die temporale, konjunktivale Schleimhaut am Auge verlegt. Genauer gesagt wird die Papille des Ductus parotideus in den ventrolateralen Fornix zwischen Nickhaut und palpebraler Schleimhaut implantiert. Nachteile der Operation liegen darin, dass sich Speichel in Form von kalkigen Korneaniederschlägen oder einer Irritation der Wangenhaut durch Speichelfluss negativ auswirkt.

Prognose: Die Wahrscheinlichkeit, eine wirklich akute KCS zu heilen ist relativ groß. Prognostisch ist die KCS bei der Katze günstiger als beim Hund zu beurteilen. Die Prognose einer chronischen KCS ist eher vorsichtig bis ungünstig zu beurteilen. Da nur ein kleiner Anteil dieser Patienten vollständig wiederhergestellt werden kann, ist zu erwarten, dass diese Tiere zu Dauerpatienten werden, was auch eine umfassende Information und Instruktion der Patientenbesitzer erfordert.

6.3 (Sialo)dakryoadenitis

Die Dakryoadenitis der Gl. membrana nictitantis profunda bei Ratte und Maus kann eine Porphyrinproduktion in der Tränenflüssigkeit verursachen. Eine Rötung der Augenumgebungshaut (Chromodacryorrhea) ist die Folge.

Das Sialodacryoadenitis-Virus ist ein sehr infektiöses Coronavirus des Respirationsapparates bei Ratten. Es verursacht Rhinotracheitis, Bronchitis und Alveolitis, kann aber auch eine Entzündung der Speicheldrüsen und eine nekrotisierende Entzündung der tiefen Nickhautdrüse und der anderen Tränendrüsen auslösen.

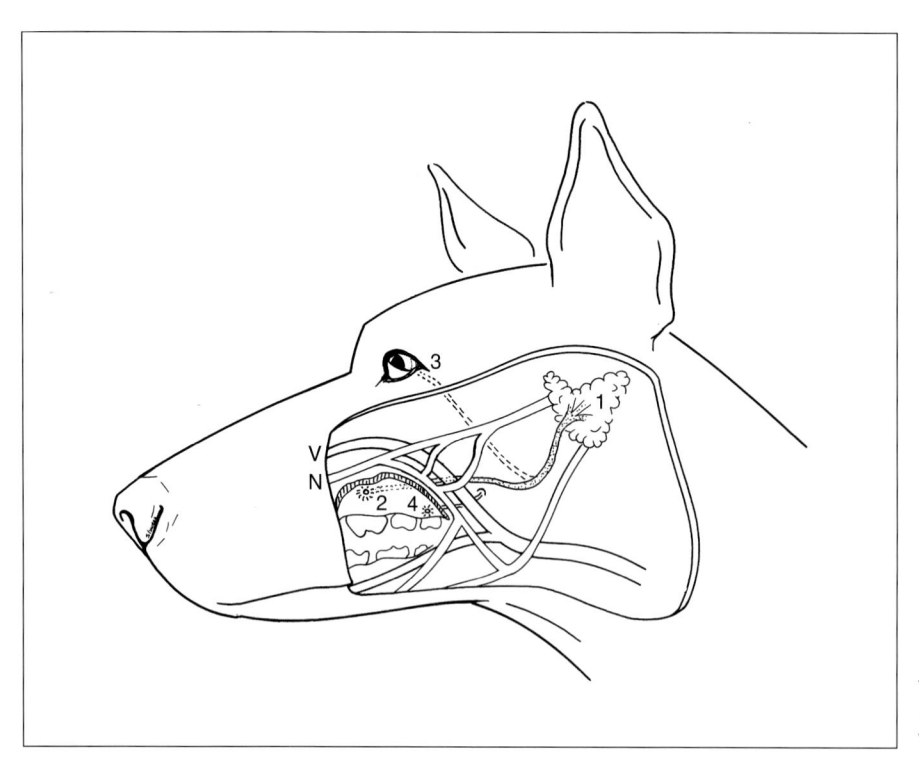

Fig. 6.5:
Lage der Gl. parotis (1), Mündung des Ductus parotideus (2) und Zustand nach Transposition (3). Im Bereich des M2 liegt die Papille mit der Mündung der Gl. zygomatica (4). V: V. facialis, N: N. facialis.

Symptome: Es können Exophthalmus, Epiphora und Keratoconjunctivitis vorliegen. Die Symptome heilen meistens spontan innerhalb einer Woche, können aber durch Uveitis und multifokale Retinadegeneration verkompliziert werden.

6.4 Tränenstraßen

Der Lidschlag erfolgt nach dem Reißverschlussprinzip von lateral nach medial. Dadurch wird die Tränenflüssigkeit zum medialen Kanthus hin abgeleitet (Fig. 6.3). Bei einer mechanischen oder funktionellen Blockade, oder bei einem Übermaß an Tränenflüssigkeit fließt diese über den medialen Lidwinkel. Geschieht dies über einen längeren Zeitraum, so bildet sich dort eine braun gefärbte, nasse Sekretspur auf den Haaren der umliegenden Haut. Der Entstehung der Tränenstraße (Abb. 6.7) liegt somit ein Abflussproblem, eine Überproduktion oder eine Kombination aus beidem zu Grunde. Diagnostisch sollten daher zuerst alle möglichen Ursachen für eine Überproduktion, wie mediales Entropium (Pekingese, Perserkatze), Distichiasis, Trichiasis, Konjunktivitis, Keratitis ausgeschlossen werden.

Ursachen für Abflussstörungen werden nachfolgend beschrieben.

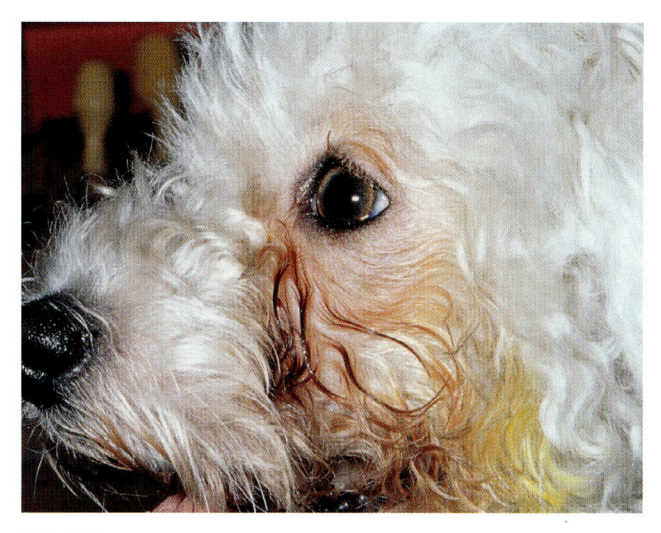

Abb. 6.7:
Tränenstraßen links infolge einer Abflussstörung der Tränen, einer Überproduktion an Tränen oder einer Kombination von beiden.

6.4.1 Micropunctum oder Stenose der Puncta lacrimalia

Die Verengung eines Tränenpunktes führt meist nur zu Abflussstörungen, wenn es sich dabei um den ventralen Tränenpunkt handelt (Abb. 6.8).

Diese Verengung kann sowohl kongenital angelegt sein, als auch infolge einer (eventuell unbemerkten) Infektion (z.B. bei Katzenschnupfen durch das Feline Herpesvirus 1 [FHV-1], Calicivirus und Chlamydien [Chlamydophila])[28,29] auftreten. Wichtigstes Symptom dieser Stenose sind die chronischen Tränenstraßen und die verminderte oder fehlende Fluoreszeinpassage des Tränennasenkanals. Das Einbringen einer stumpfen Tränennasenkanüle) in den zu kleinen Tränenpunkt bereitet eventuell Schwierigkeiten beziehungsweise der Punkt ist oftmals schwer auffindbar; der weitere Abfluss ist dann jedoch ungestört (Abb. 6.8, Fig. 6.6).

Therapie: Der verengte Tränenpunkt wird mit Hilfe einer Dilatator-Tränenwegsonde vorsichtig erweitert und mit einem Kollyrium gespült. Hierzu reicht bei ruhigen Tieren durchaus eine Lokalanästhesie aus, bei der Katze ist in der Regel aber meist eine Allgemeinanästhesie unumgänglich.

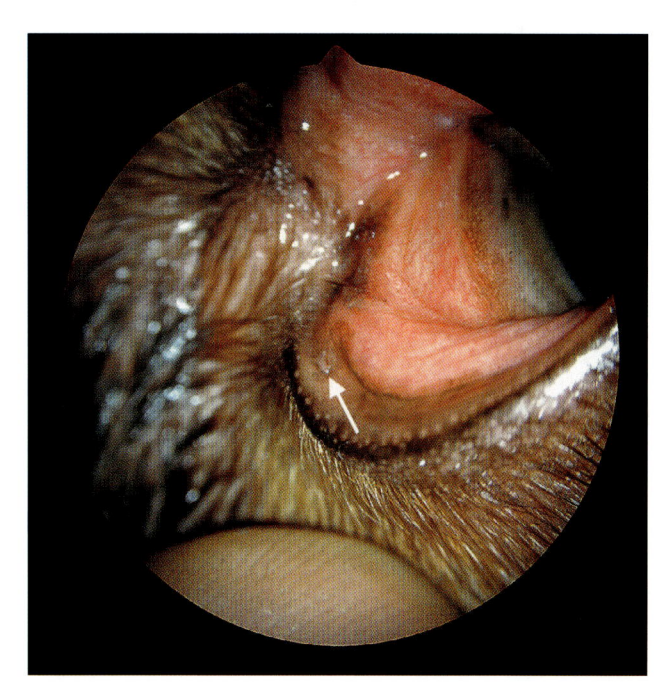

Abb. 6.8:
Micropunctum lacrimale (inferior; OS, Pfeil) bei einem Hund. Beachte die gleichzeitig sichtbaren Öffnungen der Meibomschen Drüsen am Lidrand und die daneben liegenden Öffnungen der Zeisschen und Mollschen Drüsen.

6.4.2 Atresie und sekundär verschlossene Tränenpunkte

Unvollständige Öffnung bzw. nachträgliche Verwachsungen eines oder beider Tränenpunkte kommen beim Hund oft kongenital (Erbgang nicht bekannt), bei der Katze als Folge des Katzenschnupfens (Verwachsung der tränenableitenden Wege nach Epitheldefekten) vor. Fehlende Tränenpunkte bzw. der Verschluss des Tränenkanals direkt hinter dem sichtbaren Tränenpunkt (die Tränenkanüle kann nicht weiter eingeführt werden) sowie eine fehlende Fluoreszeinpassage bilden die Grundlage für die Diagnose.

Therapie: Unter Allgemeinanästhesie und mit Hilfe eines speziellen Instrumentariums und der nötigen Erfahrung werden die verschlossenen Tränenpunkte eröffnet und eventuell kleine Anteile der blockierten oder nicht vorhandenen Canaliculi neu angelegt. Bei fehlendem Instrumentarium und Unerfahrenheit des Operateurs sollte ein solcher Patient besser an einen Spezialisten überwiesen werden. Ist der dem verschlossenen Tränenpunkt gegenüberliegende Tränenpunkt offen, so kann von dort aus mit einer gebogenen Knopfsonde, an deren Spitze sich eine kleine Öffnung befindet, sondiert werden (z.B. modifizierte »Pigtailsonde« nach Worst). Das Epithel in Höhe des verwachsenen Tränenpunktes wird mit einer feinen Pinzette leicht angehoben und vorsichtig angeschnitten. Um ein erneutes Verwachsen des Punktes zu vermeiden, wird ein von einem zum anderen Tränenpunkt führender Silikonschlauch eingezogen (0,7–1,3 mm Durchmesser; Fig. 6.7, 6.8).

Die Nachbehandlung besteht in einer Augentropfenbehandlung mit einem »Standard«-Antibiotikum-Kortikosteroid-Präparat in Form von künstlichen Tränen (4 × täglich) sowie einem Halskragen für die Zeit von 3–6 Wochen. Das ist auch der Zeitraum, über den der Silikonschllauch *in situ* verbleibt. Zum Entfernen wird der Silikonschlauch durchschnitten und beide Hälften werden entfernt.

Sind beide Tränenpunkte verschlossen, so eröffnet man zuerst den dorsalen Tränenpunkt mit einem spitzen Skalpell und verfährt weiter wie oben beschrieben. Falls ein oder gar beide Punkte oder Kanäle über einen größeren Abstand verwachsen sind, ist eine derartige Behandlung nur ausnahmsweise möglich. Bei einer nur geringen Behinderung des Patienten sollte dann von weiteren Therapieversuchen abgesehen werden. In Ausnahmefällen kann eine Konjunktivo-(Maxillo)-Rhinostomie, bzw. eine Konjunktivo-Oralostomie (siehe 6.4) durchgeführt werden.

Beim Pferd können eine Atresie[30] (und Dakryozystitis) das klinische Bild einer mukopurulenten Konjunktivitis hervorrufen. Diese Erkrankung kommt vor allem bei jungen Tieren vor. Meistens befindet sich die Obstruktion im Bereich des distalen Ausführungsganges des Ductus nasolacrimalis in der Nase.

Die tränenableitenden Wege können mit einem Harnkatheter für Kater ausgehend von den Tränenpunkten gespült werden, aber die Spülung sollte aus nahe liegenden Gründen erst von den Ausführungsgängen rostral in der Nase versucht werden

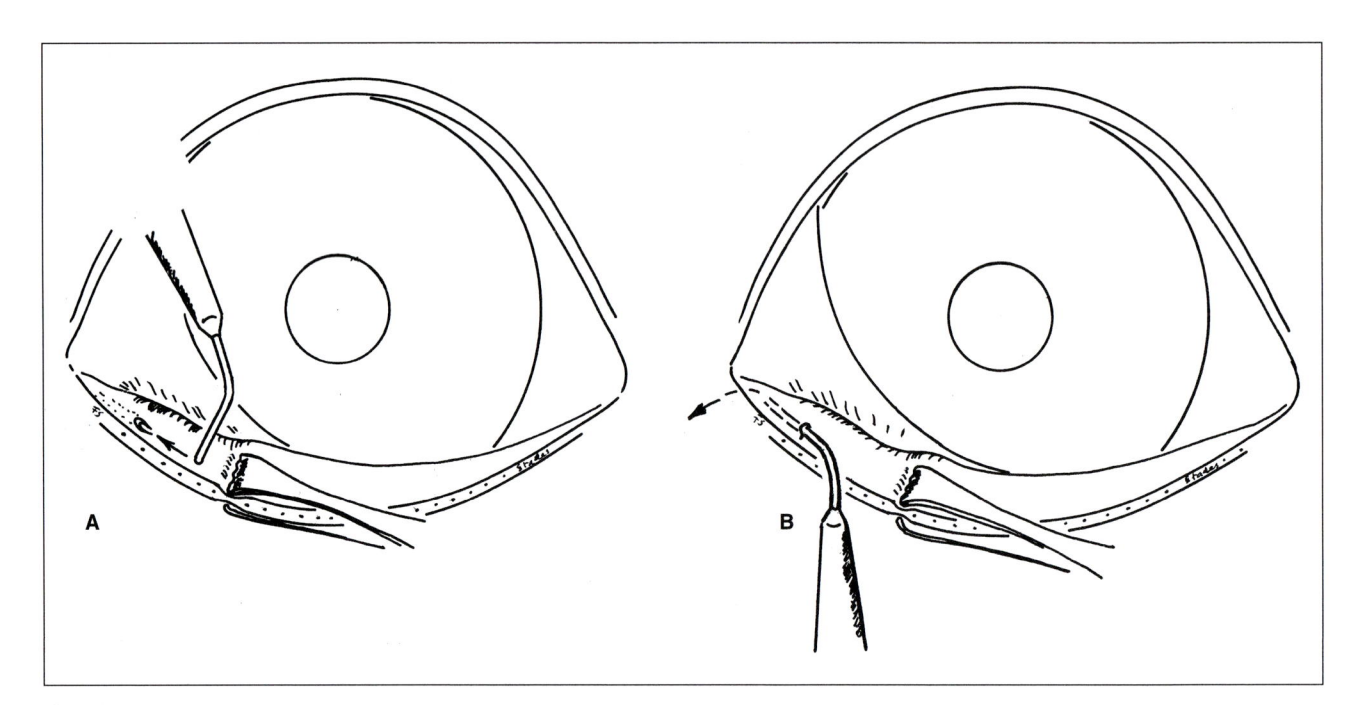

Fig. 6.6:
Prüfung der Durchlässigkeit der tränenableitenden Wege. Die Tränenwegskanüle wird, ca. 8 mm vom medialen Kanthus entfernt, senkrecht auf die palpebrale Konjunktiva aufgesetzt und, ca. 1 mm vom Lidrand entfernt, parallel in Richtung medial vorgeschoben, bis sie im Punctum hängen bleibt (A). Nun kann die Kanüle parallel zum Lidrand in den Canaliculus eingeführt werden (B).

(Abb. 6.12). Die Spülung ist auch mit einem Harnkatheter für Hunde (3–6 mm Durchmesser) gut durchführbar. Ist die Passage zum Konjunktivalsack nicht möglich (Austritt von NaCl zum Sinus maxillaris) kann man gleichzeitig versuchen, auch von den Tränenpunkten her zu spülen. Befindet sich die Verlegung im Bereich des Ausführungsganges in der Nasenmuschel, so wird am narkotisierten Pferd unter gleichzeitiger Lokalanästhesie der Nasenschleimhaut, vom Tränenpunkt mit NaCl gespült. Zeigt sich dann an der verlegten Austrittsöffnung eine Schleimhautvorwölbung, wird diese mit einem Skalpell oder gegebenenfalls Elektrokauther eröffnet. Nach einer gründlichen Spülung mit einem »Standard«-Antibiotikum und eventuell auch mit einem Kortisonpräparat kann zusätzlich (wie bereits beschrieben) für einige Tage ein Silikonschlauch eingelegt werden.

6.5 Dakryozystitis

Unter einer Dakryozystitis (Abb. 6.9–6.12) versteht man eine Entzündung (viral, bakteriell, mykotisch, meist durch Fremdkörper initiiert) des Saccus lacrimalis und der sich anschließenden Canaliculi beziehungsweise des Ductus nasolacrimalis. Auch durch ein Trauma oder eine Neoplasie kann eine Blockade der tränenableitenden Wege verursacht werden. Bei

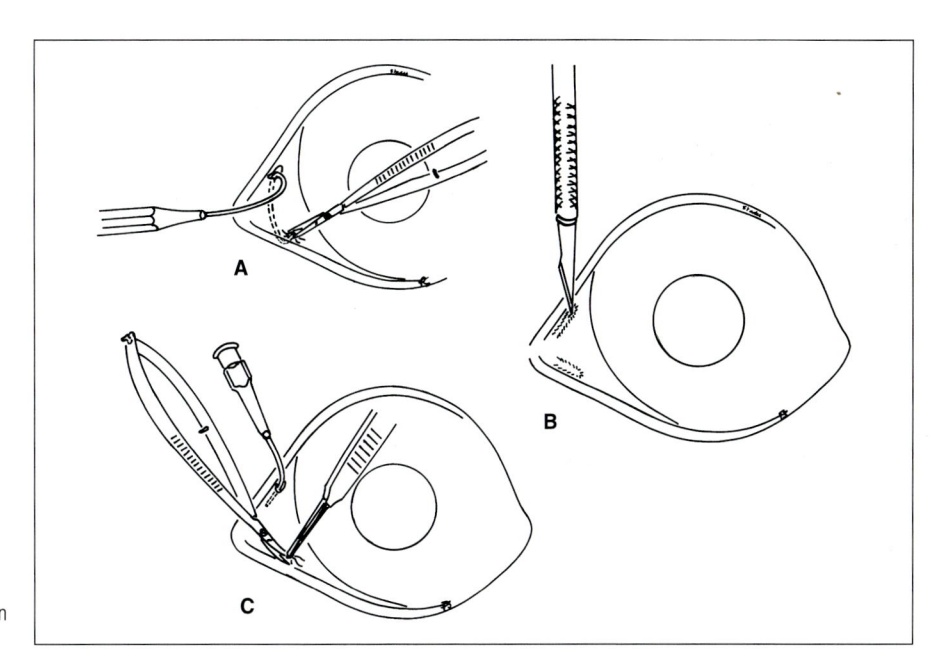

Fig. 6.7:
Das Öffnen des unteren Punctums durch Sondieren (A) vom oberen Punctum aus, sowie Spülen (C) und Öffnen der beiden geschlossenen Tränenpunkte mit einem Punktskalpell (B).

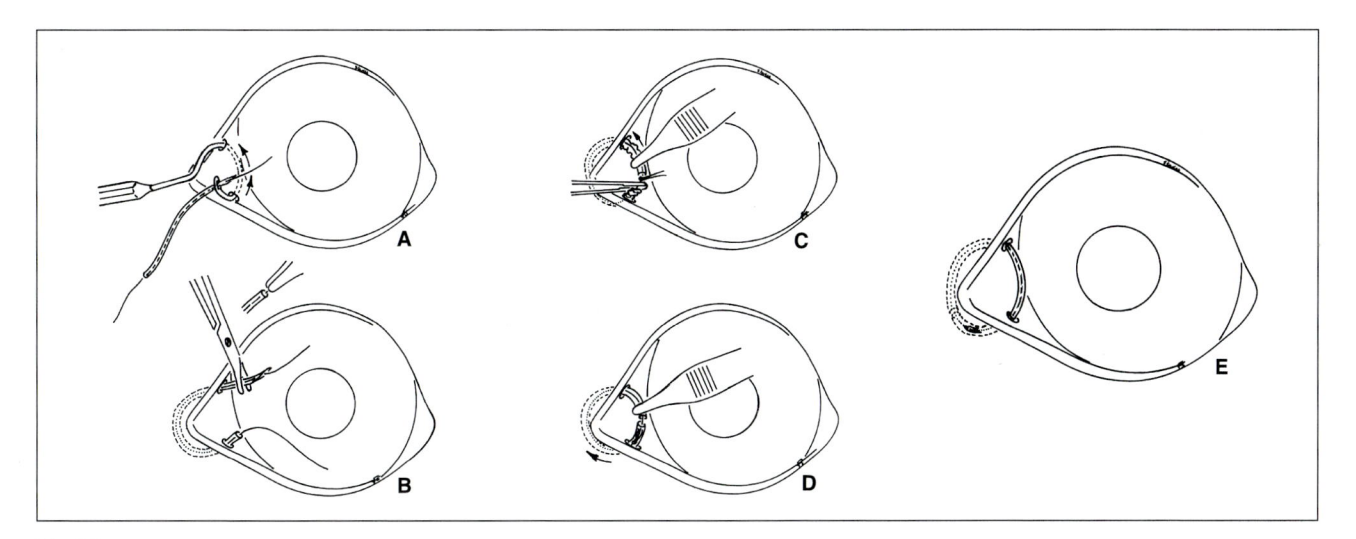

Fig. 6.8:
Einführen eines Silikonschlauches durch das obere und untere Punctum lacrimale bei Vorliegen einer Atresie des Punctum / Canaliculus lacrimalis.

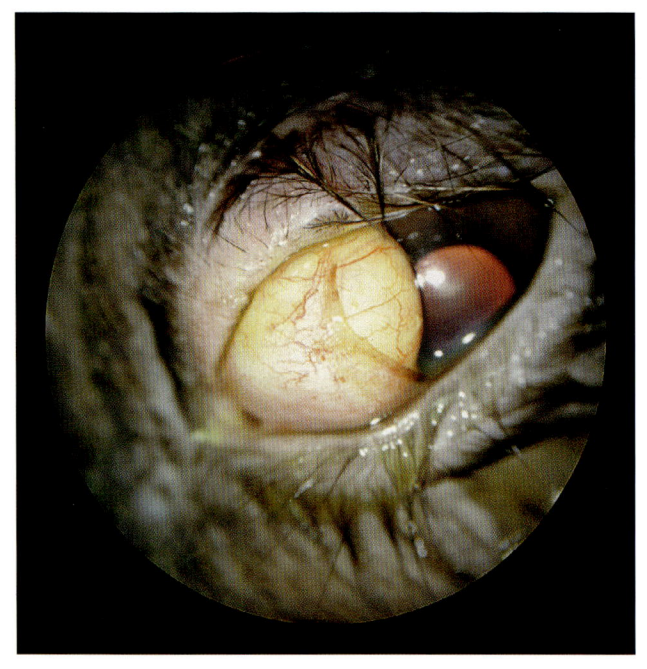

Abb. 6.9:
Dakryozystitis bei einem Kaninchen (OS). Saccus und Canaliculus lacrimalis inferior (beim Kaninchen fehlt der Canaliculus lacrimalis superior) sind mit dickflüssigem, käsigem Eiter gefüllt.

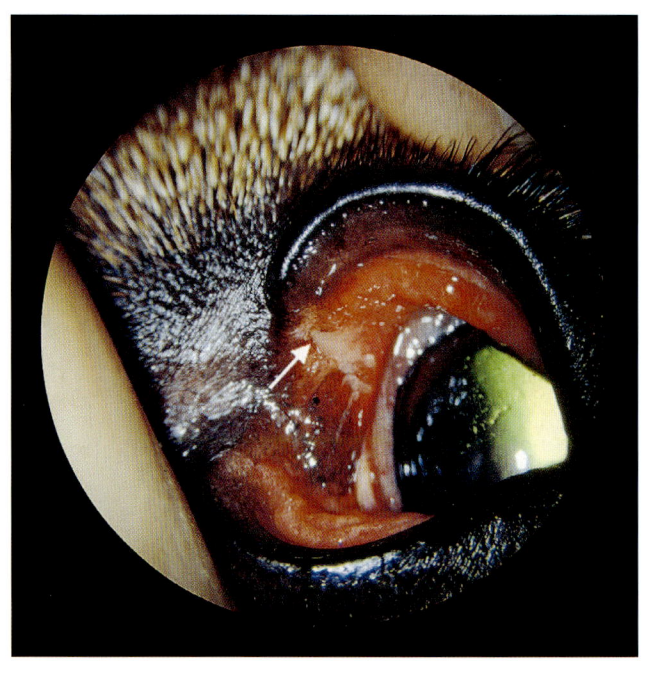

Abb. 6.10:
Dakryozystitis bei einem Hund (OS). Der purulente Ausfluss wurde bereits weggespült. Bei Druck auf den medialen Kanthus tritt aus dem dorsalen Punctum Eiter aus (Pfeil).

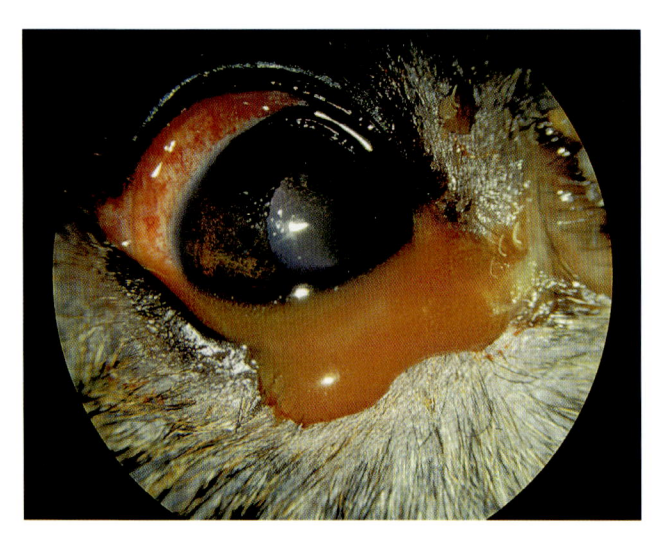

Abb. 6.11:
Eine akute, blutige und purulente Konjunctivitis aufgrund einer Dakryozystitis (Hund, OD, Fremdkörper im Tränen-Nasen-Kanal).

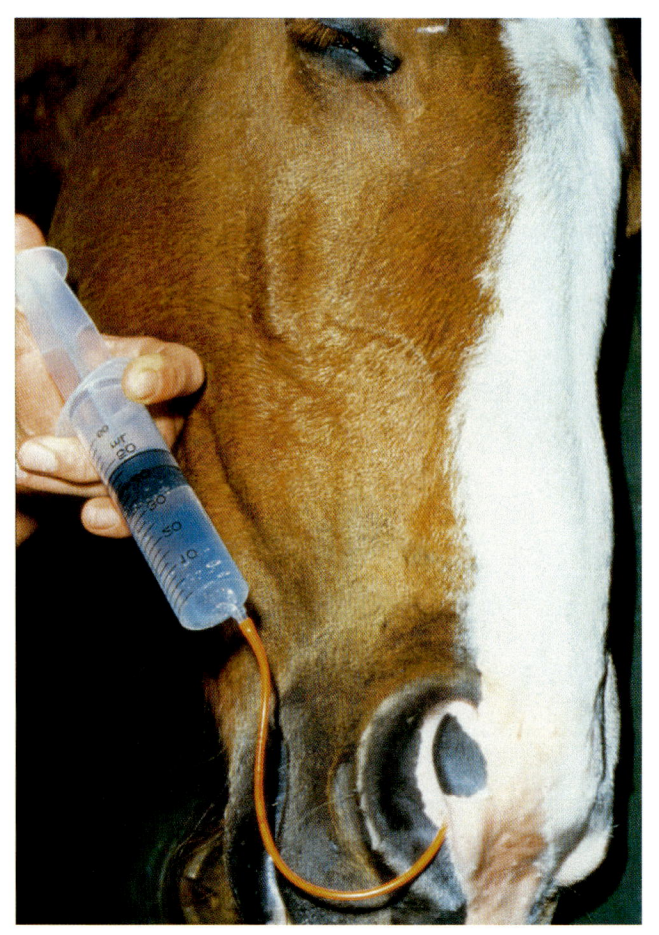

Abb. 6.12:
Spülung des Ductus nasolacrimalis bei einem Pferd mit einem Harnwegskatheter (Durchmesser 5 mm) von der nasalen Mündung aus. Auf dieselbe Art können auch Medikamente in den Konjunktivalsack gespült werden, wenn das Tier eine lokale Applikation verweigert (Alternative: siehe Fig. 3.1 und Abb. 3.4).

Pferden liegt manchmal auch eine Infektion mit *Thelazia* sp. vor (siehe 8.11.5).[31] Die entzündlich bedingte Anschwellung der Schleimhaut führt zu einer weiteren Komprimierung des Abführsystems, was den Abfluss vor allem im proximalen Teil des Kanals behindert, da dort die Schleimhautröhre durch einen knöchernen Gang verläuft. Die auftretende Schwellung kann sich ausschließlich zum Lumen hin ausbreiten, was dann sehr rasch zur totalen Blockade führt. Das sich ansammelnde mukopurulente Exsudat nimmt den Weg des geringsten Widerstandes und fließt entweder über den Konjunktivalsack oder über eine Hautfistel (einige Millimeter ventral des medialen Kanthus) nach außen. Die purulente Exsudation unterhält nicht nur die Dakryozystitis, sondern ebenso eine daraus resultierende chronische mukopurulente Konjunktivitis. Eine Dakryozystitis allein tritt selten auf.

Diagnose: Die Dakryozystitis imponiert als eine einseitige, chronische und mukopurulente Konjunktivitis mit normalem bis erhöhtem STT-Wert. Nach dem Spülen kann bei Druck auf den medialen Kanthus Eiter aus den Tränenpunkten herausgedrückt werden (Abb. 6.10, 6.11). Mittels einer Dakryorhinographie und/oder eines CT können eventuell weitere Informationen über die Ursache der Erkrankung und das weitere therapeutische Vorgehen gewonnen werden.

Therapie: Therapeutisch (diagnostisch) wird der Tränennasenkanal (eventuell mit Acetylcystein-Lösung) gespült, um das Exsudat vollständig zu entfernen. Ist der Abflussweg wieder durchgängig, wird mit »spezifischen« Antibiotikum-Kortikosteroid-Tropfen (am Besten nach Erstellung eines Antibiogramms) weiterbehandelt. Diese Prozedur muss mindestens eine Woche lang 2–4 × täglich durchgeführt werden. Bei widersetzlichen Tieren, die diesen Vorgang ohne eine Allgemeinanästhesie nicht dulden, sollte auf Grund der Notwendigkeit des erforderlichen häufigen Spülens besser eine Katheterisierung durch einen Spezialisten erfolgen (Verweilkatheter).[32]

Ein monofiler (0/0–3/0) Nylonfaden wird an einer Seite durch Erhitzen abgerundet und am besten durch den Ductus nasolacrimalis bis zur Nase vorgeschoben (Fig. 6.7–6.9). Ein retrogrades Katheterisieren ist ungleich schwieriger. Über diesen Faden wird ein kleiner Silikonschlauch (0,7–1,3 mm Durchmesser) geschoben und zum ipsilateralen Nasenloch durchgezogen (Abb. 6.2). Nach dem Entfernen des Fadens wird das Schlauchende mit einem Heft an der Haut des medialen Augenwinkels, bzw. an der Haut des Nasenwinkels, fixiert. Die weitere Nachbehandlung erfolgt mit einem »spezifischen« Antibiotikum-Kortikosteroid-Präparat (4 × täglich). Der Schlauch verbleibt mindestens für drei Wochen im Tränennasenkanal und die medikamentelle Therapie wird noch über mindestens 10 Tage fortgeführt. Dringend erforderlich ist das Anlegen eines geeigneten Halskragens bis zur Entfernung des Schlauches.

Ist das Spülen oder die Katheterisierung unmöglich und somit keine Durchgängigkeit zu erreichen, muss der Patient eventuell zur Durchführung einer Dakryorhinostomie überwiesen werden.

Die einfachste (aber stark traumatisierende und unkontrollierte) Möglichkeit einer Dakryorhinostomie ist die der **Konjunktivorhinostomie,** wobei mit einem Kirschnerdraht ein Kanal zur Nase gebohrt wird. Beim Durchtritt zur Nase kön-

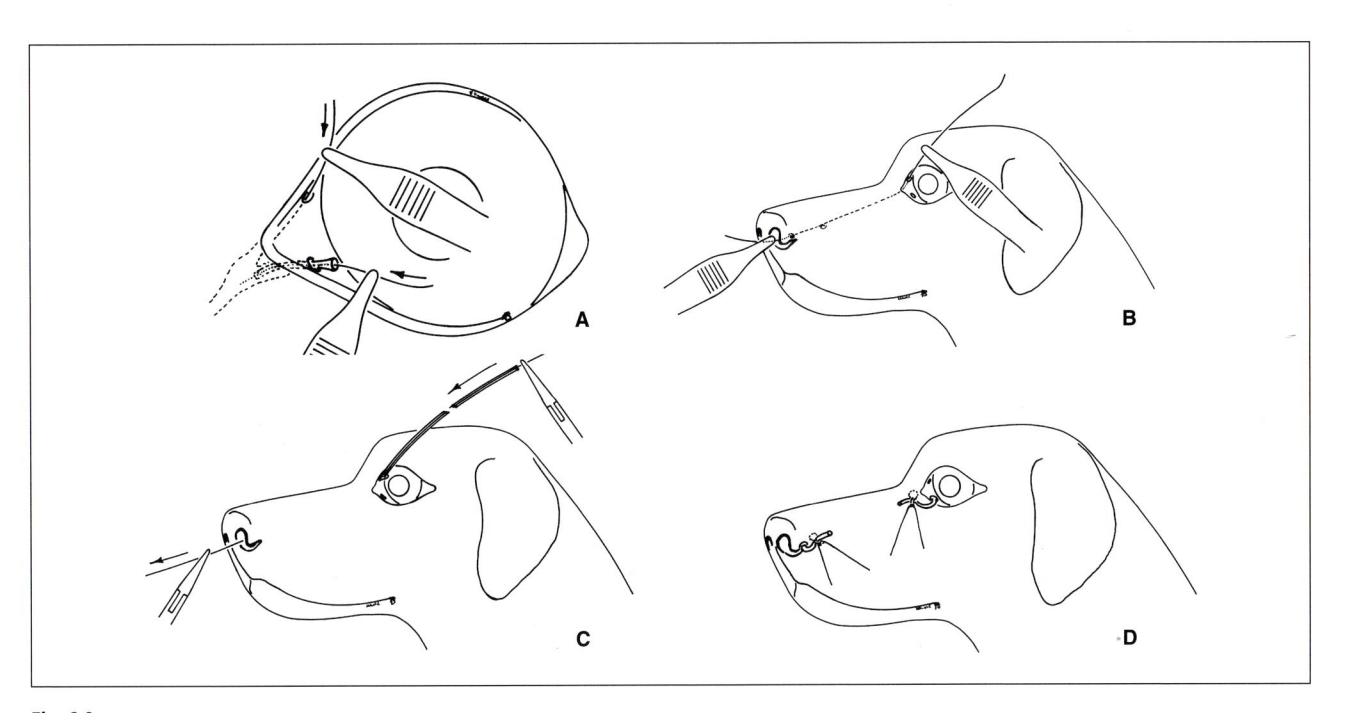

Fig. 6.9:
Katheterisierung des Tränennasenkanals, z.B. bei Dakryozystitis. Ein monofiler Nylonfaden wird durch den Ductus nasolacrimalis bis zur Nase vorgeschoben. Über den Faden wird ein Silikonschlauch geschoben und bis zum ipsilateralen Nasenloch durchgezogen. Nach dem Entfernen des Fadens wird das Schlauchende mit einem Heft an die Haut des medialen Augenwinkels bzw. des Nasenwinkels fixiert.

nen dabei schlecht kontrollierbare Blutungen entstehen. Über den Draht kann dann ein Silikonschlauch oder ein Polyäthylenschlauch geschoben werden, um den Kanal dauerhaft offen zu halten.

Eine bessere Methode stellt die **Konjunktivo-(Maxillo-)Rhinostomie** dar.[33] Dabei wird einige Millimeter rostral des medialen Kanthus ein Loch (ungefähr 7 mm Durchmesser) zum Sinus maxillaris hin gebohrt/gefräst (Katze: zur Nasenhöhle). Das entstandene Loch wird vergrößert, so dass der Ductus nasolacrimalis bis zum Eingang an der Orbita freigelegt ist. Anschließend werden die beiden Enden eines Silikonschlauches durch die bestehenden (oder neu angelegten) Puncta zur Öffnung in den Bereich des Sinus maxillaris oder zur Nasenhöhle (Katze) gelegt. Beide Enden des Silikonschlauchs werden mit einer separaten Verankerungsnaht fixiert. Die Haut kann danach über dem Loch verschlossen werden. Die medikamentelle Nachbehandlung erfolgt wie vorher bereits angegeben (Halskragen nicht vergessen!). Der Silikonschlauch verbleibt mindestens 4–6 Wochen an Ort und Stelle. Nach Entfernung der Verankerungsnähte können beide Schlauchenden entfernt werden.

Bei einer kürzlich beschriebenen Konjunktivo-(Maxillo-)Rhinostomiemethode wurde eine Fistel im Os lacrimale über die chirurgisch eröffneten Punctae und Saccus geschaffen, die bis zum Os maxillare (Hund) bzw. direkt zur Nase (Katze) reichte. Der neu geschaffene Kanal wurde durch die Gabe von Mitomycin-C® (Zellhemmung) offengehalten.[34]

Prognose: Die Prognose ist relativ gut.

6.6 Verletzungen und andere Obstruktionsursachen

Lidverletzungen, bei denen die tränenabführenden Gänge mitbetroffen sind, müssen besonders sorgfältig genäht werden, damit keine bleibenden sekundären Verschlüsse durch Verwachsungen oder Traktionen entstehen. Um diesen vorzubeugen wird vor dem Nähen ein Silikonschlauch eingelegt, der wie bei der Behandlung der Atresie für ungefähr 3 Wochen *in situ* verbleibt (Fig. 4.5; siehe auch 6.4 und 4.5.1.1).

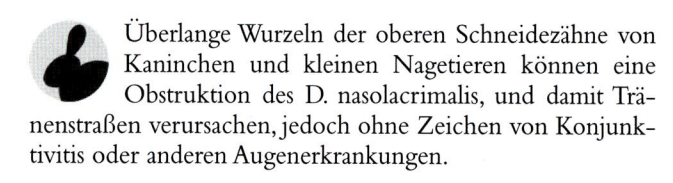

Überlange Wurzeln der oberen Schneidezähne von Kaninchen und kleinen Nagetieren können eine Obstruktion des D. nasolacrimalis, und damit Tränenstraßen verursachen, jedoch ohne Zeichen von Konjunktivitis oder anderen Augenerkrankungen.

6.7 Zysten und Neoplasien

In Ausnahmefällen können angeborene Zysten oder erworbene Neoplasien der tränenabführenden Gänge auftreten. Bei Verdacht einer solchen Erkrankung sollte der Patient zur weiteren Diagnose und einer eventuellen Therapie überwiesen werden.

Literatur

1. GINEL, P. J., NOVALES, M., GARCIA, M., et al.: Immunoglobulins in stimulated tears of dogs. Am. J. Vet. Res. **54**:1060, 1993.

2. GERMAN, A. J., HALL, E. J. & DAY, M. J.: Measurement of IgG, IgM, and IgA concentrations in canine serum, saliva, tears and bile. Vet. Imm. Immunopath. **64**: 107, 1998.

3. DAVIDSON, H. J. & KUONEN, V. J.: The tear film and ocular mucins. Vet. Ophthalmol. **7**: 71, 2004.

4. CARRINGTON, S. D., et al.: Polarized light biomicroscopic observations on the pre-corneal tear film. I. The normal tear film of the dog. J. Small Anim. Pract. **28**: 605, 1987.

5. PRYDAL, J. I. & CAMPBELL, F. W.: Study of precorneal tear film thickness and structure by interferometry and confocal microscopy. Invest. Ophthalmol. Vis. Sci. **33**: 1996, 1992.

6. KING-SMITH, P. E., FINK, B. A., et al.: The tickness of the human precorneal tearfilm: evidence from reflection spectra. Invest. Ophthalmol. Vis. Sci. **41**: 3348, 2000.

7. GIPSON, I. K., YANKAUCKAS, M., SPURR-MICHAUD, S. J., et al.: Characteristics of a glycoprotein in the ocular surface glycocalyx. Invest. Ophthal. Vis. sci. **33**: 218, 1992.

8. MCLAUGHLIN, S. A., et al.: Effect of removal of lacrimal and third eyelid glands on Schirmer tear test results in cats. JAVMA **193**: 820, 1988.

9. SAMS, R.: Ohio State University, personal communication. 2003.

10. PEIFFER, R. L. & HARLING, D. E.: Third eyelid. In: Textbook of small animal surgery. Ed.: D. H. Slatter, Philadelphia, Lea & Febiger, 1501–1509, 1985.

11. MEIJ, B. P., VOORHOUT, G., et al.: Transsphenoidal hypophysectomy in beagle dogs: evaluation odf a microsurgical technique. Vet. Surg. **26**: 295, 1997.

12. AZZAROLO, A. M., BJERRUM, K., et al.: Hypophysectomy induced regression of female rat lacrimal glands: partial restoration and maintenance by dihydrotestostrone and prolactin. Invest. Ophthalmol. Vis. Sci. **36**: 216, 1995.

13. SLATTER, D.: Fundamentals of veterinary ophthalmology. Philadelphia, W.B. Saunders, 249, 1990.

14. BRYAN, G. M. & SLATTER, D. H.: Keratoconjunctivitis sicca induced by phenazopyridine in dogs. Arch. Ophthalmol. **90**: 310, 1973.

15. LUDDERS, J. W. & HEAVNER, J. E.: Effect of atropine on tear formation in anesthetized dogs. JAVMA **175**: 585, 1979.

16. HOLLINGSWORTH, S. R., CANTON, D. D., BUYUKMIHICI, N. C. & FARVER, T. B.: Effect of topically administered atropine on tear production in dogs. JAVMA **200**: 1481–1484, 1992.

17. VESTRE, W. A., et al.: Decreased tear production associated with general anesthesia in the dog. JAVMA **174**: 1006, 1978.

18. ARNETT, B. D., BRIGHTMAN, A. H. & MUSSELMAN, E. E.: Effect of atropine sulfate on tear production in the cat when used with ketamine hydrochloride and acetylpromazine maleate. J. Am. Vet. Med. Assoc. **185**: 214, 1984.

19. KASWAN, R. L., MARTIN, C. L. & DAWE, D. L.: Keratoconjunctivitis sicca: immunological evaluation of 62 canine cases. Am. J. Vet. Res. **46**: 376, 1985.

20. STAMAN, J., GOUDSWAARD, J., STADES, F. C. & WOUDA, W.: Sjögrenssyndrome (Keratoconjunctivitis in combination with xerostomy) in the dog, Proceedings Voorjaarsdagen, Neth. Sm. Anim. Vet. Assoc. 10–11 April 1978.

21. LETTOW, E. & HILDEBRAND, B.: Keratoconjunctivitis siccs beim Hund. Tierärztl. Prax. **5**: 351, 1977.

22. KASWAN, R. L., SALISBURY, M. A. & WARD, D. A.: Spontaneous canine keratoconjunctivitis sicca: A useful model for human keratoconjunctivitis sicca. Treatment with cyclosporine eye drops. Arch. Ophthalmol. **107**: 1210, 1989.

23. BARDOULAY, A, ENGLISH, R. V., et al.: The effect of topical Tacrolimus aqueous suspension on tearfilm production in dogs with keratoconjunctivitis sicca. Trans. Am. Coll. Vet. Ophthalmologists. **34**: 33, 2003.

24. RUBIN, L. F. & AGUIRRE, G. D.: Clinical use of pilocarpine for keratoconjunctivitis sicca in dogs and cats. JAVMA **151**: 313, 1969.

25. LAVIGNETTE, A. N.: Keratoconjunctivitis sicca in a dog treated by transposition of the parotid salivary duct. JAVMA **148**: 778, 1966.

26. WOLF, E. D. & MERIDETH, R.: Parotid duct transposition in the horse. J. Equine Vet. Sci. **1**: 143, 1981.

27. STADES, F. C.: Apparato Lacrimalia. *In* Atlante di Oftalmologia veterinaria. Ed.: C. Perrucio, Torino, Edzione medico scientifico, 152–156, 1985.

28. HOOVER, E. A., ROHOVSKY, M. W. & GRIESEMER, R. A.: Experimental feline viral rhinotracheitis in the germ free cat. Am. J. Pathol. **58**: 269, 1970.

29. NASISSE, M. P., GUY, J. S., DAVIDSON, M. G., et al.: Experimental ocular herpesvirus infection in the cat. Sites of virus replication, clinical features and effects of corticosteroid adminstration. Invest. Ophthalmol. Vis. Sci. **30**: 1758, 1989.

30. LUNDVALL, R. L. & CARTER, J. D.: Atresia of the nasolacrimal meatus in the horse. JAVMA **159**: 289, 1971.

31. LADOUCEUR, C. A. & KAZOCOS, K. R.: *Thelaxia lacrimalis* in horses in Indiana. JAVMA **178**: 301, 1981.

32. SEVERIN, G. A.: Nasolacrimal duct catheterization in the dog. JAAHA **8**: 13, 1972.

33. STADES, F. C.: Dacryozystomaxillorhinostomie. Eine neue chirurgische Therapie zur Dacryozystitis, Tierärztl. Prax. **6**: 243, 1978.

34. WÉVERBERG, F. & HONNEGER, N.: A new surgical approach to treat epiphora in dogs and cats: Dacryocystorhinostomy with topical applied Mitomycine-C® associated with eyelids correction. Proceeding Eur. Coll. Vet. Ophthalmologists, May 10–14, Brugge, pp. 81, 2006.

7 Augenlider

7.1 Einleitung

Bei den meisten Tieren umschließen die Augenlider die Hornhaut so vollständig, dass von der Sklera nicht mehr viel sichtbar ist. Die geöffnete Lidspalte ist beim Hund ca. 33 mm und bei der Katze ca. 28 mm lang.[1] Rund um die Lidspalte befindet sich der zirkuläre M. orbicularis oculi (Fig. 7.1). Einem zirkulären Lidschluss wird durch ein Ligament im medialen Augenwinkel und der M. retractor anguli oculi lat. im lateralen Augenwinkel entgegengewirkt. Der M. orbicularis oculi ermöglicht den Lidschlag, an dem das Oberlid den weitaus größten Anteil hat. Schmerzhafte Zustände führen bei Tieren zu einem sehr kräftigen, krampfhaften Lidschluß (Blepharospasmus). Zusätzlich wird auch oft der Bulbus selbst noch zurückgezogen (Enophthalmus), wodurch den Lidern die Unterstützung fehlt und ein sekundäres, spastisches Entropium entstehen kann. Das Anheben des Oberlids geschieht durch den M. levator palpebrae sup. (Innervation durch den N. oculomotorius), die Retraktion des Unterlides durch den M. malaris. Die Lidränder (Abb. 2.3, 2.6; Fig. 7.2) sind mit Ausnahme von Tieren mit unpigmentierter Haut oder weißen Haaren in der Umgebung des Auges pigmentiert und unbehaart. Bei Hund und Katze liegt die Grenze der »wimpernartigen« Behaarung des Oberlides, ungefähr einen Millimeter vom freien Lidrand, und die Haargrenze ungefähr zwei Millimeter vom freien Rand des Unterlides entfernt (nicht am Umschlagspunkt wie beim Menschen).

Bei Huftieren befinden sich mehrere wimpernartige Haare direkt am Umschlagspunkt des Lides in der gleichen Position wie beim Menschen. Darüber hinaus ist der Lidrand glatt, glänzend, fettig, aber trocken. Der Lidrand selbst ist von einer kleinen Rinne, in welcher die 30–40 Meibomschen Drüsen münden,[2] durchzogen. Diese Drüsen sind an der Innenseite des Lides durch die Konjunktiva hindurch als ca. 4 mm lange, senkrecht zum Lidrand verlaufende, weiß-gelbliche Streifen zu erkennen. Sie fehlen beim Vogel. Direkt außerhalb dieser Rinne münden die Zeisschen und Mollschen Drüsen. Die Position dieser Rinne stellt zusammen mit den Drüsenausfüh-

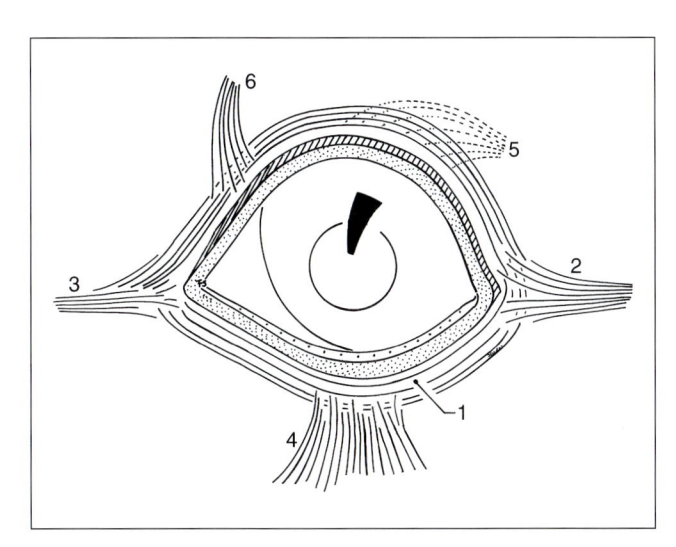

Fig. 7.1:
Muskulatur des linken Augenlides. 1. M. orbicularis oculi; 2. Lig. palpebrale laterale; 3. Lig. palpebrale mediale; 4. M. malaris; 5. M. levator palpebrae; 6. M. levator anguli oculi medialis.

Fig. 7.2:
Schnittbild Augenlid. 1. wimpernartige Behaarung am Oberlid; 2. Zeissche-/Mollsche Drüsen; 3. Meibomsche Drüsen; 4. Schleimbecherzellen; 5. Fornix; 6. Conjunctiva sclerae; 7. Gl. membranae nictitantis superior; 8. M. orbicularis oculi; 9. »Tarsalplatte«.

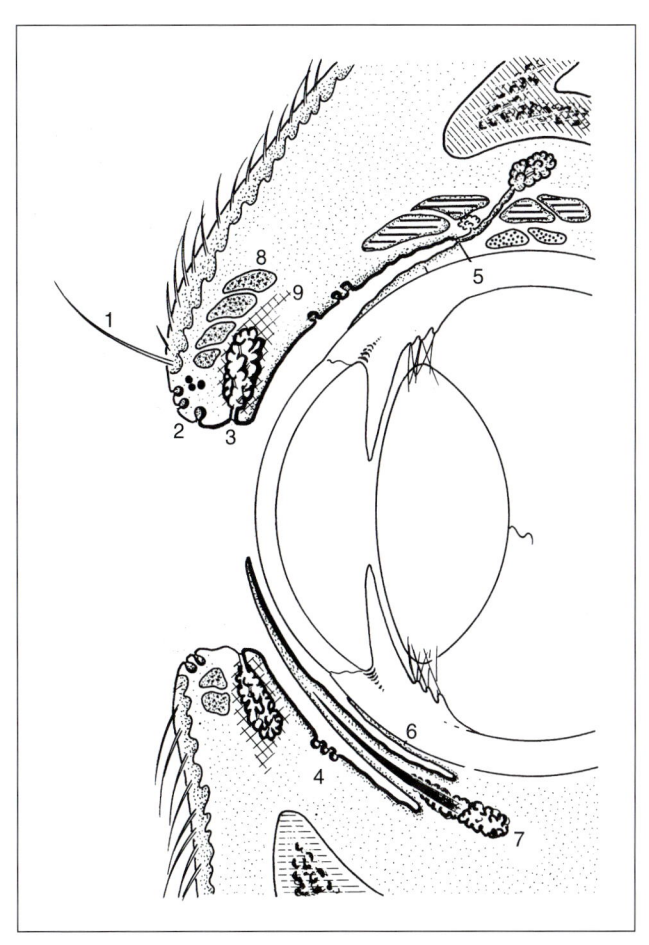

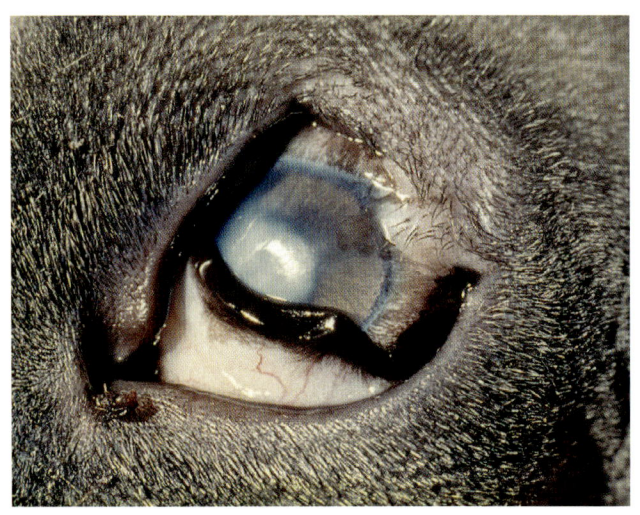

Abb. 7.1:
Aplasia palpebrae des lateralen Anteils des Augenlids bei einer Perserkatze (OS). Die Haut grenzt direkt an den Limbus. Gleichzeitig liegt eine deutliche Mikrophthalmie vor. Im Zentrum der Hornhaut ist eine Narbe sichtbar. Von dort aus ziehen Fädchen einer Membrana pupillaris persistens zur Irisvorderfläche.

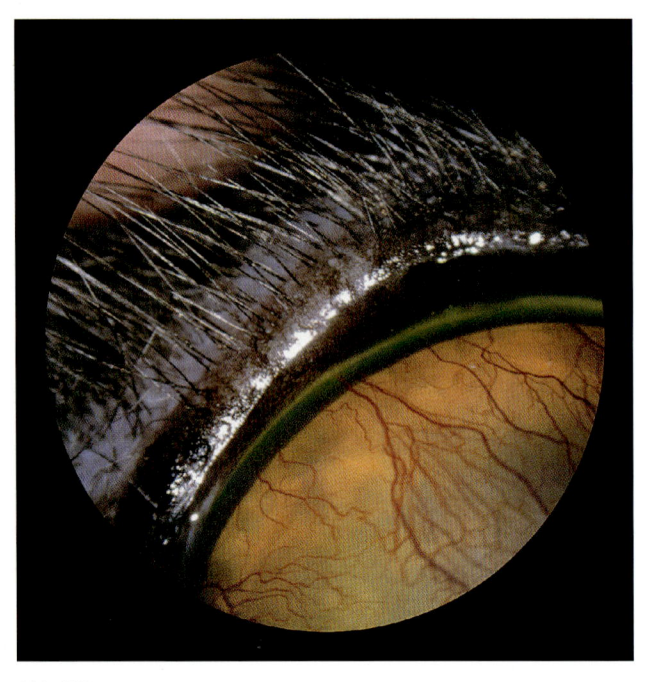

Abb. 7.2:
Aplasia palpebrae des oberen Augenlidrandes in der unauffälligen Ausprägungsform (Katze, OD). Der Lidrand ist schmal und die Meibomschen Drüsen sind nicht angelegt. Auch solche Katzen sollten identifiziert und von der Zucht ausgeschlossen werden.

rungsgängen einen guten Orientierungspunkt dar, wenn man z.B. Lidranddefekte nähen muss. Das ölige Sekret dieser Drüsen hält den Lidrand fettig, so dass die Tränenflüssigkeit nicht über den Lidrand hinausläuft. Der Talg, als äußerst dünne Deckschicht auf dem Tränenfilm, verhindert dessen vorzeitiges Verdunsten, und macht die Augenoberfläche gleitfähig.

7.2. Ankyloblepharon

Unter einem Ankyloblepharon versteht man eine zu späte beziehungsweise fehlende Öffnung der Lider nach der Geburt, wobei die embryonale Gewebebrücke zwischen den bereits angelegten Lidern, die physiologischer Weise zwischen dem 10. und 14. Tag post partum (Hund / Katze) vollständig abgebaut ist, persistiert. Die Ursache für das Persistieren dieser Gewebebrücke ist noch nicht restlos geklärt, wahrscheinlich spielt ein epidermaler Wachstumsfaktor eine Rolle.

Diese kongenitale Anomalie tritt sporadisch und meist beidseitig auf. Differentialdiagnostisch sollte eine Conjunctivitis neonatorum in Betracht gezogen werden, bei der sich die geschlossenen Lider zusätzlich nach außen wölben (siehe 8.11.6).

Therapie: Als Therapie kommt ausschließlich die Öffnung des Ankyloblepharons in Frage. In einigen Fällen reicht eine vorsichtige Massage des Ober- und des Unterlids aus, um die Lidspalte wieder zu öffnen. Genügt dies allein nicht, um die Lider zu trennen, so können sie mit einer Halstead-Gefäßklemme vorsichtig, vom medialen Augenwinkel ausgehend, in der unbehaarten Rinne zwischen Ober- und Unterlid gespreizt werden. Ist die Lidspalte bereits teilweise eröffnet, so wird von dort aus weiter gespreizt. Gegebenenfalls kann, mit großer Vorsicht, auch eine kleine Anfangsöffnung mit einem Skalpell angelegt werden.

Zur Nachbehandlung wird 4 × täglich für die Dauer von 5 Tagen eine Augensalbe mit »Standard«-Antibiotikum appliziert.

Prognose / Prophylaxe: Die Prognose ist gut; Präventivmaßnahmen sind nicht bekannt.

7.3 Aplasia palpebrae

Die Aplasia palpebrae oder das Lidkolobom (Abb. 7.1) beschreibt das Krankheitsbild des nur unvollständig oder gar nicht angelegten Lidrandes, welches kongenital auftritt und, aller Wahrscheinlichkeit nach, rezessiv vererbt wird. Meist ist der laterale Anteil des Oberlides betroffen, was jedoch ein vollständiges Fehlen des gesamten Lides nicht ausschließt. Die Aplasia palpebrae geht in vielen Fällen mit anderen Missbildungen (z.B. Mikrophthalmie, Keratoconjunctivitis sicca, Katarakt) einher. Es sind fast ausschließlich Katzenartige betroffen, unter ihnen am häufigsten die Perserkatze oder deren

Kreuzungen. Die Aplasia palpebrae wird aber auch bei anderen Katzenrassen und bei Wildkatzen beobachtet.

Die Tiere werden mit einer (teilweise) geöffneten Lidspalte geboren, beziehungsweise die Lidspalte öffnet sich direkt nach der Geburt. Manchmal ist der Lidrand auch vollständig angelegt und es fehlen nur die Meibomschen Drüsen (Abb. 7.2). In diesem Bereich treten häufig Distichiasis-Härchen auf. In solchen Fällen ist mit einer Irritation des angrenzenden Hornhautbereiches zu rechnen. Bei tiefen Defekten schließt die Haut des Oberlides dann direkt an die Konjunktiva an. Der Lidschluss gestaltet sich somit unvollständig, der entsprechende Hornhautbezirk ist ungeschützt, wird nicht vom Tränenfilm benetzt und von den umliegenden Haaren irritiert. Diese Irritation zeigt sich als chronische Keratitis mit Hornhautödem, Gefäßeinsprossung, Defekten, Pigmentation und Hornhautsequester-Bildung. Weitere Komplikationen treten in den Fällen auf, in denen auch die Tränendrüse unvollständig oder gar nicht funktioniert.

Differentialdiagnosen zum Krankheitsbild der Aplasia palpebrae sind die Trichiasis, bzw. die Distichiasis, die sich jedoch beide durch normal geformte Lidränder und vollständig angelegte Meibomsche Drüsen von der Aplasia palpebrae unterscheiden.

Therapie: Ein therapeutisches Eingreifen ist nur in schweren Fällen indiziert. Sind Distichiasis-Haare vorhanden, so werden diese entfernt (siehe 7.5). In geringgradigen Fällen ist eine glättende, schützende Öl Behandlung mit z.B. Vitamin-A-AT 1–4 × täglich meist ausreichend. Größere Lidranddefekte erfordern dagegen in jedem Fall eine Rotations-, Stiel- oder Bogenplastik (Fig. 7.3).[3]

Traut man sich diese Technik nicht zu, ist eine Überweisung ratsam. Bei zusätzlich fehlender bzw. höchstgradig eingeschränkter Tränenproduktion ist außerdem noch eine Transposition des Ductus parotideus (siehe 6.2) grundsätzlich möglich, doch sollte auf Grund der Erblichkeit, der lebenslang erforderlichen Behandlung und der unsicheren Prognose eine direkte Enukleation oder Euthanasie der Tiere mit dem Besitzer bzw. Züchter abgewogen werden.

Prognose / Prophylaxe: Die kleineren Defekte sind prognostisch günstiger zu beurteilen als Defekte, bei denen eine Blepharoplastik indiziert ist. Der rotierte Hautlappen wird an der Innenseite mit Epithel ausgekleidet, welches die Fortsetzung der Konjunktiva bildet und somit als beinahe funktionstüchtiger Lidrand funktionieren kann. Möglicherweise müssen diese Tiere lebenslang mit schützendem Öl, z.B. Vitamin-A-AS oder -AT behandelt werden. Viel ungünstiger wird die Prognose, wenn auch eine ausreichende Tränenproduktion fehlt. Die Kombination mehrerer kongenitaler Abweichungen erschwert die Prognose darüber hinaus noch weiter.

In Verbindung mit der vermuteten Erblichkeit sollten auch die Elterntiere und die Wurfgeschwister genauestens untersucht werden (ab und zu fehlen nur einige Meibomsche Drüsen im superolateralen Oberlidanteil). Erkrankte Tiere mit dieser Abweichung und direkte Familienmitglieder sollten von der Zucht ausgeschlossen werden (siehe 15).

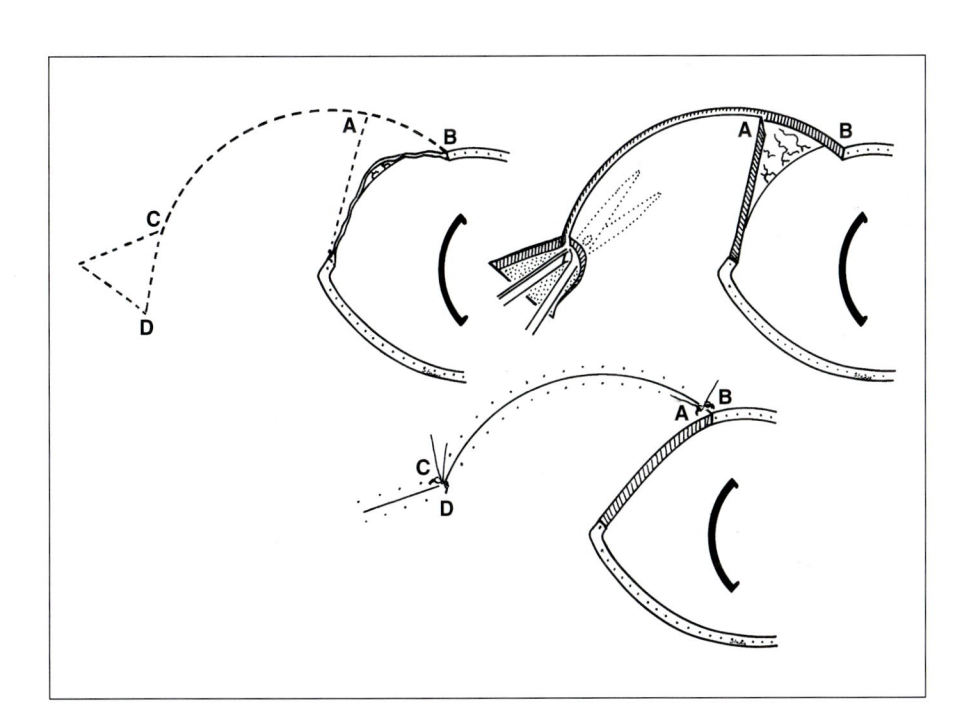

Fig. 7.3:
Chirurgische Versorgung größerer Lidrandwunden (Rotationsflap oder Bogenplastik).

7.4 Dermoid / Dysplasia palpebrae

Ein Dermoid respektive die Dysplasia palpebrae ist ein ektopisch gelegenes Hautstückchen, ein fehldifferenziertes oder ein missgeformtes Augenlid. Dies sind sporadisch auftretende, eventuell vererbte Missbildungen, die meist den lateralen Kanthus des Unterlides betreffen.

Ein kleiner Hautwinkel oder eine Hautfalte unterbricht den Verlauf des Lidrandes und schlägt sich in Richtung Konjunktiva um (siehe 10.4). Die Lidschlagfunktion wird gestört und durch die fehlgestellten Haare kommt es im entsprechenden Bereich zu Hornhautirritationen mit Ödemen, Gefäßeinsprossung und Pigmenteinlagerung.

Therapie: Bei der Exzision des überflüssigen Hautstückchens und der vollständigen Wiederherstellung des Lidrandes in seinem Verlauf erübrigt sich in den meisten Fällen eine Blepharoplastik, da der Lidrand eine ausreichende Länge hat. Die Operation wird vorzugsweise im Alter von 8–12 Wochen durchgeführt (wegen des Narkoserisikos beim Welpen möglichst nicht eher). Ist man mit dieser Operationstechnik nicht vertraut, sollte der Patient überwiesen werden. Eine 10- bis 14-tägige Nachbehandlung (4 × täglich) mit AS oder AT mit einem »Standard«-Antibiotikum reicht aus.

Prognose: Die Prognose ist im Allgemeinen günstig. Als Vorsorgemaßnahme empfiehlt sich die Kontrolle der Elterntiere und Wurfgeschwister auf ähnliche Erkrankungen. Erkrankte Tiere und deren Verwandte sollten von der Zucht ausgeschlossen werden.

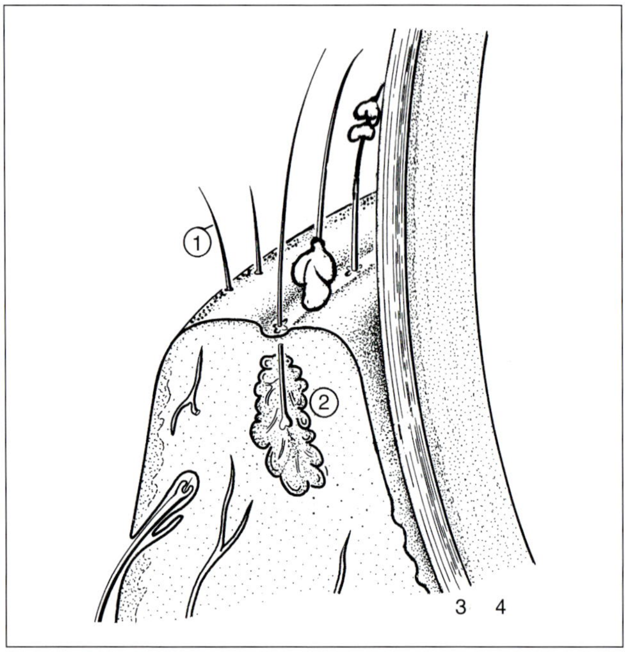

Fig. 7.4:
Distichiasis (Haare auf / im Lidrand) aus den Öffnungen der Meibomschen Drüsen (1) oder Zeisschen- / Mollschen Drüsen (2); Tränenfilm (3); Kornea (4).

7.5 Distichiasis

Definitionsgemäß beschreibt diese Abweichung das Vorhandensein einzelner Haare oder mehrerer Reihen von Haaren am freien Lidrand bzw. vom Lidrand ausgehend (Fig. 7.4). Hierbei finden sich ektopische kleine Haarfollikel im Lidrand (Abb. 7.3), meist innerhalb oder nahe an den Ausführungsgängen der Meibomschen Drüsen. Diese Haare wachsen meistens aus den Mündungsgängen der Meibomschen Drüsen, denn sie besitzen eigene Ausführungsgänge. Bei besonders harten oder auf die Hornhaut gerichteten Härchen sind Hornhautirritationen oder Hornhautschädigungen zu erwarten.[4] Die Irritation führt zu einer vermehrten Tränenproduktion, die manchmal von einem leichten Blepharospasmus und daraus resultierender Epiphora begleitet ist. Die umliegende Augenumgebung wird durch die übermäßige Tränenproduktion und durch via Distichien überlaufende Tränenflüssigkeit nass. Distichiasis wird als erbliche Augenerkrankung angesehen, der Erbgang ist aber noch nicht gesichert. Distichiasis kommt bei Hunden recht häufig vor. Rassedispositionen sind z.B. beim Amerikanischen Cocker, Englischen Cocker, Boxer, Eurasier, bei der Englischen Bulldogge, beim Flatcoated Retriever, Pekingesen, Shetland Sheepdog, Shih Tzu und Tibet Terrier zu beobachten. Bei Katzen und Pferden kommt diese Abweichung selten vor.

Da Distichiasis zur Hornhautirritation führt, treten Epiphora, feuchte Augenumgebung, Hornhautödeme, Vaskularisation und, bei der Katze, auch Hornhautsequester stets in korrespondierender Lage zu den Lokalisationen der Distichien auf. Die Härchen, welche ohne Lupe oft kaum zu erkennen sind, sind an ihrer Basis von einem kleinen Schleimpfropfen umgeben, der ihr Auffinden erleichtert. Nach Entfernung des Schleims kommt dann auch das Haar zum Vorschein. Differentialdiagnostisch kommen die Trichiasis und / oder des Entropium in Frage, in beiden Fällen ist jedoch der Lidrand selbst frei von Haaren.

Therapie: Die einfachste Methode besteht im regelmäßigen Zupfen der Haare mit einer Epilationspinzette (runde Backen). Diese Methode kann vor allem bei sehr ruhigen Tieren auch vom Besitzer selbst angewandt werden. Ein weiterer Vorteil dieser Methode liegt darin, dass gleichzeitig festgestellt werden kann, ob die Distichien (allein) tatsächlich für die Irritation verantwortlich waren.

Eine endgültige Epilation muss stets unter Allgemeinanästhesie erfolgen.[5] Um den Ausführungsgang des Haares, bzw. der entsprechenden Meibomschen Drüsen zu erkennen, bedarf es mindestens einer 5- bis 10-fachen optischen Vergrößerung. Bei der Elektroepilation, wird mittels einer dünnen Stahlnadel (Abb. 7.4, Perma Tweez®), die über den Mündungspunkt des Ausführungsganges an die Haarwurzel gelangt, jeder einzelne Haarbalg koaguliert (Fig. 7.5).

Cave: Zu starke oder ungenaue Koagulation führt zur irritierender Narbenbildung (Abb. 7.5)!

Abb. 7.3:
Distichiasis am Oberlid eines Hundes (OD). Die Schleimbildung an den Haaren deutet darauf hin, dass die Haare mit der Hornhaut in Berührung kommen.

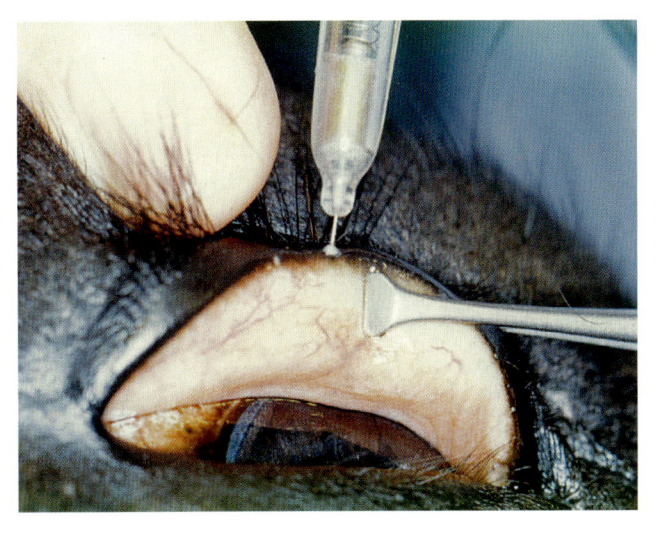

Abb. 7.4:
Distichiasis bei einem Pferd (OD). Die Nadel eines Perma-Tweez®-Koagulators ist in den Haarbalg eingeführt, und Drüsensekret ist aus der Öffnung der Meibomschen Drüsen ausgetreten.

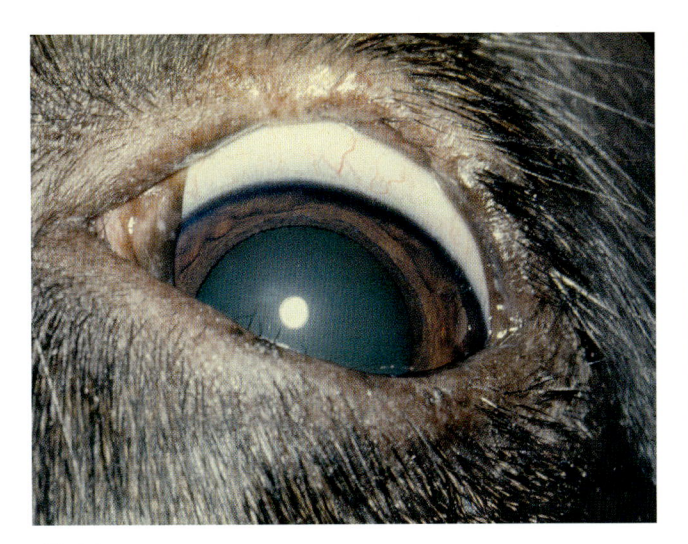

Abb. 7.5:
Distichiasis am Ober- und Unterlid eines Hundes (OS). Die Narben am Rand des Oberlids wurden durch eine nicht sachgerechte Verödung mit einem ungeeigneten Kauter verursacht. Bei der Verödung wurden nicht nur die Haarbälge zerstört, sondern auch die Ausführungsgänge der Meibomschen Drüsen und der Lidrand. Am Unterlid ist Distichiasis immer noch zu erkennen.

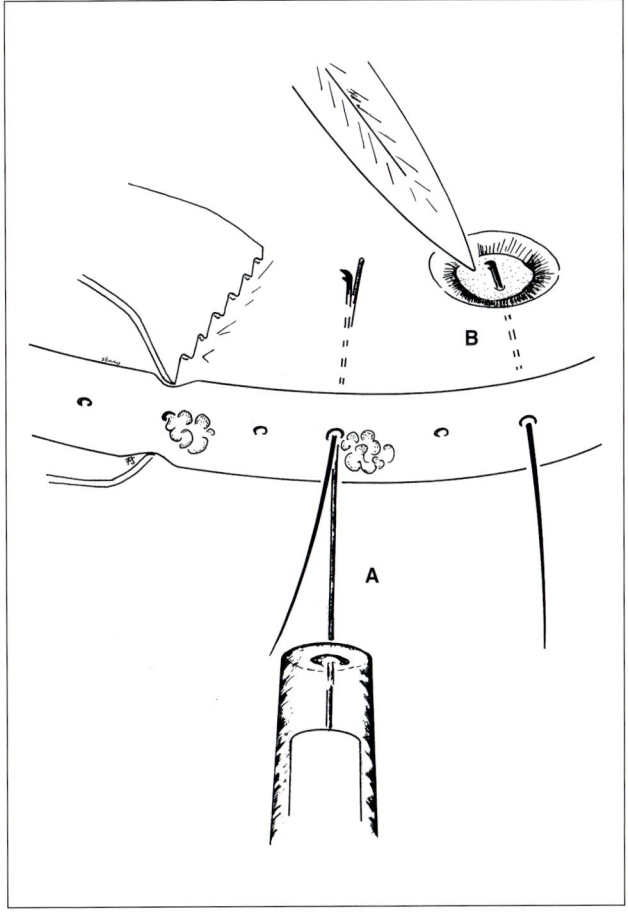

Fig. 7.5:
Distichiasis. Verödung des Haarbalges mit einem Nadelkoagulator (A) durch die Öffnung der Drüse oder transkonjunktival mit einem elektrischen Skalpell (B).

Fig. 7.6:
Position des Lidrandes bei einem Entropium (1. hochgradig, 2. geringgradig); 3. normalen Lidstand; 4. Ektropium.

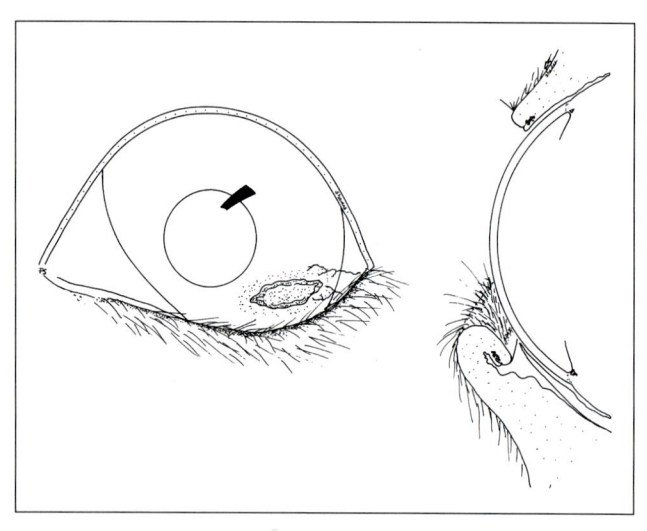

Fig. 7.7:
Hochgradiges totales Entropium mit sekundärem Ulcus corneae.

Der Haarbalg kann ebenso mit einem feinen, aber stärkeren Elektrokoagulator, mit hochfrequentem Strom (Elektroskalpell) oder mittels Kryochirurgie von der Konjunktivaseite aus zerstört oder verödet werden.[6,7] Die Haarbalgverödung mittels des Perma Tweez® ist am schonendsten. Bei der Zerstörung mit dem Elektroskalpell (von der Konjunktiva aus) ist der Erfolg optisch kontrollierbar. Die Kryoepilation ist weniger selektiv; starke Wundschwellung und langfristige Depigmentierung sind zusätzliche Nachteile. Ist eine vollständige Reihe fehlgestellter Härchen angelegt, so ist die (Elektro-)Exzision der kompletten Reihe der Haarbälge von der konjunktivalen oder der freien Lidrandseite her möglich. Allerdings besteht hier das Risiko eines sekundären Entropiums. Soll vom freien Lidrand aus operiert werden, so wird dort das entsprechende Gewebestückchen unter Benutzung einer Spezialklemme mit dem darin befindlichen Haarbalg exzidiert; die entstehende Wunde verheilt dann per secundam. Nachteilig ist der Verlust der Meibomschen Drüsen und eine unregelmäßige Narbenbildung am Lidrand. Die Nachbehandlung erfolgt mit einer AS mit »Standard«-Antibiotikum, 4 × täglich für 7 Tage.

Prognose / Prophylaxe: Die Prognose ist günstig, jedoch können einige Haare oder Haarbälge übersehen werden bzw. bei der Erstbehandlung noch nicht sichtbar sein, wodurch dann neue Härchen zum Vorschein kommen und eine zweite oder dritte Behandlung nötig wird.

Erkrankte Tiere mit dieser Missbildung sollten von der Zucht ausgeschlossen werden.

7.6 Entropium

Ein Entropium stellt ein nach innen gedrehtes Lid dar, wobei sich die Einrollung nur über einen Teil oder aber über das gesamte Lid erstrecken kann (Fig. 7.6, 7.7). Ein geringgradiges Entropium besteht bei einer Einrollung von ca. 45°, von einem mittelgradigen Entropium wird bei ungefähr 90° und von einem hochgradigen Entropium bei ca. 180° Einrollung gesprochen. Das Entropium kann sich medial, angulär (lateraler Kanthus) oder über das gesamte Unter- und/oder Oberlid erstrecken (Abb. 7.6–7.9, siehe auch 7.10–7.13).

Die Folgen der Fehlstellung äußern sich in erhöhter Tränenproduktion, Blepharospasmus und Hornhautirritationen. Epiphora mit nassem Lidrand und feuchter Lidhaut sind die Regel. Die chronische Korneairritation bedingt die Exsudation mukopurulenten Sekrets. Dort, wo die Haare die Horn-

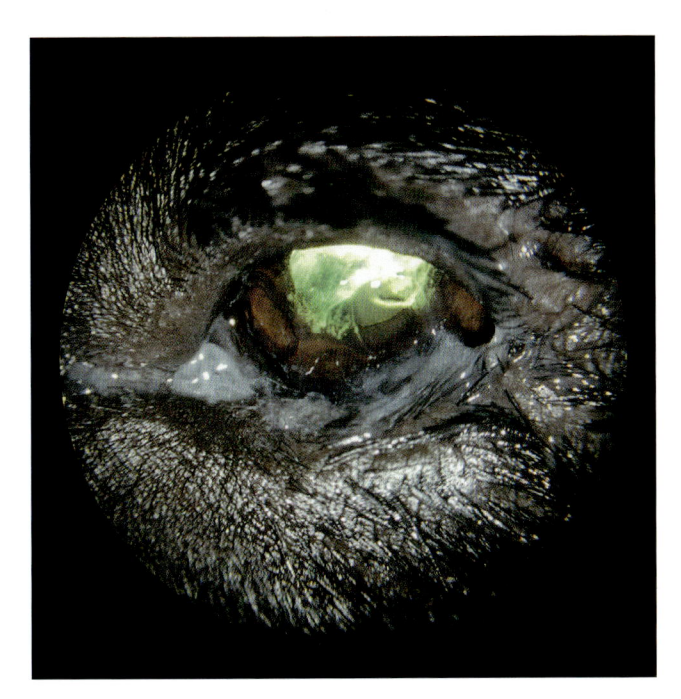

Abb. 7.6:
Entropium (total, hochgradig) des Unterlids bei einem Hund (OS; siehe auch Abb. 7.7).

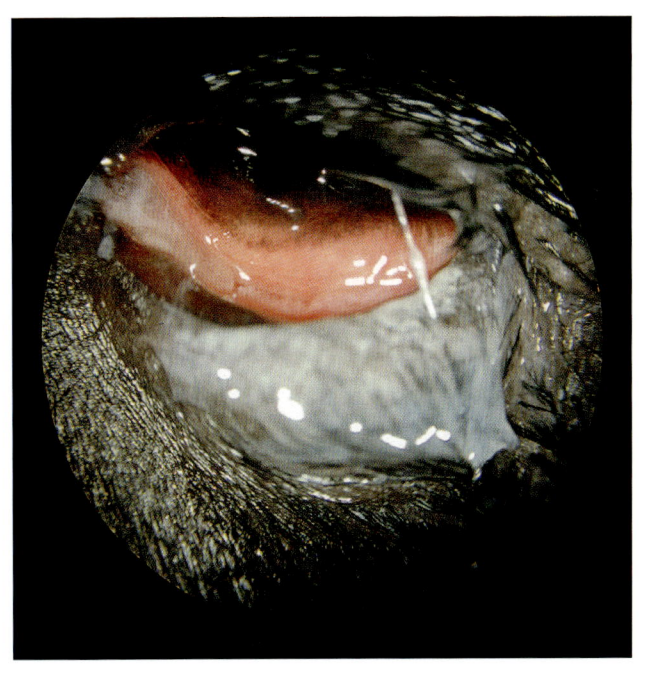

Abb. 7.7:
Entropium (total, hochgradig) des Unterlids bei einem Hund (OS; dasselbe Auge wie in Abb. 7.6). Der Lidrand wurde nach ventral gezogen, dadurch wird der Teil der Außenseite des Lidrandes, der mit dem Tränenfilm der Hornhaut Kontakt hatte, deutlich feucht und angefärbt sichtbar. Die äußere Grenze dieser Region bildet die Linie, in der der zweite Schnitt der Celsus-Hotz-Korrektur endet (siehe Kapitel 7.6).

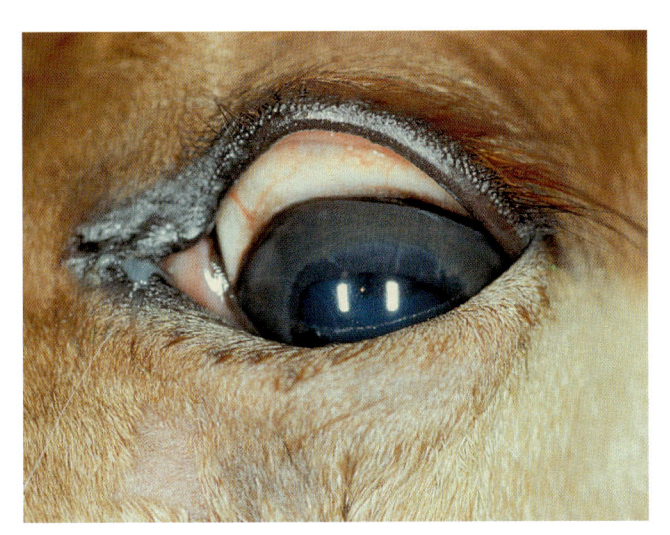

Abb. 7.8:
Entropium (total, hochgradig) des Unterlids bei einem Fohlen (OS). Meistens reicht es als Therapie schon aus, mehrmals täglich das betroffene Lid auszurollen (eventuell mit Zügelheften) und eine Augensalbe mit »Standard«-Antibiotikum zu verabreichen. Als Alternative kann die Haut am Lid mit einigen Einzelheften gerafft werden.

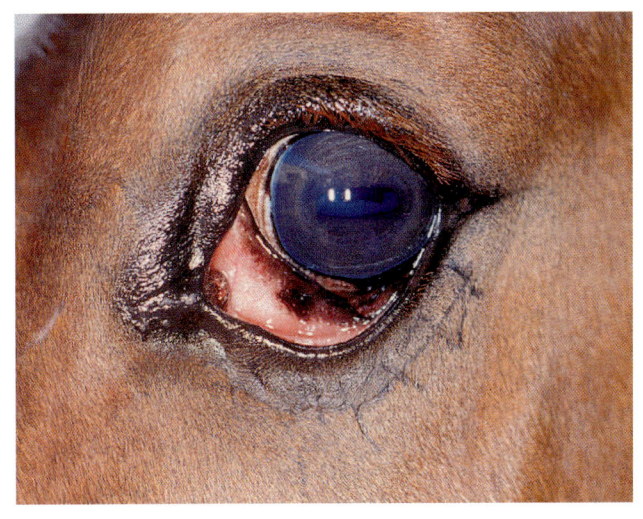

Abb. 7.9:
Iatrogenes Ektropium des Unterlides bei einem Fohlen (OS), als Folge einer fehlerhaften (Über-)Korrektur eines Entropiums. Die Entfernung von Haut mit M. orbicularis war hier nicht indiziert.

haut berühren, entstehen oftmals Hornhautdefekte (Fig. 7.7; Abb. 7.13) oder, bei der Katze, Sequester. Wegen der entstehenden Schmerzen wird der Bulbus zurückgezogen. Der Enophthalmus seinerseits bedingt den Verlust des Kontaktes zwischen Augapfel und Lidern, eine Zunahme des Entropiums ist die Folge. Es entsteht ein Circulus vitiosus, der nur noch durch ein operatives Eingreifen zu beheben ist. Entstandene Hornhautdefekte füllen sich entweder mit Granulationsgewebe, oder vertiefen sich, schlimmstenfalls sogar bis hin zur Perforation. Letztendlich führt diese dann zur Narbenbildung und Pigmentation der Hornhaut oder aber zum Verlust des Auges.

Ein Entropium beruht wahrscheinlich auf einem gestörten Spannungsverhältnis zwischen dem M. orbicularis oculi einerseits und dem M. malaris andererseits, das Hand in Hand geht mit zusätzlich komplizierenden Faktoren wie Form des knöchernen Schädels, Größe und Tiefe der Orbita sowie Menge und Art der vorhandenen Hautfalten rund um das Auge. Ein Entropium ist meistens die Folge eines erblichen (polygenen) Defekts. In den Niederlanden war in den Statuten des Hundeverbandes sogar festgelegt, dass ein Entropium per Definitionem erblich ist.

Ein hochgradiges Entropium der Unterlider tritt beim Chow Chow, Shar Pei sowie dem Bouvier, Deutschen Vorstehhund, Labrador Retriever, und Rottweiler sowie, weniger häufig, auch bei anderen Rassen auf. In Kombination mit einer zu großen Lidspalte kommt es speziell beim Bernhardiner, bei Mastiffs und der Deutschen Dogge vor. Beim Bluthund, Chow Chow und Shar Pei ist ein hochgradiges Entropium der Oberlider (in Kombination mit einer Trichiasis, siehe 7.8.2) häufig. Ein mediales Entropium wird oft beim Pekingesen, Shi Tzu, der Englischen Bulldogge, dem Mops, Zwergpudel, Cavalier King Charles Spaniel und den Maltesern sowie bei kurznasigen Perserkatzen (»Pekeface«) gesehen.

In einigen Fällen entsteht ein Entropium aber auch sekundär, verursacht durch andere schmerzhafte Augenerkrankungen, z.B. ein primäres Ulcus corneae. Auch ein Verlust der Stützfunktion des Lidrandes (Mikrophthalmus, Phthisis) kann zu einem sekundären Entropium führen.

Symptome: (Abb. 7.6–7.8) Epiphora, nasser Lidrand, bzw. feuchte Augenlider, mukopurulente Exsudation, Blepharospasmus, Enophthalmus, konjunktivale Gefäßinjektion und Anzeichen einer chronischen Keratitis wie Ödeme, Gefäßeinsprossung, Defekte, Ulzera, Pannus (Abb. 7.13, Fig. 7.7), Pigmentation und, bei der Katze, Sequesterbildung.

Diagnose: Die Diagnose wird auf Grund der Rasse, der Anamnese und des klinischen Bildes gestellt. Manchmal ist der gesamte Lidrand in den Konjunktivalsack gedreht und nicht mehr sichtbar. Ist der Befund zweifelhaft, z.B. ausschließlich nasser Lidrand (wobei darauf geachtet werden sollte, den Hund nicht zu straff im Nackenfell zu fixieren), dann sollte eine »Entropiumprobe« durchgeführt werden (Abb. 2.8). Kann der Patient das vom Untersucher nach innen gerollte Augenlid nicht sofort durch Blinzeln selbst korrigieren, dann muss mindestens von einem habituellen Entropium ausgegangen werden.

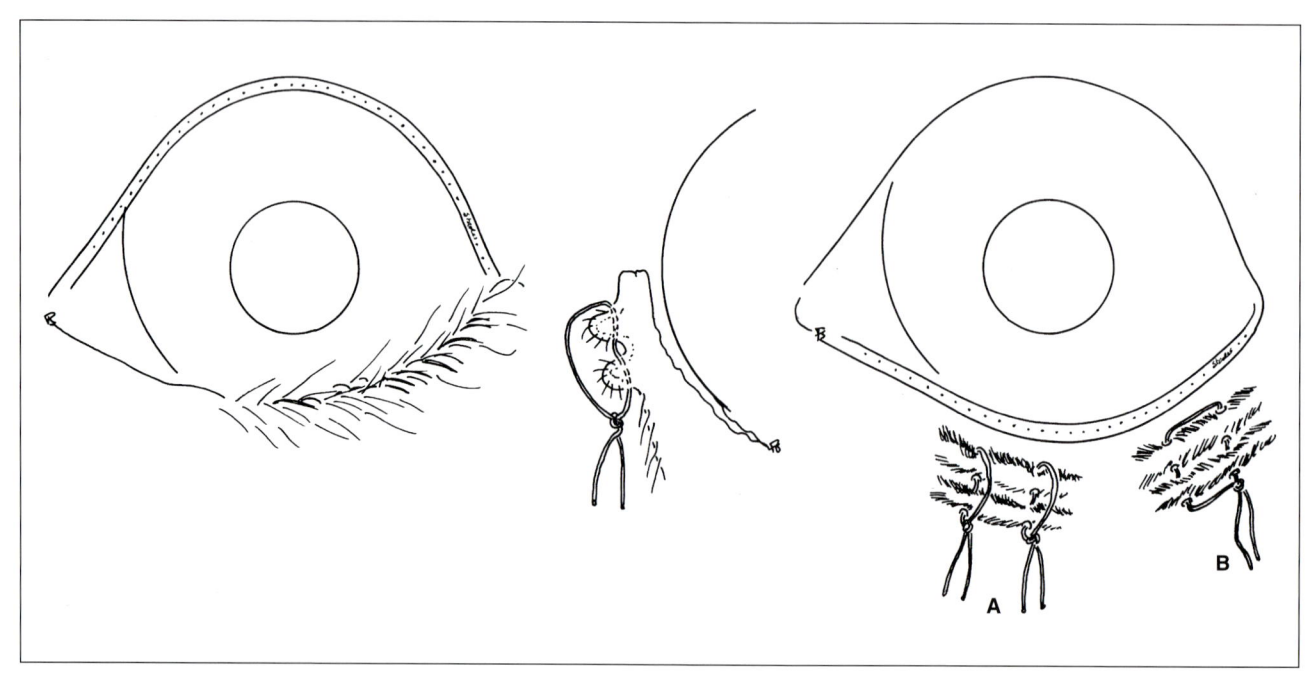

Fig. 7.8:
Chirurgische Korrektur eines hochgradigen Entropiums. Bei sehr junge Welpen kann mit Einzelheften gerafft werden (»tacking«). Einzelheft (A); U-Naht (B).

Differentialdiagnosen sind Trichiasis und Distichiasis, wobei jedoch der Lidrand in beiden Fällen gut sichtbar und nicht fehlgestellt ist.

Therapie: Ein **geringgradiges / habituelles Entropium** des Unterlids erfordert zum Schutz der Hornhaut eine Behandlung mit einem schützenden Öl, z.B. Vitamin-A-AS oder -AT. Eine chirurgische Lidkorrektur sollte bei jungen Tieren erst im Alter von 1,5–2 Jahren, d.h. wenn das Tier ausgewachsen ist, durchgeführt werden. Bei Welpen (jünger als 8–12 Wochen, besonders beim Shar Pei) mit Entropium wird die Haut über den Lidern oft mit Einzelheften gerafft (»tacking«, Fig. 7.8). Manchmal werden auch unnötig irritierende Klammern verwendet,[8] um bei einem Entropium den eventuell entstehenden Hornhautschaden zu vermeiden und abzuwarten, ob das Entropium »spontan« verschwindet. Die Verwendung von Raffheften korrigiert ein Entropium nach dem Fädenziehen durch Narbenbildung und ist damit auch als operative Entropiumkorrektur zu verstehen.

Bei einem **hochgradigen Entropium** muss eine chirurgische Korrektur unter Allgemeinanästhesie erfolgen, ohne jedoch dabei die Lidstellung überzukorrigieren. Die Korrektur sollte so schnell wie möglich und bei bereits vorgeschädigter Hornhaut möglichst noch am selben Tag vorgenommen werden. Präoparativ werden dann, vor und nach einer lokalen Anästhesie, nochmals sorgfältig die Lokalisation und der Grad des Entropiums beurteilt. Oftmals sind die Haare des betroffenen Lides, das im entropionierten Zustand auf der Hornhaut lag, depigmentiert und mit etwas Schleim bedeckt (Abb. 7.7). Dadurch kann der Chirurg recht gut beurteilen, wie viel Eversion durch die Operation hergestellt werden muss, um das Entropium zu korrigieren.

Für die Korrektur des Entropiums sind viele chirurgische Methoden (und Variationen) beschrieben, die meisten basieren auf der Celsus-Hotz-Methode (Celsus, 1. Jahrhundert), aber nicht jede Methode ist auch für jede Art von Entropium geeignet.[9,10,11,12]

Eine subkutane Injektion mit einer Antibiotika-Emulsion, mit Silikonen oder das mechanische Quetschen des Lidrandes mit dem Fingernagel verursacht eine Entzündungsreaktion und damit auch eine konjunktivale Schwellung, die das Entropium aufhebt. Aus technischen und ethischen Gründen werden die letztgenannten Methoden aber als unerwünscht und zu risikoreich abgelehnt.

Komplizierte Fälle (z.B. Ober- und Unterlid betroffen, mit kornealen Schäden, mediales Entropium im Augenwinkel mit Hornhautsequester) sollten besser direkt an einen Spezialisten überwiesen werden.

Operation: Die erste Inzision wird stets im Abstand von ca. 2–2,5 mm parallel zum Lidrand angebracht (Fig. 7.9), um ausreichend Raum für die Naht zu schaffen und läuft ca. 1 mm weiter als der zu operierende Lidrand (Fig. 7.9, 7.10). Liegt der erste Hautschnitt zu weit vom Lidrand entfernt, dreht das Lid zu wenig nach außen und damit ist das Ergebnis der Operation sehr schwer abzuschätzen (Abb. 7.9–7.11). Eine

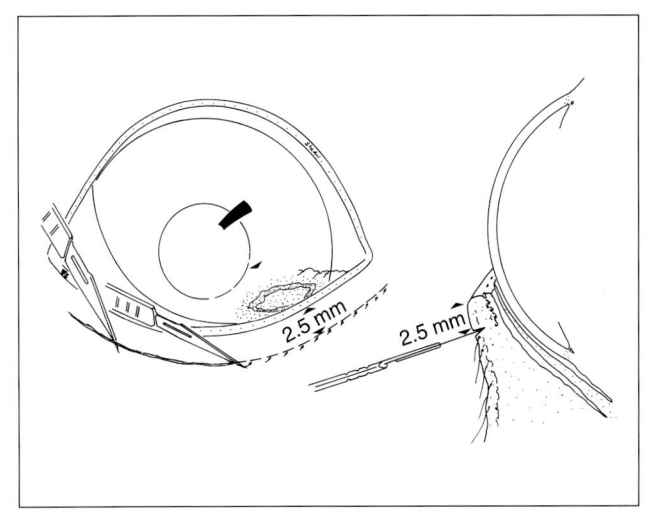

Fig. 7.9:
Entropiumkorrektur nach Celsus-Hotz. 1. Schnitt, senkrecht auf der Haut des Lides.

Überkorrektur führt dagegen zu einem iatrogenen Ektropium (Abb. 7.9–7.11), welches nur durch eine Plastik korrigiert werden kann. Die Kunst liegt also hauptsächlich darin, sich vorzustellen, wie viel Gewebe entfernt werden muss oder darf. Um Misserfolge zu vermeiden, können einfache, aber nützliche Methoden genutzt werden (Fig. 7.10).

1. Nach Anfärben der Haut, welche präoparativ der Hornhaut anlag, gibt die äußere Grenze die Lokalisation des zweiten Schnittes an. Um die präoperative Situation wiederherzustellen, wird nach Anlegen des ersten Schnittes das Lid wieder in die entropionierte Stellung gebracht. Mit einer Pinzette wird lotrecht zur Hornhaut etwas Blut auf den umgeschlagenen Rand des entropionierten Lides ausgestrichen und direkt an der Grenze der blutig angefärbten Haut wird nun der zweite (bananenförmige) Schnitt angelegt.
2. Ektropionieren des entropionierten Hautstücks mit der Fingerspitze. Die Fingerspitze wird knapp unterhalb der Grenze des entropionierten Bereichs platziert. Durch Zug nach ventral wird das Entropium aufgehoben. Genau an dieser Grenze wird dann der zweite bananenförmige Schnitt angelegt.[13]
3. Abklemmen einer Hautfalte mit Hilfe einer Allisklemme in Höhe des Entropiums, so dass der Lidrand wieder in seine physiologische Stellung gebracht wird. Die Hautfalte und ein kleiner Teil des M. orbicularis oculi sind die dann zu entfernenden Gewebeanteile.[14]

Das auf diese Weise markierte Hautstück wird zusammen mit einem kleinen oberflächlichen Anteil des M. orbicularis oculi sauber exzidiert, wobei der Konjunktivalsack keinesfalls perforiert werden darf. Die Wunde wird mit Einzelknopfnähten verschlossen, deren Abstand untereinander max. 2 mm beträgt (Fig. 7.11, 7.12). Bei einer fortlaufenden Naht besteht die Ge-

82 Augenlider

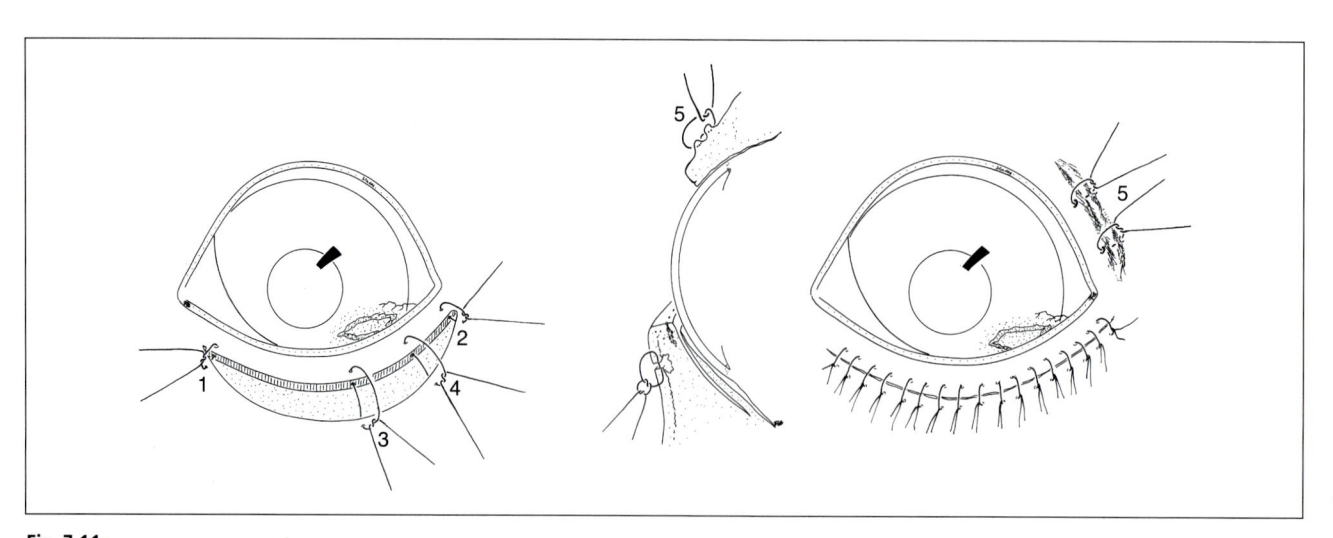

Fig. 7.11:
Reihenfolge der Naht einer Celsus-Hotz Entropiumkorrektur (1–4, immer halbierend). Eine Raffnaht (5) wird eingesetzt, wenn nach der Entropiumoperation die Gefahr besteht, dass Haare vom Oberlid lateral die postoperativ geschwollene untere Konjunktiva irritieren.

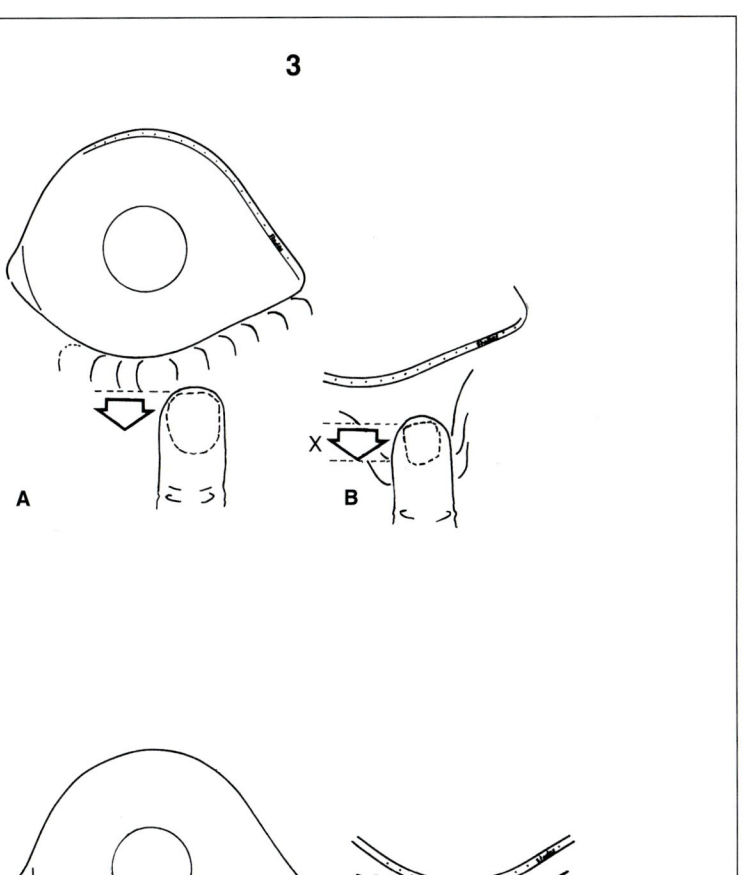

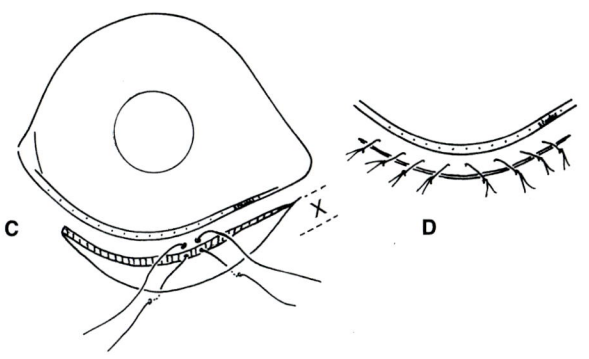

Fig. 7.10:
Entropiumkorrektur nach Celsus-Hotz. Schätzungsmethoden.
1. Blut-Färbemethode (nach Stades):
A. Anfärben; B. 2. Schnitt; C. Entfernung
2. Faltenexzisionsmethode: A. Hautfalteklemmen; B. Entfernung der Falte; C. Entfernung. eines Teils des M. orbicularis oculi.
3. Ektropionieren mit der Fingerspitze (nach Wyman). A–B. Durch Herunterziehen der Haut wird das Entropium beseitigt. C. An dieser Grenze wird das bananenförmige Hautteil (Höhe: x) entfernt. D. Nahtverfahren.

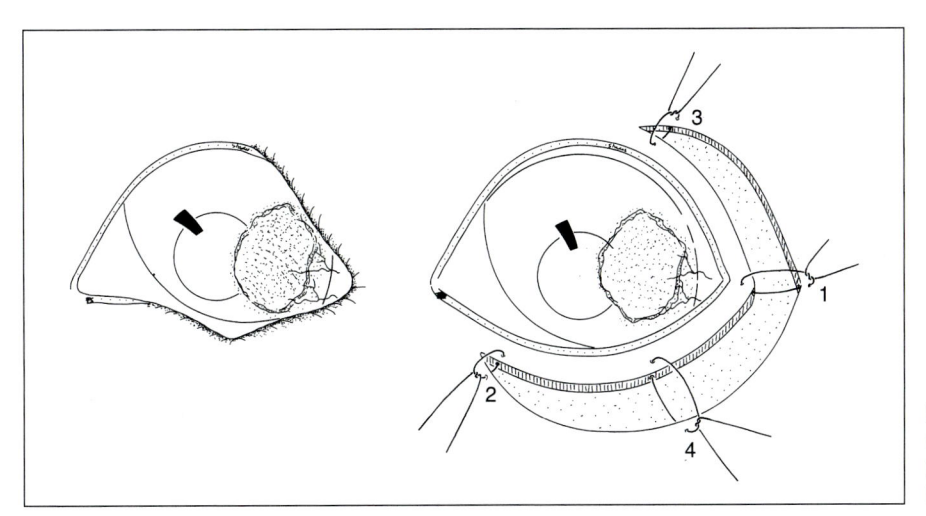

Fig. 7.12:
Chirurgische Korrektur eines angulären Entropiums mit einem sekundären Ulcus corneae. Reihenfolge der Nähte (1–4).

Abb. 7.10:
Entropium (hochgradig, partiell lateral) am Unterlidrand (OD, Hund). Die Narben sind die Folge einer nicht sachgemäß durchgeführten »Entropiumkorrektur«. Die Inzision lag in viel zu großem Abstand zu den Lidrändern, wodurch die gewünschte Korrektur ausblieb. Außerdem wurde gleichzeitig unordentlich und mit zu grobem Nahtmaterial genäht, wodurch verunstaltende Narben entstanden sind.

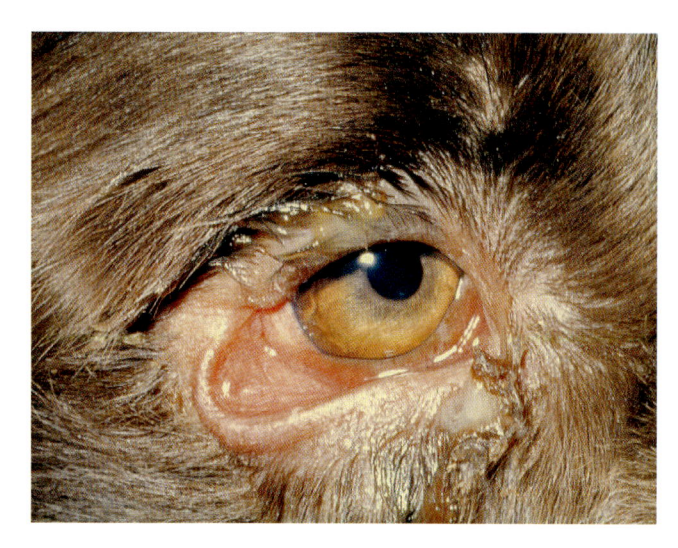

Abb. 7.11:
Iatrogenes Ektropium infolge einer starken Überkorrektur eines hochgradigen Entropiums (OD, Hund). Seitlich der Korrektur wurden gleichzeitig Bindegewebsstränge, von der Narbe zum Arcus zygomaticus verlaufend, gefunden (siehe auch Abb. 7.12).

fahr, dass durch die mechanische Einwirkung gegebenenfalls eine totale Nahtdehiszenz entsteht. Eine Kombination beider Nahtverfahren ist aber möglich. Das Nahtmaterial sollte nicht dicker als 5/0 sein. Es können resorbierbare (wenn bei der Entfernung Komplikationen erwartet werden) oder nichtresorbierbare, mono- oder polyfilamente Fäden mit (schneidender) Rundkörper-Nadel verwendet werden. Die ersten Nähte werden jeweils medial und lateral gelegt (Fig. 7.11), falls auch der laterale Kanthus umschnitten ist (Abb. 7.13), wird die erste Naht auch dort gelegt (Fig. 7.12). Die restliche Wunde wird, immer den verbleibenden Wundbereich halbierend, geschlossen. Es ist auch eine Nahttechnik beschrieben, bei der die ersten beiden Hefte in der Mitte der Wunde, in einem Winkel von 30° zueinander gelegt werden (Spitze des Winkels zum Lidrand zeigend).[13] Danach wird die Wunde nach medial und lateral mit Einzelheften geschlossen, die jeweils parallel zu den ersten lateralen / medialen Heften zu liegen kommen. Die Wundränder sollten so perfekt aneinander anschließen, dass nach der Operation fast kein Wundrand mehr sichtbar ist.

Bei einem **geringgradig ausgeprägten nasalen Entropium** kann auch die Exzision einer etwas größeren Hautfalte (Fig. 7.13) vorgenommen werden, da so in einem Schritt eine eventuell bestehende Tendenz zur Nasenfalte mit korrigiert wird.

Die Korrektur des **nasalen Entropiums** (Pekingese, Shi Tzu) erfolgt mit Hilfe der medialen Kanthusplastik (siehe 7.8.1.2 und Fig. 7.14).

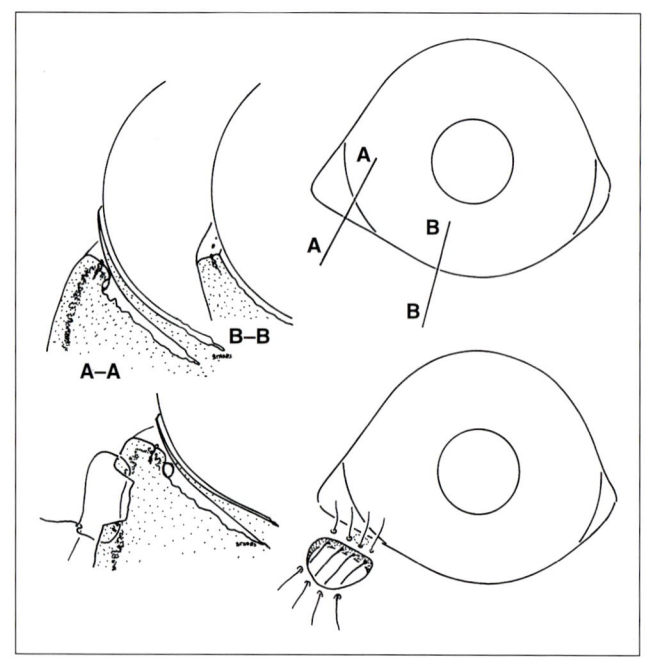

Fig. 7.13:
Chirurgische Korrektur eines Entropiums am medialen Unterlid.

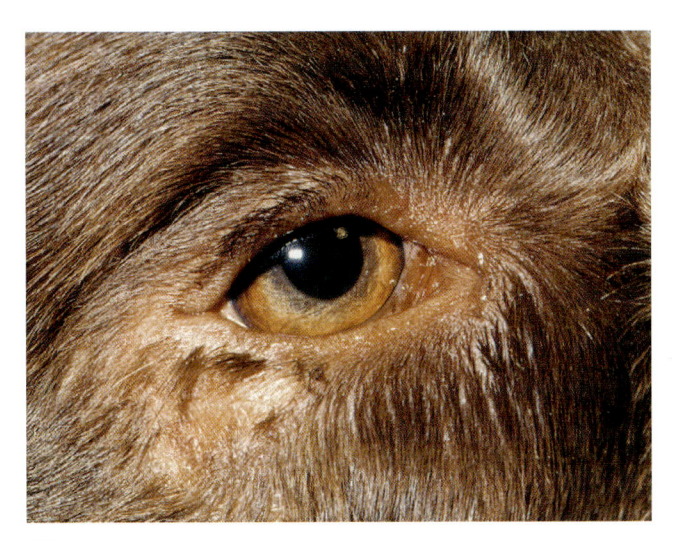

Abb. 7.12:
Resultat einer Blepharoplastik mit Hilfe eines freien Transplantats zur Korrektur eines iatrogenen Ektropiums (OD, Hund, dasselbe Auge wie in Abb. 7.11). Um die fehlende Haut zu ersetzen, war das benötigte bananenförmige Transplantat ungefähr 25 mm lang und betrug an der breitesten Stelle 14 mm.

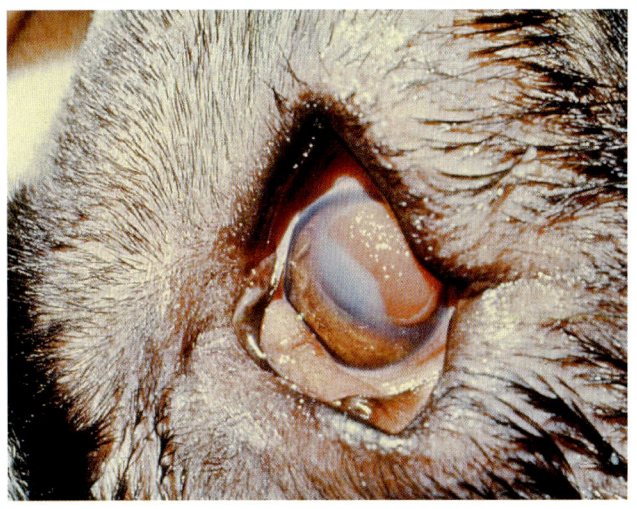

Abb. 7.13:
Zu große, rautenförmige Lidspalte mit einem angulären Entropium und einer Eversio membranae nictitantis bei einem Bernhardiner (OS). Dorsolateral in der Kornea befindet sich ein nahezu kreisförmiges oberflächliches Ulkus mit unterminierten Randstrukturen, das von lateral teilweise mit Granulationsgewebe aufgefüllt wird.

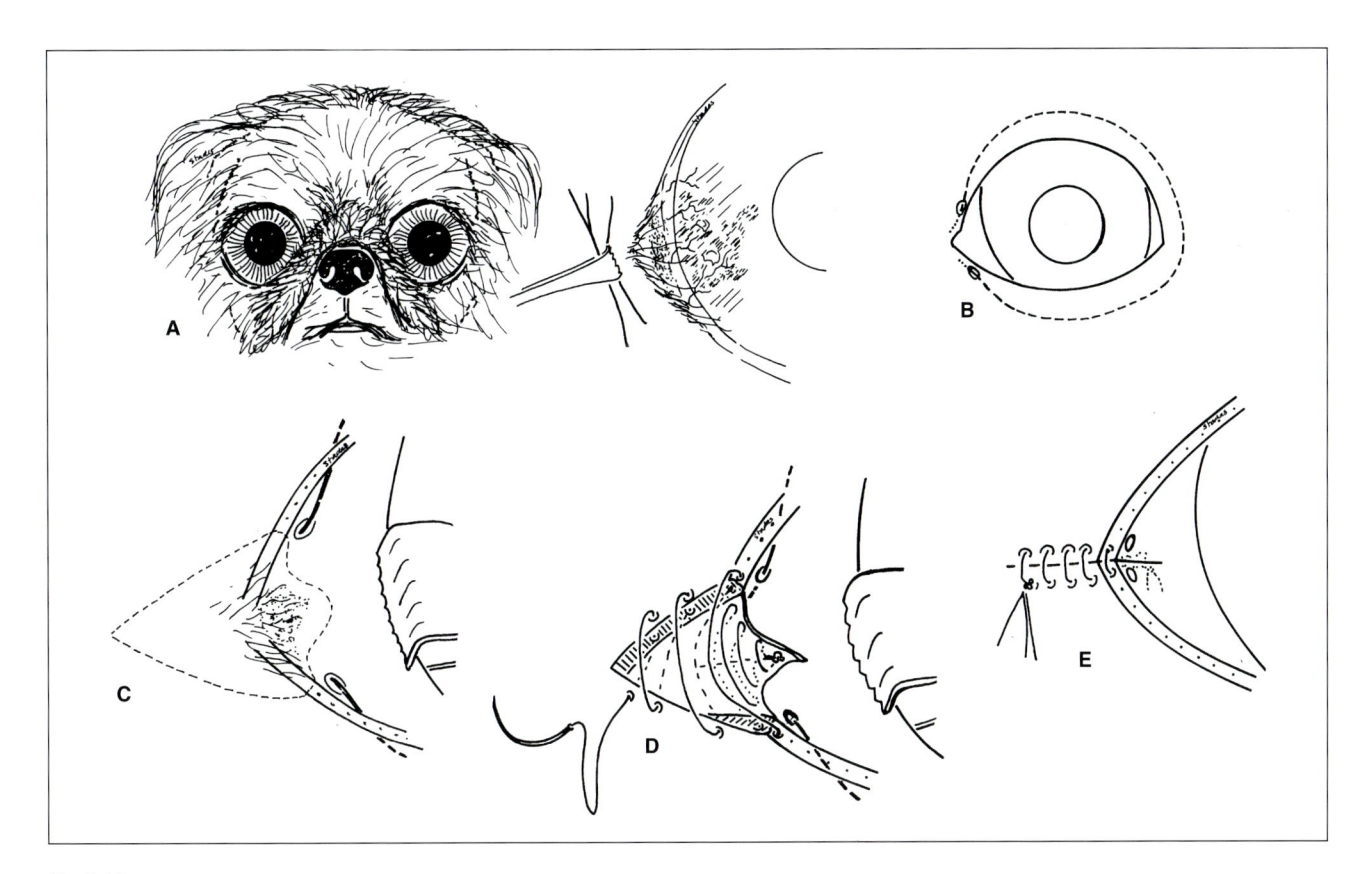

Fig. 7.14:
Chirurgische Korrektur bei medialer Nasenfalten-Trichiasis und Entropium in Kombination mit zu großer Lidspalte bei brachyzephalen Hunden.

Nachbehandelt wird mit AS mit »Standard«-Antibiotikum, 4–6 × täglich für 14 Tage. Die Salbe wirkt wie ein Gleitfilm. Bei bereits bestehendem Hornhautdefekt wird zusätzlich noch Atropinsalbe, 1 %, 1–2 × täglich über einige Tage gegeben. Eine korrekte Naht macht einen Halskragen für das Tier oft überflüssig. Die Nähte werden 10–14 Tage nach der Operation entfernt. Auch resorbierbares Nahtmaterial, das sich in der Haut meistens nur langsam auflöst, sollte nach 10–14 Tagen gezogen werden, um Juckreiz zu vermeiden.

Prognose: Prognostisch ist die Operation günstig zu beurteilen, trotz eventuell bleibender Hornhautnarben nach entstandenen tiefen Hornhautdefekten.

Prophylaxe: Zur Prophylaxe werden Elterntiere und Wurfgeschwister auf das Vorliegen eines Entropiums kontrolliert. Erkrankte Tiere werden von der Zucht ausgeschlossen. Elterntiere und Wurfgeschwister sollten besser für die Zucht gesperrt werden, da sonst die Gefahr besteht, dass diese mit Entropium-freien Linien gekreuzt werden. Generell sollte das Streben nach kurzen Lidspalten aufgegeben werden. Besonders wünschenswert ist es, die Rasse, den Namen und die Chip-/Tätowiernummer des Tieres an den entsprechenden Zuchtverband weiterzugeben und den Besitzer anzuleiten, den Züchter über den Tatbestand zu informieren (siehe 15).

7.6.1. Entropium bei Schaf und Pferd

Auch bei Lämmern kommt ein erbliches Entropium häufig vor, während es bei Fohlen recht selten ist und oftmals die Folge einer Dehydrierung durch eine schwere systemische Erkrankung ist (Abb. 7.8, 7.9). Manchmal reicht es zur Therapie bei betroffenen Tieren schon aus, mehrmals täglich das betroffene Lid auszurollen und eine AS mit »Standard«-Antibiotikum zu verabreichen. Alternativ kann die Lidhaut mit einigen Einzelheften gerafft werden (Wundklammern irritieren unnötig). Eine subkutane Injektion mit einer Antibiotika-Emulsion, mit Silikonen oder das mechanische Quetschen des Lidrandes mit dem Fingernagel verursacht eine Entzündungsreaktion und damit auch eine konjunktivale Schwellung, die das Entropium aufhebt. Aus technischen und ethischen Gründen werden die letztgenannten Methoden aber als unerwünscht und risikoreich abgelehnt.

7.7 Ektropium / (überlange) Lidspalte (Makroblepharon)

Ein Ektropium stellt einen nach außen gerollten Unterlidrand dar, wobei nur Teile oder das gesamte Lid hiervon betroffen sein können (Fig. 7.6). Bei der Untersuchung sieht man direkt auf die Ausmündungen der Meibomschen Drüsen, sowie auf die Konjunktiva palpebrae. Von einer zu langen Lidspalte spricht man, wenn die Lidspaltenlänge deutlich größer (ungefähr 5–15 mm, gestreckt meistens über 40 mm) ist als notwendig, d. h. um bei geöffnetem Auge die Sklera zu bedecken. Eine Unterscheidung dieser beiden Lidfehlstellungen ist oft kaum möglich so dass sie hier gemeinsam als eine Erkrankung, nämlich EKT / MAKROB behandelt werden (Abb. 7.13, 7.14).

Das sackförmig herabhängende Unterlid, welches für beide Fehlstellungen typisch ist und 1–10 mm vom Augapfel entfernt hängt, lässt den Tränenfilm schneller verdunsten, folglich verliert er an Funktion und die Konjunktiva ist den Umwelteinflüssen (Staub, Luft etc.) in wesentlich höherem Maße ausgesetzt. Aus dieser Fehlstellung resultiert im leichtesten Falle eine Conjunctivitis catarrhalis chronica.

Handelt es sich um einen schwerwiegenden Fall (z.B. Bluthund, Bernhardiner, Clumber Spaniel, Leonberger), so verlieren die Lider lateral und medial ihre physiologische Spannung und den unterstützenden Kontakt mit dem Augapfel, wodurch dort dann ein gering bis hochgradiges Entropium ausgelöst werden kann. Das Endergebnis ist eine Conjunctivitis mucopurulenta chronica.

Das Krankheitsbild wird fast ausnahmslos auf polygenem Wege vererbt. Trotzdem wird die Erkrankung sowohl von den Besitzern als auch von Kynologen immer wieder als normal oder sogar erwünscht angesehen (»Er hat einen so schönen trauernden Blick«; Anm. des Autors: Vielmehr handelt es sich allerdings um einen »traurigen Anblick«). So werden Ektropium und/oder Makroblepharon in den Anforderungen einiger Rassestandards toleriert oder sogar propagiert, wenn es z.B. heißt: »nicht viel Nickhaut zeigend« (Sussexspaniel), »etwas Nickhaut zeigend« (Clumber Spaniel), »das Rot (blumige Umschreibung für eine chronische Konjunktivitis) der Nickhaut ist sichtbar, jedoch nicht übermäßig deutlich (Basset), »das untere Lid ist manchmal etwas schlaff; sanfter, etwas trauriger Ausdruck« (Grand Bleu de Gascogne), »Die Bindehaut des Unterlids kann manchmal sichtbar sein, jedoch nicht übermäßig« (Basset Artésian Normand) oder: » leicht lose Unterlider mit etwas sichtbarer Augenbindehaut sind jedoch zulässig« (Bluthund), »kleiner Knick mit wenig sichtbarer Bindehaut am Unterlid und kleiner Knick am Oberlid sind zulässig« (Bernhardiner). Merkwürdigerweise wird das Ektropium genau wie das Entropium, von den meisten Hundeverbänden als erbliche Erkrankung gekennzeichnet und abgelehnt.

Prädisponierte Rassen sind, neben den bereits erwähnten, der Amerikanische Cockerspaniel und der Boxer. Die Erkrankung kommt bei anderen Tierarten äußerst selten vor. Im Ausnahmefall entsteht einmal ein Ektropium nach einem überkorrigierten Entropium (Abb. 7.9).

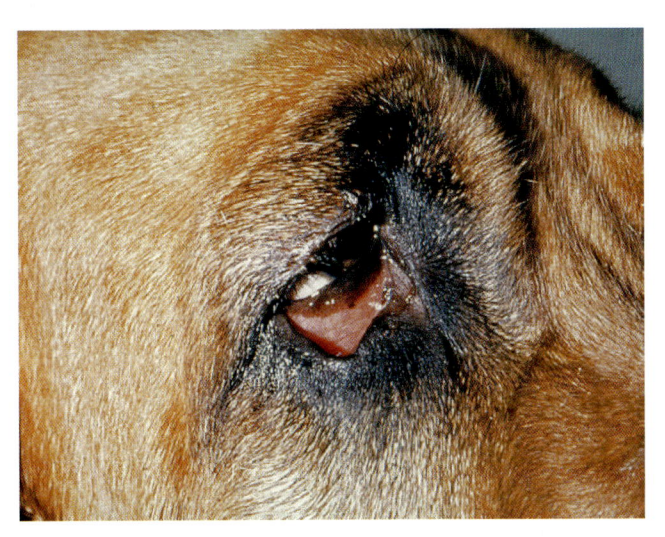

Abb. 7.14:
Zu lange, rautenförmige Lidspalte (Makroblepharon) mit Trichiasis / Entropium im Bereich des lateralen Lidrandes bei einem Bluthund (OD). Der Lidrand des Unterlides steht ungefähr 15 mm vom Bulbus ab, verläuft aber nahezu normal. Daher sollte man in einem solchen Fall auch nicht von einem Ektropium (nach außen gedrehter Lidrand!) sprechen.

Symptome: Die Symptome des Ektropiums sind bei mehr oder weniger herabhängendem Lidrand des Unterlides (Meibomschen Drüsen sind sichtbar), manchmal rautenförmige Lidspalte (sog. Karo-Auge, Abb. 7.13, 7.14), rote geschwollene, faltige Bindehaut, Epiphora, übermäßige Schleimproduktion, eventuell mit Eiter vermengt. Ein auftretender, schmerzbedingter Enophthalmus entfernt den Bulbus dann noch weiter vom Lidrand. Vor allem im Ruhezustand ist die Fehlstellung sehr gut sichtbar, während sich bei Aufregung des Hundes (beispielsweise auf Ausstellungen, beim Tierarzt und ganz sicher bei Fixation am oder im Nackenfell) die Fehlstellung durchaus vermindert oder gänzlich »verschwindet«. Es ist dann lediglich im lateralen Augenwinkel noch ein Übermaß an weißer Sklera sichtbar.
  Differentialdiagnostisch muss an Erkrankungen gedacht werden, die mit einem Enophthalmus einhergehen (z.B. Horner-Syndrom, Uveitis).

Therapie: Als symptomatische Therapie kann in leichten Fällen, solange der Kopf noch nicht ausgewachsen ist, eine Augenspülung und eventuell die lokale Gabe eines schützenden Öls, z.B. Vitamin-A-AT, nach jedem Spaziergang ausreichen und sollte vorsichtshalber einer zu frühen Korrektur vorgezogen werden. Für hochgradige Fehlstellungen stehen eine Reihe von Operationstechniken zur Verfügung. Diese sollten erst eingesetzt werden, wenn der Kopf des Tieres vollständig ausgewachsen ist. Auf Grund der erforderlichen Erfahrung sollte der Patient hierfür an einen Spezialisten überwiesen werden (bleibende Narben nach schlecht ausgeführten Operationen sind dem Besitzer ein ständiger »Dorn im Auge«).

7.7.1 Kürzung der ventralen, palpebralen Konjunktiva

Diese Methode empfiehlt sich nur bei geringgradigen, umschriebenen Fehlstellungen ohne zu lange Lidspalte, und diese Formen sind recht selten.

7.7.2 V-zu-Y-Methode

Dieses Verfahren beruht auf dem verfestigenden und unterstützenden Effekt der Narbenbildung unterhalb des Augenlidrandes. Auch diese Methode empfiehlt sich nur bei geringgradigen, umschriebenen Fehlstellungen ohne zu lange Lidspalte, und diese Formen sind recht selten.
  Andere Techniken bedienen sich der Unterlidrandverkürzung (in Höhe der eventuell bestehenden Einknickung oder am lateralen Kanthus; einfache Keilresektion, Kuhnt-Szymanowski-Blaskovics), oder der Unter- und Oberlidrandverkürzung (meist lateral).

7.7.3 Einfache Keilresektion

Am lateralen Kanthus wird ein Keil vom Lidrand entfernt. Der Defekt wird in 1 oder 2 Schichten verschlossen. Diese Methode ist einfach, birgt aber folgende Gefahren: 1. die zwei Wunden liegen nicht beieinander (Gefahr von Undichtigkeit), 2. schnellere Wunddehiszenz und 3. auf Dauer kann eine Lidrandatrophie entstehen.

7.7.4 Methode nach Kuhnt-Szymanowski, Modifikation nach Blaskovics[15]

Die erste Inzision wird stets im Abstand von ca. 2–2,5 mm parallel zum Lidrand angebracht (ähnlich wie bei der Korrektur eines Entropiums). Der Schnitt beginnt 1–2 mm nasal von dem Bereich, der am stärksten evertiert ist und verläuft dann nach lateral, bis zu 5–10 mm über den Kanthus hinaus (Fig. 7.15). Von diesem Punkt aus erfolgt dann eine Inzision (10–15 mm) nach ventral. Das so umschnittene Hautstück wird stumpf freipräpariert. Auf der Höhe des am stärksten evertierten Augenlidrandbezirkes wird dann ein keilförmiges Stück des Augenlides (5–15 mm; Lidrand und Konjunktiva) entfernt. Der präparierte Hautlappen wird dann um einen entsprechend großen Anteil gekürzt. Nach erfolgter Blutstillung wird die Wunde sehr sorgfältig vernäht. Durch diese Operation wird das Unterlid verkürzt und ein klein wenig nach dorsal gedrückt. Das endgültige Resultat kann aber erst nach 6–8 Wochen beurteilt werden.

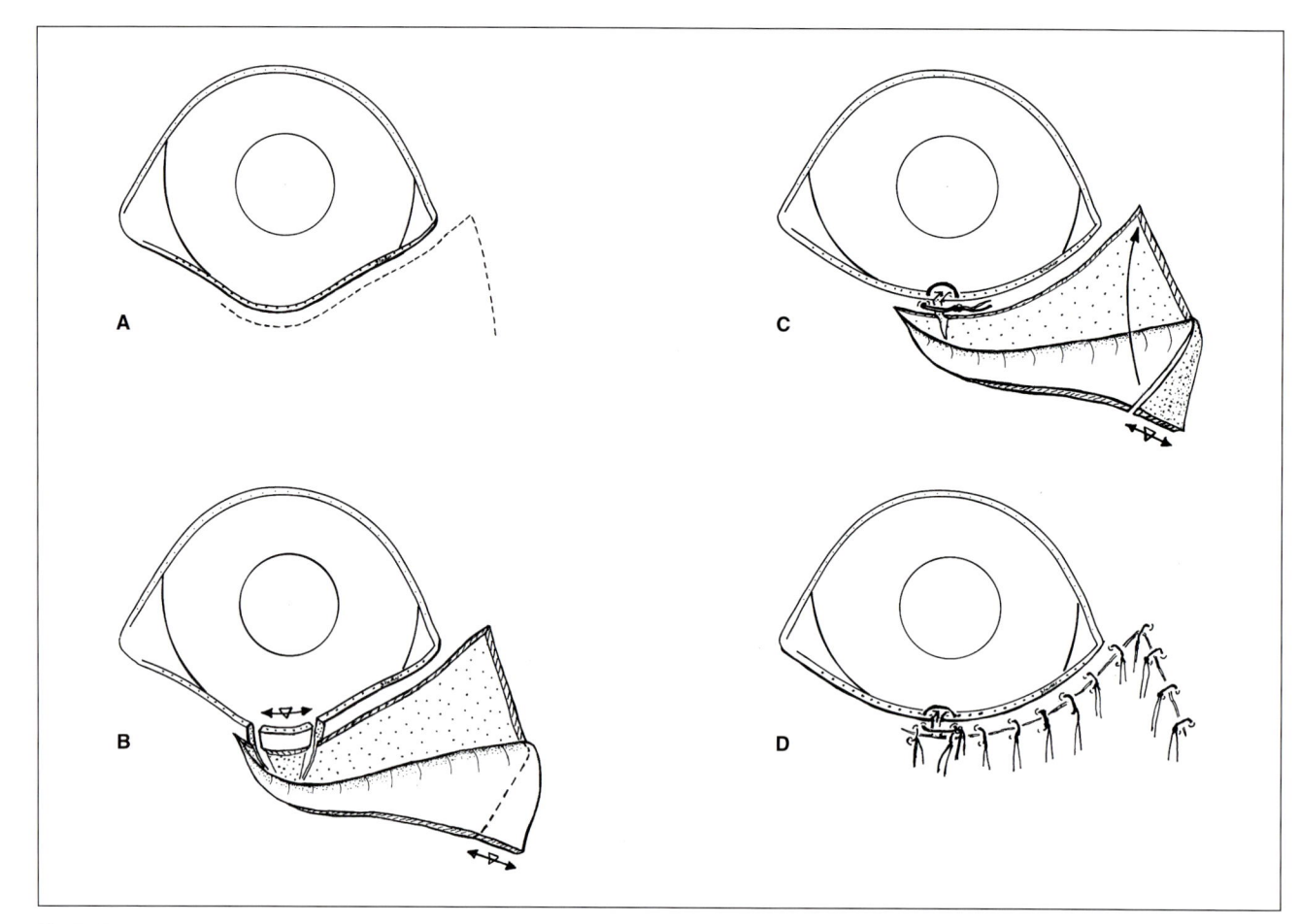

Fig. 7.15:
Chirurgische Korrektur eines Ektropiums aufgrund einer überlangen Lidspalte, Methode nach Kuhnt-Szymanowski, modifiziert nach Blaskovics.

7.7.5 Methode nach Kuhnt-Szymanowski[16]

Bei diese Methode liegt der erste Schnitt im Lidrand genau außerhalb der Meibomschen Drüsen und nicht ventral davon. Nachteilig ist aber der Verlust der Meibomschen Drüsen und unregelmäßige Narbenbildung im Lidrand.

7.7.6 Z-Plastik / Freie Transplantate

Diese Techniken sind z.B. bei einem Ektropium indiziert, das durch eine Überkorrektur eines Entropiums entstanden ist (Abb. 7.10–7.12).
Zur Nachbehandlung wird 4 × täglich eine AS mit »Standard«-Antibiotikum verabreicht, bis zum Ziehen der Fäden nach 12–16 Tagen. Die definitive Beurteilung des Operationsergebnisses kann erst nach Abschluss der Narbenretraktion (ca. 6 Wochen) erfolgen.

7.7.7 Totale laterale Verkleinerung der Lidspalte

Hier stehen viele zusätzliche Techniken zur Verfügung, z.B. die einfache laterale Tarsorraphie, Methoden nach Roberts-Jensen, Fuchs, Wyman-Kaswan, die Kuhnt-Szymanowski-Modifikation nach Bedford; Bigelbach, Stades-Diabolo, Grussendorf (mit Retraktionsnaht).[17,18,19,20,21] Der Patient sollte dafür, auf Grund der erforderlichen Erfahrung, an einen Spezialisten überwiesen werden.

Prognose / Prophylaxe: Die Prognose ist, in Abhängigkeit vom Schweregrad und der Ursache, günstig. Korrekturen eines iatrogenen, durch Überkorrektur eines Entropiums entstandenen Ektropiums, sind prognostisch etwas schwieriger.
Zur Prophylaxe werden Elterntiere und Wurfgeschwister, so weit möglich, einer Untersuchung unterzogen, um erkrankte Tiere mit diesem Merkmal von der Zucht ausschließen zu können. Erstrebenswert sind eine gut schließende, nicht zu lange Lidspalte, keine überschüssige Kopfhaut und

nicht zu schwere Ohren. Dieses Ziel sollte auch vom Rassestandard unterstützt werden. Besonders wünschenswert ist es, die Rasse, den Namen und die Chip-/Tätowiernummer des Tieres an den entsprechenden Zuchtverband weiterzugeben und den Besitzer anzuleiten, den Züchter über den Tatbestand zu informieren (siehe 15). Zusätzlich sollte natürlich für die einzelnen Rassen der Rassestandard neu überdacht und formuliert werden.

7.8 Trichiasis

Unter einer Trichiasis versteht man definitionsgemäß Haare, die physiologisch an diese Stelle gehören, die jedoch durch Fehlstellungen zu Hornhaut- und/oder Bindehautirritationen führen können. Dadurch kommt es zu einer Epiphora und mukopurulenten Exsudation. Häufig entstehen auch an den Stellen, an denen die Haare die Hornhaut berühren, Hornhautdefekte, und durch entstehenden Schmerz wird der Bulbus zurückgezogen. Der entstandene Hornhautdefekt füllt sich zwar meistens mit Granulationsgewebe, kann sich aber auch vertiefen und sogar zur Perforation führen. Letztendlich kommt es aber zu einer Pigmentierung der Hornhaut, wenn nicht sogar zum Verlust des Auges. In aller Regel kann eine Trichiasis nur durch operatives Vorgehen behoben werden. Da diese Eingriff aber viel Erfahrung und ein »gutes Auge« erfordert, sollte kurzfristig eine Operation bei einem Spezialisten vereinbart werden (bei vorhandenem Korneadefekt möglichst am selben Tag).

Trichiasis (Fig. 7.16) kommt hauptsächlich an folgenden Lokalisationen vor: 1. an der Nasenfalte, 2. am dorsolateralen Oberlid. 3. Trichiasis der Karunkel und Trichiasis an anderen Stellen. Gelegentlich kommt eine Trichiasis auch als Komplikation der Aplasia palpebrae (siehe 7.3) oder nach einer nicht ordnungsgemäß versorgten Lidrandwunde oder Blepharoplastik vor. Bei einer Vielzahl von Hunden tritt diese Abweichung (polygener Vererbungsmodus) regelmäßig auf, bzw. gehört bei einigen Rassen schon mehr oder weniger zum Rassestandard.

7.8.1 Nasenfalten-Trichiasis

Dem Wunschbild der Züchter und auch der Besitzer/Käufer nach noch kürzeren Nasen, übermäßig starkem Stop und/ oder immer mehr Hautfalten, sollte mit aller Macht entgegengetreten werden. Diese Form der Trichiasis kommt mehr oder weniger bei fast allen Rassen mit stark hervortretenden Augäpfeln, z.B. Pekingesen oder Shi Tzu, oft in Kombination mit einem nasalen Entropium, zu großer Lidspalte und Lagophthalmus vor.

Irritationen sind somit vorwiegend in den medialen bis zentralen Arealen der Hornhaut zu erwarten (Abb. 7.15). Zur Symptomatik gehören Epiphora, leichter Blepharospasmus, Hornhautödeme, Gefäßeinsprossung und Hornhautdefekte,
an die sich Narbenbildung und Pigmentation der Hornhaut anschließen. In Kombination mit einem Exophthalmus und Lagophthalmus kommt es zu einem beschleunigten Austrocknen und einer höheren Gefahr einer Schädigung der zentralen Hornhautanteile. Dadurch kommt es bei den genannten Rassen auch oft zu einem zentralen Hornhautulkus (mehr oder weniger rund, kraterförmig), welches sich sehr schnell bis auf die Descemetsche Membran vertieft (so schnell, dass es der Eigentümer gar nicht bemerkt), und bei der geringsten Aufregung perforiert das Auge bereits. Dieser Vorgang ist sehr schmerzhaft, und der Patient zeigt bei diesem Geschehen ein nicht zu überhörendes Schreien und Piepsen. Der Besitzer hält das oftmals für einen Streit mit einer Katze oder einem anderen Hund (dabei ist ein traumatischer Hornhautdefekt wohl kaum rund, sondern eher winkel- oder zipfelförmig). An solchen Augen bleibt im günstigsten Fall eine zentrale Hornhautnarbe mit einem Teil der prolabierten Iris zurück, während im ungünstigsten Fall das Auge verloren ist.

Therapie: AS mit einem »Standard«-Antibiotikum, Atropinsalbe und ein schützendes Öl, z.B. Vitamin-A-AT sollten bei kleinen Defekten je 4 × täglich gegeben werden. Ist die Hornhaut nach 10 Tagen Fluoreszein-negativ, so kann eine Dauertherapie (1–2 × täglich) mit Vitamin-A-Tropfen zum Schutz der Hornhaut vor den Nasenfalten durchgeführt werden. Durch das Öl bleiben die Haare auf der Nasenfalte auch »wie angeklebt«. Oftmals wäre aber ein chirurgischer Eingriff besser (siehe 7.8.1.2).

7.8.1.1 Nasenfaltenresektion

Die Nasenfalte wird unter Allgemeinanästhesie (Inhalation!) an ihrer Basis umschnitten und abgesetzt. Die Wunde wird mit mono- oder polyfilen, (nicht) resorbierbaren Einzelknopfnähten der Stärke 4/0–5/0 verschlossen. Bei geschickter Schnitt-

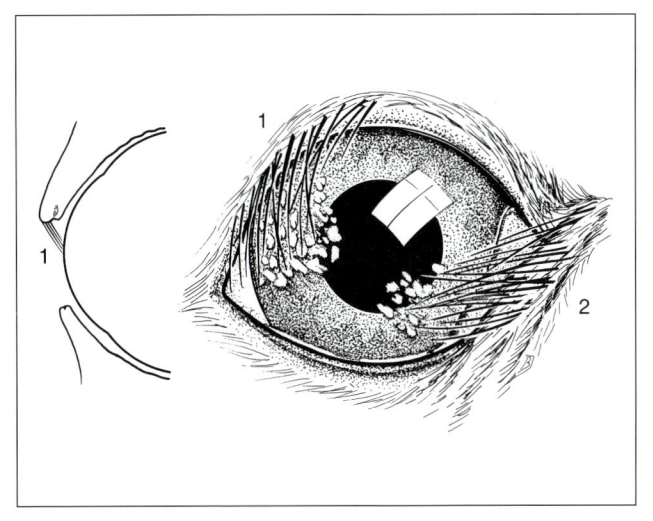

Fig. 7.16:
Trichiasis am dorsolateralen Lidrand (1); Nasenfalten-Trichiasis (2).

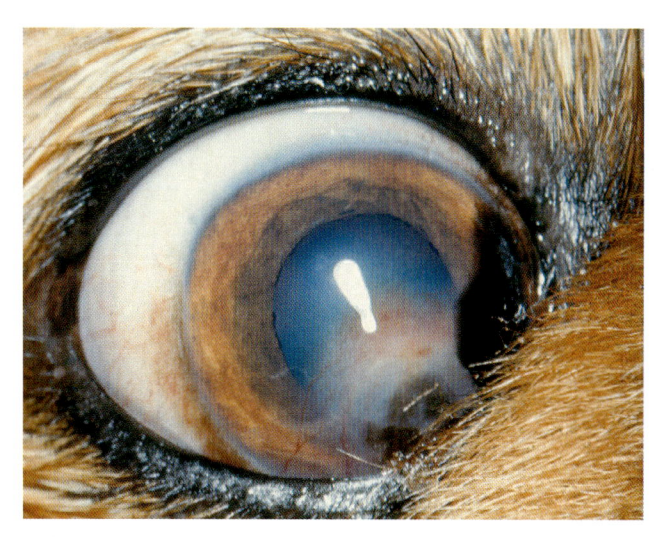

Abb. 7.15:
Nasenfalten-Trichiasis und Entropium des medialen Kanthus bei einem Pekingesen (OD). Das zentrale rosarote Granulationsgewebe deutet auf eine chronische Irritation durch die Nasenfalte hin. Die peripheren Pigmenteinlagerungen sind die Folge der Irritation durch die Haare am medialen Kanthus.

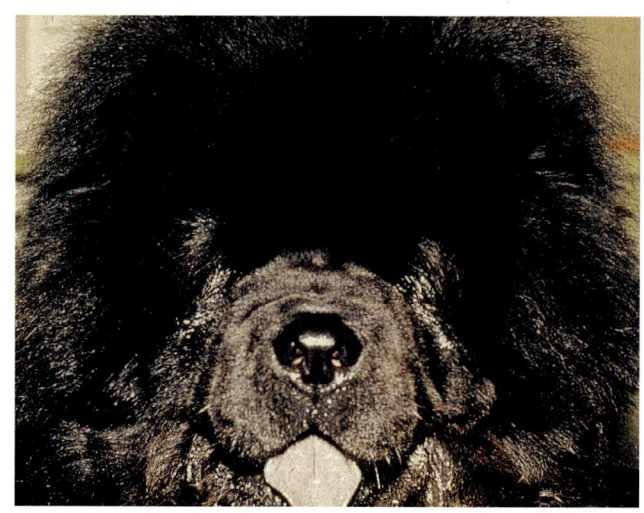

Abb. 7.16:
Trichiasis / Entropium der Oberlider und Entropium der Unterlide bei einem Chow-Chow. Wegen des heftigen Blepharospasmus sind die Augen nicht sichtbar (siehe auch Abb. 7.17; Foto: Dres. G. & F. Kása, Lörrach).

führung wird gleichzeitig das nasale Entropium korrigiert. Allerdings bleiben die Lagophthalmie, die zu große Lidspalte (Risiko für eine Luxatio bulbi) und die zu flache Orbita bestehen.

7.8.1.2 Mediale Kanthusplastik

Bei dieser Operation werden mediale Anteile der Haut im Augenwinkelbereich, der Kanthus mit den ersten 6–8 mm des Lidrandes (ohne die beiden Puncta zu beschädigen) und der behaarte Teil der palpebralen Schleimhaut (Karunkel) entfernt (Fig. 7.14).[22] Dabei dürfen die tränenableitenden Wege nicht beschädigt werden. Konjunktiva, Lidränder und daran anschließend die Hautwunde werden mit einer fortlaufenden Naht (6/0, resorbierbar) verschlossen. Zur Nachbehandlung gibt man AS mit »Standard«-Antibiotikum (4 × täglich über 14 Tage). Ein erwünschter Nebeneffekt dieses Eingriffs besteht darin, dass der mediale Augenwinkel weiter lateral zu liegen kommt (6–10 mm; dadurch auch wenige Korneairritation durch die Haare) und gleichzeitig wird die Lidspalte um 6–8 mm kürzer. Dadurch besteht in Zukunft weniger Gefahr einer Luxatio bulbi und eines Lagophthalmus.

7.8.2 Trichiasis am Oberlid

Zu stark ausgebildete Kopffalten verstärken die nach innen gerichtete Kraft auf das Oberlid, vor allem, wenn die Nase nach unten gehalten wird. Dadurch entsteht eine Kombination aus Trichiasis und Entropium am Oberlid. Die ventrale Konjunktiva palpebrae oder schlimmer noch der dorsale Anteil der Hornhaut werden dabei bei jedem Lidschlag durch die Haare auf den oberen Lidhautfalten irritiert. Diese Form der Trichiasis findet sich hauptsächlich bei Rassen mit vielen Hautfalten am Kopf und mit schweren, hängenden Ohren (Abb. 7.14, 7.16–7.24.). Rassespezifisch tritt sie beim Bluthund, Chow-Chow, Shar Pei und vereinzelt auch beim älteren Englischen Cocker Spaniel und bei Bassets auf.

Die Irritationen führen zu verstärktem Tränenfluss und Blepharospasmus, der wiederum die Beschwerden verstärkt. Die Haare des Oberlids sind auf Grund dessen lateral nass, dunkel verfärbt und mit Sekreten verklebt. Der Lidrand ist mehr oder weniger nach innen gedreht. Die Konjunktiva ist rot, geschwollen, und die Hornhaut ist irritiert und das Epithel beschädigt (Abb. 7.18, 7.19 und 7.24). Bleibt die Reizquelle weiter bestehen, dann vertieft sich der Defekt und wird entweder mit Granulationsgewebe gefüllt oder führt in seltenen Fällen auch zur Perforation. Bleibende Folgen sind in jedem Fall starke narbige und pigmentierte Hornhautveränderungen.

Therapie: Ein temporärer Schutz der Hornhaut vor den reibenden Haaren des Oberlides (Trichiasis oft kombiniert mit einem Entropium) durch lokale Abschirmung z.B. mit Vitamin-A-AT (ölig) oder -AS ersetzt unter keinen Umständen die notwendige chirurgische Korrektur. Die einfache Entropiumkorrektur bzw. die Kryobehandlung der entsprechenden Haarbälge, ist in der Regel nicht ausreichend. Ebenso liefert das ausschließliche Entfernen der Kopffalten/der Haut zwischen den Augen/Ohren (15–25 cm beim Bluthund[23], oder 6–10 cm beim älteren Englischen Cocker Spaniel[24]) höchstens

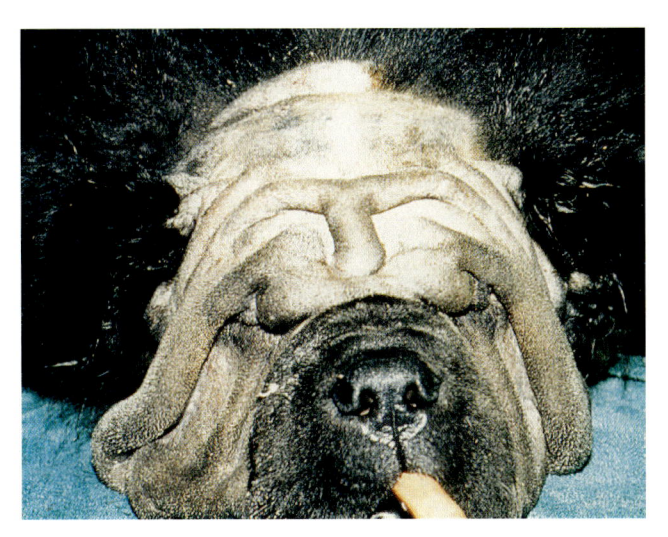

Abb. 7.17:
Trichiasis / Entropium der Oberlider und Entropium der Unterlider bei einem Chow-Chow nach dem Scheren zur Vorbereitung für eine Blepharoplastik nach Kása und Kása. Diese Abbildung demonstriert die enorme Faltenbildung bei den heutigen Chow-Chows, die Trichiasis und Entropium an den Oberlidern begünstigt (derselbe Hund wie in Abb. 7.16; Foto: Dres. G. & F. Kása, Lörrach).

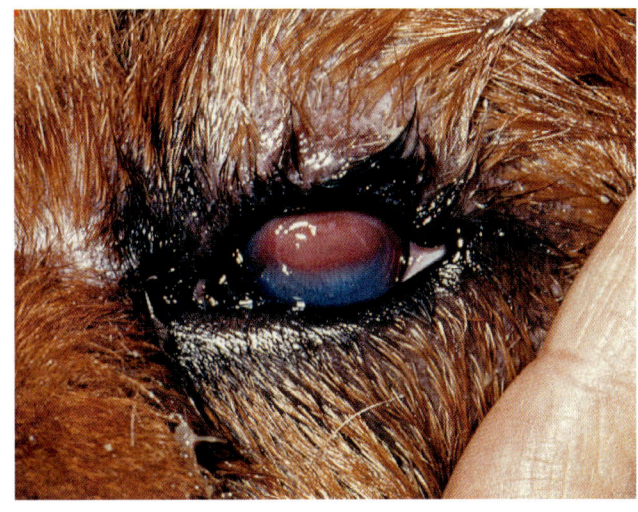

Abb. 7.18:
Trichiasis / Entropium der Oberlider und Entropium der Unterlider bei einem Chow-Chow mit einem sekundären Ulcus cornea (OS). Das Ulkus liegt dorsal im Bereich des Limbus, zeigt einen aufgelösten Randbereich und wird von der 24-Uhr-Position ausgehend mit Granulationsgewebe aufgefüllt.

für eine gewisse Zeit eine Erleichterung, denn die fehlgestellten Haare am Oberlid werden dadurch ja nicht entfernt.

Bessere Ergebnisse liefert ein groß angelegtes, radikales »Face lifting«, z.B. die Resektion der großen dorsolateralen Hautfalte über den Augen oder die Methode nach Kása und Kása,[25] obwohl zusätzlich auch noch die Korrektur des Lidrandes am Oberlid erfolgen muss. Auch das Heben der Brauen (Brow-Sling) nach Willis et al.[26] kann gute Resultate bringen. Nachteilig sind jedoch Rezidive, Infektionen um das Implant herum und unkontrollierte Narbenbildungen. Diese Methoden sollten darum, wenn doch erwünscht, von einem erfahrenen Spezialisten durchgeführt werden.

Oft ist die radikale Entfernung der Haut und der wimpernartigen Haare am Oberlid in schwer wiegenden Fällen die Methode der Wahl (Methode nach Stades).[27] Dabei kommt es zu einer sekundären Wundheilung mit Bildung von haarlosem Narbengewebe am oberen Lidrand (Fig. 7.17).

Die erste Inzision wird stets im Abstand von ca. 0,5 mm parallel zum Lidrand gelegt, ohne die Ausführungsgänge der Meibomschen Drüsen zu verletzen (Abb. 7.19–7.24). Danach schließt sich die Umschneidung und Resektion der Haut des Oberlides in eine Art »Clown-Brauenbemalung« an. Dann wird der distale Wundrand mit einer fortlaufenden Naht (resorbierbar, 6/0) an den Rand der Tarsalplatte dicht an der Basis der Meibomschen Drüsen festgenäht. Eine auf ca. 5 mm unbedeckte (!) Wunde ist die Folge. Darauf muss der Besitzer bereits vor dem Eingriff hingewiesen werden. Die Wunde schließt sich dann mit sekundärer Granulation. Schließlich ist das Oberlid mit einem Narbengewebe bedeckt (Abb. 7.24), dass nach einigen Monaten pigmentiert sein wird. Das Resultat des Eingriffs ist ein nach außen gedrehtes Oberlid, von dem keine Irritation der Haare oder der Haut oder der Falten für den Augapfel mehr ausgehen kann.

Die Nachbehandlung besteht in einer Salbenbehandlung mit einem »Standard«-Antibiotikum, 4 × täglich für 14 Tage.

Prognose: Die Prognose nach der Operation ist im Allgemeinen günstig.

7.8.3 Karunkel-Trichiasis und Trichiasis an anderen Stellen

Die Karunkel im medialen Augenwinkel besitzt normalerweise weiche, kurze, nach außen gerichtete Haare (Abb. 6.1, 6.8). Bei brachyzephalen Rassen (Pekingese, Shih Tzu) können diese Haare den Augapfel irritieren. Die Haare können auch lang auswachsen (bis zu 10–15 mm). Auch an anderen Stellen des Lidrandes können fehlgerichtete Haare die Konjunktiva und/oder Kornea irritieren.

Therapie: Eine temporäre Epilation kann die tatsächliche Irritation durch die Haare nachweisen. Da sich diese Haare meist sehr dicht am Lidrand befinden, ist eine Celsus-Hotz Korrektur hier nicht ausreichend. Therapeutisch stehen verschiedene andere Techniken zur Verfügung, z.B. die mediale Kanthusplastik, Trichiasismethode nach Stades und Elektro- oder Kryodestruktion. Der Patient sollte hierfür, auf Grund der erforderlichen Erfahrung, an einen Spezialisten überwiesen werden.

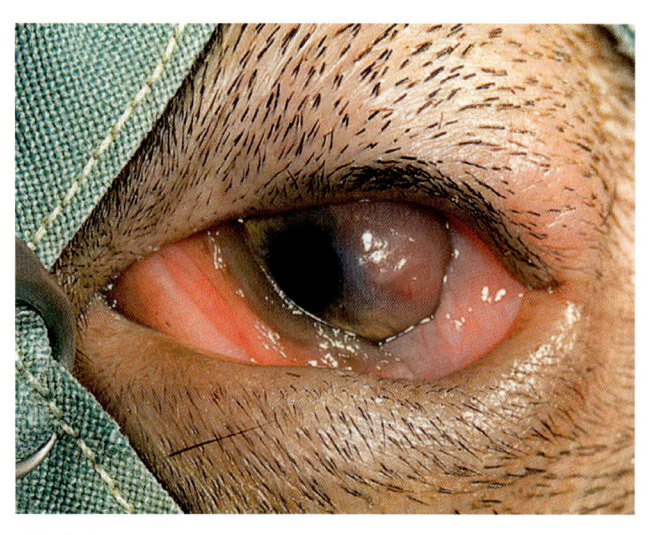

Abb. 7.19:
Trichiasis / Entropium der Oberlider und Entropium der Unterlider bei einem 1 Jahr alten Shar Pei mit einem sekundären Ulcus corneae (OS, derselbe Hund wie in Abb. 7.20–7.22). Das Ulkus liegt dorsal im Bereich des Limbus, zeigt einen aufgelösten Randbereich und wird von der 23- bis 15-Uhr-Position ausgehend mit Granulationsgewebe aufgefüllt.

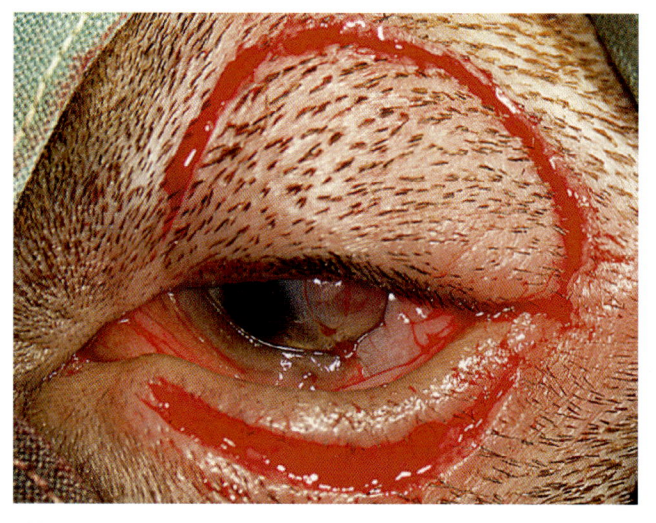

Abb. 7.20:
Trichiasis / Entropium der Oberlider und Entropium der Unterlider bei einem 1 Jahr alten Shar Pei (derselbe Hund wie in Abb. 7.19–7.22). Unterhalb des Auges wurde das Haut- und Muskelstück für die Celsus-Hotz-Korrektur exzidiert. Oberhalb wurde die Hautregion umschnitten, die bei der Trichiasis-Entropium-Korrektur nach Stades entfernt werden muss.

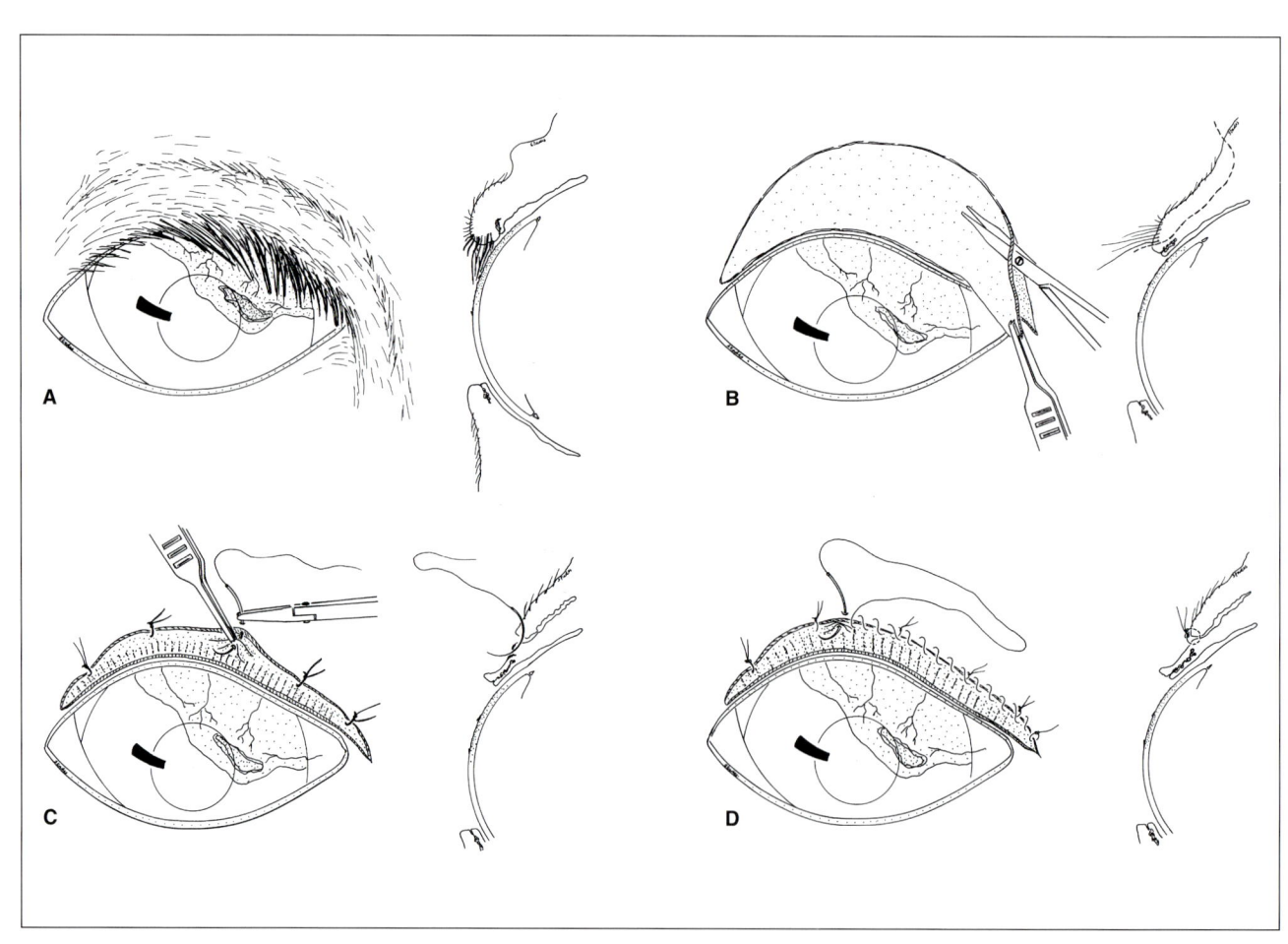

Fig. 7.17:
Chirurgische Korrektur eines Oberlids mit Trichiasis / Entropium durch forcierte Granulation, Methode nach Stades.

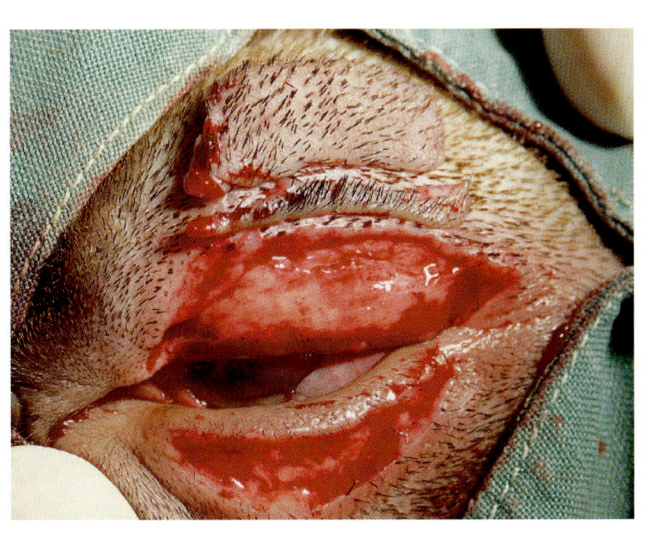

Abb. 7.21:
Trichiasis / Entropium der Oberlider und Entropium der Unterlider bei einem 1 Jahr alten Shar Pei (derselbe Hund wie in Abb. 7.19–7.22). Für die Trichiasis-Entropium-Korrektur nach Stades wurde oberhalb des Auges die umschnittene Hautregion exzidiert (und in zwei! Teilen oberhalb der Wunde positioniert).

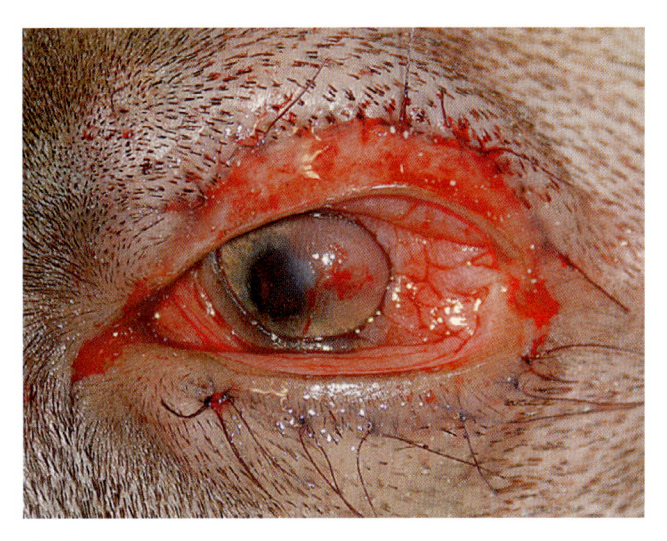

Abb. 7.22:
Trichiasis / Entropium der Oberlider und Entropium der Unterlider bei einem 1 Jahr alten Shar Pei (derselbe Hund wie in Abb. 7.19–7.21). Unten: Celsus-Hotz-Korrektur; Oben: Stades-Trichiasis-Korrektur, unmittelbar postoperativ. Die Wunde der Stades-Trichiasis-Korrektur sollte per secundam schließen, damit die oberen Lidhaare die Hornhaut nicht mehr irritieren können.

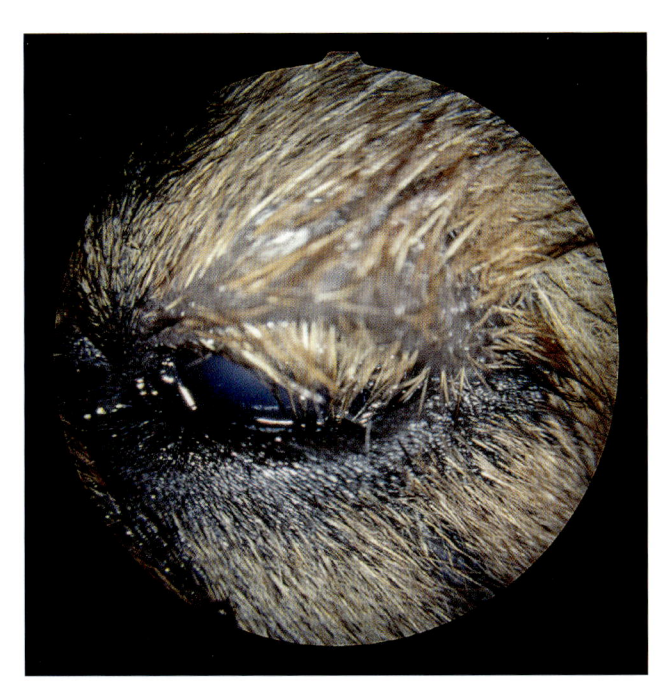

Abb. 7.23:
Trichiasis / Entropium der Oberlider und Entropium der Unterlider bei einem Chow-Chow im Alter von vier Wochen (OS). Hinter den Haaren des Oberlides befindet sich ein sekundäres Ulcus corneae (siehe Abb. 7.24).

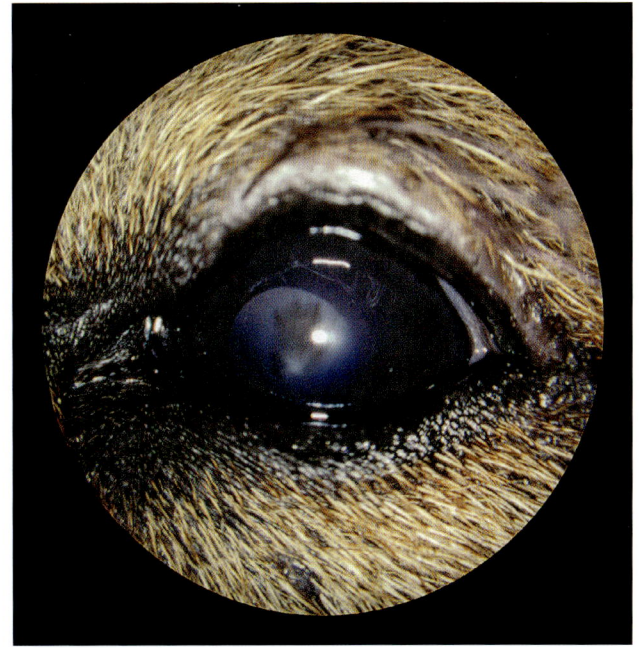

Abb. 7.24:
Zustand drei Wochen nach einer operativen Korrektur der Trichiasis / des Entropiums des Oberlides (Methode nach Stades) bei einem Chow-Chow im Alter von vier Wochen. Das Ulcus corneae ist fast abgeheilt (OS, derselbe Hund wie in Abb. 7.23).

Prophylaxe: Zur Prophylaxe werden Elterntiere und Wurfgeschwister, so weit möglich, auf Trichiasis untersucht. Erkrankte Tiere werden von der Zucht ausgeschlossen. Dem Wunschbild der Züchter und auch der Besitzer und Käufer nach noch kürzeren Nasen, übermäßig starkem Stop und/oder immer mehr Hautfalten sollte mit aller Macht entgegengetreten werden. Solange das Züchten auf noch kürzere Nasen (»Pekeface«) bei Perserkatzen fortgesetzt wird, besteht durchaus die Möglichkeit, dass auch bei den Persern ähnliche Probleme mit Nasenfalten wie bei den Pekingesen auftreten. Rassestandards sollten angepasst werden.

Besonders wünschenswert ist es, die Rasse, den Namen und die Chip-/Tätowiernummer des Tieres an den entsprechenden Zuchtverband weiterzugeben und den Besitzer anzuleiten, den Züchter über den Tatbestand zu informieren (siehe 15).

7.9 Blepharophimose

Die Blepharophimose, d.h. eine zu enge oder zu kleine Lidspalte, wird oft von einem entropionierten Oberlid begleitet. Diese Abweichung wird vereinzelt bei Zwergrassen gesehen (Schipperke, Zwergpinscher) und ist bei der Katze unbekannt. Bei der meist unilateral auftretenden Abweichung ist die Lidspalte des betroffenen Auges 2–5 mm kürzer als die des anderen Auges und erscheint nach dorsal verschoben. Darauf sind auch das Entropium des Oberlids und die klinischen Anzeichen einer Konjunktivitis zurückzuführen.

Therapie: Therapeutisch ist im Notfall die Kanthotomie (Fig. 7.18), besser aber eine Kanthusplastik (Fig. 7.19) die Methode der Wahl. In der Regel sollten diese Patienten zur Kanthusplastik überwiesen werden.

Prophylaxe: Zur Prophylaxe werden Elterntiere und Wurfgeschwister, so weit möglich, auch auf leichte Formen der Erkrankung untersucht. Erkrankte Tiere werden von der Zucht ausgeschlossen. Besonders wünschenswert ist es, die Rasse, den Namen und die Chip-/Tätowiernummer des Tieres an den entsprechenden Zuchtverband weiterzugeben und den Besitzer anzuleiten, den Züchter über den Tatbestand zu informieren (siehe 15).

7.10 Zu große Lidspalte

(siehe 7.7, Ektropium / überlange Lidspalte)

7.11 Lidverletzungen

(siehe 4.5, Perforierende Verletzungen)

7.12 Ptosis

Ptosis oder ein hängendes Oberlid kann in der Stärke seiner Ausprägung von einer Asymmetrie bis hin zu einem (hängend) geschlossenen Auge variieren. Es ist als Folge einer Innervationsstörung des M. levator palpebrae (N. oculomotorius) oder als Veränderung am Muskel selbst zu betrachten. Ursächlich zu vermerken sind: Traumata, Paralyse, Hormon-

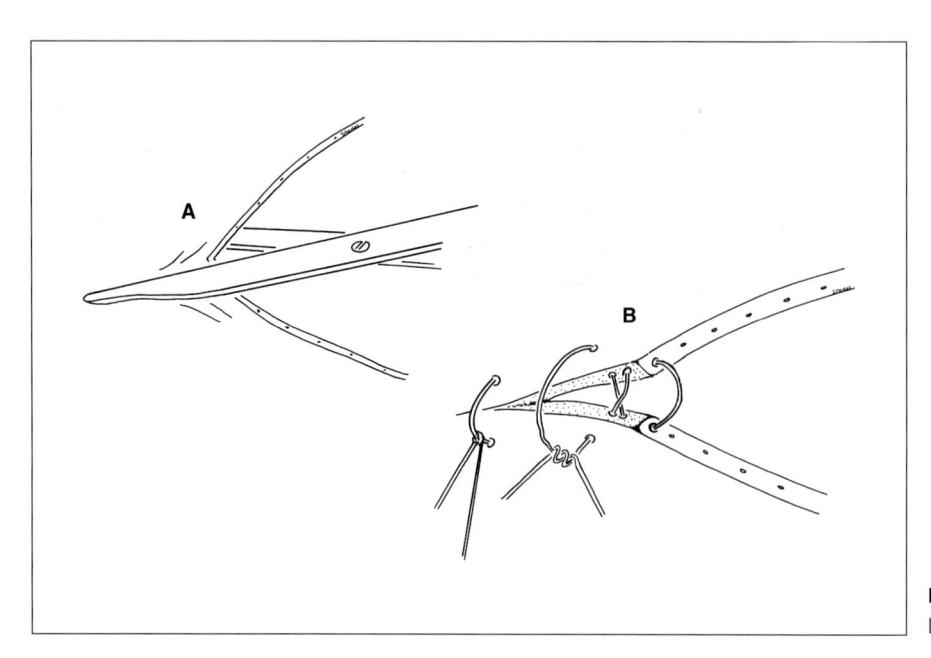

Fig. 7.18:
Laterale Kanthotomie (A) und Nahtverfahren (B).

störungen, Horner-Syndrom (siehe 5.4.2) und diverse Muskelerkrankungen. Eine gezielte Behandlung ohne nähere Kenntnis der Ursache ist schwer möglich.

7.13 Lagophthalmus

Als Lagophthalmus wird ein unvollständiger Lidschluss bezeichnet, dem eine Schädigung des N. facialis mit Paralyse des M. orbicularis oculi vorausgeht. Ein Lagophthalmus wird auch bei brachyzephalen Rassen mit stark hervortretenden Augen, z.B. Pekingese, Perserkatze, beobachtet. Durch die offenstehenden Lider reißt der Tränenfilm rascher auf, und es kommt zu einer örtlichen Austrocknung der Hornhaut. Es folgen chronische Hornhautirritationen, schließlich auch Gefäßeinsprossung, Granulationsgewebe, Pigmentierung und letztendlich, bei Katzen, Sequesterbildung (siehe 10).

Therapie: Eine medikamentelle Therapie dieser »Keratoconjunctivitis sicca« (siehe 6.2.) oder eine temporäre Tarsorrhaphie (siehe 4.2.) ist bis zur vollständigen Abklärung der Ursache und Abheilung erforderlich.

Kann die Ursache des Lagophthalmus weder gefunden noch behoben werden, könnte eine Verkürzung der Lidspalte (Tarsorrhaphie) als Notlösung vorgenommen werden.

7.13.1 Mediale Kanthusplastik

Bei den brachyzephalen Rassen wie Pekingesen kann z.B. eine mediale Kanthusplastik durchgeführt werden (siehe 7.8.1.2. und Fig. 7.14), um damit eine Verlagerung des medialen Kanthus von hinter der Nasenfalte nach lateral zu erreichen (Verminderung der Hornhautirritation durch eine Trichiasis/Nasenfalte und ein mediales Entropium). Bei den anderen Rassen sollte man die Lidspalte lieber lateral durch eine Kanthusplastik verkleinern.

7.13.2 Laterale Kanthusplastik

Bei diesem Eingriff wird der erforderliche Anteil des Augenlides inklusive der Meibomschen Drüsen entfernt. Die Konjunktiva wird anschließend subkonjunktival mit einer fortlaufenden Naht versehen (resorbierbar, 6/0).[28] Darüber wird, im Versatz zur Konjunktivalnaht, die Haut genäht. Hierdurch entsteht eine solide Narbe im lateralen Kanthus. Da diese Methoden viel operative Erfahrung und Augenmaß erfordern erscheint eine Überweisung solcher Patienten ratsam.

7.14 Blepharitis

Eine Blepharitis ist eine Entzündung der Augenlider. Sind die Glandulae tarsales mit in die Entzündung einbezogen, so spricht man von einer Blepharitis adenomatosa (Meibomianitis), oder Tarsitis. Blepharitiden entstehen durch Traumata, Infektionen, direkte oder indirekte Überempfindlichkeitsreaktionen oder andere Ursachen und können in spezifische und unspezifische Formen eingeteilt werden.

Unspezifische Formen

Unspezifische Formen kommen regelmäßig vor. Während beim Hund häufig Infektionen mit *Demodex* eine Rolle spielen, sind bei der Katze meist bakterielle Infektionen nach Kämpfereien die Ursache.

Im akuten Verlauf kann die Schwellung (oft ist auch die Konjunktiva mitbetroffen) und der Schmerz innerhalb von Minuten, z.B. als Folge eines Insektenstiches, in sehr seltenen Ausnahmefällen auch nach der Applikation von Augensalben oder Augentropfen (mit Konservierungsmitteln) auftreten.

Therapie: Therapeutisch ist so schnell wie möglich die Ursache zu beseitigen (manchmal ist ein Stachel zu finden und dann vorsichtig zu entfernen, Zecken werden mit speziellen Pinzetten herausgedreht), ein nasser Tupfer auf das Lid zu drücken und die parenterale Gabe von Antihistaminika/Kortikosteroiden einzuleiten.

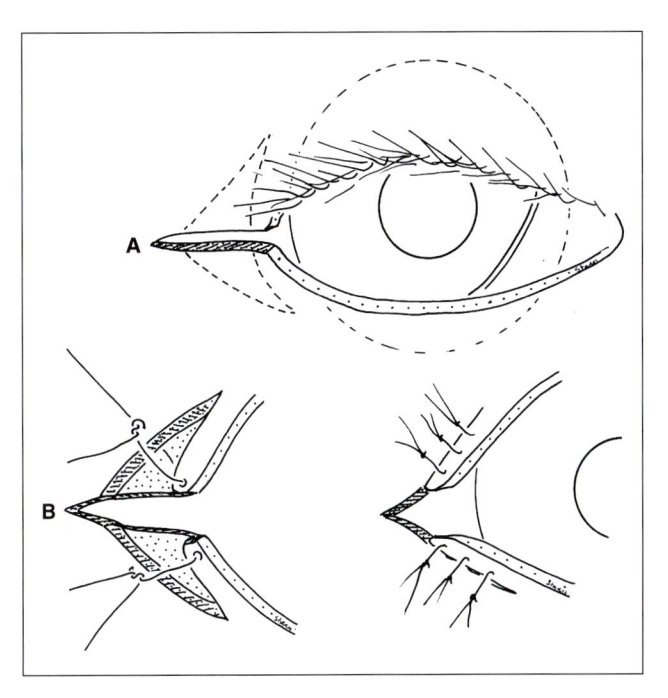

Fig. 7.19:
Blepharophimose, Kanthusplastik zur Korrektur einer zu kurzen Lidspalte.

Chronische Formen

Der chronische Verlauf ist durch langsam entstehende Schwellung, Haarverlust, Rötung, Exsudation und eventuell Defekte, Pustelbildung und Juckreiz gekennzeichnet. Solche Fälle können sich als sehr hartnäckig und schwierig in der Behandlung herausstellen. Zur Diagnosefindung werden neben einem Hautgeschabsel auch Proben für eine bakteriologische und mykologische Untersuchung sowie für ein Antibiogramm entnommen.

Therapie: So lange noch keine Hinweise für eine mögliche Ursache bekannt sind, kann eine AS mit »Standard«-Antibiotikum und Kortikosteroiden (2 × täglich) einmassiert werden oder mit einem »spezifischen« Antibiotikum (parenteral) behandelt werden. Eine bakterielle Infektion wird gezielt mit dem entsprechenden Antibiotikum / Kortikosteroid-Präparat (2 × täglich in das Lid einmassieren) über mindestens 2–3 Wochen behandelt. Mykotische (z.B. *Microsporum*) oder parasitäre (*Leishmania, Notoedres, Demodex*) Blepharitiden sind vorwiegend Ausdruck einer allgemeinen Infektion und sollten dann auch in deren Rahmen mitbehandelt werden.

Spezifische Formen

7.14.1 Chalazion / Hordeolum

Als Chalazion (Hagelkorn) wird eine fest-derbe, lokal begrenzte, nicht schmerzhafte Entzündung, als Reaktion auf eine überfüllte Drüse des Lidrands, bezeichnet. Ein Hordeolum (Gerstenkorn) ist ein Abszess (im Allgemeinen Folge einer Staphylokokkeninfektion) in einer der Drüsen des Lidrandes. Ein Chalazion / Hordeolum, ausgehend von den Zeissschen oder Mollschen Drüsen, ist mehr an der Außenseite des Lidrandes gelegen (Fig. 7.20, 7.21). Geht es hingegen von der Meibomsche Drüse aus, so ist der Prozess eher konjunktival lokalisiert. Das Chalazion ist eine ca. 2–5 mm große, derbe, nicht schmerzhafte runde Schwellung an der Innen- und Außenseite des Lidrandes.

Beim Hordeolum (Abb. 7.25) sind die Anzeichen einer Entzündung (Rötung) insgesamt deutlicher zu erkennen. Nach einigen Tagen zeigt sich ein zentraler Eiterpunkt, der dann schließlich spontan aufbricht. Beim Hordeolum internum ist der Eiter in den Meibomschen Drüsen durch die Konjunktiva hindurch zu erkennen.

Differentialdiagnostisch kommen Neoplasien in Betracht, die jedoch meist auf dem Lidrand selbst lokalisiert sind.

Therapie: Ruhige Patienten werden sediert, unruhige Patienten erhalten eine kurze Allgemeinanästhesie. Um das Chalazion / Hordeolum internum zu entfernen wird das Lid mit Hilfe einer Chalazionpinzette oder zweier Von-Graefe-Pinzetten ektropioniert, so dass die Conjunctiva palpebrae gut erreichbar ist. Anschließend wird die Schleimhaut im Bereich der Verdickung parallel zum Lidrand eingeschnitten, und die mit Eiter gefüllte Höhle wird sauber kürettiert bis etwas Blut austritt (Fig. 7.21).

Beim Hordeolum ist eine genügende »Reifung« des Prozesses Voraussetzung für dessen chirurgische Eröffnung. Dieser Reifungsprozess wird beschleunigt, indem 4–6 × täglich für einige Minuten eine feucht-warme Kompresse auf das Hordeolum gehalten wird. Zu frühes Öffnen (auch Herausdrücken!) birgt die Gefahr einer Infektionsausbreitung in sich. Das Hordeolum externum kann danach von der Hautseite aus geöffnet und drainiert werden.

Zur Nachbehandlung gibt man 4 × täglich eine AS mit »Standard«-Antibiotikum, über ca. 1 Woche.

7.14.2 Blepharitis adenomatosa

Bei diesen entzündlichen Veränderungen sind mehrere Glandulae tarsales betroffen. Häufig handelt es sich um Infektionen durch Staphylokokken, gegen die der Patient (meist Welpen) eine nur ungenügende Immunität aufgebaut hat.

Therapie: Da die Keime in den Drüsen antibiotisch nur schwer zu erreichen sind, ergibt sich als effektive Therapie nur die regelmäßige Säuberung mit nassen Tupfern sowie das Einmassieren eines »spezifischen« Antibiotikums inklusive parenteraler Antibiotikagaben. Die Entzündungssymptomatik kann auch mit der Gabe von Kortikosteroiden nur unterdrückt werden. Nach Verschwinden der klinischen Symptome sollte die Therapie noch für eine Woche fortgesetzt werden. Die Kortikosteroide werden abgebaut, bis die endogenen Steroide ihre normale Konzentration wieder erreicht haben.

Prognose: Die Prognose ist vorsichtig zu stellen.

7.14.3 Juxtapalpebale Veränderungen / Lidgranulome

Dieses sind sich langsam ausbreitende, leicht verdickte, rosarote kahle Stellen ohne Juckreiz, oft 5–10 mm vom Lidrand entfernt gelegen und am Kanthus beginnend. Diese Flecken können vom Aussehen mit den Veränderungen einer Leckdermatitis / einem Leckgranulom oder mit dem Bild der »Collie-Nose« verglichen werden. Möglicherweise gehören diese Veränderungen auch zu der Gruppe der autoimmunbedingten Dermatosen (z.B. Pemphigus). Meist sind keine weiteren Hautveränderungen vorhanden. Die Ätiologie kann eventuell mit Hilfe der Histologie oder des Immunfluoreszenz-Testes nachvollzogen werden.

Therapie: Die Behandlung der Flecken mit AS mit Tetracyclin und Kortikosteroid (2 × täglich einmassieren) führt in den meisten Fällen innerhalb von 1–2 Wochen zum Verschwinden

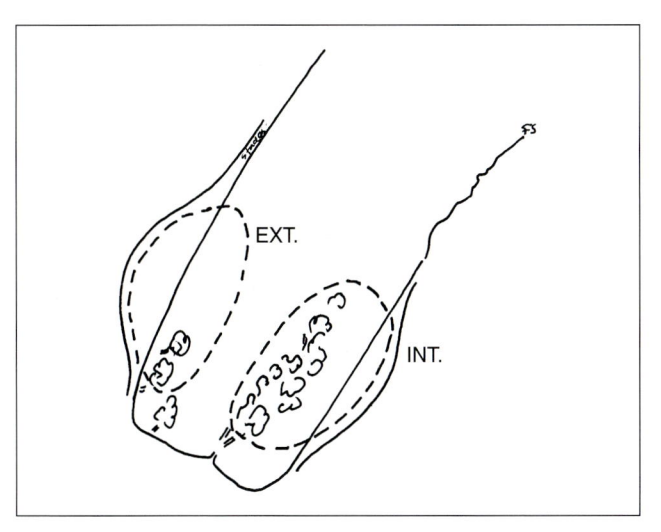

Fig. 7.20:
Chalazion / Hordeolum internum / externum: Lokalisation.

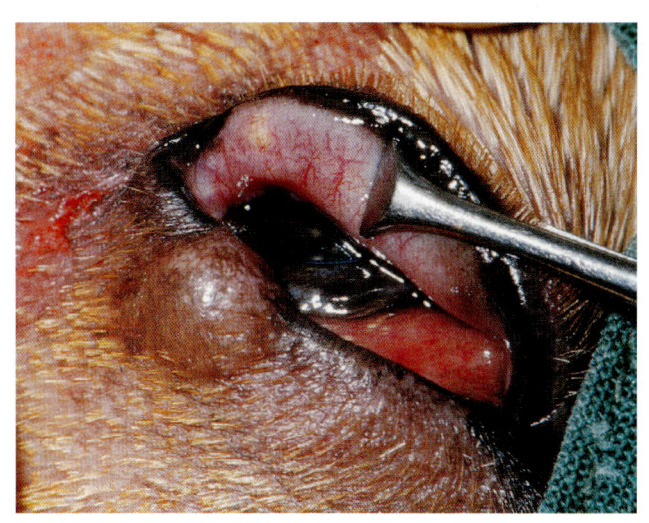

Abb. 7.25:
Hordeolum internum einiger Meibomscher Drüsen am Oberlid, und ein Hordeolum externum am Unterlid (OS, Hund).

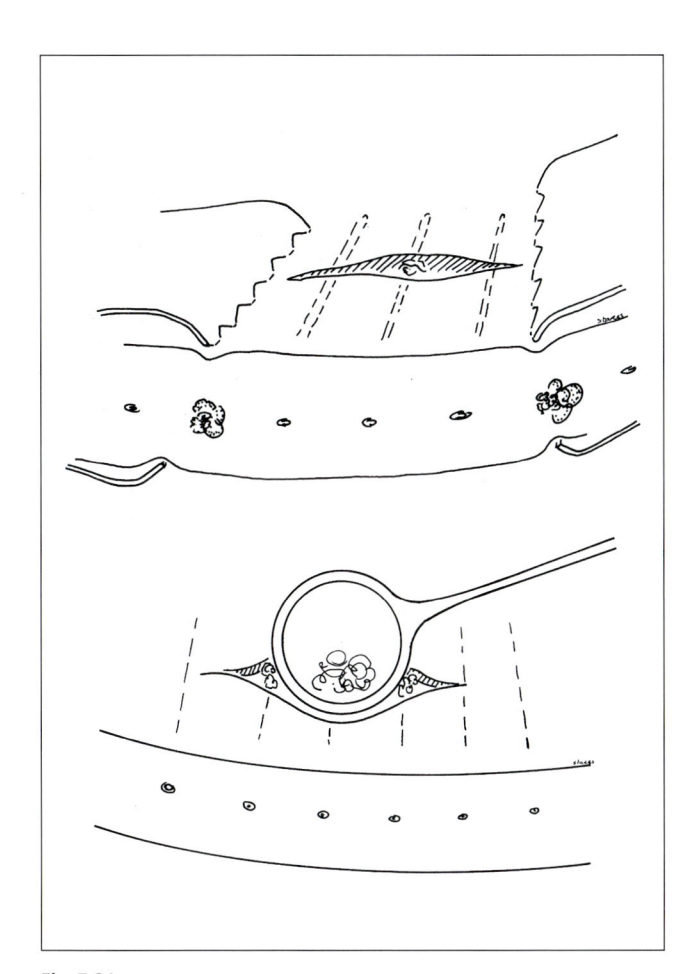

der Symptome. Rezidive sind häufig und therapeutisch genauso anzusehen. Alternativ kann ein Therapieversuch mit Cyclosporin-AS 0,2 % durchgeführt werden.

7.14.4 Eosinophiles Granulom

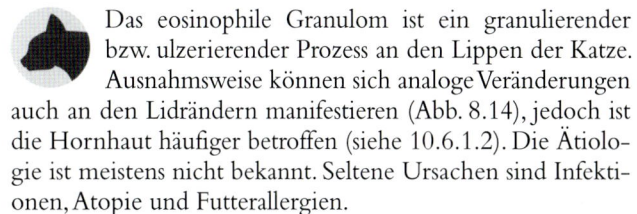

Das eosinophile Granulom ist ein granulierender bzw. ulzerierender Prozess an den Lippen der Katze. Ausnahmsweise können sich analoge Veränderungen auch an den Lidrändern manifestieren (Abb. 8.14), jedoch ist die Hornhaut häufiger betroffen (siehe 10.6.1.2). Die Ätiologie ist meistens nicht bekannt. Seltene Ursachen sind Infektionen, Atopie und Futterallergien.

Symptome: Die Veränderungen können aus gut abgegrenzten, erythematösen, fakultativ ulzerierenden Zubildungen mit und ohne Juckreiz bestehen.

Diagnose: Histologischer Nachweis von vermehrten eosinophilen Entzündungszellen und bakteriologische Untersuchungen.

Therapie: Spezifisch nach Identifizierung der Ursache (siehe auch 10.6.1.2).

Fig. 7.21:
Kürettage eines Chalazion / Hordeolum internum. Lokalisation der Inzision in der Konjunktiva zur Eröffnung und Kürettage.

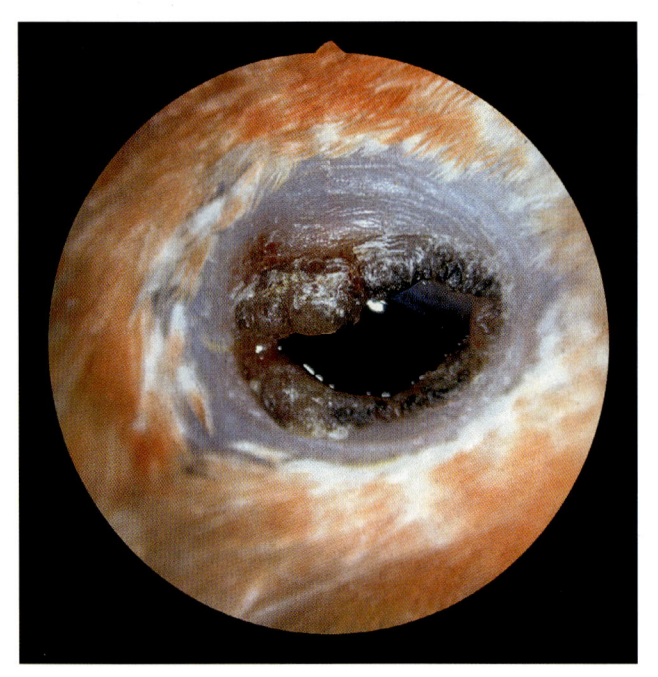

Abb. 7.26:
Vogelpocken am Lidrand eines Zwergpapageis (OD).

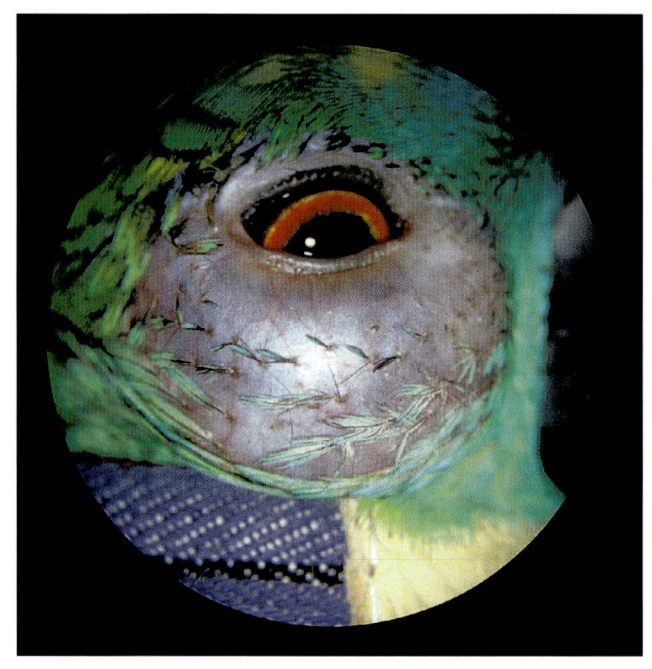

Abb. 7.27:
Agapornide mit Schwellung des Unterlids (Lipom; OD).

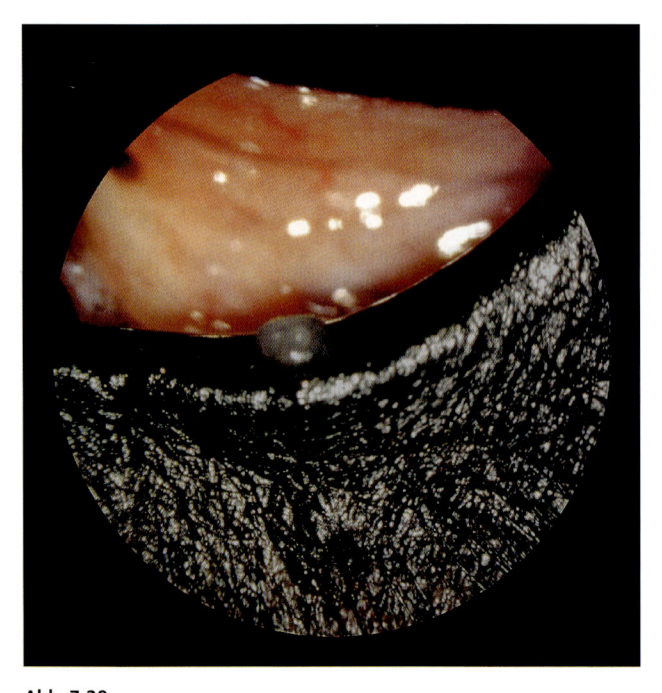

Abb. 7.28:
Adenom, ausgehend von den Meibomschen Drüsen am Lidrand (OS, Hund). Die beginnende Wucherung kommt aus der Öffnung der Drüse (siehe auch Abb. 7.29).

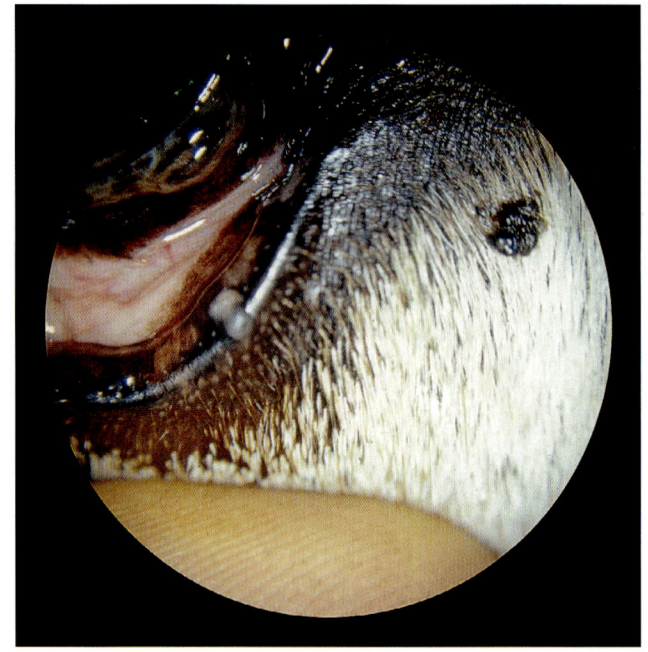

Abb. 7.29:
Adenom, ausgehend von den Meibomschen Drüsen am Lidrand, derselbe Typ wie in Abb. 7.28 (höhere Perspektive; OD, Hund). An der Innenseite des Augenlides ist die verdickte, sich unter der Konjunktiva ausbreitende Drüse erkennbar. Rechts auf dem Bild befindet sich außerdem eine kleine Hautwarze.

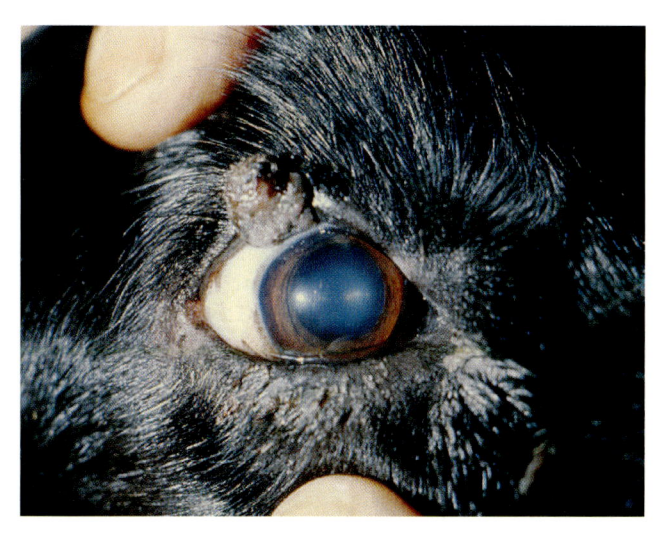

Abb. 7.30:
Adenom, ausgehend von den Meibomschen Drüsen am Lidrand (OD, Hund). Die blumenkohlartige Wucherung hing an einem Stiel von ungefähr 2 mm Durchmesser, war bereits zweimal abgerissen und hatte jeweils geringfügig nachgeblutet. Aufgrund der Lokalisation einer solchen Zubildung wird die Hornhaut bei jedem Lidschlag irritiert.

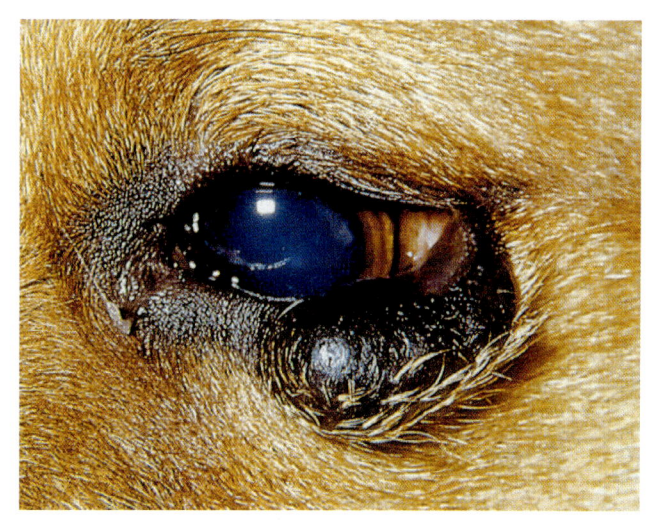

Abb. 7.31:
Melanom am Rand des Unterlides bei einem Hund (OD). Der Tumor ist relativ breit. Nach Entfernung der Zubildung empfiehlt sich hier die Anwendung einer H-Plastik, um den entstandenen Hautdefekt auszugleichen.

7.14.5 Blepharitis beim Vogel

Bei Vögeln können geschwollene, hyperämische, abschilfernde, hyperkeratotische und blumenkohlartige Zubildungen am Lidrand vorkommen (häufig kombiniert mit Schwellung der Konjunktiva und Keratitis). Insbesondere ist an Hypovitaminosen (Vitamin A), Pantothensäuremangel,[29] Zecken, bakterielle Infektionen (z.B. *Staphylokokkus hyicus*, Streptokokken, *Escherichia coli* und *Pasteurella multocida*), Vogelpocken (Abb. 7.26, 7.27) und Neoplasien zu denken.

Diagnose: Mikroskopische Untersuchung eines Geschabsels, Histologie und bakteriologische Untersuchungen.

Therapie: Ein Versuch mit Vitamin-A-AS oder öligen AT ist bei Hypovitaminosen sinnvoll, bei papillomatösen Veränderungen wird Acyclovir eingesetzt, bei Flügelpocken hat sich eine Mercurochrom-Lösung bewährt.

7.14.6 Blepharitis beim Pferd

Noduläre Verdickungen an den Lidern und nicht heilende Wunden im Bereich des ventromedialen Kanthus oder periokuläre Granulome welche hauptsächlich während der Fliegensaison (Fliegennetzabschirmung, Abb. 3.5) auftreten, können durch Infestationen mit *Habronema* spp. verursacht werden (siehe 8.11.5).[30]

Therapie: Systemische Verabreichung von Ivermectin, 0,2 mg/kg und NSAID's. Zusätzlich lokale Kortikosteroidgabe, wenn der Konjunktivalsack betroffen ist.

7.15 Neoplasien

Lidneoplasien treten beim Hund häufig, bei der Katze dagegen nur selten auf. In 80–90% der Fälle handelt es sich beim Hund um Adenome oder Epitheliome der Meibomschen Drüsen (Abb. 7.28–7.30).[31] Kleine, gestielte, blumenkohlartige Neoplasien am Lidrand gehen meist vom Drüsenepithel (Zeis, Moll, Meibom; Fig. 7.22) oder vom Lidrandepithel selbst aus. Auch dies sind in der Mehrzahl der Fälle (gutartige) Adenome (Abb. 7.28–7.30). Papillome können ähnlich aussehen, hängen aber eher am Epithel der Lidaußenseite. Durch den Lidschlag – nicht dagegen nur durch sein Eigengewicht – kann der Tumor Hornhautreizungen verursachen (Abb. 7.30). Auch eine Blutung ist z.B. nach mechanischen Beschädigung möglich. Lidrandmelanome treten beim Hund nur selten auf (Abb. 7.31), meistens handelt es sich um stark pigmentierte Adenome.

Abb. 7.32:
Karzinom am Lidrand einer weißen Katze (OD).

Bei der Katze, dem Rind und bei Pferden[32] sind Lidrandzubildungen oftmals bösartig (Abb. 7.32, 7.33; Plattenepithelkarzinome, Basalzellkarzinome, Sarkoide). Bei der Katze besteht Verwechslungsgefahr mit Veränderungen im Rahmen des Hypereosinophilie-Komplexes. Unpigmentierte oder weiße Hautbezirke (Abb. 7.32) entarten häufiger zu Karzinomen (wahrscheinlicher Zusammenhang mit UV-Licht-Überempfindlichkeit). Karzinome können anfangs als eine hyperämische Stelle mit etwas dunklem Exsudat auftreten, die, langsam wachsend, zu einem ulzerierenden Defekt am Lidrand wird. Sie können auch an anderen Stellen des Körpers auftreten. Deshalb ist eine sorgfältige Kontrolle der übrigen Haut, z.B. die Ohren und Lippen, ratsam. Bei Pferden gehen die ulzerierenden Veränderungen auch oftmals in blumenkohlartig granulierende Wucherungen über.

Diagnose: Die Diagnose wird durch die histologische Untersuchung einer Biopsie oder bei kleinen Neoplasien nach Totalresektion des Tumors abgesichert.

Therapie: *Cave: Gestielte Lidrandneoplasien werden niemals abgebunden oder gar ausgedrückt.* Kleinere Lidrandneoplasien werden im Allgemeinen chirurgisch entfernt. Wird mehr als ca. 10 % der Lidrandlänge entfernt (bei Augen mit normaler Lidspaltenlänge), sollte anschließend eine Blepharoplastik erfolgen (Fig. 7.22–7.26). Der Tumor sollte so wenig wie möglich berührt und keinesfalls gequetscht werden (histologische Artefakte). In jedem Fall sollte die Neoplasie in 5%igem Formalin aufbewahrt, oder noch besser direkt zur histologischen Untersuchung eingesandt werden. Möglich ist auch das Vereisen der Tumorbasis mit einem Kryogerät, was aber Depigmentierung und Defekte zur Folge haben kann. Bei Rezidiven, größeren Tumoren oder dem Verdacht der Malignität ist eine sehr großzügige Umschneidung mit einer Blepharoplastik angezeigt, für die meist eine Überweisung zu einem Spezialisten indiziert ist. Steht zu erwarten, dass ein Großteil des Lidrandes entfernt werden muss, kann oft besser erst eine Kryotherapie, Laserbehandlung,[33] eine Bestrahlungs- und/oder Hyperthermietherapie oder eine Immunotherapie mit BCG[34] versucht werden.

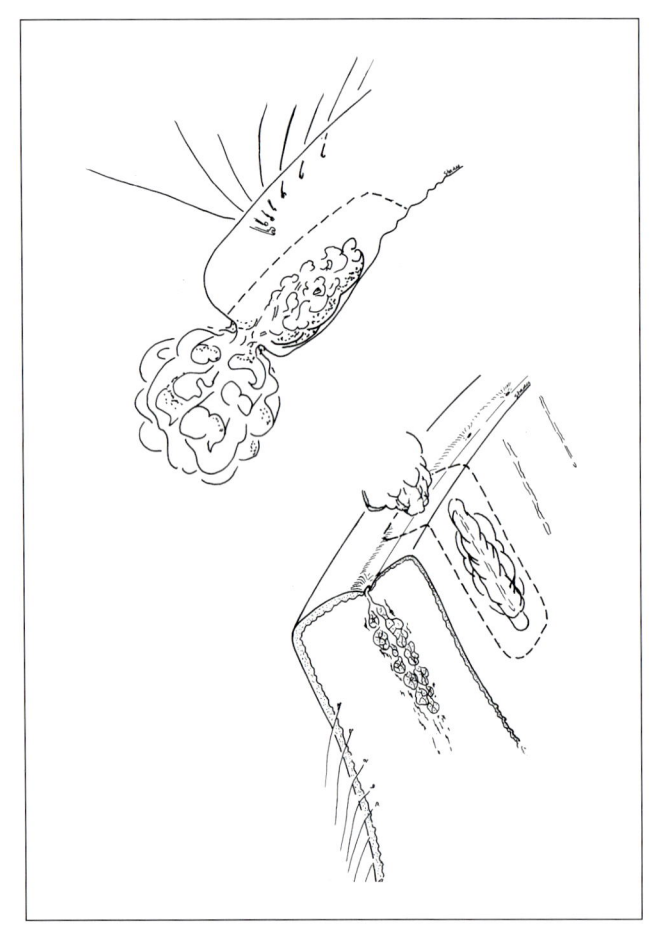

Fig. 7.22:
Lokalisation eines gestielten Adenoms ausgehend von einer Meibomschen Drüse und die Markierung des abnormalen Gewebes, das minimal umschnitten werden muss.

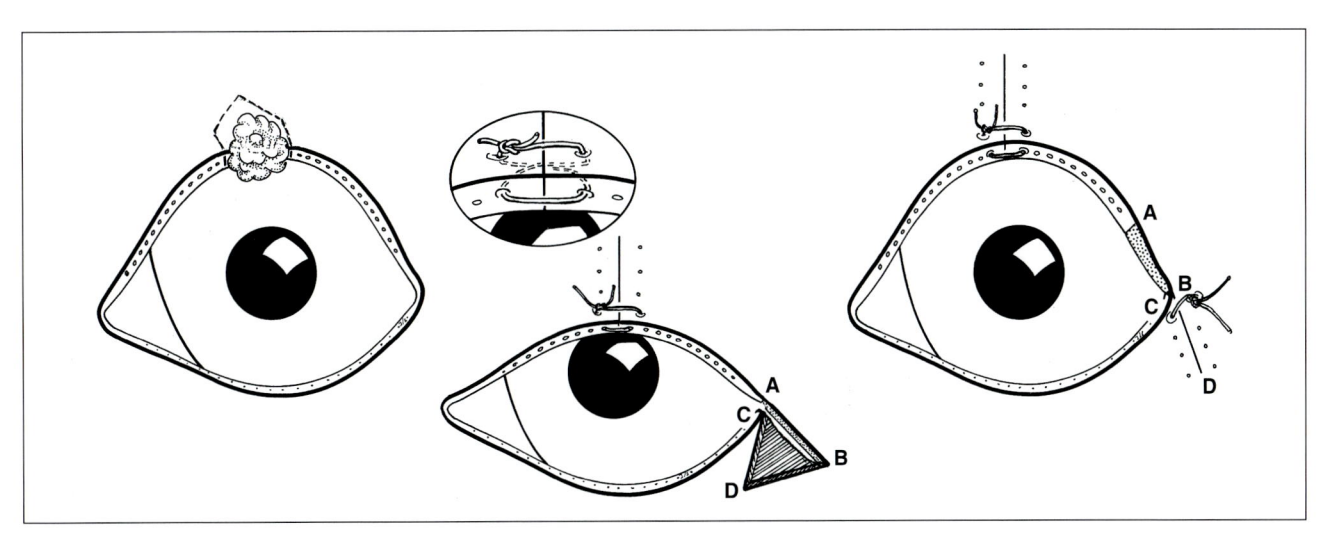

Fig. 7.23:
»Dreieck (eigentlich Häuschen)-zu-Dreieck«-Blepharoplastik zur Korrektur eines kleinen, jedoch tiefen Lidranddefekts.

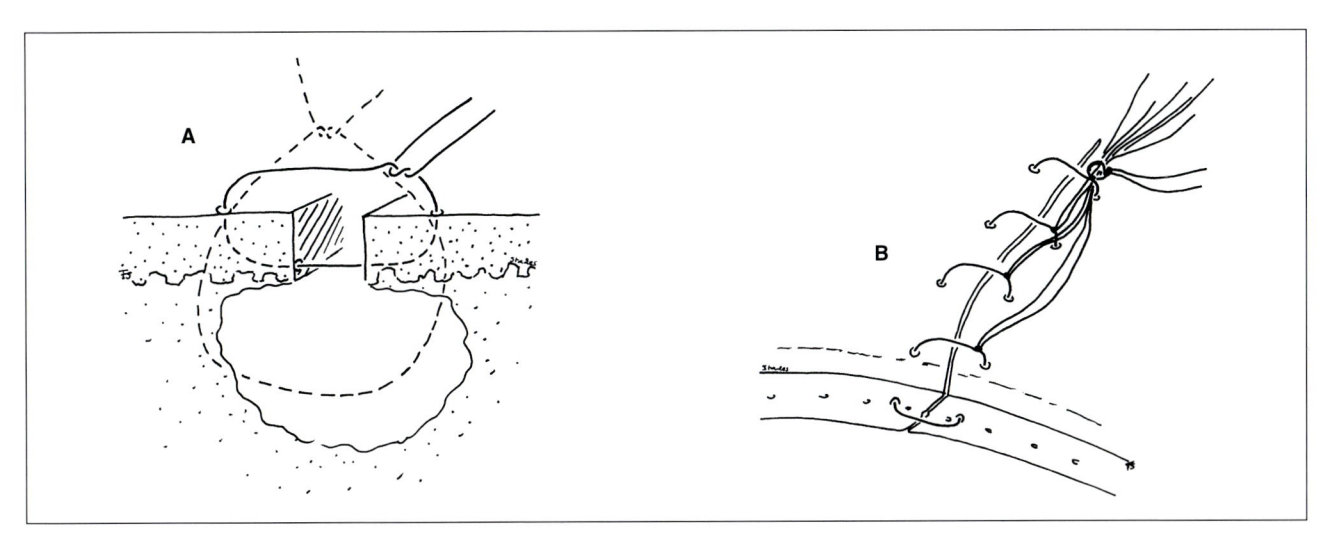

Fig. 7.24:
Die Wundränder müssen sehr genau aufeinander liegen (A) und dürfen sich nicht zueinander verschieben (Richtig: durchgehende Linie; zu tiefe Nähte: gepunktete Linie). Die Fadenenden können miteinander verknotet werden (B) zur Vermeidung von Kornea-Irritation.

Fig. 7.25:
H-Blepharoplastik zur Korrektur von relativ breiten und weniger tiefen Lidranddefekten.

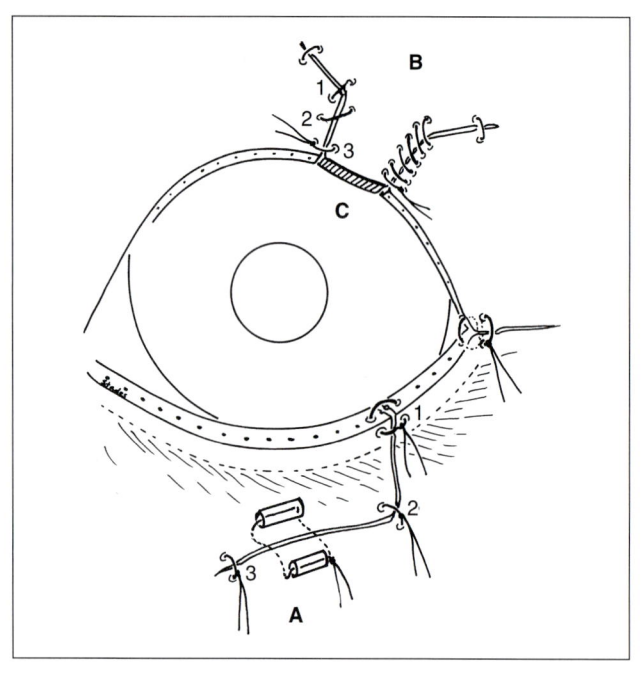

Fig. 7.26: Methoden zum Verschluss des Lidrandes. Entlastungsheftung (A); Reihenfolge und Richtung der Naht bei einer Lidrandwunde und H-Blepharoplastik (B).

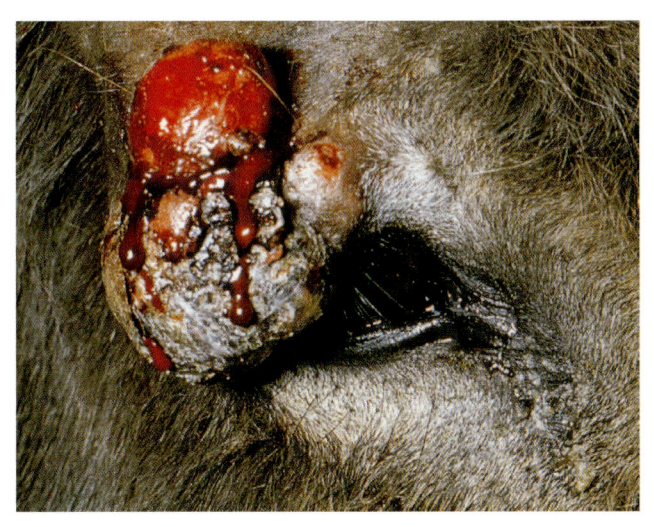

Abb. 7.33:
Sarkoid am Rand des Oberlides bei einem Esel (OD; siehe auch Abb. 7.34; Foto: Dr. W. Klein, Utrecht).

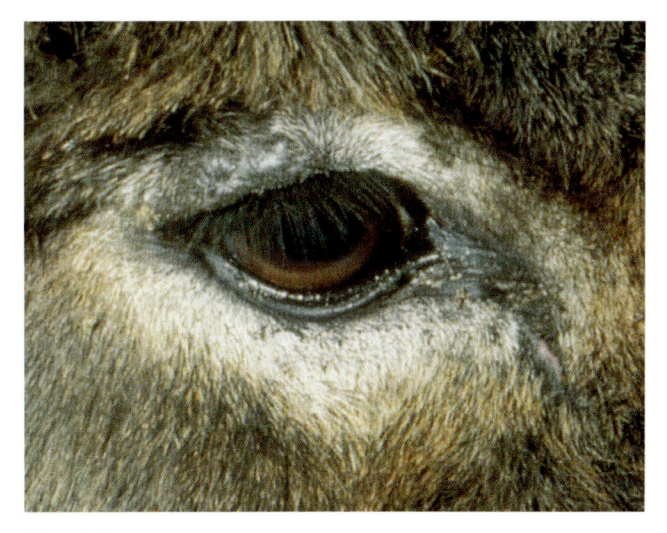

Abb. 7.34:
Abgeheiltes Sarkoid am Oberlid eines Esels nach lokaler Injektion von 0,25 ml BCG (Bacillus Calmette-Guérin) an den Tagen 0, 14, 35 und 56 (dasselbe Auge wie in Abb. 7.33; Foto: Dr. W. Klein, Utrecht).

7.15.1 Sarkoide beim Pferd

Das Sarkoid ist die am häufigsten vorkommende Neoplasie im Bereich der Lider bei allen Pferdearten (Abb. 7.33) und hat möglicherweise eine virale Genese.[35] Wucherungen können warzenartig oder ulzerierend sein, können aber auch ein eher granulierendes Bild abgeben.

Diagnose: Die Diagnose wird auf der Basis der histologischen Untersuchung gestellt.

Therapie: Eine chirurgische Exzision geht mit großem Gewebsverlust einher, und die Rezidivgefahr ist groß. Kryotherapie und Immunotherapie mit BCG-Injektionen[36] (Abb. 7.33, 7.34) scheinen im Moment die beste Methode zu sein, um Rezidiven vorzubeugen.

Literatur

1. STADES, F. C., BOEVÉ M. H. & WOERDT, A. van der.: Palpebral fissure length in the dog and cat. Prog. Vet. & Comp. Ophthalmol. **2**: 155, 1992.

2. ANDERSON, G. B. & WYMAN, M.: Anatomy of the equine eye and orbit: histological structure and blood supply f the eyelids. J. Equine Med. Surg. **3**: 4, 1979.

3. ROBERT, S. R. & BISTNER, S. I.: Surgical correction of eyelid agenesis. Mod. Vet. Pract. **49**: 40, 1968.

4. MILLER, W. W.: Aberrant cilia as an etiology for recurrent corneal ulcers. A case report, Equine Vet. J. **20**: 145, 1988.

5. HALLIWELL, W.: Surgical management of canine distichia. JAVMA **50**: 874, 1967.

6. SCHMIDT, V.: Kryochirurgische Therapie der Distichiasis des Hundes. Mh. Vet. Med., **35**: 711, 1980.

7. WHEELER, C. A. & SEVERIN, G. A.: Cryosurgical epilation for the treatment of distichiasis in the dog and cat. JAAHA **20**: 877, 1984.

8. LENARDUZZI, R. F.: Management of eyelid problems in Chinese Shar-Pei puppies. Vet. Small Anim. Clin. **78**: 548, 1983.

9. HOTZ, C. C.: Operation for entropion. Arch. Ophthalmol. **249**: 9, 1879.

10. VEENENDAAL, H.: Eine Modifikation der Entropium-Operation beim Hund. Tijdschr. Diergeneesk. **63**: 299, 1936.

11. WILLIAMS, D. L.: Entropion correction by fornix-based suture placement: use of the Quickert-Rathbun technique in ten dogs. Vet. Ophthalmol. **7**: 343, 2004.

12. VAN DER WOERDT, A.: Adnexal surgery in dogs and cats. Vet. Ophthalmol. **7**: 284, 2004.

13. WYMAN, M.: The eye and adnexa. In: Small Animal Surgery, Ed.: Harvey, Newton & Schwartz, Philadelphia, J. B. Lippincott Company, pp. 112, 1990.

14. FRÖHNER, E.: Augenheilkunde. In: Handbuch der Tierärztlichen Chirurgie und Geburtshilfe. Bayer, J. & Fröhner, E. Editors, Wenen, W. Braumüller, 185, 1900.

15. BLASKOVICS, L. & KREIKER, A.: Eingriffe am Auge. 3. Ed. F. Enke Verlag, Stuttgart, p.75, 1959.

16. BLASKOVICS, L. & KREIKER, A.: Eingriffe am Auge. 3. Ed. F. Enke Verlag, Stuttgart, p.71, 1959.

17. JENSEN, H. E.: Canthus closure. Compendium on Continuing Education for the Practicing Veterinarian **10**: 735–741, 1979.

18. KASWAN, R. L., MARTIN, C. L., DORAN, C. C.: Blepharoplasty techniques for canthus closure. Companion Anim. Prac. **2**: 6, 1988.

19. BEDFORD, P. G. C.: Technique of lateral canthoplasty for the correction of macropalpebral fissure in the dog. J. Small Anim. Pract. **39**: 117, 1998.

20. BIGELBACH A.: A combined tarsorrhaphy-canthoplasty technique for the repair of entropion and ectropion. Vet. Comp. Ophthalmol. **6**: 220, 1996.

21. GRUSSENDORF, H.: Outcome of a surgical technique for dogs suffering from macroblepharon, Transactions of the ECVO-ESVO-DOK meeting Munich. 41, 2004.

22. STADES, F. C. & BOEVÉ, M. H.: Correction for medial canthus entropion in the Pekingese: Transactions of the scientific program of the Int. Soc. Vet. Ophthalmol., New Orleans, USA, 1986.

23. BLOGG, J. R.: Diseases of the eyelids. In: The eye in veterinary practice, Ed.: J. R. Blogg. Philadelphia: WB Saunders. 314, 1980.

24. BEDFORD, P. G. C.: Surgical correction of facial droop in the English Cocker Spaniel. J Small Anim. Pract. **31**: 255, 1990.

25. KÁSA, G. & KÁSA, F.: Exisionsraffung zur Behebung eines Entropiums beim Chow-Chow. Tierärztl. Prax. **7**: 341, 1979.

26. WILLIS, M., MARTIN, C., STILES J. & KIRSCHNER, S.: Brow suspension for treatment of ptosis and entropion in dogs with redundant facial skin folds. JAVMA **214**: 660, 1999.

27. STADES, F. C.: A new method for the surgical correction of upper eyelid trichiasis-entropion: operation method. JAAHA **23**: 603, 1987.

28. WYMAN, M.: Lateral canthoplasty. JAAHA **7**: 196, 1971.

29. KORBEL, R.: Ocular manifestations of systemic diseases in birds and reptiles. ECVO / ESVO, Annual meeting 15–19 June, Oporto, 66, 2005.

30. JOYCE, J. R., Hanselka, D. W. & Boyd, C. L.: Treatment of habronemiasis of the adnexa of the equine eye. Vet. Med. **67**: 1008, 1972.

31. ROBERTS, S. M., SEVERIN, G. A. & LAVACH, J. D.: Prevalence and treatment of palpebral neoplasms in the dog: 200 cases (197–1983). JAVMA **189**: 1355, 1986.

32. STRAFUSS, A. C.: Squamous cell carcinoma in horses. JAVMA **168**: 61, 1976.

33. JOYCE, J. R.: Cryosurgical treatment of tumors of horses and cattle. JAVMA **168**: 226, 1976.

34. KLEIN, W. R., RUITENBERG, E. J., STEERENBERG, P. A., et al: Immunotherapy by intralesional injection of BCG cell walls or live BCG in Bovine ocular squamous cell carcinoma: a preliminary report. J. Nat. Cancer Inst. **69**: 1095, 1982.

35. WATSON, R. E., ENGLAND, J. J. & LARSON, K. A.: Cultural characteristics of a cell line derived from an equine sarcoid. Appl. Microbiol. **24**: 727, 1972.

36. WYMAN, M., RINGS, M. D., TARR, M. J. & ALDEN, C. L.: Immunotherapy in equine sarcoid: a report of two cases. JAVMA **171**: 449, 1977.

8 Konjunktiva

8.1 Einleitung

Der Raum zwischen Lidrändern und Augapfel wird durch eine dünne, transparente Schleimhaut, die Konjunktiva oder Bindehaut, von der Umgebung abgeschlossen. Im medialen Augenwinkel befindet sich eine Konjunktivalfalte, das dritte Augenlid, Nickhaut oder Membrana nictitans (MN; nach der Nomina Anatomica Veterinaria: Plica semilunaris conjunctivae; Abb. 8.1, 8.2, 2.10). Die Konjunktiva an der Innenseite der Nickhaut wird als okuläre, die an der Außenseite als palpebrale und die Konjunktiva über der Sklera als bulbäre oder sklerale Konjunktiva bezeichnet. Der von der Konjunktiva umgebene Raum wird Konjunktivalsack genannt und die Umschlagstelle der Konjunktiva heißt Fornix. In seinem dorsalen Anteil münden die kombinierten Ausführungsgänge der Glandula lacrimalis und der akzessorischen Tränendrüsen. Die zahlenmäßig geringeren Ausführungsgänge der ventralen akzessorischen Tränendrüsen münden in den ventralen Fornix. Die Verbindung zwischen Konjunktiva und dem darunter liegenden Gewebe ist sehr lose und locker, hierdurch kann sich der Augapfel frei bewegen. Darüber hinaus hat dies eine Vergrößerung der sekretorischen Oberfläche zur Folge. Lediglich im Bereich des Limbus, dort wo das Epithel der Konjunktiva in das Epithel der Hornhaut übergeht, und am Lidrand, wo die Konjunktiva die Tarsalplatte mit den Meibomschen Drüsen bedeckt, existiert eine feste Verbindung. Die Konjunktiva ist ebenso wie die Hornhaut aus epithelialem und stromalem Gewebe aufgebaut; das Epithel erneuert sich ausgehend von der Basalschicht. Abgestorbene Epithelzellen sammeln sich erst zu Schleimfäden im dorsalen und ventralen Fornix, um anschließend als kleiner Schleimpfropf im medialen Kanthus angehäuft zu werden.

Im Stroma befindet sich auch das konjunktivale Gefäßsystem, das bei jeglicher Art von Irritationen der Konjunktiva aktiviert wird. Auch das ebenfalls im Stroma gelegene lymphatische Gewebe, welches eine wichtige Funktion im Abwehrsystem übernimmt, ist dort lokalisiert.[1,2] Die in der Konjunktiva befindlichen Becherzellen, die Hauptproduzenten des mukösen Anteils des Tränenfilms, sind hauptsächlich im medioventralen, palpebralen Anteil gelegen.[3]

Die Produktion der serösen Komponente (bei einigen Tierarten auch muköse Anteile) des Tränenfilms (30 %) wird von der Glandula membranae nictitantis superficialis gewährleistet, welche an der Basis der Nickhaut gelegen ist, die durch einen sehr dünnen T-förmigen Knorpel ihre Form und Festigkeit behält.

Bei Hühnern, Schweinen und Kaninchen gibt es darüber hinaus noch eine tiefe Drüse. Die ersten 2–3 mm des freien Nickhautrandes sind im Allgemeinen pigmentiert. Bei Tieren mit weißem Fell und weißen Haaren an den Augen und/oder unpigmentierten Lidrändern ist der Rand der MN häufig auch unpigmentiert.

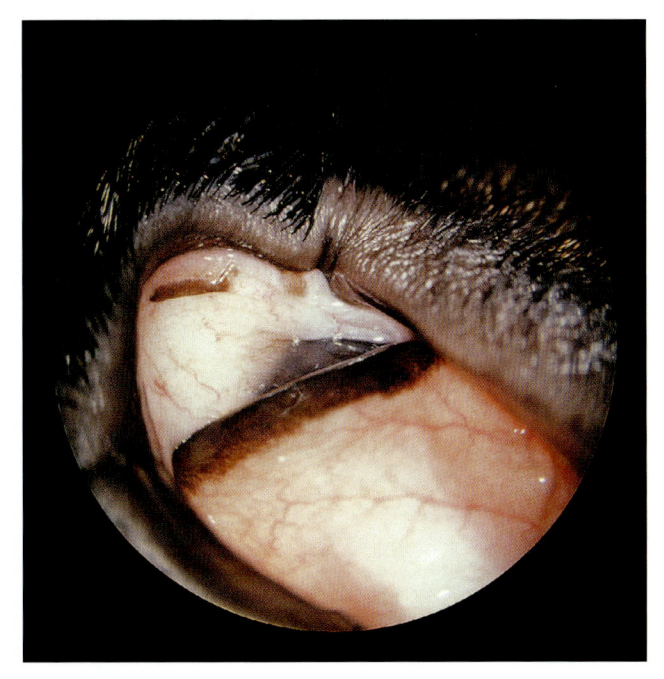

Abb. 8.1:
Nickhaut. Der Knorpel schimmert durch (OD, Hund).

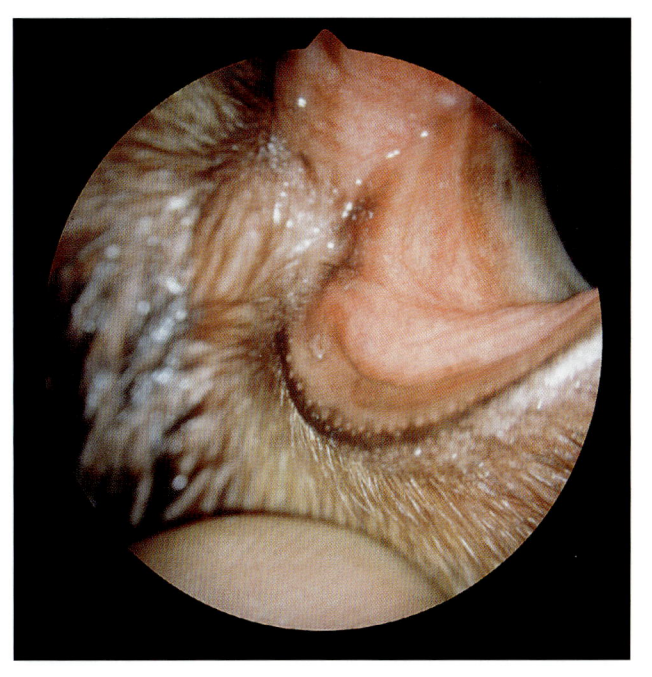

Abb. 8.2:
Medialer Augenwinkel (OS) mit den normalen Karunkelhaaren in der Bindehaut.

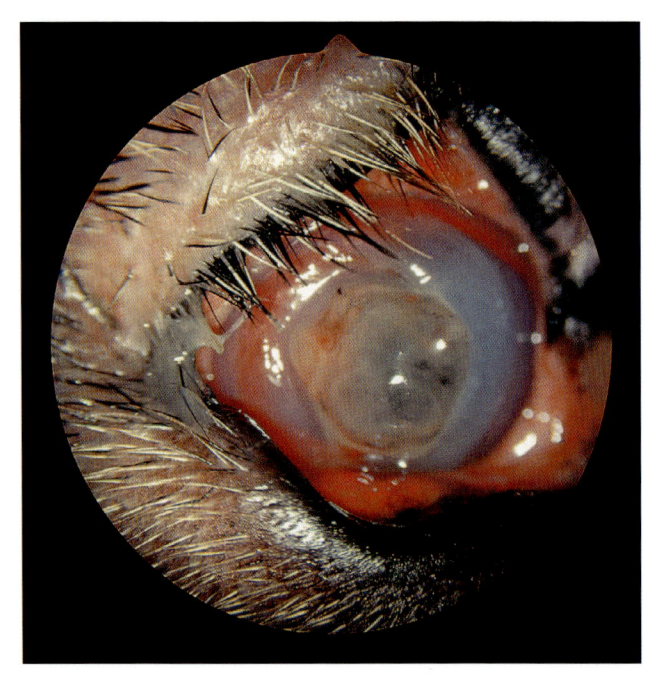

Abb. 8.3:
Keratoconjunctivitis sicca mit einem perforationsgefährdeten Ulcus corneae (OD, Hund). Die Erkrankung war nach einer (kontraindizierten) kompletten Entfernung der Membrana nictitans in Verbindung mit einer Hyperplasie der Glandula membranae nictitantis entstanden.

Die für den Vogel typische aktive Retraktion der Nickhaut, auf Grund einiger weniger sympathisch innervierter glatten Muskelfasern, ist bei der Katze nur in geringem Maße und beim Hund fast gar nicht möglich.

Bei Vögeln ist die MN (dorsomedial gelegen) vollständig transparent, und sie spielt eine wichtige Rolle beim Schutz des Bulbus und der Versorgung der Hornhaut mit Feuchtigkeit (Abb. 2.10).

Protrusionen des dritten Augenlides haben ihre Ursache in einem aktiven oder passiven Enophthalmus oder in einer retrobulbären Druckerhöhung (siehe 8.5). Die Konjunktiven und insbesondere das dritte Augenlid übernehmen einen großen Anteil der Tränenproduktion und stellen einen nicht unerheblichen direkten und indirekten Schutz für das Auge dar. Hieraus ist deutlich ersichtlich, dass die Indikation einer Exstirpation der Nickhaut streng auf nicht anderweitig zu therapierende, bösartige Prozesse oder nicht behandelbare Verletzungen beschränkt ist. Auf Grund derselben Problematik sollte die Exstirpation der Nickhautdrüse (Glandula membranae nictitantis), nur als Ultima Ratio angesehen werden, wenn alle anderen therapeutischen Möglichkeiten ausgeschöpft sind. In einem solchen Fall müssen alle Vor- und Nachteile (Abb. 8.3) sowie die möglichen Konsequenzen mit dem Tierbesitzer durchgesprochen werden. Es muss mit dem erhöhten Risiko einer Keratoconjunctivitis sicca und der daraus resultierenden Notwendigkeit einer lebenslangen Behandlung gerechnet werden.[4,5]

8.2 Unpigmentierter Nickhautrand

In den Fällen eines unpigmentierten Nickhautrandes muss bei einigen Tieren mit einer verstärkten Empfindlichkeit gegenüber Sonnenlicht gerechnet werden. Es kann zu chronischen Schwellungen und Rötungen der Bindehaut und der Nickhaut kommen.

Therapie: Bei leichten Irritationen sollten Dexamethason-AT, 1–2 × täglich über 2–5 Tage verabreicht werden. Bei chronischen Beschwerden kann eine Tätowierung des Nickhautrandes überlegt werden. In schwer wiegenden Fällen kann die Nickhaut auch 2–3 mm gekürzt werden (Naht dann mit 8/0 Nahtmaterial). Die Entfernung der Nickhaut wegen des unpigmentierten Randes auf Veranlassung des Besitzers (Züchters) ist als tierärztlicher Kunstfehler anzusehen und muss deshalb abgelehnt werden. Der Besitzer ist unbedingt auf die schwer wiegenden Folgen eines solchen Eingriffs aufmerksam zu machen (siehe Einleitung).

8.3 Dermoid

Ausschließlich in der Konjunktiva lokalisierte Dermoide kommen selten vor. Meist ist auch die Hornhaut mitbetroffen (siehe 10.4).

8.4 Ektopische Zilien

Eine ektopische Zilie in der Konjunktiva (Fig. 8.1, Abb. 8.4) kann als ein Haar oder ein Haarbüschel, welches aus einem Haarbalg oberhalb der Tarsalplatte unter der Konjunktiva hindurch in Richtung Hornhaut wächst, definiert werden.[6] Meist finden sich die Haare am Oberlid und haben ihren Ursprung auf Höhe der Basis der Meibomschen Drüsen. Hat ein solches Haar erst einmal die Konjunktiva durchstoßen, so ist ein ernsthafter Schaden der Hornhaut (Hornhautulkus) unvermeidbar, welcher sich in Form von Irritationen, insbesondere dauerndem Blinzeln, Tränenfluss und Blepharospasmus äußert. Möglicherweise handelt es sich bei dem Bild der ektopischen Zilien, wie bei der Distichiasis (beide Krankheitsbilder treten gehäuft in Kombination auf), um eine polygen vererbte Erkrankung. Rasseprädispositionen finden sich beim Flatcoated Retriever, Pekingesen und beim Shih Tzu, was das gehäufte Auftreten bei diesen Rassen erklärt, während andere Rassen / Tierarten nur selten betroffen sind.

Anamnetisch kommt des Öfteren ein plötzlicher, hochgradiger Blepharospasmus vor, wodurch der Besitzer meist die Vermutung auf einen traumatisch bedingten Insult hat. Die durch das entsprechende Haar gereizte Hornhautstelle ist in Richtung eines lokal begrenzten Hornhautödems oder gar im Sinne eines Epitheldefekts verändert. Die Haare selbst, vor allem unpigmentierte Haare, zu erkennen, bereitet auch mit einer 3- bis 5-fachen Vergrößerung oft noch Schwierigkeiten, so dass in diesen Fällen ein scharf begrenzter pigmentierter kleiner Fleck (ca. 1 mm) der einzige Hinweis auf die Lokalisation des Haares sein kann.

Therapie: Für die Verödung des Haarbalgs mit Hilfe eines Kauters/einer Kryotherapie ist eine Allgemeinanästhesie ebenso wie eine mindestens 5-fache Vergrößerung (Lupe) oder besser noch ein Operationsmikroskop Voraussetzung. Der mit einer Chalazionpinzette fixierte Lidrand wird ektropioniert, und nun wird jeder einzelne Haarbalg vorsichtig mit dem Elektroskalpell, ohne die Lidhaut zu perforieren, vollständig verödet, durch Kälteanwendung zerstört oder komplett exzidiert. An die Operation schließt sich eine 7- bis 10-tägige Behandlung mit einer Antibiotikum-Kortikosteroid-AS mit einem »Standard«-Antibiotikum (4 × täglich) an.

Prognose / Prophylaxe: Trotz der speziell in den ersten zwei Lebensjahren auftretenden Rezidivgefahr (einige Haarbälge wurden übersehen oder waren noch nicht sichtbar), über die der Besitzer informiert werden muss, ist die Prognose recht günstig. Sinnvollerweise sollte mit betroffenen Tieren nicht gezüchtet werden.

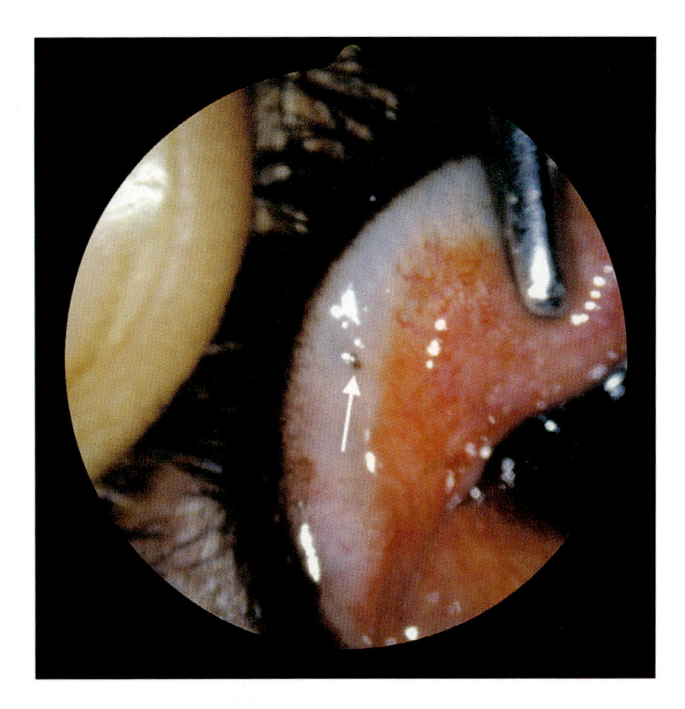

Abb. 8.4:
Ektopische Zilie (Pfeil) in der Konjunktiva des Oberlides in Höhe der Tarsalplatte (OS, Hund).

8.5 Protrusio membranae nictitantis

Ein Nickhautvorfall kann auf vielen verschiedenen Ursachen beruhen. So kann sich z.B. bei Verlust der sympathischen Innervation (siehe 5.4.2, 12.12), durch Einsinken des Bulbus in die Orbita (z.B. bei Frakturen), bei der Retrakton des Bulbus, bei Verlust des retrobulbären Fettdepots oder Atrophie der Kaumuskulatur, bei raumfordernden Prozessen an der Basis der Nickhaut (siehe 5) oder bei Schwellung oder Verwachsungen der Nickhaut selbst, die Nickhaut passiv nach dorsolateral über den Bulbus schieben (Protrusion). Auch ein erhöhter Muskeltonus, ein Anschwellen der Muskulatur bei Myositis oder Tetanus (Pferd), Unbehagen oder eine Allgemeinerkrankung führen, insbesondere bei der Katze, schnell zu einem bilateralen Nickhautvorfall. Diagnostisch sollte dann auch das Augenmerk auf das Vorhandensein einer dieser Ursachen gelenkt und eine dementsprechende Therapie eingeleitet werden.

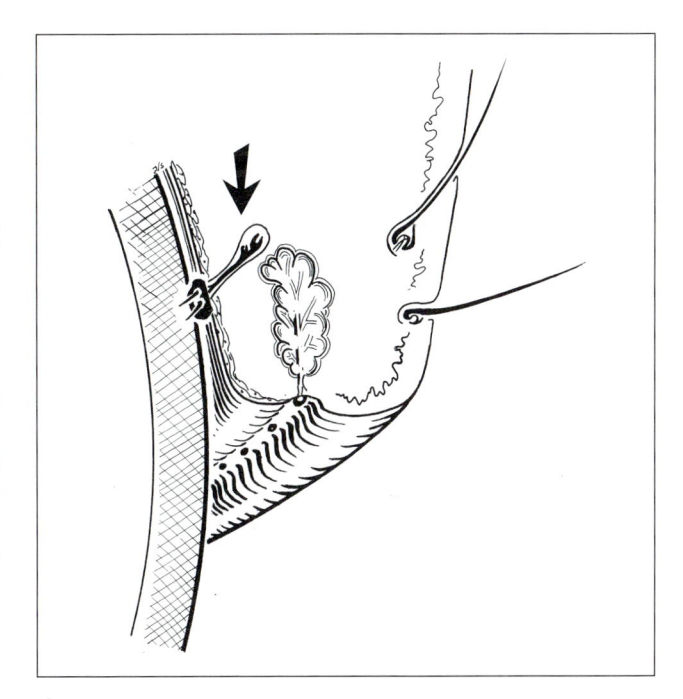

Fig. 8.1:
Ektopische Zilien aus der Konjunktiva des Oberlides (Pfeil).

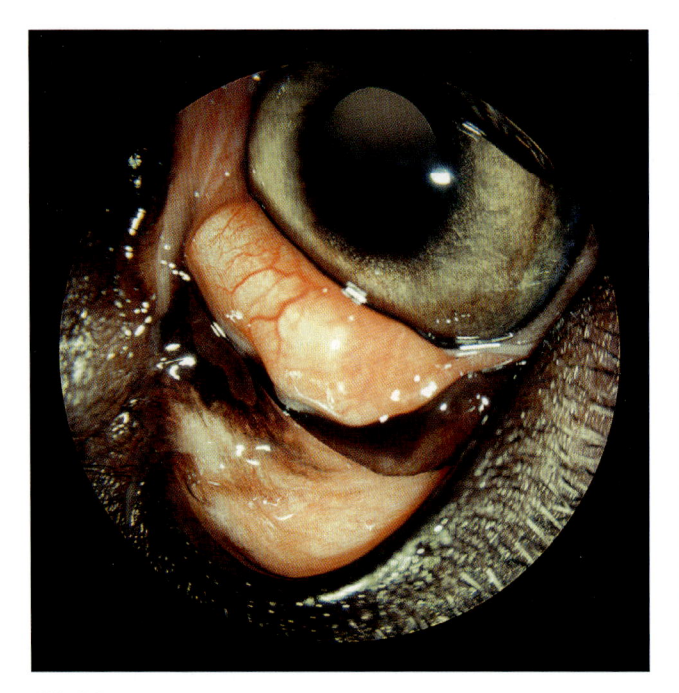

Abb. 8.5:
Eversio membranae nictitantis (OD, Hund).

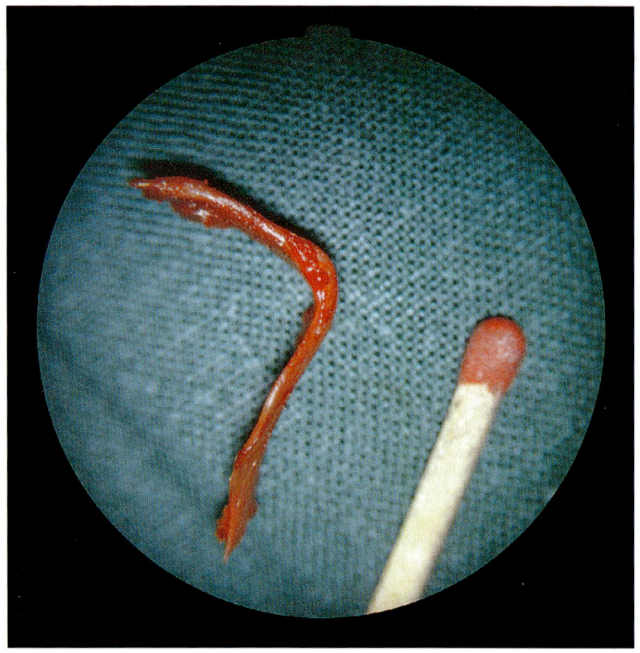

Abb. 8.6:
Exzidierter Knorpel einer Membrana nictitans mit Eversio (Seitenansicht).

8.6 Zysten

Zysten, von einem der Drüsengänge der Glandula membranae nictitantis ausgehend, oder Zysten der Gl. zygomatica oder lacrimalis, welche dann an der Basis des Nickhautknorpels oder im Konjunktivalsack als glasige, bläulich durchschimmernde Schwellung unterschiedlichen Durchmessers zu erkennen sind, treten sehr selten auf.[7] Eine Hyperplasie oder eine Neoplasie einer dieser Drüsen sollte differentialdiagnostisch ausgeschlossen werden.

Therapie: Die Therapie besteht im vorsichtigen Freipräparieren dieser Zysten und einer sekundären Wundheilung. Die Wunde kann auch direkt genäht werden (fortlaufend, 8/0 Nahtmaterial resorbierbar, subkonjunktival geknüpft). Nachbehandlung mit einer AS mit einem »Standard«-Antibiotikum, 4 × täglich.

8.7 Eversio / Inversio membranae nictitantis

Ein missgebildeter Knorpel in Form eines Knickes (Abb. 8.1, 8.5, 8.6), meist 2–6 mm vom freien Rand der Nickhaut entfernt, lässt den distalen Anteil der Nickhaut nach außen bzw. nach innen (Inversio) umklappen. Diese Veränderung tritt zumeist bei Hunden im Alter von 3–6 Monaten auf, bei der Katze nur in seltenen Ausnahmefällen. Deutliche Rassedispositionen fehlen. Obwohl der evertierte Anteil der Nickhaut nun allen äußeren Reizen und deren Folgen (Rötung, Schwellung, Juckreiz) ausgesetzt ist, scheint diese Abweichung das Tier wenig zu stören.

Therapie: Die Therapie beinhaltet die chirugische Exstirpation des geknickten Knorpelteils (Fig. 8.2). Unter Allgemeinanästhesie wird in die palpebrale Schleimhaut (die Narbe liegt so später nicht der Hornhaut an) direkt an dem Knick (Rechtshänder: rechts, Linkshänder: links) ein kleiner Schnitt gelegt, und nur der geknickte Knorpelteil wird dann sowohl von dem palpebralen als auch von der okulären Schleimhaut, ohne diese zu perforieren (besonders die okuläre Schleimhaut ist sehr dünn!), stumpf freipräpariert, um anschließend aus dem Gesamtknorpel herausgeschnitten zu werden. Die Wunde schließt durch sekundäre Wundheilung während einer 5- bis 7-tägigen Salbenbehandlung mit einer AS mit »Standard«-Antibiotikum (4 × täglich). Die beiden Knorpelenden können eventuell zusammengenäht werden (8/0, resorbierbares Nahtmaterial).

Prognose: Die Prognose ist günstig.

Eversio / Inversio membranae nictitantis **109**

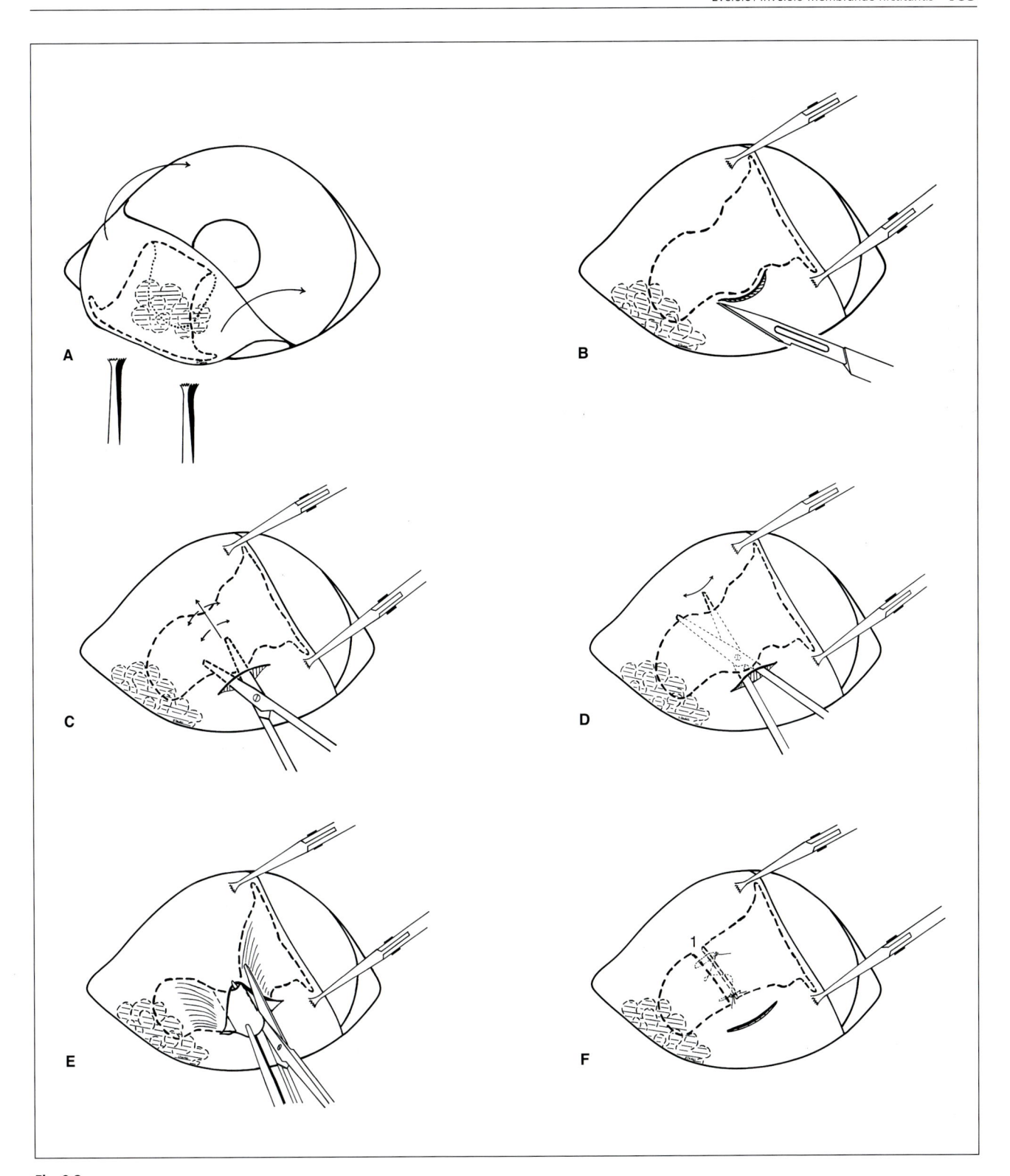

Fig. 8.2:
Chirurgische Korrektur einer Eversio membranae nictitantis. Der fehlgestellte (umgeknickte) Anteil des Knorpels wird von der palpebralen Konjunktivaseite an beiden Seiten stumpf frei präpariert und anschließend entfernt. Die beiden Knorpelenden können eventuell zusammengenäht werden (1; resorbierbar, 8/0).

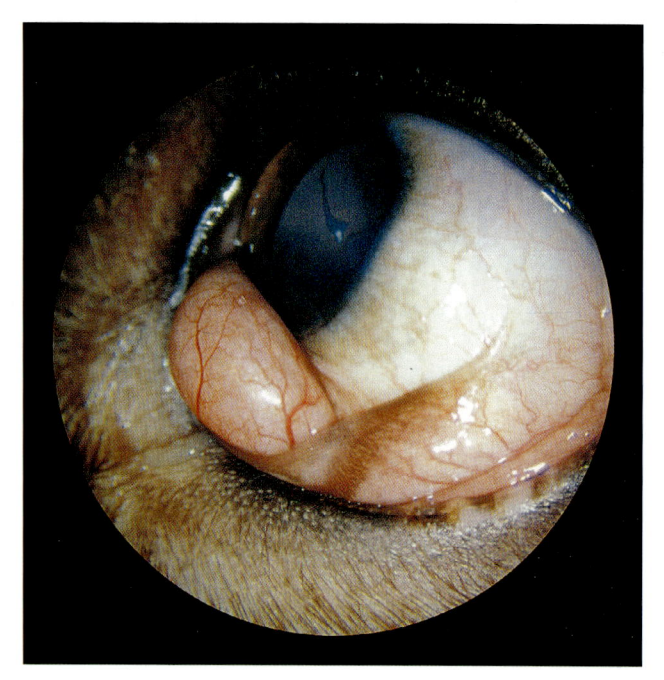

Abb. 8.7:
Hyperplastische Glandula membranae nictitantis (OS, Hund).

8.8 Hyperplasie (-trophie) der Glandula membranae nictitantis (»Cherry eye«)

Eine Hyperplasie der Glandula membrana nictitans (Abb. 8.7) mit daraus resultierendem Prolaps wird relativ häufig und speziell bei (jungen) Hunden mit übermäßiger(n) Haut(falten), starkem »Stop« und/oder Brachyzephalie (z.B. American Cocker Spaniel, Beagle, Kavalier King Charles Spaniel, Bulldogge, Mastino Napoletano, Shar Pei) gesehen. Katzen sind von dieser Erkrankung nur selten betroffen. Ursächlich kommt eine ungenügend feste Bindung zwischen der Basis des dritten Augenlides und der Orbita in Frage, die häufig zu einem Prolaps der Glandula membrana nictitans superficialis und der mit in das Geschehen einbezogenen Basis des Nickhautknorpels (Cartilago palpebrae tertiae) führt. Hypertrophie und Hyperplasie der Glandula membrana nictitans superficialis führen zu weiterer Schwellung, wodurch dann eine leichte Protrusion der Nickhaut zu Stande kommt und schließlich auch die rote, geschwollene Drüse selbst hinter der Nickhaut hervortritt. Die Bindehaut über der prolabierten Drüse ist jetzt der Austrocknung und Beschädigung ausgesetzt, was sich in Entzündungsanzeichen wie Rötung und Schwellung ausdrückt. Im Anfangsstadium handelt es sich durchaus noch um einen habituellen Prolaps, der bei zunehmender Schwellung in den stationären Zustand übergeht und sich bei der Untersuchung der okulären Seite der Nickhaut an der Basis als eine sich vorwölbende glatte, rote Schwellung, gegebenenfalls mit Bläschen (Follikeln) besetzt, präsentiert.

Der STT ist meistens normal oder etwas erhöht, und ein leicht schleimiger Ausfluss ist zu beobachten. In der Regel tritt die Erkrankung innerhalb von 1–3 Monaten auch am anderen Auge auf.

Therapie: Da es sich hierbei *nicht* um eine auf einer Entzündung oder Infektion beruhenden Erkrankung handelt, kann man von einer Therapie mit Kortikosteroiden, mit oder ohne Kombination mit Antibiotika, auch keine Besserung erwarten. Da die Drüse einen nicht unerheblichen Anteil an der Tränenproduktion hat, darf sie nur in seltenen Ausnahmefällen entfernt werden. Die radikale Entfernung der gesamten Nickhaut auf Grund dieser Indikation muss als ein Kunstfehler angesehen werden (siehe auch 8.2).

Für die Reposition und Fixation stehen verschiedenen Methoden zur Verfügung. Um die Funktionalität der Drüse zu erhalten, versucht man, entweder die Knorpelbasis an der medialen Orbitawand oder die Reposition der Drüse durch Übernähen mit Konjunktiva zu erreichen.

Reposition

Fixation der Nickhautknorpelbasis (Fig. 8.3). Unter Allgemeinanästhesie wird die Nickhaut mit einer Klemme nach Stades nach lateral fixiert. Anschließend wird in der palpebralen Schleimhaut an der Nickhautbasis ein kleiner Schnitt angelegt. Die Basis des Knorpels wird mit einer 5/8 gebogenen Nadel (20–25 mm; 4/0 resorbierbares Nahtmaterial) durchstochen und mit einem Heft im medialen Augenwinkel, am Periost des Orbitabodens, fest verankert.[8] Während der Nachbehandlung mit einer AS mit »Standard«-Antibiotikum (4 × täglich) verheilt die Wunde sekundär.

Reposition der Drüse durch Bedecken mit Konjunktiva (Pocket-Technik nach Morgan).[9] Parallel des Limbus werden proximal und distal der Drüse zwei Schnitte gemacht. In der distalen Wunde wird auch der Nickhautknorpel durchschnitten (Modifikation nach Boevé). Von der proximalen Wunde her wird eine Tasche (»Pocket«) in peribulbärer Richtung angelegt. Die prolabierte Drüse wird in dieser Tasche versenkt, und abschließend werden die beiden entstandenen okulär-konjunktivalen Wundränder fortlaufend über die Tasche genäht (anfangend bei der palpebralen Konjunktiva; atraumatische Rundkörpernadel, resorbierbares Nahtmaterial 5/0–6/0). Um den Abfluss der Drüsenproduktion zu gewährleisten, wird die Tasche an den Seiten offen gelassen (Fig. 8.4).

Prognose: Die Prognose, speziell dieser letzten Repositionsmethode, ist günstig (ca. 90 %).[10]

Exstirpation

Partielle Exstirpation der Glandula Membranae nictitantis. Bei einer trotz Verankerung und ausreichender Tränenproduktion wiederholten Rezidivierung des Prolaps muss die Drüse eventuell doch geopfert werden. Der Besitzer sollte jedoch auf das mögliche Entstehen einer Keratoconjunctivitis sicca hingewiesen werden. Diese gefürchtete Komplikation kann auch noch nach vielen Jahren (4–5 Jahre) auftreten. Vor allem bei Patienten, bei denen der STT-Wert im unteren Normbereich oder darunter liegt, sollte man mit der partiellen oder kompletten Entfernung der Drüse sehr zurückhaltend sein.

Die Nickhautdrüse wird aus der mit einer Nickhautpinzette nach Stades oder einer Allisklemme ektropionierten Nickhaut mit einer Fixationspinzette (nach von Graefe) etwas angehoben, mit einem Scherenschlag entfernt und die zugehörige Arterie kauterisiert. Bei der sich anschließenden Sekundärheilung wird die Wunde wieder vollständig mit Epithel bedeckt. Nachbehandelt wird mit einer AS mit »Standard«-Antibiotikum (4 × täglich).

Prognose: Die Prognose ist günstig. Das Risiko einer später auftretenden KCS ist aber erhöht. Es ist ratsam, bei diesen Patienten eine Woche nach der Operation die Tränenproduktion zu kontrollieren. Bei nicht ausreichender Produktion können dann sofort entsprechende Maßnahmen eingeleitet werden (siehe 6.2).

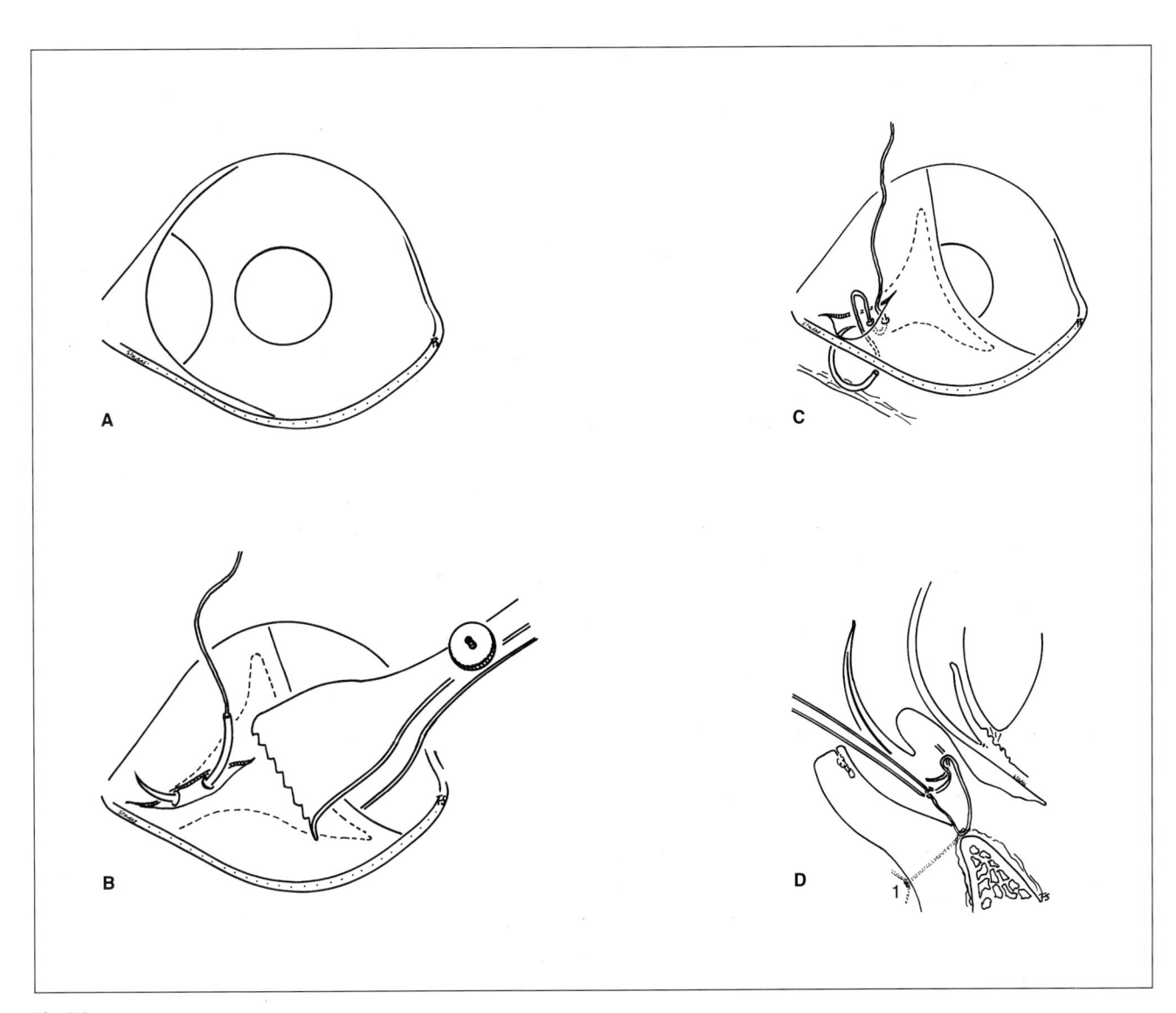

Fig. 8.3:
Chirurgische Korrektur bei einer hyperplastischen Gl. membranae nictitantis durch Anwendung einer Fadenverankerung zum Rand der Orbita. Methode nach Kaswan und Martin[8], modifiziert mit Knoten (sub)kutan (1).

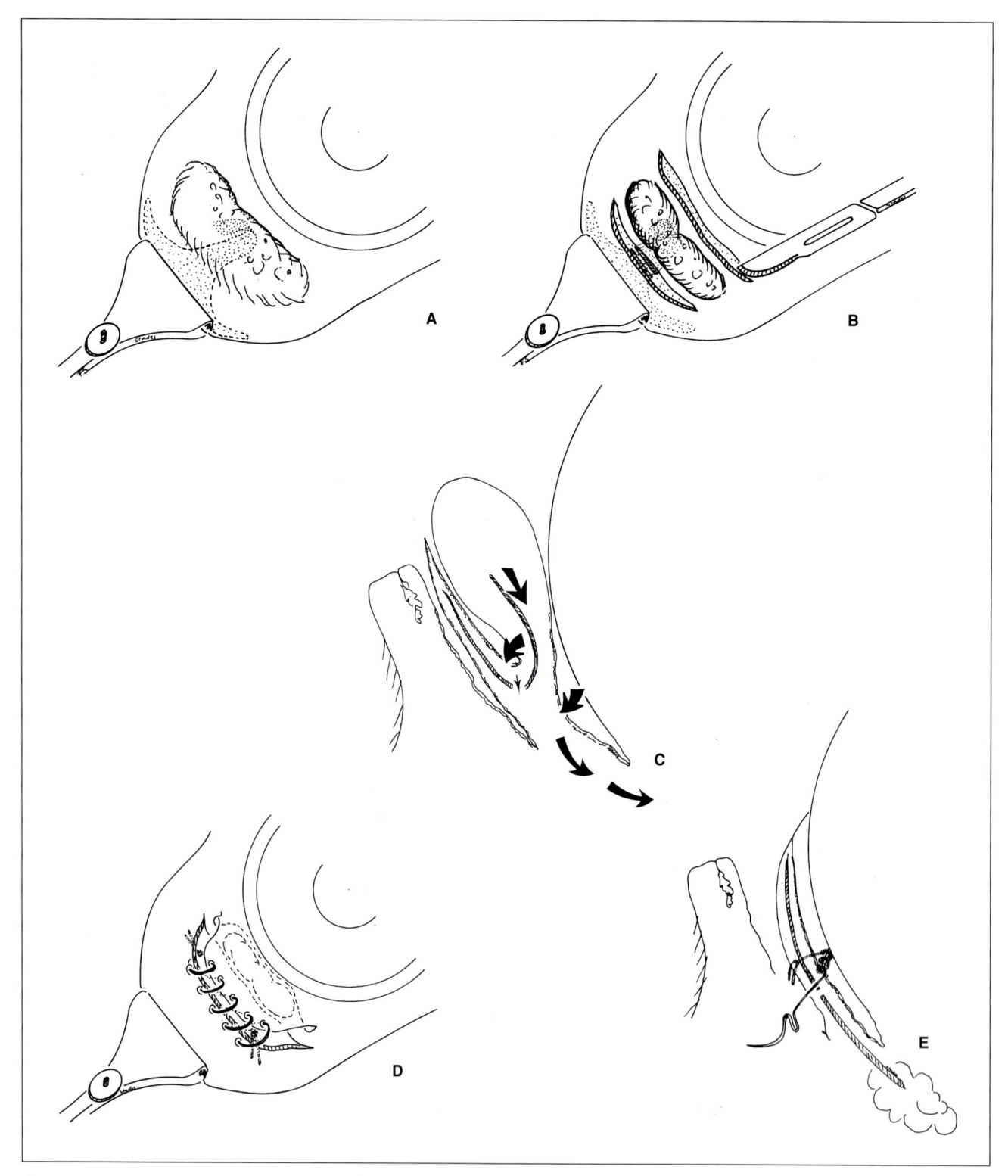

Fig. 8.4:
Chirurgische Korrektur bei einer hyperplastischen Gl. membranae nictitantis durch Anwendung einer konjunktivalen Tasche und einer Fixationsnaht (Methode nach Morgan et al.[9]), modifiziert mit Knorpeldurchtrennung in der distalen Wunde (B; Modifikation nach Boevé).

8.9 Subkonjunktivale Blutungen

Subkonjunktive Blutungen können durch ein Platzen oder eine Undichtigkeit der subkonjunktivalen Gefäße entstehen und sind dann als Petechien oder als großflächige Blutungen (Suffusionen) sichtbar. Diese Gefäßwandveränderungen können z.B. bei Traumata (siehe 4) oder bei Gerinnungsstörungen Blutungen hervorrufen. In solchen Fällen sollte dann die weitergehende Untersuchung in dieser Richtung erfolgen.

8.10 Traumata

(siehe 4, Notfälle)

8.11 Konjunktivitis

Konjunktiva und Hornhaut sind ständigen äußeren Reizen (z.B. Wind, Staub, Pollen und anderen Allergenen, Viren, Bakterien, Pilzen) ausgesetzt, was dass physiologischerweise unsterile Milieu des Konjunktivalsackes erklärt.[11] Gegen diese Einflüsse sind aber auch effiziente, körpereigene Abwehrmechanismen vorhanden, z.B. der Tränenfilm, das Reticulo-Endotheliale-System (RES) und das sich ständig erneuernde Epithel. Wie alle Entzündungen kann eine Konjunktivitis (Entzündung der Konjunktiva) primär infektiöser oder nicht-infektiöser Natur sein. In der Mehrzahl der Fälle bildet ein auslösender Faktor, z.B. Reizung durch fehlgestellte Haare, Staub oder Viren, eine Eintrittspforte, so dass sich sekundär ein infektiöses Agens (Viren, Bakterien, Schimmelpilze, Hefen) manifestieren kann. Auch eine systemische oder lokale Immundefizienz (z.B. mangelhafte Tränenproduktion, Leukose/Lympho(sarko)m, Dauerapplikation von Antibiotika und/oder Kortikosteroiden) kann ähnliche Folgen haben.

Eine unilaterale Konjunktivitis ist häufig die Folge lokaler Ursachen, z.B. einer Verletzung mit oder ohne persistierenden Fremdkörper. Sie kann aber auch die Folge anderer (entzündlicher) Prozesse am Auge sein (lokale Irritation, Hornhauttrauma, KCS, Dakryozystitis, Glaukom oder Uveitis), wobei auch hier die infektiöse Ätiologie nicht auszuschließen ist.

Bilaterale Konjunktividen beruhen in den meisten Fällen auf einer Infektion. Bei der Katze sind es hauptsächlich die Erreger des Katzenschnupfens-Komplexes, die die Veränderungen am Auge, speziell an der Konjunktiva, verursachen. Beim Hund kommt z.B. das Staupevirus für eine bilateral auftretende Konjunktivitis in Frage.

Symptome: Konjunktividen werden von den nachfolgenden Symptomen begleitet:
- **Epiphora** oder Tränenträufeln (erhöhte STT-Werte > 20 mm) wird durch Reizungen der Konjunktiva und/oder Kornea verursacht. Eine Überlastung der tränenabführenden Wege führt zum Überlaufen der Tränenflüssigkeit im medialen Kanthus über den Lidrand, was eine Bildung der medial gelegenen Tränenstraßen nach sich zieht.
- **Seröses Exsudat** entsteht bei geringfügigen Reizungen der Bindehaut. Es mischt sich mit dem Tränenfilm, wodurch die Viskosität des Tränenfilms erhöht wird.
- **Muköses Exsudat** wird bei jeglicher Art von Reizung der Becherzellen abgesondert, wobei sich die Anzahl der abgestoßenen Epithelzellen gleichfalls erhöht und zusammen mit dem serösen Exsudat einen grauglasigen Schleim produziert, der sich im medialen Augenwinkel anhäuft.
- **Purulente Absonderungen** entstehen, wenn dem serösen oder mukösen Exsudat Entzündungszellen beigemischt sind, wodurch dann das Exsudat ein mehr grüngelbliches Aussehen annimmt (im Gegensatz zur KCS: erhöhte STT-Werte; Abb. 8.8–8.10; siehe 8.11.2).
- **Zähflüssige mukopurulente Exsudation** entsteht, wenn der wässrige Anteil des Tränenfilms verringert ist, das heißt, es liegt eine Keratoconjunctivitis sicca vor (siehe 6.2).
- **Rubor** oder Rötung, als eine der unspezifischen Entzündungsreaktionen auf Reize am Auge, ist vor allem auf die Hyperämie des konjunktivalen Gefäßsystems zurückzuführen und wird meist von einer konjunktivalen Schwellung begleitet.

Ist die Entzündungssymptomatik ausschließlich auf die konjunktivale Gefäßinjektion beschränkt (ohne diffuse Allgemeinrötung), dann können hier auch intraokulare Prozesse (Glaukom, Uveitis oder Neoplasie) ursächlich beteiligt sein.

Eine diffuse Rötung der Konjunktiva tritt am deutlichsten im ventralen Fornix in Erscheinung, weshalb sie oft auch lange Zeit unbemerkt bleibt und dem Besitzer erst bei einer Ausbreitung über die gesamte Konjunktiva auffällt. Solche diffusen Rötungen können als ein typisches Merkmal für chronische Entzündungen angesehen werden, bei denen es vereinzelt sogar zum Zerreiben einzelner Gefäße und dadurch zu Blutaustritt (Suffusion) in den Subkonjunktivalraum kommt. Häufigere Ursachen für Suffusionen stellen jedoch Traumata dar.
- **Tumoren** oder Schwellungen beruhen meist auf ödematösen Veränderungen und sind bei jeder Art von Konjunktivitis mehr oder weniger deutlich ausgeprägt. Das durch die geschädigten Gefäßwände austretende Transsudat hat eine blasse, glasige Schwellung der Bindehaut zur Folge und kann auf Grund der lockeren Verbindung zum subkonjunktivalen Gewebe sehr extreme Ausmaße (Chemosis) annehmen. Eine hochgradige Chemosis kann sich im Extremfall bis außerhalb der Lidspalte ausbreiten, so dass der Bulbus selbst nicht mehr oder nur mit Mühe zu sehen ist. Während eine Chemosis immer als Zeichen einer akuten Entzündung zu betrachten ist, äußert sich die chronische Reizung in einer mehr diffusen Schwellung der Konjunktiva mit Faltenbildung im ventralen Fornix. Vereinzelt treten mehr oder weniger begrenzte Schwellungen oder papillenförmige, fibrovaskuläre Infiltate in der Konjunktiva auf, die dann ein rosarotes Aussehen haben, derb und massiv sind und einen Durchmesser bis zu einigen Millimetern aufweisen.

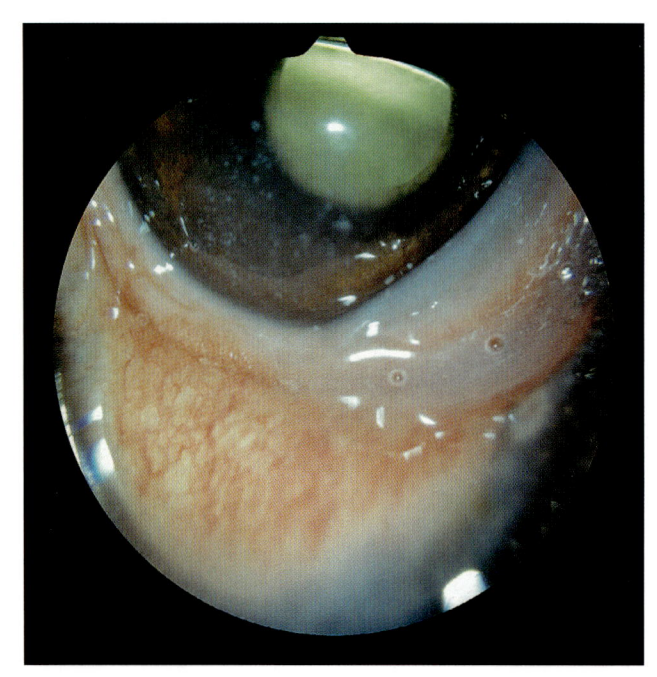

Abb. 8.8:
Akute purulente Konjunktivitis (OD, Hund). Es liegt eine übermäßige Tränenproduktion mit flockiger mukopurulenter Exsudation im Tränenfilm vor (siehe auch Abb. 8.9).

- **Follikelbildung** (Abb. 8.11). Die Bindehaut reagiert auf die Reizungen, z.B. einer überstandenen viralen oder bakteriellen Infektion, mit mehr oder weniger stark ausgeprägter Bläschenbildung. Bei diesen Follikeln handelt es sich um ca. 0,5–2 mm große, blasig-glasig und an ihrem Grund rot gefärbte Bläschen mit einer hohen Konzentration an Lymphozyten und einer eigenen Arteriole für jedes Bläschen. Die Anzahl und die intensive Rotfärbung der Follikel steigt mit der Stärke des Reizes, so dass in hochgradigen Fällen ein rotes Feld mit gelb-glasigen Bläschen entsteht (siehe 8.11.3).
- **Rosarote, papilläre/noduläre/granulomatöse Infiltrate** stellen glatte, fibrovaskuläre Reaktionen der Konjunktiva auf einen chronischen Reiz dar, z.B. durch Parasiten (*Leishmania* sp. beim Hund (Abb. 12.9), *Thelazia* sp. und *Habronema* sp. beim Pferd) oder durch autoimmune Prozesse hervorgerufen (siehe auch 8.11.5 und 8.12).
- **Blau-rote, fokale Infiltrationen** (Abb. 8.12), beiderseits an der Außenseite der Konjunktiva der MN sind meist Anzeichen für eine plasmazelluläre Konjunktivitis (siehe auch 8.11.4).
- **Membranbildungen** treten bei sehr heftigen und massiven Entzündungen der Bindehaut auf, bei denen größere Flächen des Epithels auf einmal abgestoßen werden. Sie haben eine erhöhte Blutungsneigung des darunter liegenden Gewebes bei Entfernung der Membranen zur Folge.
- **Pseudomembranen** sind ein Konglomerat aus Exsudat und Detritus.
- **Symblepharon** nennt man die Verwachsungen konjunktivaler oder kornealer Epitheldefekte (Abb. 8.15; siehe 8.14.1).

Nachfolgend beschriebene Formen der Konjunktivitis lassen sich anhand der jeweils im Vordergrund stehenden Symptome unterscheiden.

8.11.1 Conjunctivitis catarrhalis (serös)

Bei der Conjunctivitis catarrhalis ist dem Tränenfilm seröses Exsudat beigemengt, wodurch sich dessen Viskosität erhöht, sich der Tränenfluss verlangsamt und Epiphora und Tränenstraßen auftreten. Noxen wie Wind, Staub, Sand, Ammoniak (dreckiger Käfigboden) und Allergene, aber auch akute Infektionen mit Viren, Mykoplasmen und Chalmydien (bei Katzen[-welpen]) vor allem aus der Gruppe der Katzenschnupfenerreger)[12,13,14] können diese Form der Konjunktivitis verursachen. Je länger ein solcher Prozess andauert, umso schlimmer werden die konjunktivalen Reaktionen, da immer mehr Epithelzellen abgestoßen werden und immer mehr Schleim produziert wird.

Kardinalsymptome der Conjunctivitis catarrhalis sind Epiphora, Rötungen, Schwellung und seromuköse Exsudation. Das akute Entzündungsstadium imponiert vornehmlich mit erhöhtem Tränenfluss, während im chronischen Stadium (> 1 Woche) eher Rötung, Schwellung und Schleimabsonderung im Vordergrund stehen. Erstreckt sich die Entzündung ausschließlich auf die Konjunktiva, so gehört der Juckreiz, der in vermehrtem Reiben und einem Blepharospasmus seinen Ausdruck findet, zur Leitsymptomatik. Beteiligung der Kornea und/oder der Uvea dagegen sind sehr schmerzhaft. Je länger die Entzündung andauert, desto mehr Follikel werden auf der Oberfläche der Konjunktiva gebildet. Hinzukommende Epitheldefekte an Kornea und/oder Konjunktiva, wie sie im Verlauf des Katzenschnupfens gesehen werden, können zu Verklebungen und Verwachsungen (Symblepharon) führen, vor allem wenn diese Epitheldefekte in einander gegenüberliegenden Schichten auftreten. Diese Verwachsungen sind meist in den Canaliculi lacrimales, zwischen der Conjunctiva palpebrae der Nickhaut und den Lidern zwischen der Conjunctiva palpebrae der Lider und der Hornhaut lokalisiert (siehe 8.14.1).

8.11.2 Conjunctivitis purulenta

Bei der Conjunctivitis purulenta kommt es neben der Produktion serösen Exsudates zur Beimengung kleiner, aus Entzündungszellen bestehender Eiterflocken (Abb. 8.8–8.10). Das so entstandene mukopurulente Exsudat sammelt sich im medialen Kanthus.

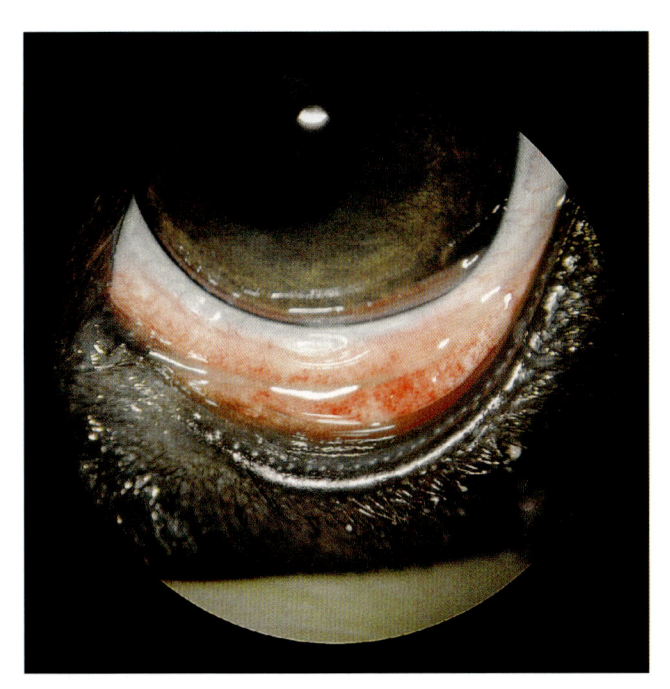

Abb. 8.9:
Akute mukopurulente Konjunktivitis (das Unterlid ist mit dem Finger ektropioniert, OS, Hund). Tränenfluss, Rötung und Schwellung der Konjunktiva sind deutlich zu erkennen. Mukopurulente Exsudation *scheint* kaum vorzuliegen.

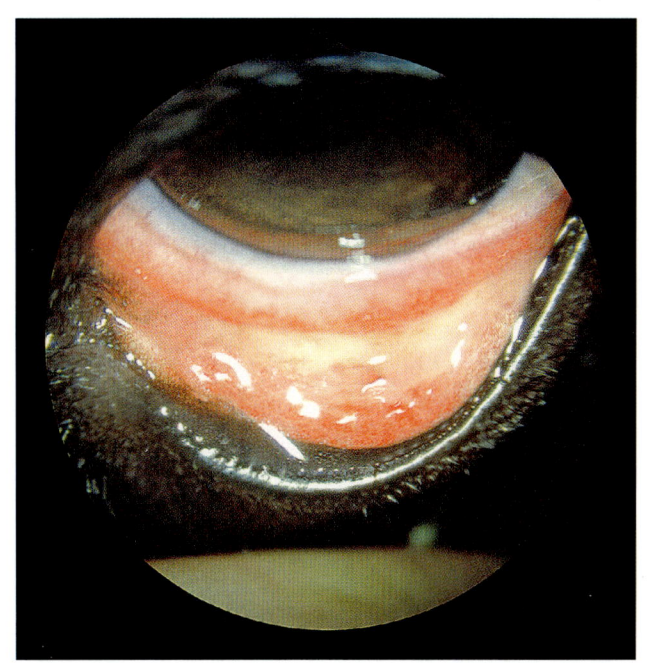

Abb. 8.10:
Akute mukopurulente Konjunktivitis (OS, Hund); dasselbe Auge wie in Abb. 8.9; das Unterlid wird nun stärker ektropioniert). Tränenfluss, Rötung und Schwellung der Konjunktiva sind deutlich zu erkennen. Nun erscheint ein dicker Belag von mukopurulentem Exsudat im ventralen Konjunktivalsack. Vor der Applikation von Medikamenten muss ein solcher Belag mit Hilfe von Acetyclcystein und/oder Spülen entfernt werden.

Beim Kaninchen ist dieses Exsudat fast weiß und käsig.

Dauert ein derartiger Prozess längere Zeit an, so kommt es bei steigender Absonderung von Schleim und Epithelzellen zur Formierung gelb-grüner Schleimpfropfen. Die »Produktion« von Enzündungszellen, die mit der Dauer der Erkrankung ansteigt, wird vor allem durch bakterielle und mykotische Infektionen angeregt, wobei der Konjunktivitis purulenta in vielen Fällen eine unbemerkte Conjunctivitis catarrhalis auf Grund mechanischer oder infektiöser Noxen vorausgegangen ist.

Diagnose: Die Diagnose eine Conjunctivitis catarrhalis bzw. purulenta stellt man anhand folgender Symptome:
1. Anamnese (z.B. Erkrankung mehrere Tiere mit Verdacht auf Infektionsgeschehen).
2. Augenuntersuchung (inklusive STT, insbesondere dann wenn sich die Symptomatik trotz der Therapie verschlechtert, sistiert oder rezidiviert: Antibiogramm, Abstrich, Geschabsel, Biopsie, Bengalrosafärbung).
3. Allgemeinuntersuchung (liegen z.B. Anzeichen eines Katzenschnupfens oder einer Staupe [Hund, Frettchen], Pasteurellose oder Myxomatose beim Kaninchen vor). Der Nachweis viraler Erreger ist leider noch nicht in die Routinediagnostik aufgenommen und daher sehr aufwändig. Einschlusskörperchen (Staupe, Chlamydien) in den Epithelzellen sind jedoch mit Hilfe der Giemsafärbung (bei *Chlamydophilia felis*) sogar bis zu sechs Wochen nach Beginn der Infektion gut nachweisbar.
4. Der Ausschluss anderer möglicher Ursachen, die eine Konjunktivitis als Begleiterkrankung mit sich bringen (Dakryozystitis, Uveitis, Glaukom, Keratoconjunctivitis sicca).

Therapie: Therapeutisch wird bei den wirklich akuten Fällen einer Conjunctivitis catarrhalis 1–4 × täglich das Auge gespült, um den Schleim zu entfernen. Im Allgemeinen heilt die Konjunktivitis auf diese Weise nach einigen Tagen spontan ab. Sollte die Erkrankung schon länger andauern und sich kein Behandlungserfolg einstellen, ist die Indikation zum Einsatz eines »Standard«-Antibiotikums, bzw. bei der Katze Oxy-/Chlortetracyclin (AT oder AS, 4 × täglich, 5–7 Tage) gegeben.

Die therapeutische Vorgehensweise bei der akuten Conjunctivitis purulenta entspricht dem der Conjunctivitis catarrhalis mitt dem Unterschied, dass der zähflüssige Eiter vor jeder Spülung mit 10%igem Acetylcystein (ACC) gelöst wird (4 × täglich, mind. 7–10 Tage).

Die akut auftretende Konjunktivitis bei systemischen Allgemeinerkrankungen, z.B. als Folge des Katzenschnupfens oder der Pasteurellose beim Kaninchen, wird lokal mit 10%igem ACC und anschließenden Spülungen (zur Vermeidung späterer Verwachsungen) sowie Tetracyclin-AS (4–6 × täglich, mind. 10–14 Tage) und peroral mit Doxycyclin (Katze) behandelt.

Die chronische Konjunktivitis erfordert eine wiederholte, eingehende, im Bedarfsfall auch erweiterte klinische Allgemeinuntersuchung des Tieres. Spülungen mit 0,1%igem $ZnSO_4$ können in Kombination mit Vasokonstriktoren / Antihistaminika (AT) lokal erfolgen. Die Wahl des Antibiotikums ergibt sich aus dem Antibiogramm. Infektionen mit Pilzen oder Hefen machen eine lang andauernde (4–6 Wochen) Behandlung mit einem Antimykotikum erforderlich.

8.11.3 Follikulose / Conjunctivitis follicularis

Die beim jungen Tier vereinzelt auftretenden Follikel im Konjunktivalsack müssen als mehr oder weniger physiologisch angesehen werden. Eine größere Anzahl Follikel sieht man auch oft als Begleit- oder Restsymptomatik eines längere Zeit andauernden Reizes, z.B. nach Katzenschnupfen. Diese Follikel fungieren nun ihrerseits als Reizquelle und unterhalten somit eine Conjunctivitis catarrhalis weiter. Prädilektionsstelle für die Follikelbildung ist die dorsal über der Nickhautdrüse gelegene Innenseite der Nickhaut (Follikulose), bei Katzen vor allem entlang der Kontur des Nickhautknorpels. Stärkere und länger anhaltende Reize können zu einer Follikelbildung über die gesamte Bindehaut (Conjunctivitis follicularis) führen (Abb. 8.11).

Therapie: Sind keinerlei Hinweise auf infektiöse oder andere Ursachen vorhanden, kann die Therapie mit Dexamethason (AT, 2–4 × täglich, 2–3 Wochen) und Vitamin-A-AT (5 Min. später, 2–4 Tage) erfolgen. Unbefriedigende Resultate oder Rezidive nach 3–4 Wochen sollten chirurgisch angegangen werden, bei jungen Tieren sollte mit dem Eingriff besser bis zum Alter von 1–1½ Jahren gewartet werden.

Operation: Unter Allgemeinanästhesie wird jeder Follikel mittels der Thermo- oder Elektroagulation einzeln entfernt. Dieses Verfahren erfordert auf Grund der benachbarten Hornhaut erhöhte Vorsicht (überspringende Funken zum Tränenfilm) und eine genügende Ektropionierung des dritten Augenlides, was am besten mit einer speziellen Nickhautpinzette (nach Stades) erreicht wird. Auf der Innenseite der Nickhaut befindliche Follikel können auch mit Hilfe einer Kürettage (großer scharfer Löffel, Lokalanästhesie) entfernt werden. Dieses Verfahren ist aber nicht geeignet für Follikel im restlichen Konjunktivabereich. Ätzmethoden mit $CuSO_4$ oder anderen Mitteln sind wenig präzise (alles wird verätzt) und bergen zusätzliche, unnötige Gefahren (Hornhautverätzung) in sich. Nachbehandlung mit AS (»Standard«-Antibiotikum / Kortikosteroid) für 7–10 Tage, 4 × täglich.

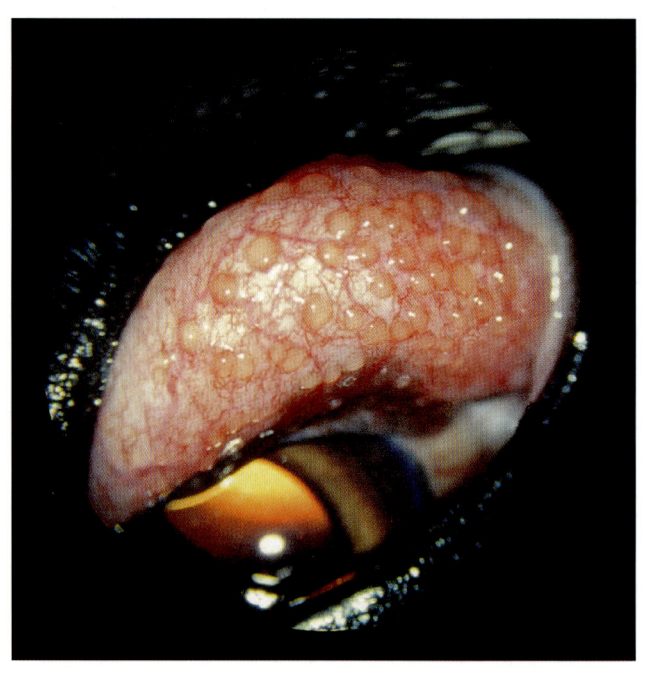

Abb. 8.11:
Schwerwiegende Conjunctivitis follicularis (OS, obere palpebrale Konjunktiva, Hund).

8.11.4 Plasmazelluläre Konjunktivitis

Die für diese Form der Konjunktivitis typischen, plasmazellulären Infiltrate in der Bindehaut beruhen vermutlich auf einer Immundefizienzerkankung, die unter dem Einfluss von UV-Strahlung aktiviert wird. Die Erkrankung tritt, beinahe ausschließlich und dort in niedriger Frequenz, beim Deutschen Schäferhund (DSH) und seinen Mischlingen auf. Häufig zeigen diese Tiere auch Symptome der Keratitis superficialis chronica (Überreiter) (siehe 10.6.1.1).

Symptome: Auf beiden Seiten breiten sich in den palpebralen Anteilen der Konjunktiva der MN, die dem (UV-)Licht ausgesetzt sind, blau-rote, fokale, nicht schmerzhafte Infiltrate aus (Abb. 8.12). Auf lange Sicht wird der Abschnitt der MN längs des Randes blau-rot, knotig verdickt, und der Prozess breitet sich auf die restliche Konjunktiva aus.

Therapie: Die Therapie besteht aus einer lebenslangen Behandlung mit Kortikosteroiden. Anfangs erstreckt sich die Behandlung auf die Gabe von Dexamethason-AT auf 4–6 × täglich und Prednisolon-AS jeweils abends. Diese Dosierung kann nach Verbesserung der Symptomatik auf 2–3 × täglich oder eventuell 1 × täglich reduziert werden. An Tagen mit grellem Licht, auf dem Wasser, im Gebirge oder bei Schnee muss die Dosis wieder erhöht werden. Bei schwerwiegender plasmazellulärer Konjunktivitis sollte die subkonjunktivale Injektion eines Kortikosteroid(depot)präparates erwogen werden. Falls dennoch Rezidive auftreten, kommt eventuell Cyclosporin (0,2–2 %, AS / AT) zum Einsatz, oder das Tier könnte

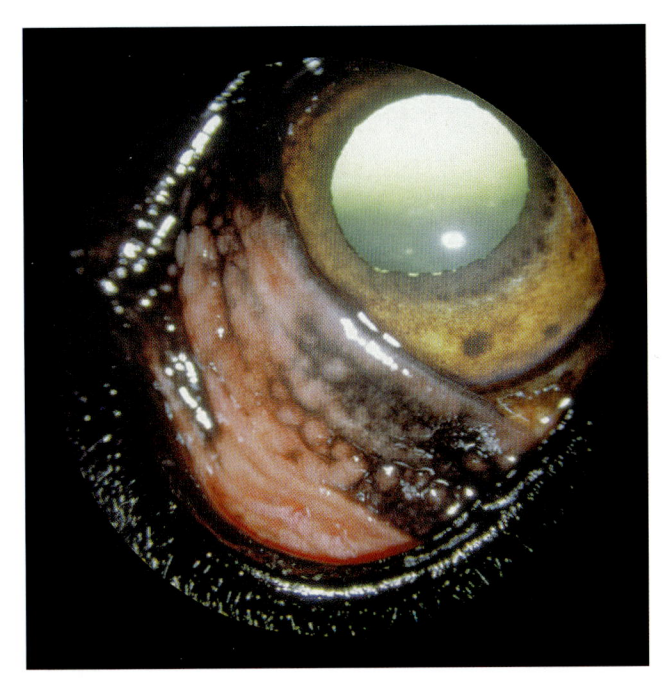

Abb. 8.12:
Plasmazelluläre Konjunktivitis (OS, Hund).

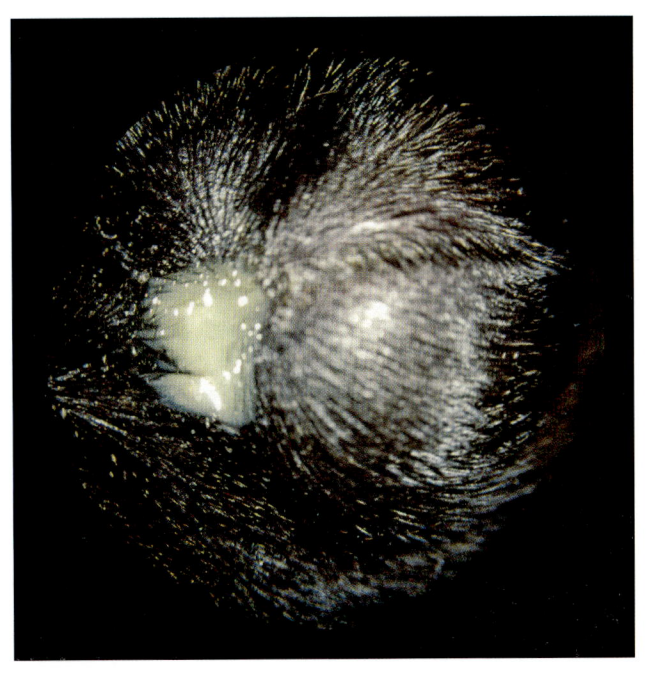

Abb. 8.13:
Conjunctivitis neonatorum bei einer drei Tage alten Deutschen Dogge (OS). Durch eine kleine Öffnung der Lidspalte (medial) dringt ein Tröpfchen Eiter.

zur Strahlenbehandlung (in Deutschland nicht durchführbar) mit Beta-Strahlen oder zur operativen Kürzung des freien Nickhautrandes (denn nur der ist dem direkten Sonnenlicht ausgesetzt) überwiesen werden. Auch eine Sonnenbrille ist in Erwägung zu ziehen (siehe 10.6.1.1)

Prognose: Eine lebenslange Dauertherapie lässt die Prognose günstig erscheinen.

8.11.5 Papilläre / noduläre / granulomatöse Konjunktivitis

Diese Form der chronischen Konjunktivitis ist vor allem durch das Vorhandensein fibrovaskulärer Entzündungsinfiltrate in der Konjunktiva gekennzeichnet. Sie stellen eine Reaktion auf eine chronische Reizung dar (z.B. durch Parasiten wie *Leishmania* sp. Hund, *Thelazia* sp. und *Habronema* sp. sowie Onchozerkose beim Pferd – insbesondere in den USA).[15]

Symptome: Die auftretenden Wucherungen können verschiedene Formen haben, z.B. variierend von rot, massiv, abgestumpft bis glasig, rosa bis knotig.

Die Knoten an sich können wiederum die Ursache für weitere Irritationen darstellen und damit zur Ursache einer chronischen, mukopurulenten Konjunktivitis werden. Die Wucherungen treten lokalisiert im Bereich der Tränenpunkte, am Limbus oder längs der Lidränder oder verstreut in der gesamten Konjunktiva auf.

Manchmal kann der sich bewegende Parasit an Ort und Stelle oder in einem Spülsediment erkannt (*Thelazia* sp.) werden. In anderen Fällen sind charakteristische Veränderungen wie verkäsende Flecken (*Habronema* sp.) zu beobachten. Oftmals kann die Diagnose aber erst nach der histolgischen Untersuchung einer Biopsie gestellt werden.

Therapie: Mit dem Vorliegen einer ätiologischen Diagnose kann mit den dafür geeigneten, spezifischen Therapeutika behandelt werden. Thelazialarven können unter Umständen durch parenterale Levamisolgabe (5 mg/kg) oder lokal durch Echothiopatjodid, 1 % Levamisol, Fenbenazol oder Ivermectin abgetötet werden.[16] Der Bindehautsack muss gründlich gespült werden und adulte Formen (*Habronema* sp.) können gegebenenfalls mit einer Pinzette entfernt werden. Reinfektionen muss durch adäquate Bekämpfung der Parasiten und der übertragenden Fliegen begegnet werden. Die chronische granulomatöse Konjunktivitis selbst wird mit einer AS (4 × täglich »Standard«-Antibiotikum / Kortikosteroide) behandelt.

8.11.6 Conjunctivitis neonatorum

Diese Form der »Konjunktivitis« entsteht im Allgemeinen durch eine (bakterielle) Infektion (meist Staphylokokken) des Konjunktivalsacks, die vermutlich bereits intrauterin erfolgt (Abb. 8.13). Bereits wenige Tage nach der Geburt ist die Schwellung und Fluktuation auf Grund der Eiteransammlung

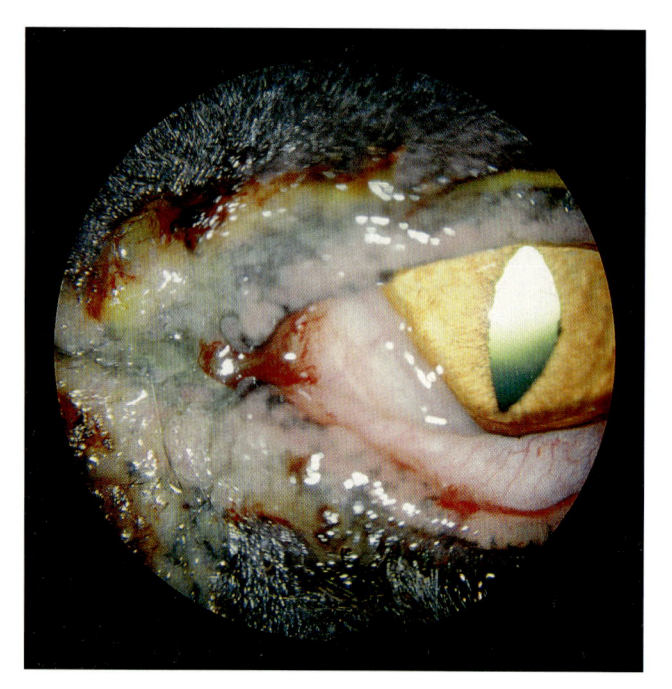

Abb. 8.14:
Eosinophiles Granulom der Lidränder und der Konjunktiva bei einer Katze (OS).

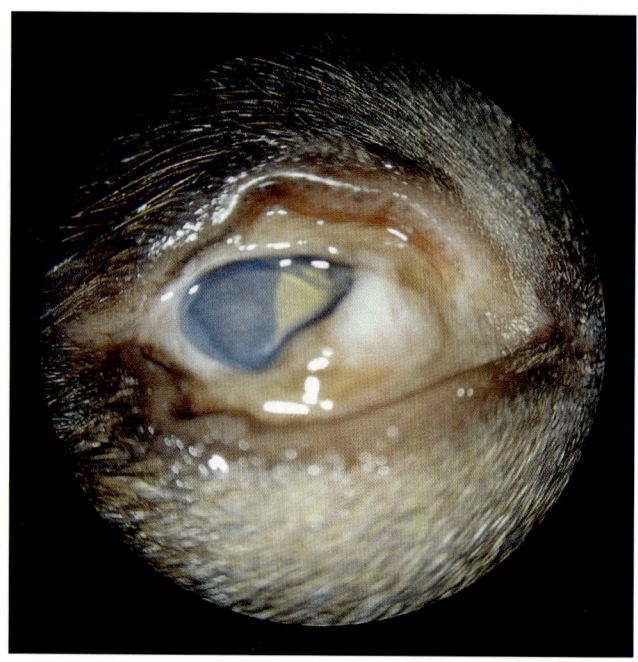

Abb. 8.15:
Symblepharon infolge eines Katzenschnupfens bei einer Siamkatze (OD).

unter den Lidern auffällig. Die noch geschlossenen Lider wölben sich leicht vor, und bei Beginn der physiologischen Öffnung der Lider wird der darunter angesammelte Eiter sichtbar. Um ernsthafte Hornhautveränderungen mit bleibenden Hornhautnarben zu vermeiden, müssen die Lider so schnell wie möglich geöffnet werden.

Therapie: Die Lider werden im Bereich der Lidspalte durch Massage oder mit einer Mosquitoklemmer vorsichtig gespreizt und damit wie ein »Reißverschluss« geöffnet, so dass der Eiter abfließen kann. Die Nachbehandlung beinhaltet die Applikation 10%igen Acetylcysteins, Augenspülungen und die Gabe einer AS mit »Standard«-Antibiotikum (4–6 × täglich, 7–10 Tage).

Prognose: Bei frühzeitigem Eingreifen ist mit einer günstigen Prognose zu rechnen.

8.11.7 Infektiöse bovine/ovine Keratokonjunktivitis

Es handelt sich hierbei um die bedeutsamste Herdenerkrankung der Wiederkäuer im Bereich der Augen.

Die Infektion wird beim Rind durch *Moraxella bovis* verursacht und bei Schaf und Ziege durch *Mykoplasma* spp., aber auch Chlamydien (*Chlamydophilia*), Bakterien (*Pasteurella* sp.) und Viren spielen offensichtlich eine Rolle. Die Verbreitung innerhalb der Herde findet durch direkten Kontakt aber vor allem durch Fliegen statt.[17,18] Es entsteht eine akute, mukopurulente Konjunktivitis mit blasenartigen Flecken in der Kornea.

Therapie: Bei rechtzeitiger Diagnose, Isolierung (Aufstallen und Fliegenbekämpfung), Behandlung (siehe 8.11.2, spezifisches Antibiotikum: Oxytetracyclin) tritt rasch eine Besserung ein. Setzt allerdings keine rechtzeitige Behandlung ein, kommt es zur Bildung von tiefen Hornhautulzera, die möglicherweise perforieren können, eine Uveitis auslösen und eventuell zum Verlust des Auges führen können.

In manchen Fällen ist es nicht möglich, die Tiere aufzustallen und mehr als einmal am Tag zu behandeln. Dann wird zur Unterstützung der Behandlung eine subkonjunktivale Injektion mit einem Depotantibiotikum vorgenommen. Die zusätzliche Behandlung mit einem lang wirkenden Oxytetracyclin (20 mg/kg i.m., nach 72 h wiederholen) sollte die Genesung unterstützen und die Anzahl der Träger (bei Schaf und Ziege kann sich eine lokale Immunität ausbilden) vermindern.[19]

8.12 Eosinophiles Granulom / Eosinophile Keratitis

Diese bei der Katze vorkommende Erkrankung kann sich in einzelnen Fällen in Form von stumpfen, granulierenden Stellen in der gesamten Konjunktiva und sogar auf den Lidrändern ausbreiten (Abb. 8.14; siehe 10.6.1.2).[20]

8.13 Allergische Konjunktivitis

Eine allergische Konjunktivitis wird manchmal bei Hunden mit einer atopischen Dermatitisproblematik gesehen. Eine allergisch/atopisch bedingte Konjunktivitis kommt fast immer beidseitig vor. Sie wird von einer IgE-vermittelten Überempfindlichkeitsreaktion verursacht. Das Entzündungsbild wird hauptsächlich von freigesetzten Histaminen und Leukotrienen ausgelöst. Ursächliche Allergene können sein: Graspollen, Blumen und Bäume, oder – seltener –: Hausstaubmilben, Futterkomponenten, Spinnen- oder Insektenbisse etc. Die Konjunktiva ist rot und geschwollen und es liegt Juckreiz vor.

Eine von Arzneimitteln verursachte allergische Konjunktivitis ist üblicherweise mit einer »irritant reaction« (rapid respons), oder mit einer verzögerten Überempfindlichkeitsreaktion assoziiert. Beispiele hierfür sind Benzalkonium-Chlorid, Zyklopentolat, Neomycin und Pilocarpin, aber auch Bisse oder Stiche von Spinnen oder Insekten, obwohl der Stich oder Biss selten direkt nachgewiesen werden kann. In diesen Fällen tritt die Chemosis meist akut, sehr heftig und beidseitig auf.

Therapie: Therapeutisch sollte der Kontakt mit dem vermuteten Antigen vermieden werden (falls identifiziert). Über 1 Woche erfolgt eine lokale Kortikosteroidbehandlung, 3–4 × täglich. In akuten, sehr schweren Fällen kann eine systemische Kortikosteroidbehandlung notwendig sein. Cyclosporin A kann eine Alternative sein, wenn sich die allergische Reaktion langsam entwickelt.

8.14 Konjunktivale Verwachsungen

8.14.1 Symblepharon

Bleibende Adhäsionen der Konjunktiven untereinander bzw. der Konjunktiven mit der Kornea werden als Symblepharon bezeichnet. In seiner typischen Ausprägung wird dieser Zustand bei der Katze und dort im Verlauf einer Katzenschnupfeninfektion, d.h. vermehrt bei Jungtieren und beidseitig, vorkommen. Zu spätes Eingreifen führt dazu, dass die durch die Infektion abgelösten Epithellagen dauerhaft verwachsen. Vor allem Verwachsungen zwischen den Wänden der Canaliculi lacrimales, sowie der Nickhaut und der palpebralen Konjunktiva der Lider (Abb. 8.15) treten häufig auf.

Symptome: Das ausgeprägte Symblepharon führt zu Tränenstraßen, Epiphora, Nickhautvorfall (irreversibel) und Blepharospasmus (Abb. 8.15). Hautähnliche Narben in der Kornea, die eventuell noch in Verbindung mit der Konjunktiva stehen, sind deutliche Hinweise für ein Symblepharon und sind bei der genauen Untersuchung mit einer Von-Graefe-Pinzette kaum zu übersehen.

Therapie: Die Therapie besteht aus dem Lösen der Verwachsungen, wobei so wenig Gewebe wie möglich entfernt werden sollte. In der Regel sollten diese Fälle überwiesen werden. Vor dem operativen Eingriff müssen alle Anzeichen einer aktiven Infektion abgeklungen sein. Die vorsichtig und so stumpf wie möglich freipräparierte Symblepharongewebe wird in den Fornix zurückgenäht (Fig. 8.5; 6/0 resorbierbares Nahtmaterial). Größere Defekte über der Sklera werden mittels einer Plastik abgedeckt. Verwachsungen der Nickhaut machen bei Bedarf eine Kürzung notwendig. Diese Korrekturen können sich überaus schwierig gestalten. Verwachsene und somit verschlossene Tränennasenkanäle können in seltenen Fällen noch geöffnet werden.

Die Nachbehandlung besteht aus Dexamethason-AT (4 × täglich, 10–20 Tage), einem spezifischen Antibiotikum (z.B. Tetracyclin) und Vitamin-A-AT. Eventuell kann eine weiche Kontaktlinse eingesetzt werden, um die Defekte bis zur vollständigen Epithelisierung abzudecken und ein erneutes Verwachsen zu verhindern.

Prognose / Prophylaxe: Die relativ hohe Rezidivgefahr macht die Prognose in diesen Fällen weniger günstig. Eine prophylaktische Behandlung der Augen bei Katzenschnupfen mit ACC und damit ein Lösen/Entfernen des Schleims/Eiters sowie Augenspülungen können meistens das Auftreten eines Symblepharons verhindern.

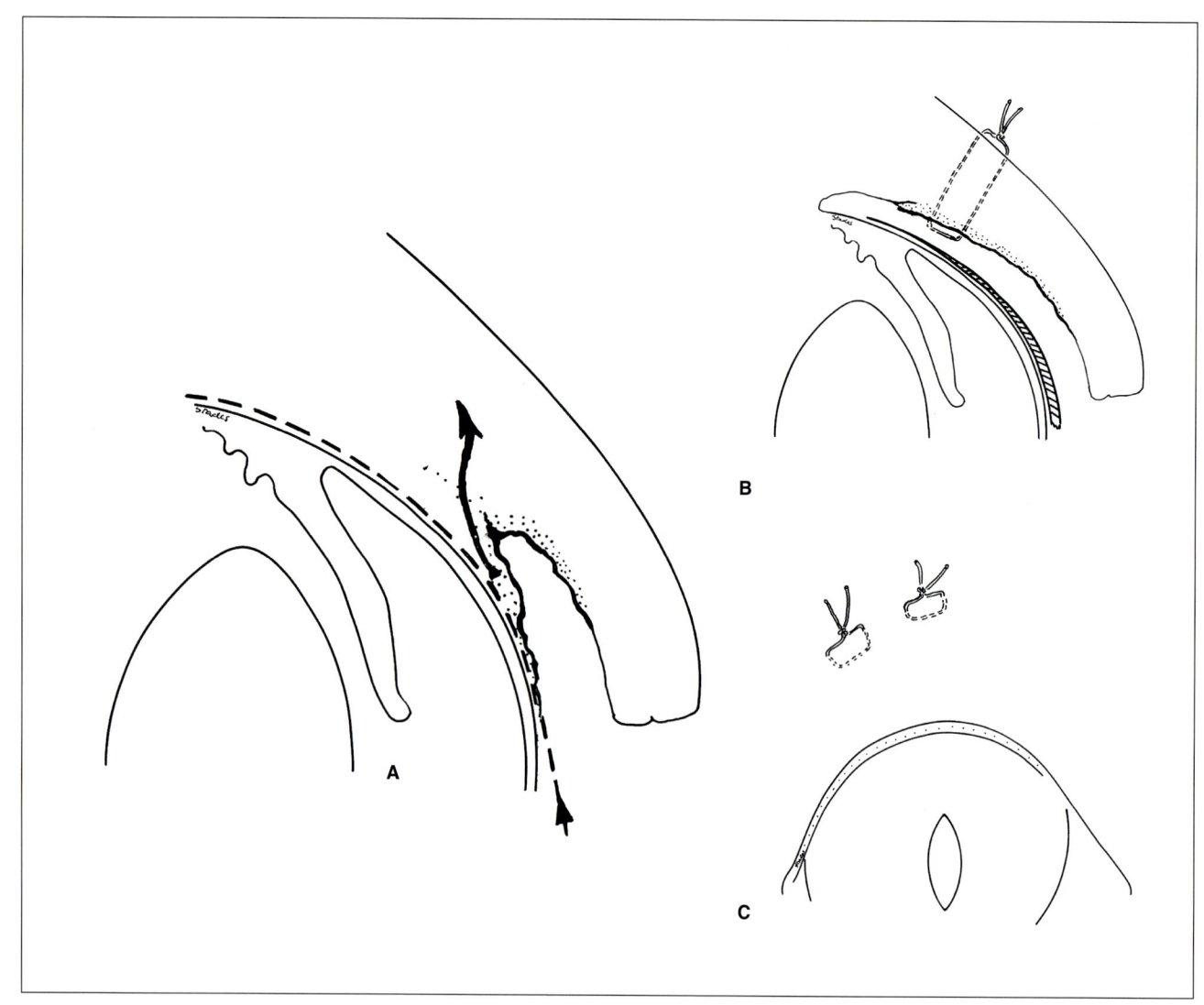

Fig. 8.5:
Chirurgische Korrektur bei einem Symblepharon (A). Das mit der Hornhaut verwachsene Gewebe wird freipräpariert (B) und in den Fornix vernäht (C).

8.14.2 Konjunktivale Strikturen beim Kaninchen (Abb. 8.16)

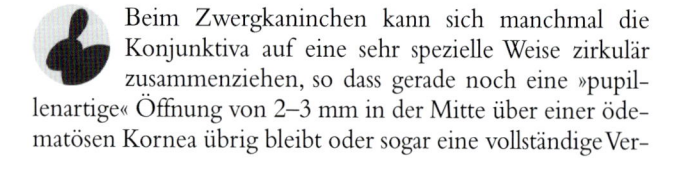

Beim Zwergkaninchen kann sich manchmal die Konjunktiva auf eine sehr spezielle Weise zirkulär zusammenziehen, so dass gerade noch eine »pupillenartige« Öffnung von 2–3 mm in der Mitte über einer ödematösen Kornea übrig bleibt oder sogar eine vollständige Verwachsung eintritt. Die Ursache dieser Erkrankung ist nicht bekannt.

Therapeutisch kann die überschießende Bindehaut nach medial und lateral gespleisst werden (Fig. 8.6, Abb. 8.17). Danach können die dorsalen und ventralen Anteile der Bindehaut in Richtung »Fornix« geschoben werden und dort in Richtung der äußeren Lidhaut vernäht werden (U-Hefte, 6/0, resorbierbar).

Konjunktivale Verwachsungen **121**

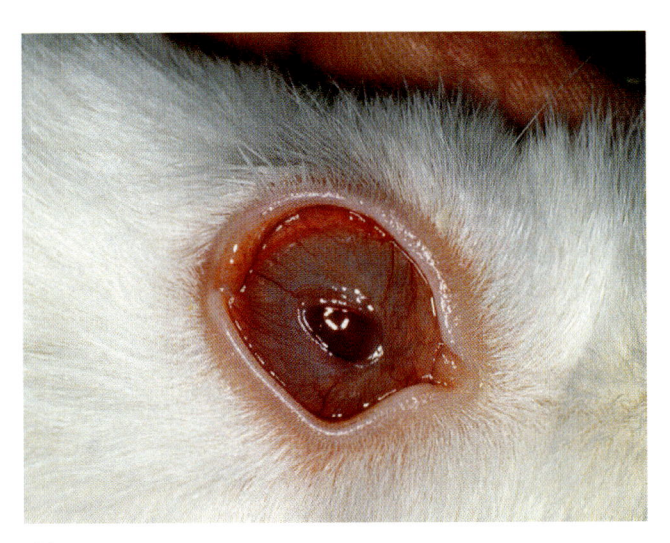

Abb. 8.16:
Zirkulär über der Hornhaut gelegene Konjunktivastriktur bei einem Zwergkaninchen (OD, dasselbe Tier wie Abb. 8.17).

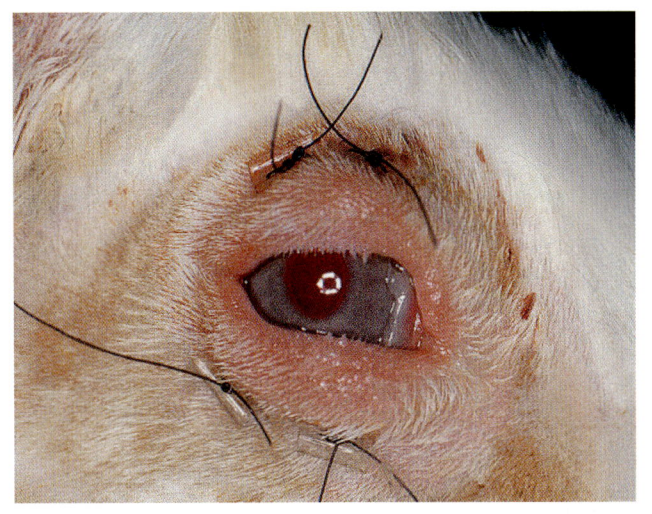

Abb. 8.17:
Zirkulär über der Hornhaut gelegene Konjunktivastriktur bei einem Zwergkaninchen (OD; dasselbe Tier wie in Abb. 8.16), nach der chirurgischen Korrektur. Die Konjunktiva ist nach medial und lateral gespleißt (Fig. 8.6), die dorsalen und ventralen Teile der Bindehaut sind in Richtung »Fornix« geschoben und dort mit U-Heften an die Haut des Lides vernäht.

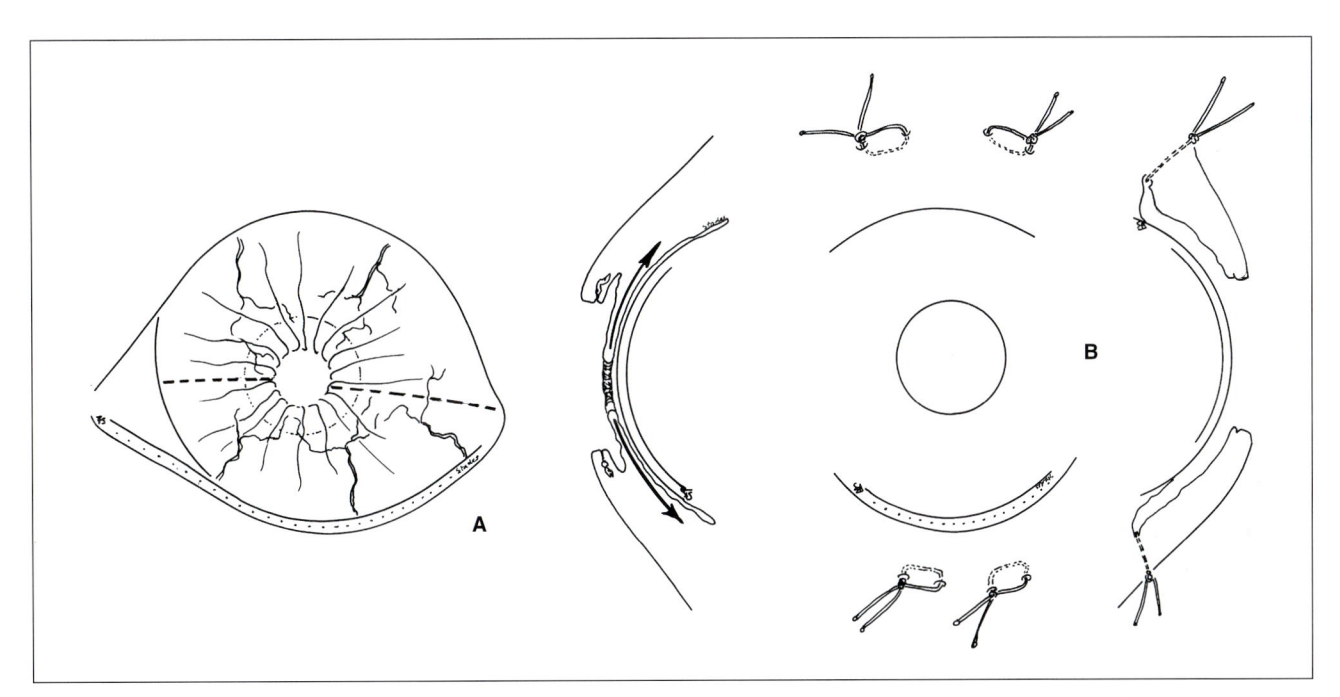

Fig. 8.6:
Konjunktivale Striktur beim Kaninchen. Die überschießende Bindehaut wird nach medial und lateral gespleißt (A). Die dorsalen und ventralen Anteile der »Bindehaut« werden in Richtung »Fornix« geschoben und dort in Richtung der äußeren Haut des Lides vernäht (B).

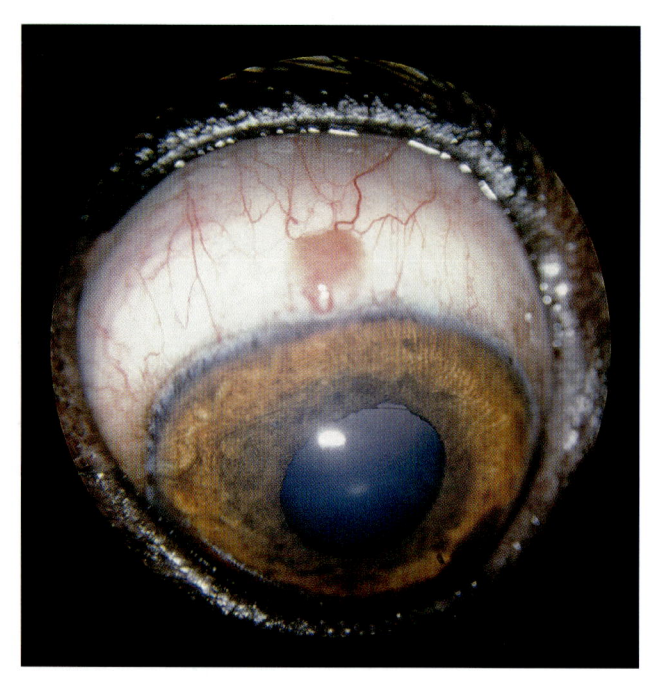

Abb. 8.18:
Papilloma (ähnlich einer Miniqualle; OD, Hund), ausgehend von der skleralen Konjunktiva.

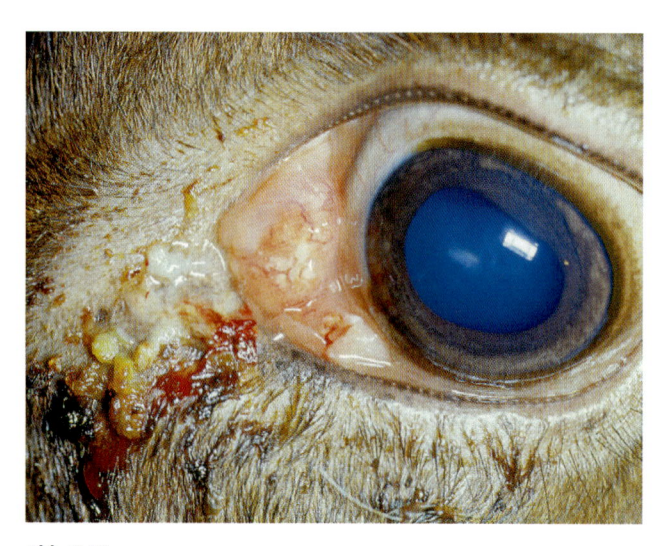

Abb. 8.19:
Plattenepithelkarzinom, ausgehend von der Membrana nictitans bei einem Rind (OS).

8.15 Neoplasien

Zubildungen, die von der Bindehaut ausgehen, kommen bei Rind und Pferd häufiger vor, sind aber bei den übrigen Haustieren nur sehr selten zu beobachten.[21] Kleine, blumenkohlartige Schwellungen der Konjunktiva können sich bei Hund und Katze als Papillome (Abb. 8.18) oder Adenome herausstellen. Bei Pferden und Rindern ist die Wahrscheinlichkeit des Auftretens von Plattenepithelkarzinomen groß (Abb. 8.19). Mehr diffuse Schwellungen deuten, vor allem wenn sie die Nickhaut betreffen, auf Leukose (beidseitig), Sarkome oder Karzinome hin. Stark pigmentierte Flecken können den Beginn eines Melanoms darstellen. Bei ungeklärten Schwellungen, Verfärbungen oder Ulzerationen sollte eine frühzeitige Exstirpation oder Biopsie, mit einer sich anschließenden histopathologischen Untersuchung durch einen Augenathologen, durchgeführt werden.

Therapie: Sind Anzeichen für einen malignen Prozess vorhanden, handelt es sich um ein Rezidiv oder um einen großflächigen Tumor. In diesem Fall sollte die Zubildung radikal entfernt werden, eventuell ist sogar eine Orbitotomie oder eine Exenteratio orbitae erforderlich. Diese Patienten werden am besten zu einem Spezialisten überwiesen. Ist zu erwarten, dass viel Gewebe entfernt werden müsste, kann eine Kryotherapie,[22] Bestrahlung (in Deutschland nicht durchführbar) oder Hyperthermiebehandlung[23] erwogen werden. Eine Immuntherapie mit BCG-Injektionen[24] scheint beim (konjunktivalen) Karzinom des Rindes im Moment die größeren Aussichten auf eine Heilung darzustellen.

Literatur

1. BANIS, J.: Microflora of normal and diseased conjunctiva in horses and dogs. Acta Vet. Belgrade, **9**: 97, 1959.

2. SAMUELSON, D. A., ANDRESEN, T. L. & GWIN, R. M.: Conjunctival fungal flora in horses, cattle, dogs, and cats. JAVMA **184**: 1240, 1984.

3. MOORE, C. P., et al: Density and distribution of canine conjunctival goblet cells. Invest. Ophthalmol. Vis. Scie, **28**: 1925, 1987.

4. PEIFFER, R. L. & HARLING, D. E.: Third eyelid. In: Textbook of small animal surgery. Ed.: D. H. Slatter, Philadelphia, Lea & Febiger 1985, 1501.

5. DUGAN, S. J., SEVERIN, G. A., HUNGERFORD, L. L., WHITELEY, H. E. & ROBERTS, S. M.: Clinical and histologic evaluation of the prolapsed third eyelid gland in dogs. JAVMA **201**: 1861, 1992.

6. HELPER, L. & MAGRANE, W. G.: Ectopic cilia of the canine eyelid. J. Small Anim. Pract. **11**: 185, 1970.

7. LATIMER, C. A. & SZYMANSKI, C.: Membrana nictitans gland cyst in a dog. JAVMA **183**: 1003, 1983.

8. KASWAN, R. L. & MARTIN, C. L.: Surgical correction of third eyelid prolapse in dogs. JAVMA **186**: 83, 1985.

9. MORGAN, R., DUDDY, J. & MCCLURG, K.: Prolaps of the gland of the third eyelid in dogs: a retrospective study of 89 cases (1980–1990). JAAHA **29**: 56, 1993.

10. HUVER, I. M. G., et al.: Comparison of four techniques used in the surgical approach of protrusion of the gland of the nictitating membrane in dogs, Proceedings FECAVA-Voorjaarsdagen, Amsterdam, p. 350, 2005.

11. URBAN, M., et al.: Conjunctival flora of clinically normal dogs. JAVMA **161**: 201, 1972.

12. CAMPBELL, L. H., FOX, J. G. & SNYDER, S. B.: Ocular bacteria and mycoplasma of the clincally normal cat. Feline Pract. **3**: 10, 1973.

13. CRANDELL, R. A., et al.: Experimental feline viral rhinotracheitis. JAAHA **138**: 191, 1961.

14. STUDDERT, M. J., STUDDERT, V. P. & WIRTH, H. J.: Isolation of Chlamydia psittaci from cats with conjunctivitis. Aust. Vet. J. **57**: 515, 1981.

15. LAVACH, J. D.: Large animal ophthalmology. St. Luis, C. V. Mosby, pp 252, 1990.

16. RIIS, R. C.: Equine ophthalmology. In: Veterinary ophthalmology, Edited by K.N. Gelatt, Philadelphia, Lea & Febiger, 569, 1981.

17. PUGH, G. W., HUGHES, D. E. & PACKER, R. A.: Bovine infectious keratoconjunctivitis: interactions of Morexella bovis and infectious bovine rhinotracheitis virus. Am. J. Vet. Res. **31**: 653, 1970.

18. BARILE, M. F., GUIDICE, R. A. D. & TULLEY, J. G.: Isolation and characterization of Mycoplasma conjunctivae from sheep and goats with keratoconjunctivitis. Infect. Immun. **5**: 70, 1972.

19. SMITH, J. A. & GEORGE, L. W.: Treatment of acute ocular Moraxella bovis infections in calves with a parenterally administered longacting oxytetracycline formulation. Am. J. Vet. Res. **46**: 804, 1985.

20. PENTLARGE, V. W.: Eosinophilic conjunctivitis in five cats. Trans. Nineteenth Ann. Sci. Prog. Am. Coll. Vet. Ophthalmol, 107, 1988.

21. WILCOCK, B. & PEIFFER, R.: Adenocarcinoma of the gland of the third eyelid in seven dogs. JAVMA **193**: 1549, 1988.

22. JOYCE, J. R.: Cryosurgical treatment of tumors of horses and catte. JAVMA **168**: 226, 1976.

23. GRIER, R. L., BREWER, W. G., PAUL, S. R. & THEILEN, G. H.: Treatment of bovine and equine ocular squamous cell carcinoma by radiofrequency hyperthermia. JAVMA **177**: 55, 1980.

24. KLEIN, W. R., RUITENBERG, E. J., STEERENBERG, P. A., et al.: Immunotherapy by intralesional injection of BCG cell walls or live BCG in Bovine ocular squamous cell carcinoma: a preliminary report, J. Nat. Cancer Inst. **69**: 1095, 1982.

9 Augapfel

9.1 Einleitung

Die Augäpfel sind bei jagenden Tieren, und damit auch bei Hund und Katze, frontal abgeplattet, und die Augenachsen verlaufen fast parallel. Diese Anordnung ermöglicht ein großes Feld binokulären Sehens, das bei der Lokalisierung und dem Einfangen einer Beute von großem Vorteil ist. Bei Beutetieren, z.B. Ein- und Paarhufern oder auch Kaninchen, sind die Augäpfel eher lateral am Kopf positioniert. Dadurch entsteht ein sehr großes Gesichtsfeld, auch nach hinten. Der »tote« Winkel beträgt daher bei diesen Tieren nur einige Grade.

Der Bulbus ist mehr oder weniger kugelförmig, wobei der Korneaanteil eine etwas stärkere Krümmung aufweist. Der Durchmesser bei Beagle-Föten und -Welpen steigt von grob gerechnet 3 mm am Tragezeittag (T) 37, über 5 mm (T 44), 9 mm (T 51), 10 mm (Geburt), 12 mm (Woche 1), 13 mm (Woche 3), 15 mm (Woche 5), bis 18 mm bei Welpen von 7 Wochen an.[1] Die Durchmesser des Bulbus beim erwachsenen Hund und bei der Katze variieren zwischen 20 und 25 mm, beim Pferd von 50–54 mm (latero-lateral) und 45–50 mm (anterior-posterior), beim Rind von 36–40 mm, beim Schaf von 27–30 mm und beim Schwein von 25–26 mm. Beim lebenden Tier kann die Größe des Augapfels eigentlich nur durch eine Ultraschalluntersuchung, eine MRT oder einen CT-Scan relativ verlässlich bestimmt werden. Wird der medio-laterale Durchmesser der Kornea mit einer Schieblehre gemessen, bekommt man einen Eindruck von der (abnormalen) Größe des Augapfels. Dieser Durchmesser beträgt normalerweise (beim erwachsenen Tier) ca. 17 mm beim Hund (dorso-ventral: 16 mm), 18 mm (dorso-ventral: 17 mm), bei der Katze, 33 mm (dorso-ventral: 26 mm), beim Pferd und beim Rind 30 mm (dorso-ventral: 23 mm), beim Schaf 22 mm (dorso-ventral: 17 mm) und beim Schwein 17 mm (dorso-ventral: 15 mm).[2]

Bei Vögeln variiert der Durchmesser der Kornea sehr stark und ist z.B. bei nachtaktiven Vögeln im Verhältnis zum skleralen Bulbus groß. Um einen Eindruck von den Größenverhältnissen des beim Vogel relativ sehr großen Augapfels zu bekommen, muss man wissen, dass die beiden Bulbi von einer hauchdünnen knöchernen Membran voneinander getrennt sind und dass sie einen großen Teil des gesamten Schädels einnehmen. Die Bulbi reichen also nahe an die Medianlinie!

Der Bulbus ist aus drei Gewebeschichten (Tunicae) aufgebaut, deren äußere, Schutz- und Form gebende fibröse Tunica aus Kornea und Sklera besteht (beim Vogel wird die Form des Bulbus durch sklerale Knochen und Knorpelringe /-platten aufrecht erhalten). Die mittlere Tunica umfasst die Uvea, welche vornehmlich die Versorgung des Auges mit Nährstoffen und auch den Abtransport der okulären Stoffwechselprodukte gewährleistet.

Die innere Tunica ist die Retina (Netzhaut). Das Vitreum (Glaskörper) nimmt ca. ¾ des Augenvolumens in Anspruch. Die Tension (Spannung) des Augapfels wird durch das Verhältnis Produktion:Abfluss des Kammerwasser reguliert.

Der Bulbus wird in der Orbita durch den M. retractor bulbi, vier gerade und zwei schräge Augenmuskeln bewegt, bzw. in den verschiedenen Positionen gehalten. Der N. oculomotorius (III) innerviert die dorsalen, ventralen und medialen geraden Augenmuskeln, sowie den ventralen schrägen Augenmuskel. Der N. trochlearis (IV) innerviert den dorsalen schrägen Augenmuskel, und der N. abducens (VI) innerviert den M. retractor bulbi und den lateralen geraden Augenmuskel. Der Verlust bzw. die Einschränkung der sympathischen Innervation hat Enophthalmus, Ptosis und Nickhautvorfall zur Folge (siehe 5.4.2).

Die Axone der retinalen Ganglionzellen formen die retinalen Nervenfasern und verlaufen bis zur Papille einzeln, um sich dort als N. opticus (II) zu vereinigen und dann gesammelt als Sehnerv zum Gehirn zu ziehen. Ungefähr 50–70 % der Nervenfasern erfahren im Chiasma opticum eine Überkreuzung mit den Nervenfasern der anderen Seite, um anschließend jeweils auf der kontralateralen Seite weiterzuverlaufen. Eine Ausnahme bilden hierbei die Siamkatzen, bei denen sich die Nervenfasern zu 100 % im Chiasma opticum und in den subkortikalen Gebieten kreuzen.

Die klinische Untersuchung des Augapfels in seiner Gesamtheit bezieht sich auf Lage, Stand, Bewegung, Größe und Tension der beiden Bulbi.

9.2 Exophthalmus / Enophthalmus

Diese Lageveränderungen sind auf Veränderungen der Gewebestrukturen rund um den Augapfel zurückzuführen (siehe 5).

9.3 Pseudoex- oder -enophthalmus

Durch Vergrößerung des Bulbus z.B. als Folge eines Glaukoms, einer intraokularen Neoplasie, durch Episkleritis oder Farbveränderungen, z.B. bei einer Korneatrübung oder Katarakt, kann eine Verlagerung des Bulbus nach rostral vorgetäuscht werden. Umgekehrt kann es sich bei einem kleinen Augapfel (siehe 9.7 und 9.8), bei Farbveränderungen oder einer zu kleinen Lidspalte (siehe 7.9) um einen vermeintlichen Enophthalmus handeln.

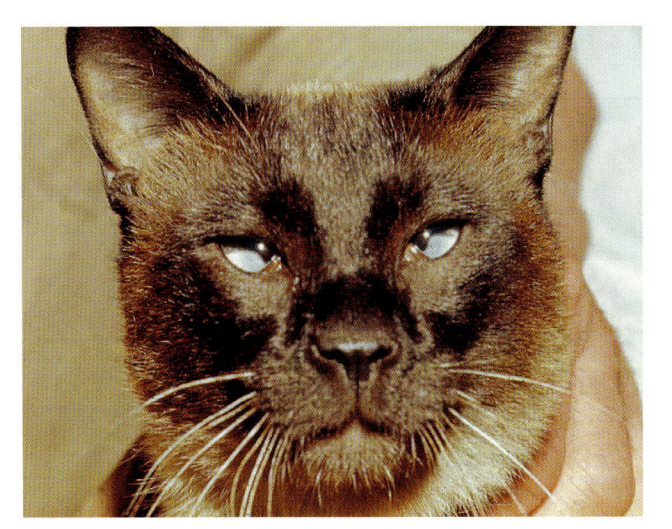

Abb. 9.1:
Strabismus convergens bei einer Siamkatze.

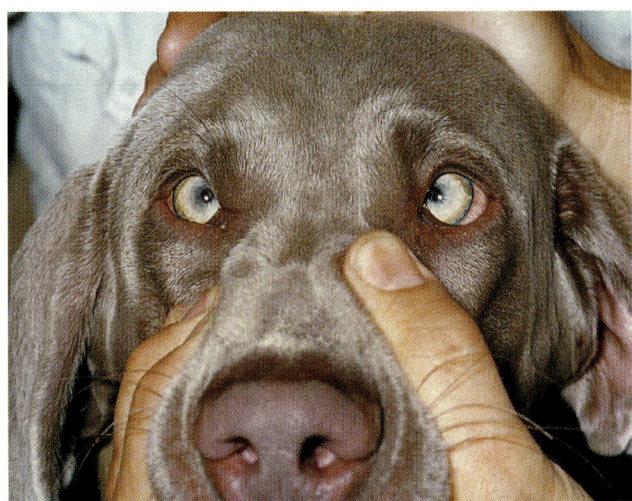

Abb. 9.2:
Weimaraner mit Strabismus convergens (OU), entstanden durch Entzündung und Vernarbung der medialen, geraden Augenmuskeln.

9.4 Sonnenuntergangsphänomen

Durch Abweichungen im Schädelbau beim Hydrozephalum können die Bulbi in eine abnorme Stellung innerhalb der Orbita gelangen, wodurch die Pupillen hinter den Unterlidern zu verschwinden scheinen (siehe Neurologie).

9.5 Strabismus

Als Strabismus oder Schielen wird jeder abnorme Stand der Sehachsen bezeichnet. Diese Veränderung kann durch Funktionsstörungen im Auge selbst (z.B. angeborene Trübungen) oder durch Störungen einzelner Augenmuskeln ausgelöst werden. Bei der letztgenannten Form können die Augäpfel einander in einem bestimmten Schielwinkel in jede Blickrichtung folgen (konkomitierender Strabismus) oder der Schielwinkel kann je nach Blickrichtung variieren (paralytischer Strabismus). Bei der Katze spielt ausschließlich der konkomitierende Strabismus mit konvergierenden Sehachsen (Esotropie) eine Rolle (Abb. 9.1). Beim Hund kommt der nichttraumatische Strabismus nur als große Ausnahme vor. Manchmal wird er durch die Atrophie eines der geraden Augenmuskeln verursacht (Abb. 9.2).

Strabismus convergens oder Esotropie ist eine wahrscheinlich rezessive, erbliche Abweichung, die regelmäßig bei Siamkatzen (Abb. 9.1) und sporadisch bei anderen Katzenrassen auftritt und in Zusammenhang mit dem veränderten Überkreuzungsschema der Nervenfasern im Chiasma opticum zu bringen ist. Tiere mit dieser Abweichung zeigen keine deutlichen Visusprobleme (sie fangen Vögel und Mäuse), obwohl von einem eingeschränkten stereoskopischen Sehvermögen ausgegangen werden muss.

Therapie: Die chirurgische Verkürzung oder Versetzung des lateralen geraden Augenmuskels ist prinzipiell möglich, jedoch in den seltensten Fällen indiziert.[3] Traumata führen oft zu einer Zerreißung des geraden medialen Augenmuskels, wodurch ein Strabismus divergens entsteht (siehe 4.2).

9.6 Nystagmus

Nystagmus ist als unwillkürliche rhythmische Augenbewegung definiert. Er kann sich als oszillierende Bewegung mit einer schnellen Phase in die eine und einer langsamen Phase in die andere Richtung äußern. Auch Pendel- oder Zick-Zack-Bewegungen werden hin und wieder bei Siamkatzen mit Strabismus gesehen. Bei der Betrachtung eines bestimmten Objektes verschwindet der Nystagmus, die Fixation scheint den Tieren also keine Schwierigkeiten zu bereiten.

Der Pendel-Nystagmus tritt manchmal als Folge einer Nervenstörung bei einigen schweren kongenitalen Augenabweichungen auf, wodurch die Augen blind sind und das Tier den Fixationsvorgang nicht gelernt hat. In diesen Fällen ist die Prognose vom Schweregrad der übrigen Anomalien bestimmt.

In seltenen Fällen wird ein Nystagmus auch im Zusammenhang mit der früh beginnenden Photorezeptorendysplasie der Abessinierkatzen beobachtet (siehe 14.9).

Der erworbene Nystagmus beruht meist auf einer Störung des Gleichgewichtsorgans (siehe Otologie und Neurologie) oder auf einem Trauma.

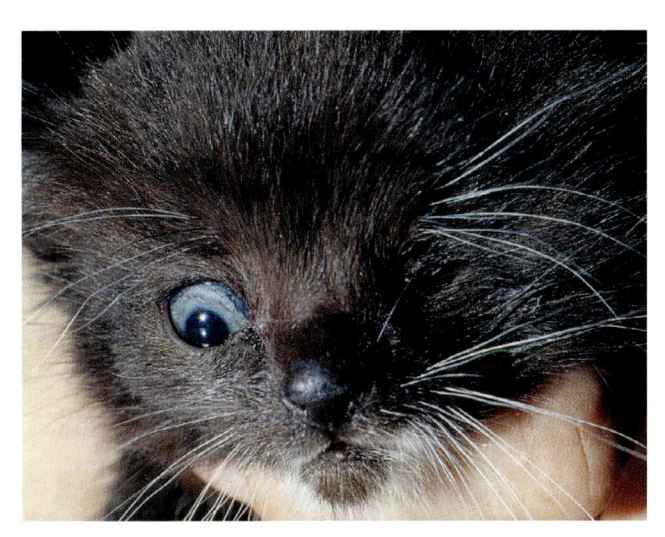

Abb. 9.3:
Anophthalmie bei einem drei Wochen alten Katzenwelpen.

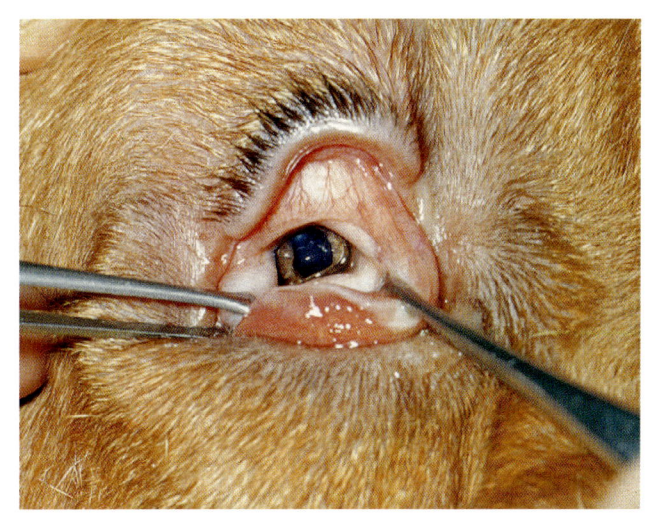

Abb. 9.4:
Mikrophthalmie bei einem Bluthund im Alter von sechs Monaten (OD). Der Durchmesser des Bulbus betrug nur 11 mm.

9.7 Anophthalmie, Zyklopie, Mikrophthalmie

Anophthalmie (Fehlen eines Bulbus, Abb. 9.3). Zyklopie (ein zentral gelegenes Auge) und Mikrophthalmie (zu kleiner Bulbus, Abb. 9.4). können zufällige kongenitale Missbildungen, z.B. auf Grund pränataler Infektionen, sein.[4] In den meisten Fällen ist jedoch ein rezessiver Erbfehler[5] die Ursache solcher angeborener Missbildungen, welche regelmäßig in Kombination mit den nachfolgenden Entwicklungsstörungen auftreten: Aplasia palpebrae, Coloboma iridis, Membrana pupillaris persistens, Katarakt und Retinadysplasie.[6]

Bei Texelaar-Schafen ist seit Kurzem ein Marker für Mikrophthalmie bekannt.*

Diagnose: Die Diagnose einer unilateralen Mikrophthalmie ist im Allgemeinen nicht schwierig. Kommt Zweifel auf, so kann der Hornhautdurchmesser (medial-lateraler Limbus) gemessen und verglichen werden. Bei bilateraler Mikrophthalmie muss die Augapfelgröße mit der von Wurfgeschwistern verglichen werden. Der Korneadurchmesser beträgt mit 7 Wochen bei Hund und Katze ca. 7–10 mm. Können die Zweifel nicht vollständig ausgeräumt werden, sollte mit der endgültigen Beurteilung abgewartet werden, bis das Tier und damit auch die Augäpfel vollständig ausgewachsen sind. Bei (Verdacht auf) Mikrophthalmie ist außerdem auf Grund der zu erwartenden weiteren Missbildungen stets eine komplette Augenuntersuchung indiziert. Ebenfalls sind, so weit möglich, Wurfgeschwister und Elterntiere auf eventuell bestehende Augenveränderungen genauestens zu untersuchen.

Therapie: Eine Therapie ist nicht bekannt. Im Falle eines durch fehlenden Gegendruck sekundär auftretenden Entropiums, sollte dieses chirurgisch korrigiert werden. Stellt der »Augapfel« jedoch eine ständige Irritation dar, so ist eine Enukleation zu erwägen (siehe 5.6).

Prognose: Die Prognose ist von den zusätzlich auftretenden Missbildungen abhängig, da eine Mikrophthalmie an sich nicht notwendigerweise mit einem gestörten Visus einhergeht. Direkte Verwandte müssen selbstverständlich auf das Vorliegen ähnlicher Missbildungen untersucht werden. Erkrankte Tiere und am besten auch deren direkte Verwandte sollten nicht zur Zucht verwendet werden.

9.8 Phthisis bulbi

Die Phthisis bulbi ist ein zu kleiner (blinder) Augapfel als Folge einer Beschädigung des Corpus ciliare z.B. nach einem Trauma und/oder einer Uveitis, wodurch die Kammerwasserproduktion sinkt und der Augeninnendruck verloren geht. Bei dauerhaft zu niedrigem Druck (über Monate, meistens < 10 mmHg) verliert der Augapfel zunehmend an Größe.

Therapie und Diagnose: Therapeutisch wird ebenso vorgegangen wie bei der Mikrophthalmie. Stellt der »Augapfel« eine ständige Irritation dar, so ist eine Enukleation in Erwägung zu ziehen (siehe 5.6).

---

* Marker test for microphthalmia in Texelaar scheep. Ovita® Limited, Dunedin, New Zealand.

9.9 Makrophthalmus

Unter einem Makrophthalmus versteht man einen vergrößerten Augapfel in Folge einer Entwicklungsstörung. Diese Erkrankung kommt nur sporadisch vor.

Bei Jungvögeln kann eine Bulbusvergrößerung auftreten, wenn die Vögel kontinuierlich im Licht oder im Dunkeln gehalten werden.

Therapie: Eine Therapie ist unbekannt. Der Augapfel ist in der Regel ohne jegliche Funktion. Leidet der Patient unter diesem Zustand Schmerzen, so ist eine Enucleatio bulbi zu empfehlen.

9.10 Buphthalmus / Hydrophthalmus

Ein Buphthalmus (gr.: bous = Ochse; Ochsenauge; jede Augapfelvergrößerung) oder Hydrophthalmus (gr. Wasser; Augapfelvergrößerung durch Wasserüberdruck, z.B. in Folge eines Glaukoms), also ein zu großer Augapfel, ist fast ausschließlich die Folge eines langfristig zu hohen Augeninnendrucks (bei einem Hydrophthalmus durch Glaukom ist der Augeninnendruck über mindestens eine Woche, meist aber über mehrere Wochen erhöht gewesen) und in Ausnahmefällen auch Folge von Raum fordernden intraokularen Neubildungen. Bei der Druckerhöhung kann es sich sowohl um ein Primärglaukom handeln als auch um die Folgen von Erkrankungen, die zu einem Sekundärglaukom geführt haben, z.B. Linsenluxationen, Uveitis oder intraokuläre Neubildungen (siehe entsprechende Kapitel).

Symptome: Der Augenapfel ist vergrößert. Ist die Vergrößerung nicht eindeutig, sollten ein Vergleich mit dem anderen Auge und eine Ultraschalluntersuchung Klarheit verschaffen. Die Hornhaut ist meistens überdehnt und ödematös. Bei Vergrößerungen des Bulbus in Folge lang anhaltender Erhöhung des intraokularen Drucks können Risse in der Descemetschen Membran und in der Endothelschicht auftreten. Durch diese Risse kann nun Wasser in das Stroma eintreten, wodurch bizarr verlaufende Ödemlinien entstehen. Sobald der Intraokulardruck wieder auf Normalwerte absinkt, geht vom angrenzenden Endothel die Reparatur der Defekte aus, wobei scharf begrenzte, narbenartige Linien entstehen. Diese Linien bleiben dann als »Risse im Eis«, oder so genannte »Haab'sche Striae« sichtbar (Abb. 11.7). In den VAK oder tiefer sind möglicherweise Neoplasien zu erkennen. Auch hier sind Ultraschall, CT und MRT wichtige diagnostische Instrumente.

Diagnose: Die Diagnose kann anhand des klinischen Befundes und durch eine Ultraschall-, CT- und MRT-Untersuchung abgesichert werden.

Therapie: (siehe auch 5.6–5.8) Hat das Auge seine Funktion verloren und verursacht der vergrößerte Augapfel dem Patienten Irritationen und/oder Schmerzen (das Tier ist zu ruhig, chronisches oder dauerndes Anstoßen), so ist eine Enukleation des Bulbus und der Konunktiva meist die beste Lösung für das Tier, selbst wenn beide Seiten betroffen sind. Aus kosmetischen Gründen kann eine intraokuläre Prothese implantiert werden, die für das Tier selber aber grundsätzlich ohne Nutzen ist. Der kosmetische Effekt kann die möglichen Risiken darum ethisch nicht rechtfertigen (siehe auch 5.7).

9.11 Endophthalmitis, Panophthalmitis

Als Endophthalmitis/Panophthalmitis bezeichnet man die entzündliche Veränderung aller Strukturen – also innerlich und äußerlich – des Auges, sie ist meist die Folge eines Traumas oder einer Infektion (siehe 12.10).

Literatur

1. BOROFFKA, S. A. E. B.: Ultrasonographic evaluation of pre- and postnatal development of the eyes in beagles. Vet. Radiol. & Ultrasound, **46**: , 2005.

2. BAYER, J.: Augenheilkunde, Braumüller, Wien, 1914.

3. GELATT, K. N. & MCCLURE, J. R.: Congenital strabismus and its correction in two Appaloosa horses. J. Enquine Med. Surg. **3**: 240, 1979.

4. GELATT, K. N., PEIFFER, R. L. & WILLIAM, L. W.: Anophthalmia/Microphthalmia. In: Spontaneous Animal Models of Human Disease. Vol. 1. Ed.: E. J. Andrews, B. C. Ward & N. H. Altmann, New York, Academic Press. 145, 1979.

5. GELATT, K. N., POWELL, N. G. & HUSTON, K.: Inheritance of microphthalmia with coloboma in the Australian Shepherd dog. Am. J. Vet. Res. **42**: 1686, 1981.

6. PEIFFER, R. L. & FISCHER, C. A.: Microphthalmia, retinal dysplasia and anterior segment dysgenesis in a litter of Dobermann Pinchers. JAVMA **183**: 875, 1983.

10 Kornea und Sklera

10.1 Einleitung

Die Hornhaut bildet zusammen mit dem Tränenfilm ein Fenster, durch welches Licht in das Auge treten kann. Die zentrale Hornhautdicke beträgt beim Hund ca. 0,8 mm, die periphere Hornhautdicke ca. 0,6 mm.[1] Die Hornhaut besteht aus vier Schichten (Fig. 10.1). Die äußere Schicht, das Epithel, umfasst im Zentrum 7–12 Zelllagen und wird zur Peripherie am Übergang zur Konjunktiva etwas dünner. Die basale Zellschicht ist aus sich ständig teilenden kubischen Epithelzellen aufgebaut. Während der Wanderung der Epithelzellen an die Oberfläche (ca. 7 Tage Dauer) flachen die Zellen ab, um schließlich als große, flache, mehr oder weniger polygonale Zellen mit Mikrovilli die äußere Epithelschicht zu bilden.[2] Zwischen den Mikrovilli setzt sich die schleimige Fraktion des Tränenfilms ab. Für die Kittsubstanzen zwischen den Zellen sind u.a. Vitamin A und Vitamin C von Bedeutung.[3] Die basale Zellschicht wird vom Stroma durch eine dünne Basalmembran getrennt, welche wiederum mit der basalen Zellschicht durch Hemidesmosomen verbunden ist.

Das Stroma (Substantia propria) macht ungefähr 90 % der Hornhaut aus. Es besteht aus Kollagenfasern, Fibroblasten und Kittsubstanzen. Die Fasern liegen innerhalb der Bündel genau parallel, die Bündel selbst sind im Stroma ungeordnet. Auf das Stroma folgt eine elastische Basalschicht, die Descemetsche Membran. Diese Schicht der Hornhaut ist an der Innenseite mit einer einlagigen Zellschicht bedeckt, die wegen ihrer endothelialen Eigenschaften auch als Hornhautendothel bezeichnet wird.

Die Hornhaut ist von einem aus Nervenfasern bestehenden Netzwerk durchzogen (sensible Äste des N. ciliaris longus sowie einem Ast des N. ophthalmicus, der zum N. trigeminus (V) gehört), die aus der Sklera in die Hornhaut übertreten. Kleine Ausläufer dringen sogar zwischen die Epithelzellen vor.

Die Form von Kornea und Limbus ist bei den meisten Tierarten rund bis leicht queroval, bei den Wiederkäuern jedoch ausgeprägt oval (siehe 9). Beim Pferd weist die Hornhaut im Bereich des Überganges zum Limbus einen weißlichen Ring auf (Schwalb'sche Linie), der daher rührt, dass hier das Trabekelwerk nicht vollständig von der Sklera überdeckt wird.

Die weiße, undurchsichtige Sklera (limbal geringgradig pigmentiert) bildet den restlichen Anteil der äußeren Schicht des Auges (Tunica fibrosa). Im Gebiet des Plexus venosus sclerae, 8–10 mm vom Limbus entfernt, hat die Sklera ihre dickste Stelle (ca. 0,5 mm), am Äquator ist sie am dünnsten (ca. 0,2 mm) und in Richtung des austretenden N. opticus nimmt sie wieder an Dicke zu.

Um als Fenster und als Teil des starken Refraktionsapparates des Auges fungieren zu können, muss die Hornhaut transparent sein. Dies wird durch den relativen Deydratationszustand (81 % Wasser) und die regelmäßige Anordnung der Kollagenfibrillen des Stromas gewährleistet. Der relativ »dehydrierte Zustand« ist hauptsächlich dem »Pumpenmechanismus« des Endothels zu verdanken. Endotheliale Schädigungen führen zu einer verstärkten Wasseraufnahme der Hornhaut (Hornhautödem), wodurch die Hornhaut um das drei- bis vierfache an Dicke zunimmt. Schädigungen des Hornhautepithels hingegen führen lediglich zu einer Verdoppelung der Hornhautdicke. Durch die Wasseraufnahme wird auch die fribrilläre Anordnung des Stromas zerstört, wodurch es zur Hornhauttrübung kommt. Dabei entstehen Gebiete mit unterschiedlichem Flüssigkeitsgehalt (Abb. 10.1), so dass die Trübung der Hornhaut unregelmäßig und die Oberfläche mehr oder weniger wellig wird. Auf Grund der Avaskularität der Hornhaut wird ihre Versorgung mit Nährstoffen sowie der Abtransport von Stoffwechselproduktion und Abfallstoffen vom Limbus, vom Tränenfilm und vom Kammerwasser übernommen.

Hornhautsymptomatik, Reaktionsschemata

10.1.1 Symptome (Abb. 10.1–10.34)

- **Schmerz und Photophobie:** Die mechanische oder physikalische Reizung der Nervenendigungen, die sich vor allem in den oberflächlichen Hornhautschichten befinden, verursacht Schmerzen. Dieser Schmerz ist in der

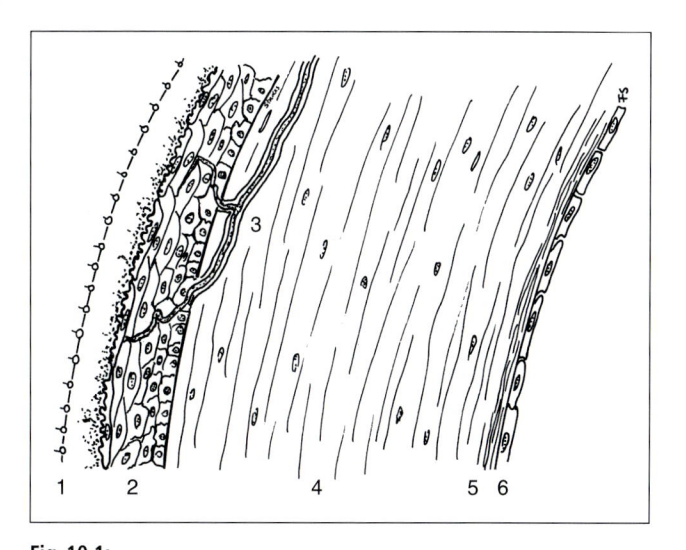

Fig. 10.1:
Schnitt durch den Tränenfilm und die Kornea (1); Epithel (2); Nervenast (3); Stroma (4); Descemetsche Membran (5); Endothel (6).

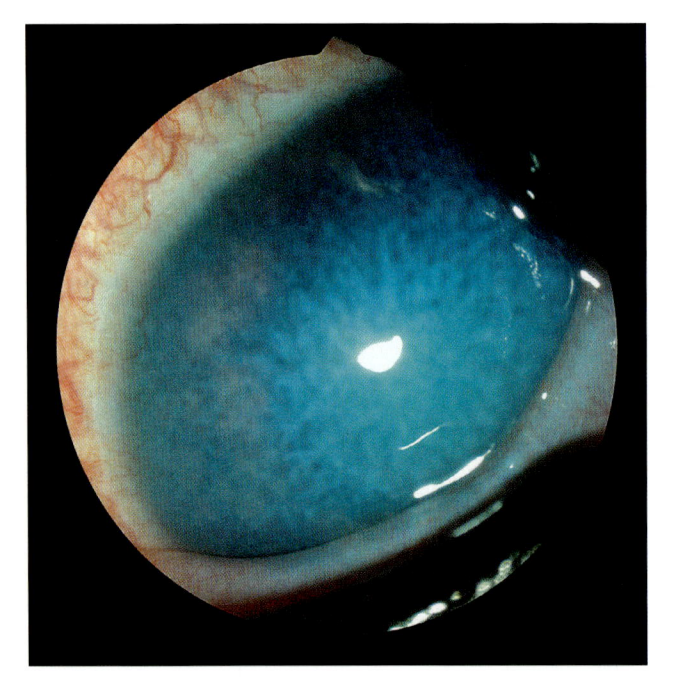

Abb. 10.1:
Korneaödem (OD, Hund). Diffuse, blau-weiße Trübung der Kornea mit »Inselzeichnung«, hervorgerufen durch die Zerstörung der Stroma sowie den irregulären Wassergehalt in der Kornea.

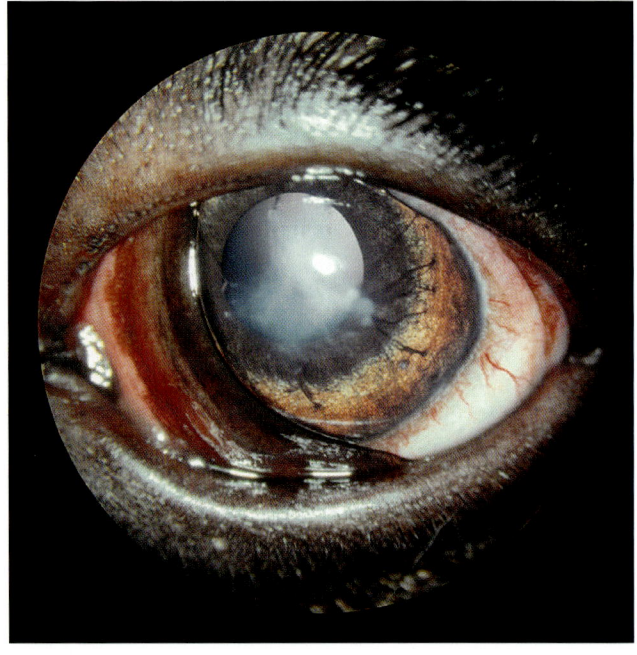

Abb. 10.2:
Dichte weiße Narbenbildung in der Hornhaut, verursacht durch eine Membrana pupillaris persistens (OS, Hund). Die Flächen sind mit dem Endothel der Hornhaut verwachsen und haben einen dichten undurchsichtigen weißen Fleck verursacht. Korneanarben gleichen farblich der Sklera.

Regel bei oberflächlichen Hornhautprozessen stärker als bei tiefer in der Hornhaut ablaufenden Prozessen. Bei Defekten wird dieser Reizzustand oftmals durch den Lidschlag und Blepharospasmus noch verschlimmert. Die Reizung der Nervenendigungen kann zusätzlich noch eine reflektorische Hyperämie und Transsudation der Iris sowie einen sehr schmerzhaften Spasmus der Ziliarmuskeln bewirken.

- **Tränenfluss:** Bei Reizung der Hornhaut wird auch die Tränenproduktion reflektorisch angeregt.
- **Bläulich-weiße Trübungen:**
  - **Blau-weiß, dicht oder weniger dicht, mit »Inselzeichnung«** (Abb. 10.1), kennzeichnend für ein Ödem. Beim Glaukom, bei Dysfunktion oder Schädigung des Epithels oder Endothels nimmt die Hornhaut Wasser auf, und ein Hornhautödem entsteht. Die Hornhaut ist unregelmäßig verdickt. Das Ödem zeigt sich als unregelmäßige, mehr oder weniger dichte, blau-weiße Trübung, wodurch eine wabige Struktur oder eine Art »Inselzeichnung« entsteht. Reflexbilder, z.B. der Untersuchungslampe, sind geringgradig verformt, aber dennoch scharf begrenzt.
  - **Bizarre blau-weiße Linien** (ähnlich wie Risse im Eis; Abb. 11.7), kennzeichnend für Risse in der Descemetschen Membran. Bei Vergrößerungen des Bulbus (Buphthalmus) infolge lang anhaltender Erhöhung des intraokularen Drucks können Risse in der Descemetschen Membran und in der Endothelschicht auftreten. Durch diese Risse kann nun Wasser in das Stroma eintreten, wodurch bizarr verlaufende Ödemlinien entstehen. Sobald der Intraokulardruck wieder auf Normalwerte absinkt, geht vom angrenzenden Endothel die Reparatur der Defekte aus, wobei die scharf begrenzten, narbenartigen Linien entstehen. Diese Linien bleiben dann als »Risse im Eis«, oder so genannten »Haab'sche Striae« sichtbar.
  - **Weiß-graue, bandartige Streifen** in der Hornhaut können beim Pferd auf einer Verdünnung der Descemetschen Membran beruhen (Bändertrübung).[4] Die Ursache ist unbekannt.
  - **Weiße, dichte, undurchsichtige Stellen**, kennzeichnend für Narbenbildung (Abb. 10.2). Diese Bereiche haben in Farbe und Struktur große Ähnlichkeit mit der Sklera. Nachdem sich ein tiefgehender Hornhautdefekt mit Granulationsgewebe gefüllt hat, wird dieses Gewebe zu Bindegewebe umgebaut (Zikatrisation).
  - **Glänzend weiße, kristalline oder »engelhaarartige« Strukturen**, kennzeichnend für »Niederschläge« (Abb. 10.26–10.31). Es handelt sich (meistens) um Cholesterol, um Kalzium, Proteine oder Polysacharide in den oberen oder tieferen Schichten der Hornhaut (siehe 10.7).

- **Oberflächendefekte** (Fluoreszein-positiv; Abb. 10.9–10.11) Oberflächliche Epitheldefekte verursachen ein Ödem des angrenzenden Epitheliums und Stromas. Ein solcher Defekt lässt sich mit Fluoreszein anfärben, das sowohl in als auch zwischen die beschädigten Epithelzellen eindringen kann. An den Rändern des Defekts ist das Epithel gegebenenfalls unterminiert, wodurch Fluoreszein auch zwischen Epithel und Stroma dringen kann. Defekte bis in den Stromabereich hinein weisen eine sehr intensive Anfärbung mit Fluoreszein auf. Im Gegensatz dazu färbt sich die Descemetsche Membran aber nicht mit Fluoreszein an. Mögliche Begleiterscheinungen epithelialer Hornhautdefekte sind die reflektorische Hyperämie, Transsudation der Iris, Ziliarkörperspasmus und Photophobie.
- **Unregelmäßige, unterminierte, abgerundete bis ovale Defekte** (Fluoreszein-positiv; Abb. 10.9, 10.10), kennzeichnend für ein Ulcus corneae. Ein mehr spezifischer Hornhautdefekt, der z.B. auf Grund von Gewebszerfall in der Hornhaut entsteht.
- **Gelb-grüne Verfärbung:** Eine Entzündungszellinfiltration des Stromas kann die Hornhaut gelb-grün verfärben, besonders bei Pferden. Ist dieser Bereich auch angeschwollen, dann können proteolytische Enzyme produzierende Bakterien aktiv sein, die eine Stromaauslösung verursachen (siehe 10.6.3.2).
- **Grau-weiße, punktförmige Flecken** (Abb. 12.5), kennzeichnend für Aggregate von Fibrin und Entzündungszellen, so genannten endothelialen Präzipitaten, welche innen am Endothel liegen (siehe auch 12.10).
- **Grau-weiße, körnige Trübungen**, kennzeichnend für Leukozyten, die in die Hornhaut eindringen und dort Trübungen verursachen, jedoch nur mit Hilfe eines Spaltlampenmikroskops und starker Vergrößerung sichtbar sind.
- **Vaskularisation.** Oberflächliche oder tiefer gelegene Gefäße können in die Hornhaut einwachsen (max. ca. 1 mm/Tag). Die tiefer gelegenen Gefäße verlaufen gestreckt und verschwinden am Limbus unter die Sklera zur Uvea hin. Die oberflächlichen Gefäße verlaufen geschlängelt, sich verzweigend und kommunizieren mit dem konjunktivalen Gefäßsystem (Abb. 10.3, 10.8, 11.5).
- **Pannus** (Abb. 10.5, 10.6). Ein primär zelluläres Infiltrat, das in fibrovaskuläres Gewebe übergeht, welches die Hornhaut vom Limbus ausgehend infiltriert, wobei die Oberfläche intakt bleibt (siehe auch 10.6.1, 10.6.2).
- **Granulationsgewebe** (Abb. 10.3) ist neu gebildetes (Fluoreszein-negativ!), fibrovaskuläres, rosarotes, blasiges Gewebe, das zum Schließen von tieferen Hornhautdefekten, aber auch bei oberflächlichen Hornhautdefekten durch chronische Reizung (Entropium, Infektionen), gebildet wird.
- **Pigmentierung.** Bei chronischer Irritation oder im Zuge der Narbenbildung kann es auch zur oberflächlichen Pigmentierung der Hornhaut kommen. Das Pigment wird meist von den Melanozyten im Limbusbereich produziert und wandert dann entlang der Gefäße in die Hornhaut ein (Abb 10.5).

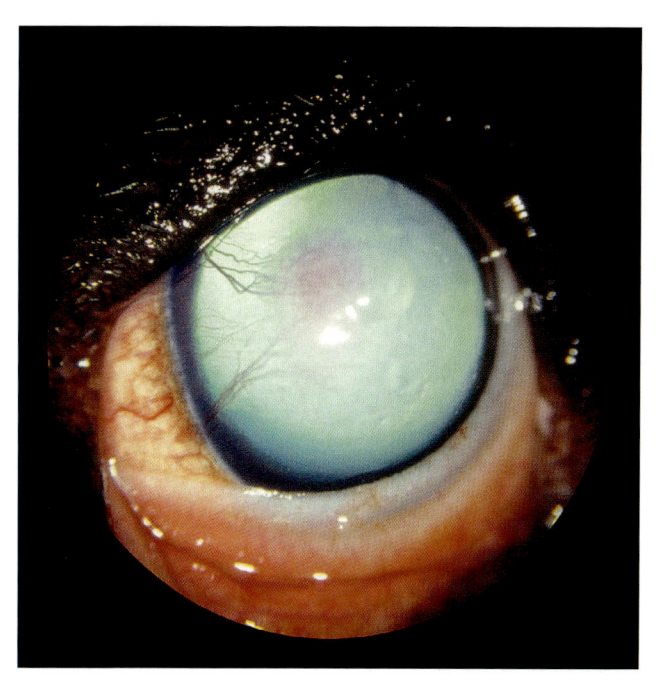

Abb. 10.3:
Gefäßeinsprossung (oberflächlich), endend in Granulationsgewebe, als Reparationsreaktion nach einem Korneadefekt (OD, Hund).

- **Schwarz-braune, glatte, scharf abgrenzende »Plaque«** (Abb. 10.22–10.24). Bei der Katze kann ein oberflächlicher Teil der Hornhaut sequestrieren (siehe 10.6.4). Auch pflanzliche Fremdkörper können ähnlich aussehen.
- **Keratokonus.** Durch Ausdünnung und Schwächung des zentralen Hornhautanteils kann eine konische Verformung der Hornhaut auftreten. Auch ein dichtes zentrales Hornhautödem kann zu einer solchen Vorwölbung führen.
- **Folgen einer Korneareizung.** Grundsätzlich erfolgt bei chronischer Reizung der Hornhaut eine Pigmentierung und Vaskularisierung, sowie eine Verhornung des Epithels; die Hornhaut adaptiert sich und wird »hautähnlicher«.

Bei akuten und heftigen Reizungen der Hornhaut fehlt die Zeit zu einer solchen Adaptation und es kommt zum Gewebeverlust; die Hornhaut ulzeriert.

10.1.2 Lokalisation und Ursachen

Die Lokalisation der verschiedenen Hornhautveränderungen gibt oft schon einen ersten Hinweis auf die Ursache der Erkrankung (Fig. 10.2), z.B.:

- **Peripher medial:** mediales Entropium, Nasenfalten-Trichiasis, Nickhautveränderungen oder Fremdkörper hinter der Nickhaut.
- **Peripher dorso-lateral:** Aplasia palpebrae, Distichiasis, ektopische Zilien, Ptosis / Trichiasis / Entropium etc. am Oberlid.
- **Peripher ventro-lateral:** Veränderungen des lateralen Kanthus, Entropium, Distichiasis, Fremdkörper im Konjunktivalsack.
- **Zentral:** Fremdkörper, Verätzungen, Trockenheit der Hornhaut durch Paralyse der Lider oder durch KCS, Lipidosis etc.
- **Über die gesamte Hornhaut:** Verätzungen, Infektionen, KCS, Veränderungen wie Ablagerungen von Cholesterol. Prozesse innerhalb des Bulbus wie Glaukom und Iritis.

10.1.3 Hornhautheilung

- Bei sehr **oberflächlichen** Defekten der Hornhaut (z.B. durch kleine Sandkörner) treten verstärkter Tränenfluss, geringgradiges Ödem und Schmerz auf. Die angrenzenden Epithelzellen flachen noch weiter ab und migrieren oder schieben sich über den Defekt. Nach 8–10 Stunden ist der Defekt somit wieder abgedeckt und dann auch nicht mehr mit Fluoreszein anfärbbar. Zu diesem Zeitpunkt verschwinden auch der Schmerz und das Hornhautödem. Auch infektiöse Keime können dann nicht mehr so einfach in den Defekt eindringen. Schon nach wenigen Tagen hat das Epithel durch die nachwachsenden Zellen der basalen Schicht wieder seine ursprüngliche Dicke erreicht. Innerhalb einer Woche hat sich so die Hornhaut ohne Narbenbildung wieder vollständig regeneriert.
- Bei **mittelgradig tiefen Defekten**, die maximal bis ca. ⅓ der Hornhautdicke in Mitleidenschaft ziehen (Fig. 10.3), ist die Symptomatik ausgeprägter, die Regenerationsvorgänge gleichen jedoch anfangs denen bei oberflächlichen Defekten. Hierbei wird jedoch der Defekt in der Basalzellschicht wieder durch sich teilende Basalzellen aus den Randbereichen ausgeglichen. Die Hornhaut erlangt ihre Transparenz vollständig zurück, mikroskopisch (Spaltlampe) bleibt jedoch eine Narbe sichtbar, die sich als kleine »Delle« in der Hornhautoberfläche darstellt (unregelmäßige Anordnung der Basalzellen).
- Bei **tiefen Defekten** tritt das Ödem wieder mehr in den Vordergrund. Innerhalb weniger Stunden wird der Defekt mit Leukozyten, die wahrscheinlich aus dem limbalen Gefäßsystem stammen und mit dem Tränenfilm zum Defekt gelangen, gefüllt (grauer Belag). Die Epithelzellen am Wundrand versuchen den Defekt aufzufüllen, wodurch die Ränder abrunden. Die Reepithelisierung allein reicht jedoch nicht aus, um einen tiefen Defekt ausheilen zu lassen. Deshalb sprossen von der nächstgelegenen Limbusregion kleine Gefäße ein, so dass der Defekt, nun von tiefen Schichten ausgehend, mit rosarotem, blasigem, fibroangioblastischem Gewebe aufgefüllt wird (Abb. 10.3). Nach der Abheilung bleibt eine weißliche Narbe zurück.
- Bei Defekten, die bis zur **Descemetschen Membran** reichen, weist der Grund des Defektes keine Ödembildung auf und ist auch nicht mit Fluoreszein anfärbbar (Abb. 10.12, 10.14). Ein Defekt mit zentralem klaren Fenster weist darauf hin, dass einer Perforation der Hornhaut nur noch die Descemetsche Membran und das Endothel standhalten. Die Descemetsche Membran wölbt sich vor (Descemetocele) und lässt den Defekt weniger tief erscheinen. Schon bei geringster Manipulation (Stoß, manuelle Druckmessung) des Auges kann es zur Perforation kommen.
- Bei einer **Perforation** der Hornhaut tritt Kammerwasser durch die entstandene Öffnung aus, gerinnt einige Zeit später und verschließt sie so wieder. Ist der Defekt jedoch größer, wird er meist durch vorgefallene Iristeile abgedichtet (Staphylom; Abb. 4.19, 10.15). Dieser Irisanteil wird erst mit Exsudat (Fibrin) und später mit Epithel abgedeckt. Die Gefäße der Regenbogenhaut produzieren ein Fibro- und Angioblastengewebe, das die Perforationsstelle verschließt. Nach erfolgter Heilung bleibt eine mit der Iris verwachsene Hornhautnarbe zurück (Synechia anterior).

Eine optimale Hornhautregeneration ist nur bei ausreichender Ernährung gewährleistet. Beim Einbau von Keratozyten spielen Vitamin A und C eine wichtige Rolle.

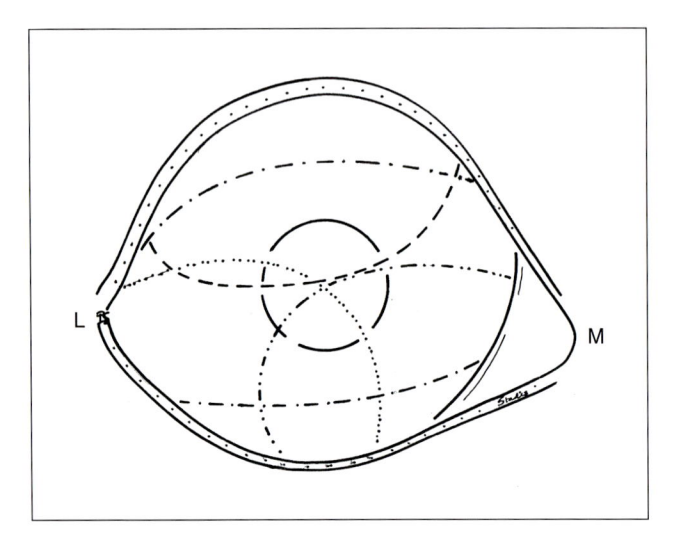

Fig. 10.2:
Die Lokalisation von Hornhautveränderungen gibt meist auch einen Hinweis auf die Ursache selbst oder den vermutlichen Sitz der Ursache. Medioventraler Bereich (–..Linie, z.B. bei Irritation durch ein mediales Entropium / Nasenfalte); zentraler Bereich (zwischen beiden –. Linien, z.B. bei Austrocknung) peripher-dorsolateraler Bereich (oberhalb der – – Linie, z.B. bei einem Ulkus durch Trichiasis am Oberlid); peripher-ventrolateraler Bereich (...Linie, z.B. bei einem Ulkus durch ein Entropium).

10.1.4 Verzögerung der Epithelisierung

Morphologische Veränderungen der Basalmembran, insbesondere eine herabgesetzte Anzahl von verankernden Hemidesmosomen, werden für die chronischen Hornhauterosionen beim Hund verantwortlich gemacht (siehe 10.6.3.1)

Cave: Die Hornhautregeneration wird durch mechanische Irritationen wie Haare, Narben, Follikel, Eiter, Staub, Sand und durch Noxen, z. B. lysierende Substanzen von Mikroorganismen, Stoffe mit unphysiologischem pH-Wert oder abweichender Osmolarität gehemmt. Eine hemmende Wirkung haben auch einige Diagnostika und Medikamente. Antibiotika, z. B. Ciprofloxacin, führen in vitro zu einer deutlichen Hemmung des Wachstums von Korneaepithel, Polymyxin, Neomycin und Gentamicin zu einer mittelstarken und Chloramphenicol zu einer geringen Hemmung.[5]

Besonders Kortikosteroide und Lokalanästhetika verursachen eine deutliche Hemmung der Epithelisierung.

Die Kortikosteroide hemmen zusätzlich die Vaskularisation, den Transport der Entzündungszellen, die Fibroblastenaktivität und die allgemeine Immunabwehr, zusätzlich nimmt die Festigkeit des neu gebildeten Gewebes ab. Die Aktivität der Kollagenasen, die beim Zerfall der Keratozyten frei werden, wie dies bei Ulzera der Fall ist, wird durch Kortikosteroide potenziert. Kortikosteroide sollten also nur dann eingesetzt werden, wenn die genannten hemmenden Wirkungen ausdrücklich erwünscht sind und das Risiko durch unerwünschte Nebenwirkungen geringer ist als der zu erzielende Vorteil.

Lokalanästhetika verursachen neben der erwähnten Hemmung der Epithelisierung auch einen herabgesetzten Lidschlag und können einen sehr schmerzhaften »Überreizungszustand« (Neuritis dolorosa) hervorrufen. Sie dürfen deshalb ausschließlich als Diagnostika Verwendung finden!

10.2 Mikrokornea

Eine Mikrokornea, das heißt ein zu kleiner Hornhautdurchmesser, tritt fast ausschließlich in Verbindung mit der Mikrophthalmie auf (siehe 9.7).

10.3 Membrana pupillaris persistens (MPP)

Sind Reste der embryonal vorhandenen Membrana (epi)pupillaris nicht zurückgebildet worden, so können sie mit dem Hornhautendothel verkleben und dort zur Bildung von Hornhauttrübungen führen (Abb. 4.18, 10.2, 12.1, 12.2). Diese Narben sind im Allgemeinen dicht weiß und mit skleralem Gewebe vergleichbar. Zusätzlich können gewebige Fädchen zwischen dem Hornhautendothel und der Iris bestehen bleiben (1–3 mm vom Pupillarrand entfernt): Durch die Pupillenmotorik kann somit auf das Endothel Zug ausgeübt werden, wodurch zusätzlich zur Vernarbung des Endothels wiederum die Endothelfunktion beeinträchtigt wird und es zur Ausbildung eines Hornhautödems kommt. Diese Tiere werden oftmals mit dem Vorbericht vorgestellt, die Hornhauttrübung sei infolge eines frühen Traumas im Welpenalter aufgetreten. Die oftmals aus der Peripherie noch sichtbaren Fädchen sind dann aber der Beweis für das Vorliegen einer MPP. Differentialdiagnostisch kann die MPP einer erworbenen Synechia anterior infolge eines perforierenden Traumas ähnlich sehen. Im Falle eines Synechia anterior ist jedoch auch das oberhalb des getrübten Endothels liegende Hornhautstroma durch Narbengewebe getrübt. Außerdem gehen vordere Synechien vom »Pupillen«rand aus, wogegen eine MPP immer vom Circulus artriosus minor oder Collarette, d.h. 1–3 mm vom Pupillenrand entfernt, ausgeht (siehe auch 12.2).

10.4 Dermoid

Dermoide sind ektopische Hautstückchen auf bzw. in der Hornhaut oder Konjunktiva, die eventuell bis in den Lidbereich auslaufen (siehe 7.4; Abb. 10.4). Beim Rauhaardackel handelt es sich vermutlich um eine rezessiv vererbte Missbildung. Bei den anderen Hunderassen und den übrigen Haustieren steht jedoch nicht fest, ob es sich um spontane oder erbliche Missbildungen handelt.

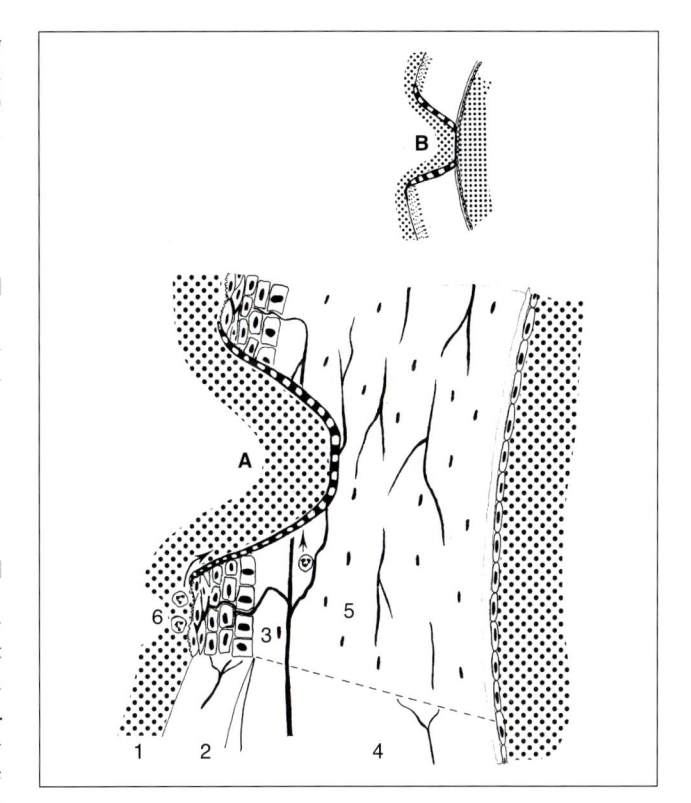

Fig. 10.3:
Schnitt durch die Kornea an einem Defekt tiefer als $1/3$ der Korneadicke (A) und ein Defekt bis auf die Descemetsche Membran (B), die sich mit Fluoreszein nicht anfärbt. 1. Tränenfilm; 2. sklerale Konjunktiva; 3. Epithel; 4. Sklera; 5. Stroma; 6. Leukozyten. ⊙ Leukozyten ▬▬ Fluoreszein

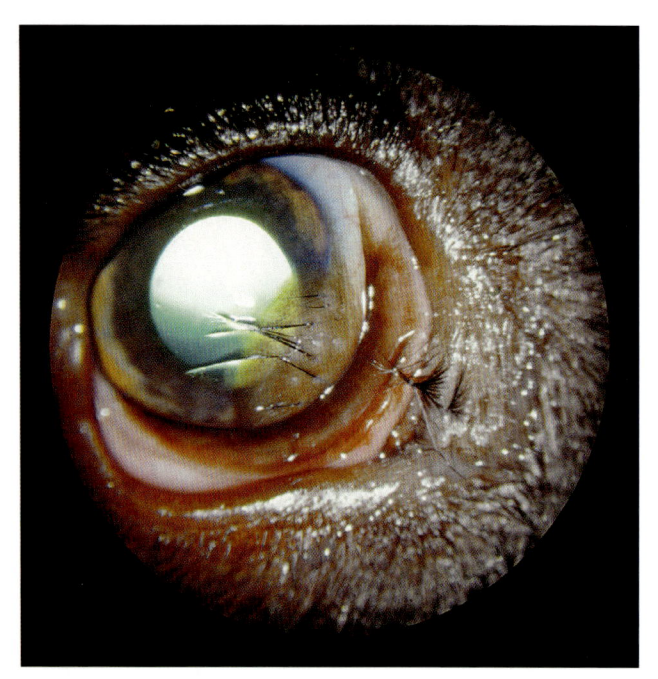

Abb. 10.4:
Dermoid am Limbus eines Welpen (OD, Hund). Die irritierenden und wachsenden Haare haben zentral eine Pigmentierung und ein Ödem der Hornhaut verursacht.

Dermoide sind meist am Limbus lokalisiert, wobei ein Teil die Hornhaut und ein Teil die Konjunktiva bedecken kann. Die darin wachsenden Haare sind meist zentral zur Hornhaut gerichtet und irritieren diese in Abhängigkeit von ihrer Länge. Die Folge ist ein sich um das Dermoid nach zentral ausbildendes Hornhautödem mit eventuell auftretender Pigmentierung. Epiphora, leichter Blepharospasmus und gerötete Bindehäute gehören mit zum klinischen Bild.

Therapie: Therapeutisch wird das Dermoid durch eine exakte, zentrale beginnende, mit Hilfe eines abgerundeten (Diamant-) Messers durchgeführte lamelläre Keratektomie zusammen mit den oberflächlichen Hornhautschichten entfernt. Eine gute Lupenbrille (5-fache Vergrößerung), besser noch ein Operationsmikroskop ist dabei erforderlich, um nicht einige Haarbälge zu übersehen oder gar zu tief in die Hornhaut zu schneiden. Die Anästhesie sollte den Erfordernissen der Operation angepasst sein (siehe auch 3). Die Operation sollte nicht vor der 12. Lebenswoche durchgeführt werden, da ab diesem Zeitpunkt das Narkoserisiko für die Welpen nicht mehr so groß ist. Am besten werden solche Patienten an einen Spezialisten überwiesen.

Postoperativ wird mit einem Kombinationspräparat aus »Standard«-Antibiotikum und Kortikosteroid nachbehandelt (4 × täglich). Dabei soll die Kortikosteroidkomponente eine übermäßige Granulation verhindern helfen. Die Reepithelisierung des Wundbettes ist normalerweise nach einer Woche abgeschlossen. Ein postoperativer Blepharospasmus ist möglicherweise auf eine durch Glukokortikoide verursachte Hemmung des Heilungsprozesses zurückzuführen. In diesem Fall ist eine erneute Augenuntersuchung anzuraten. Es ist empfehlenswert, sowohl die Wurfgeschwister als auch die Elterntiere parallel zu untersuchen, damit Merkmalsträger (und eventuell auch direkte Verwandte) aus der Zucht ausgeschlossen werden (siehe auch 15).

10.5 Traumata

(siehe 4, Notfälle)

10.6 Keratitis

Hornhaut und Konjunktiva (Augenoberfläche) sind ständig äußeren Einflüssen (Wind, Staub, Sand, Mikroorganismen) ausgesetzt. Beim Hund sind es oft auch Reize, die vom Tier selbst ausgehen, z.B. Haare (Entropium, Trichiasis, Distichiasis). Solche mechanischen Reize können Wegbereiter für weitere Noxen wie Bakterien oder Pilze sein. Auch iatrogene Ursachen, z.B. Operationstraumen, Medikamentgebrauch oder -missbrauch, können zu Keratitiden führen.

Man unterscheidet primäre und sekundäre Keratitiden (im weiteren mit K. abgekürzt), wobei letztere als sekundäre Manifestationen bei Irritationen durch Haare, Fremdkörper, Keratoconjunctivitis sicca, Glaukom oder Iritis auftreten. Es ist wichtig, diese große Gruppe der sekundären »Keratitiden« zu erkennen, da sie zwar Symptome einer Keratitis aufweisen, unter Umständen aber eine andersartige, vielleicht sogar entgegengesetzte Therapie verlangen.

Cave: Die Diagnose »Keratitis« ohne direkt ersichtliche Ursache sollte für den Kliniker immer ein Signal für eine weitergehende Untersuchung zur ätiologischen Abklärung sein.

Gelegentlich bleibt aber die Ätiologie einer Keratitis unklar. In diesen Fällen kann nur festgestellt werden, ob sich der Prozess rein oberflächlich (K. superficialis) oder in tieferen Schichten der Hornhaut (K. profunda) abspielt und ob die Keratitis zusammen mit einer mehr oder minder deutlichen Gewebszunahme (Granulationsgewebe oder Pannus) oder mit Gewebsverlust (Ulzeration) auftritt. Dabei hilft die einfache klinische Unterscheidung zwischen der nicht-ulzerierenden und der ulzerierenden Keratitis auf der Basis der Fluoreszeinprobe. Auf der Basis derartiger im Vordergrund stehender Kennzeichen einer Keratitis lassen sich nachfolgend aufgeführte klinisch relevante Formen einer Keratitis unterscheiden.

10.6.1 Keratitis superficialis (nicht-ulzerierend)

Zu den nicht-ulzerierenden Keratitiden gehört die K. superficialis, welche durch Ödem, oberflächliche Vaskularisation, Granulation, Narbenbildung und eventuell Pigmentation ge-

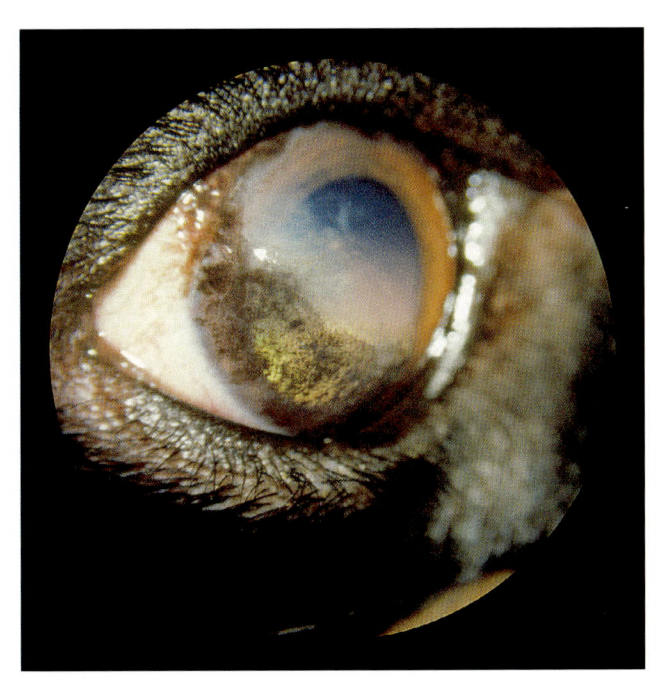

Abb. 10.5:
Pannus am Limbus des rechten Auges eines Deutschen Schäferhundes. Gefäßeinsprossung, Pigmentation und Korneaödem stehen hier im Vordergrund.

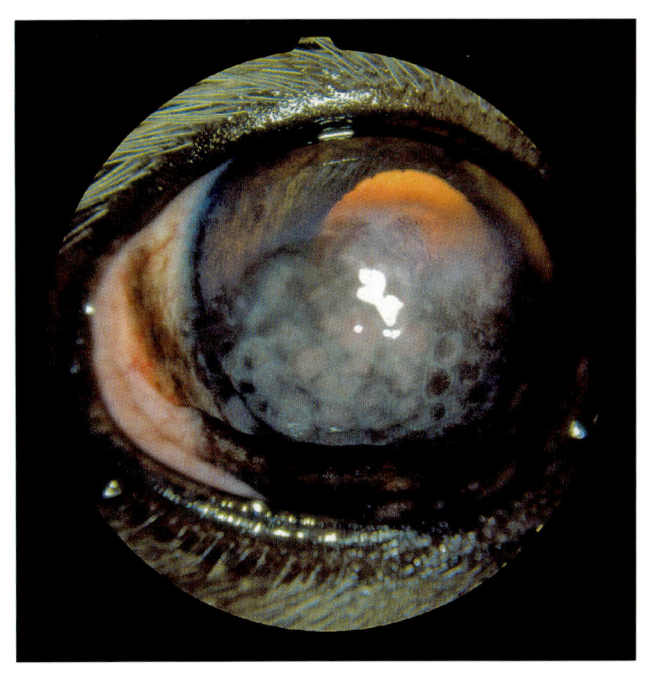

Abb. 10.6:
Pannus am Limbus des rechten Auges eines Deutschen Schäferhundes. Korneaödem, Pigmentation und Granulation stehen hier im Vordergrund.

kennzeichnet ist. Viele Mikroorganismen (Viren, Bakterien, Pilze, Hefen, Mykoplasmen) können eine derartige Keratitis verursachen. Bei der Katze sind die Erreger des Katzenschnupfenkomplexes die wichtigsten Verursacher einer K. superficialis. Auch autoimmun-bedingte Ursachen sind möglich. In einigen Fällen tritt hauptsächlich Granulationsgewebe mit Plasmazellen (10.6.1.1) oder mit vielen eosinophilen Granulozyten (10.6.1.2) auf. Die K. superficialis wird sowohl beim Hund als auch bei der Katze regelmäßig gesehen und kann ein- oder beidseitig auftreten.

Bei Vögeln werden diese Keratitiden mit einer Manipulation oder mit Verletzungen aufgrund der Käfighaltung in Zusammenhang gebracht.

Diagnose: Die Diagnose kann anhand der Anamnese und mit Hilfe des Ausschlussverfahrens gestellt und oftmals durch eine mikrobiologische oder zytologische Untersuchung abgesichert werden.

Therapie: Die symptomatische Therapie besteht aus AS oder AT mit »Standard«-Antibiotikum (Chloramphenicol oder Tetracycline, jeweils 4–6 × täglich) und kortikosteroidhaltigen AS oder AT (2–4 × täglich), letzteres allerdings nur, wenn die Fluoreszeinprobe negativ ist. Diese Medikamente werden über einen Zeitraum von 8–10 Tagen verabreicht. Die Kortikosteroidtherapie wird anschließend ausschleichend dosiert. Tritt innerhalb von 2–4 Tagen nach Behandlungsbeginn keine Besserung ein, so sollte die Diagnose durch eine erneute, eingehende Untersuchung überprüft und die Prognose vorsichtig gestellt werden, gegebenenfalls ist es auch ratsam, den Patienten zu überweisen. Wenn die Erkrankung gleichzeitig oder in unmittelbarer Folge an eine Erkrankung im Zusammenhang mit dem Katzenschnupfenkomplex entstanden ist, kann oftmals nicht mehr erreicht werden, als den Prozess zum Stillstand zu bringen.

10.6.1.1 Keratitis superficialis chronica (Überreiter)/ Keratitis pannosa/Pannus/Keratitis photoallergica/Keratitis vasculosa et pigmentosa[6]

Es handelt sich hierbei um eine chronische, oberflächliche, proliferative Keratitis, die durch den Einfluss von UV-Strahlen aktiviert wird.[7] Die Veränderungen beginnen in der Mehrzahl der Fälle im temporalen Teil der Hornhaut, welcher am stärksten dem Lichteinfall ausgesetzt ist, und können die Hornhaut beider Augen innerhalb eines Jahres vollständig überziehen, falls keine Therapie eingeleitet wird. Die Erkrankung tritt hauptsächlich beim Deutschen Schäferhund (DSH) und bei DSH-Mischlingen, daneben aber auch bei Belgischen Schäferhunden auf und, in einer etwas anderen, weniger aggressiven Form, auch beim Langhaardackel. Ohne Zweifel spielt bei dieser Erkrankung die erbliche Prädisposition eine Rolle. In Ausnahmefällen wird ein ähnliches Krankheitsbild auch bei anderen Rassen gesehen (Cairn Terrier, Groenendaler, Collie – hin und wieder in Verbindung mit dem »Collie-Nose«-Syndrom).

Symptome: (Abb. 10.5, 10.6) Beidseitiges Auftreten von leichten, oberflächlichen Hornhautödemen im ventro-lateralen Limbusbereich mit sich darin anschließender konjunktivaler Vaskularisation und Pigmentation. Die Erkrankung kann eventuell gleichzeitig mit der plasmazellulären Infiltration des dritten Augenlids auftreten (siehe 8.11.4). In der Regel ist die Erkrankung nicht schmerzhaft, es tritt kein vermehrter Tränenfluss auf, und die Hornhaut ist nicht mit Fluoreszein anfärbar. Eine oberflächliche Gefäßinjektion mit anschließender Granulationsgewebsbildung und Pigmentation stellen das übliche Bild dar, während bei sehr akut verlaufenden Krankheitsschüben (sonnenreicher Sommer, Aufenthalt im Schnee, am Wasser oder im Hochgebirge) die Granulationsgewebsbildung im Vordergrund steht und dem gegenüber die Pigmentation in den Hintergrund tritt. Innerhalb des Granulationsgewebes können blau-lila verfärbte Bereiche als Anhäufung von Plasmazellen auftreten. Der Prozess breitet sich ohne Behandlung schließlich zentripetal innerhalb von 1–2 Jahren über die gesamte Hornhaut aus.

Diagnose: Die Diagnose wird anhand des klinischen Bildes gestellt, bei der zytologischen Untersuchung von Bindehaut- und Hornhautabstrichen wird ein durch Lymphozyten und Plasmazellen geprägtes Zellbild erkennbar.

Therapie: Therapeutisch muss auf Dauer die fortwährende Entzündungsreaktion unterdrückt werden. Im akuten Krankheitsschub werden anfangs 6 × täglich Dexamethason-AT und abends Prednisolon oder Hydrokortison-AS appliziert. Klärt sich die Hornhaut dann auf, so wird die Dosierung langsam reduziert (erst 3 × täglich, dann eventuell sogar nur noch 1 × täglich oder 1 × täglich alle zwei Tage) bis eine minimale Dosierung erreicht ist, die dann allerdings lebenslang beibehalten werden muss. Bei ungenügendem Ansprechen auf die lokale Dexamethasonbehandlung kann eine ergänzende Behandlung mit Cyclosporinsalbe erwogen werden.[8] Wird die Therapie unterbrochen, so tritt in der Regel ein Rezidiv ein und die Reaktion auf die erneute entzündungshemmende Behandlung ist dann meistens schlechter. Wird ein Hund mit bereits hochgradigen Hornhaut-Veränderungen (insbesondere starkem Pannus) vorgestellt, wirkt die subkonjunktivale Injektion eines Kortikosteroidpräparates (Dexamethason, Methylprednisolon) unterstützend, um den akuten überschießenden Verlauf zu stoppen. Dies macht die lokale Behandlung jedoch in keinem Fall entbehrlich. Außerdem sollte der Aufenthalt des Hundes im Freien bei erhöhter UV-Einstrahlung so weit wie möglich unterbunden werden.

Zu Zeiten erhöhter UV-Exposition (sonnige, wolkenlose Tage im Gebirge oder an der See) muß die Hornhaut dann zusätzlich geschützt werden. Betroffene Hunde sollten die sonnenintensivste Tageszeit nicht im Freien verbringen. Lässt sich dies nicht vermeiden, sind spezielle Sonnenbrillen für Hunde (Cabriobrille®, www.doggles.com) oder angepasste Gletscherbrillen oder Kontaktlinsen sicherlich in Erwägung zu ziehen. Vitamin-A-haltigen Augengels wird eine UV-filternde Wirkung nachgesagt. Die in einigen Ländern übliche Therapie mit einer Beta-Bestrahlung (Strontium 90) ist in Deutschland, Österreich und der Schweiz aus Gründen der Strahlenschutzgesetzgebung unter Umständen schwierig. In hochgradig verschleppten Fällen, die schon zur hornhautbedingten Erblindung geführt haben (irreversible Pigmenteinlagerung nach Abklingen des akuten Schubs) besteht noch die Möglichkeit der lamellären Keratektomie, die jedoch maximal 1- bis 2-mal durchgeführt werden kann, da hierbei eine Hornhautverdünnung eintritt (niemals im akuten Stadium operieren!). Der langfristige therapeutische Nutzen ist jedoch zweifelhaft.

Prophylaxe: Von der Erkrankung betroffene Tiere sollten nicht zur Zucht eingesetzt werden. Anlässlich der jährlichen Impfung sollte beim DSH präventiv der temporale Limbus beider Augen auf beginnende Veränderungen kontrolliert werden.

10.6.1.2 Keratitis eosinophilica

Diese oberflächliche Keratitis, bei der die Granulationsgewebsbildung auf der Hornhaut im Vordergrund steht, tritt bei der Katze auf.[9] Ihre Ätiologie ist ungeklärt, könnte jedoch zum Teil mit dem Eosinophilen-Granulom-Komplex zusammenhängen. Die Erkrankung wird selten beobachtet, sie kann ein oder beide Augen betreffen. Sie geht mit einem, häufig von temporal ausgehenden, Hornhautödem sowie mit rötlichem Granulationsgewebe, meistens auf der Hornhautoberfläche, einher (Abb. 10.7, 10.8).

In einigen wenigen Fällen breitet sich die Erkrankung auch auf die Konjunktiva oder sogar auf die Augenlider aus. Manchmal findet man auf der Oberfläche des Granulationsgewebes schmierige nekrotische Bezirke. Da diese Bereiche Fluoreszein-positiv sein können, hat dieser Prozess gelegentlich Ähnlichkeit mit einem Ulkus!

Diagnose: Die Diagnose wird durch das Auftreten zahlreicher Mastzellen und eosinophiler Granulozyten neben anderen Entzündungszellen bei der zytologischen/histologischen Untersuchung gestellt. Eine systemische Eosinophilie tritt nicht auf.

Therapie: Die Therapie besteht aus der Gabe von lokalen Kortikosteroiden 3–4 × täglich, bis zum Verschwinden der Symptome. Anschließend wird die Medikation auf eine Erhaltungsdosis reduziert. Auch eine Beta-Bestrahlung (ca. 500 rad) oder Cyclosporin-AS/-AT 0,2–2 %, 1 × täglich sind möglich. In therapieresistenten Fällen kann Megestrolacetat (0,5 mg/kg, 1 × täglich per os, später in reduzierter Dosis) mit Erfolg angewendet werden. Es sind jedoch die möglichen schwerwiegenden Nebenwirkungen wie Diabetes mellitus und Adipositas zu bedenken.

Prognose: Die Prognose ist günstig, auch wenn Rezidive immer wieder therapiert werden müssen.

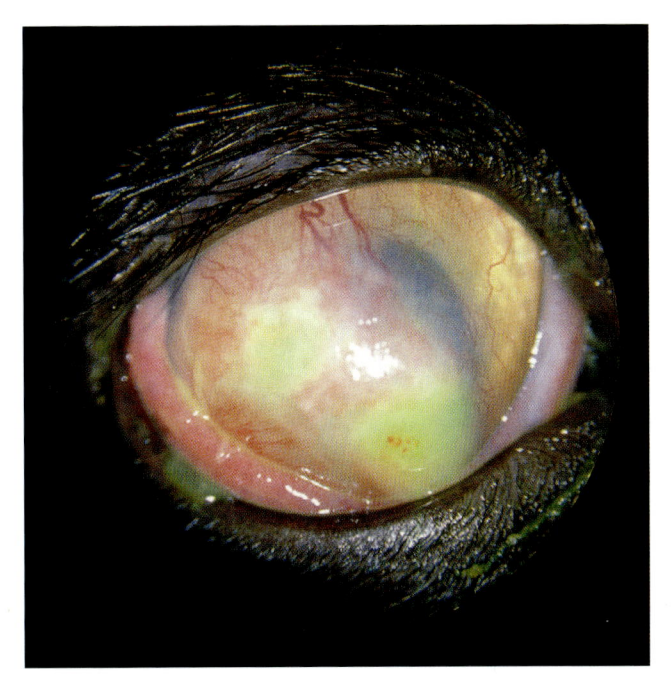

Abb. 10.7:
Eosinophiles Granulom bei einer 5 Jahre alten Katze (OD; siehe auch Abb. 10.8). Zwei Bereiche *innerhalb* des Granulationsgewebes sind mit Fluoreszein angefärbt. Diese Tatsache könnte zu der Fehlinterpretation führen, es handele sich um einen Korneadefekt.

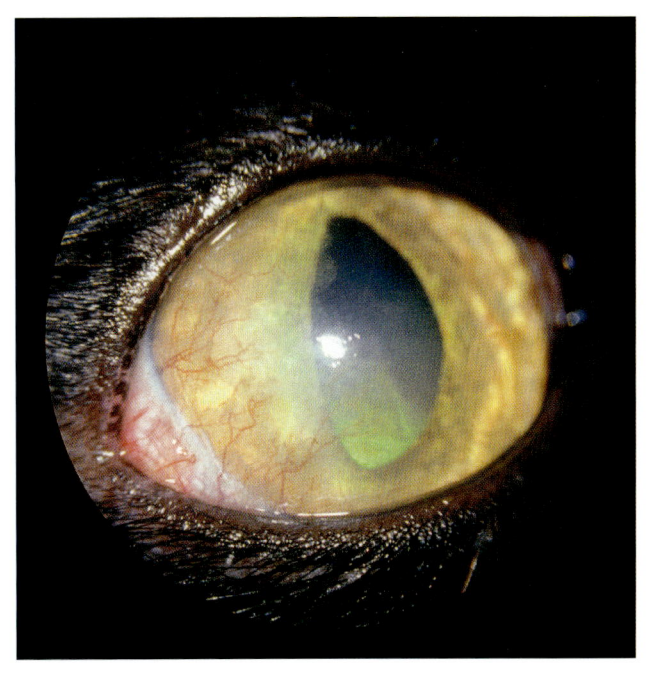

Abb. 10.8:
Eosinophiles Granulom bei einer 5 Jahre alten Katze (dasselbe Auge wie in Abb. 10.7) nach einer 14-tägigen Behandlung mit Dexamethason-AT 0,1 % (4 × täglich).

10.6.2 Keratitis profunda oder interstitialis (ohne Defekte)

Eine tiefe Keratitis äußert sich durch das Auftreten eines dichten Hornhautödems, oberflächliche und tiefe Vaskularisation und Narbenbildung. Als selbstständiges Krankheitsbild tritt diese Erkrankung recht selten auf, vielmehr ist sie Begleitbild bei der K. ulcerosa und der Hornhautsequester-Bildung.[10]

Therapie: Die Therapie richtet sich nach der Grunderkrankung. Kann keine Ursache ermittelt werden, so ist die Behandlung mit der bei K. superficialis identisch. Es ist jedoch in jedem Fall empfehlenswert, eine gründliche Diagnostik durchzuführen oder aber das Tier zu einem Ophthalmologen zu überweisen.

10.6.3 Keratitis ulcerosa

Die K. ulcerosa oder das Ulcus (U.) corneae ist eine oberflächliche oder tief greifende, mit Gewebszerfall einhergehende Hornhautveränderung (Abb. 10.9–10.15). Aus klinischer Sicht unterscheidet man unkomplizierte Ulzerationen mit scharf begrenzten Rändern und lokalem Hornhautödem mit minimaler Begleitiritis, und komplizierte Ulzerationen, mit verfärbten, aufgeworfenen und teilweise nekrotischen Rändern, generalisiertem Hornhautödem und deutlicher Begleitiritis, unter Umständen mit Hypopyon (Abb. 10.13).

Bei Vögeln werden diese Keratitiden oft durch Manipulation, andere Traumata, Verletzungen aufgrund der Käfighaltung, Lidrandveränderungen und Fremdkörper verursacht.

10.6.3.1 Oberflächliche Ulzera

Oberflächliche Ulzera können verursacht werden durch:
- **Mechanische Irritationen:** Durch eigene Haare, z.B. Entropium, Distichiasis, Trichiasis, ektopische Zilien, Aplasia palpebrae, Fremdkörper, Verletzungen.
- **Infektionen:**[11] Bakterien, Viren (z.B. Katzenschnupfenkomplex!), beim Kleintier und Pferd, selten Pilze.
- **Austrocknen der Hornhaut:** Akute Keratoconjunctivitis sicca, Atropinbehandlung, großäugige, kurznasige Hunde und Katzen und Anästhesie.

Bei derartigen Ulzera wird das Hornhautepithel geschädigt und/oder infiltriert, wodurch ein oberflächlicher Fluoreszein-positiver Defekt entsteht. Da die Ränder des Defekts in der Regel durch gesundes Gewebe gebildet werden und auch die Abwehr sehr ausgeprägt ist (außer bei Keratoconjunctivitis sicca), ist die Heilungstendenz gut (siehe 10.1), sobald die auslösende Ursache beseitigt ist und gleichzeitig einer möglichen bakteriellen Sekundärinfek-

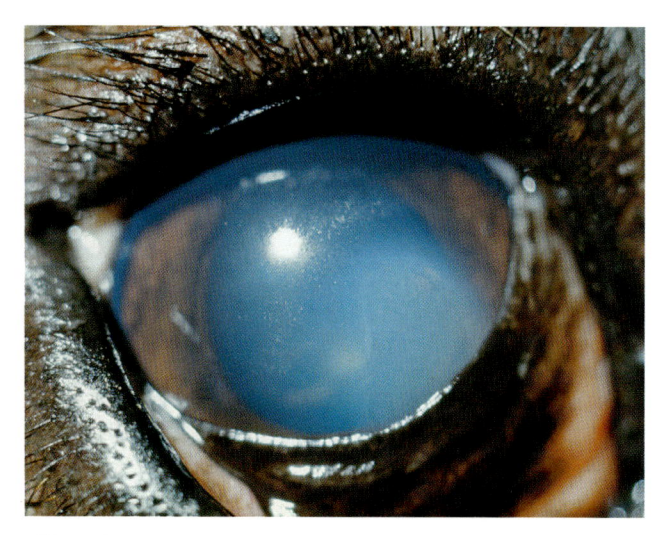

Abb. 10.9:
Indolentes, oberflächiges Ulcus corneae bei einem Boxer mit einem ungefähr 2 mm breiten unterminierten Rand (OD; siehe auch Abb. 10.10).

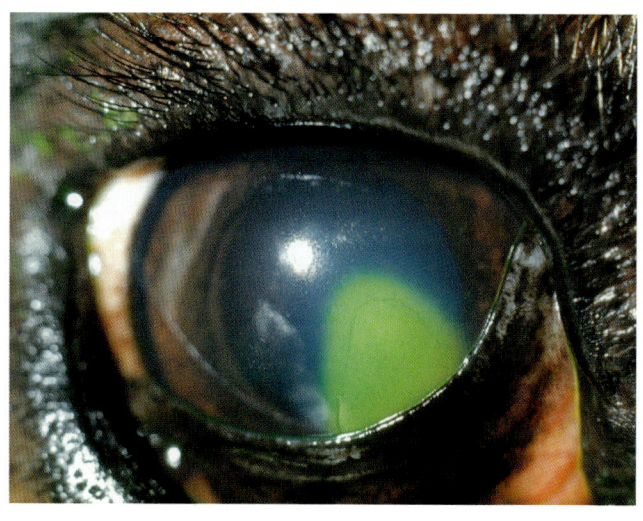

Abb. 10.10:
Indolentes, oberflächiges Ulcus corneae bei einem Boxer mit einem ungefähr 2 mm breiten unterminierten Rand (dasselbe Auge wie in Abb. 10.9), jetzt mit Fluoreszein angefärbt. Der unterminierte Rand ist deutlich angefärbt. Vergleiche die Form des Ulkus mit der des traumatischen Defektes in Abb. 10.11.

tion vorgebeugt wird. Darüber hinaus muss der allfällig vorhandene schmerzhafte Ziliarspasmus behandelt werden.

- **Degenerative Prozesse**, z.B. die veränderte, schlechte Verbindung zwischen den Basalzellen und der Basalmembran (Ulcus rodens oder Boxerulkus, gegebenenfalls auch das Ulcus indolens beim alten Hund)[12] sowie die Tendenz zur Sequesterbildung (Hornhautsequester bei der Katze, 10.6.4). Auch durch eine Schwächung des Immunsystems, z.B. durch Leukose, maligne Lymphome oder FIV, sowie durch Immunsuppression (Kortikosteroide oder Lokalanästhetika) kann die Entstehung von Ulzera begünstigt werden. In solchen Fällen ist auch die Heilungstendenz weniger ausgeprägt, so dass durch die Entfernung der abgelösten oder sequestrierten Hornhautbereiche der Heilungsprozess zuerst aktiviert werden muss.

Symptome: (Abb. 10.9, 10.10) Blepharospasmus, Epiphora (außer bei Keratoconjunctivitis sicca), mehr oder weniger chronische muköse Exsudation, konjunktivale Hyperämie, Hornhautödem und ein unregelmäßig begrenzter, an den Rändern unter Umständen unterminierter, Fluoreszein-positiver Defekt ohne Gefäßeinsprossung. Treten die Defekte multipel, punktförmig oder auch in dendritischer Form auf, so handelt es sich vermutlich um eine spezielle Form des Hornhautulkus: K. punctata (siehe 10.6.5), bzw. K. herpetica (10.6.6). Zusätzlich kann auch eine Uveitissymptomatik (z.B. Miosis, Photophobie) auftreten. Eine spontane Heilungstendenz ist oftmals erst nach Wochen erkennbar, wenn Gefäßeinsprossung und Granulationsgewebe erkennbar sind. Durch sekundäre Infektionen mit lysierenden Bakterien (z.B. Kollagenase-produzierende Pseudomonaden) kann es zur Ausbildung sehr aggressiv verlaufender, tiefer Ulzera kommen (siehe 10.6.3.2).

Differentialdiagnostisch sind Hornhautverletzungen (meist haken- oder winkelförmig; Abb. 10.11) und beginnende tiefe Ulzera mit abgerundeten Rändern auszuschließen.

Therapie: Ziel der Therapie ist es, durch Elimination der initialen Noxe eine spontane Hornhautregeneration zu ermöglichen und zu stimulieren, Sekundärinfektionen vorzubeugen und den Ziliarspasmus zu unterdrücken. In der Praxis werden also zunächst alle möglichen mechanischen Irritationen, wie Fremdkörper, ektopische Zilien, Entropium, Trichiasis, Distichiasis etc., entfernt. Ist keine Ursache für die Ulzeration erkennbar, wird unmittelbar die medikamentelle Behandlung eingeleitet.

Medikamentelle Therapie

Sie besteht aus der Gabe von AS oder AT mit »Standard«-Antibiotikum, 4–6 × täglich, Vitamin-A-Augentropfen oder -gels 4 × täglich und 1%iger Atropin-AS 2 × täglich bis zur vollständigen Dilatation der Pupille (besser als Tropfen, da diese eine geringere Verweildauer auf der Hornhaut haben, sich weniger gut mit anderen Mitteln mischen lassen und durch ihren bitteren Geschmack starkes Speicheln – besonders bei der Katze – hervorrufen, nachdem sie in die Mundhöhle gelangen). Da Kortikosteroide und Lokalanästhetika den Epithelisierungsvorgang hemmen, ist deren Anwendung bei oberflächlichen und erst recht bei tiefen Ulzera kontraindiziert, obwohl sie die Hornhaut anfänglich scheinbar schmerz- und reizlos machen.

Sind die Ränder des Ulkus, bzw. der Erosion deutlich inaktiv und von losem Epithel umgeben, spricht man von einem indolenten Ulkus oder einer chronischen Hornhauterosion. In diesen Fällen empfiehlt sich die Entfernung des losen Epithels und die Aktivierung des Prozesses. Fehlt für dieses Vorgehen die eigene Erfahrung, so ist eine Überweisung an einen Spezialisten ratsam.

Chirurgische Therapie
Entfernung abgelösten Epithels. Unter Oberflächenanästhesie, bei unruhigen Tieren eventuell unter Sedation oder Allgemeinanästhesie, werden – nach Anfärbung mit Fluoreszein – die Ränder des Defektes von peripher nach zentral kürettiert (Fig. 10.4 A; evtl. kleine Fräse benutzen). Auch die Verwendung eines sterilen Wattetupfers ist möglich. Die Entfernung der losgelösten Epithelien muss aber kräftig, dennoch vorsichtig vorgenommen werden, damit nicht auch das gesunde Epithel entfernt wird.

Aktivierung. Eine Aktivierung durch wenig erfahrene Tierärzte und bei wenig kooperativen Patienten ist möglich mittels Kürettage oder durch Betupfen mit gesättigter Phenollösung. Sie kann aber auch direkt durch Raster-(Stich-)keratotomie, oder durch oberflächliche Keratektomie erzielt werden. Die letztgenannten Methoden haben den Nachteil, dass sie in unerfahrenen Händen oder bei unruhigen Patienten tiefe Hornhautverletzungen oder sogar Perforation verursachen können.

Cave: Eine Aktivierungsbehandlung der Hornhaut darf nur bei oberflächlichen Ulzerationen und chronischen Epithelerosionen angewandt werden, jedoch nicht bei infizierten Hornhautgeschwüren, vor allem wenn sie lytisch und sehr tief sind. In solchen Fällen kann diese Behandlung zu einer dramatischen Verschlechterung führen.

- **Aktivierung durch Kürettage:** (Fig. 10.4 A) Das Ulkus und der Randbereich werden kräftig kürettiert, damit die Basalmembran durchbrochen wird.
- **Aktivierung mit Phenol:** (Fig. 10.4 B) Das Ulkus und der Randbereich werden mit einem Wattetupfer und einer gesättigten Phenollösung (Kristalle bis zur Sättigung in Wasser lösen, dann nicht mehr aufrühren!) getränkten Tupfer touchiert und sofort anschließend gründlich mit physiologischer NaCl-Lösung nachgespült. Die Nachbehandlung erfolgt wie bei der medikamentellen Therapie.
- **Aktivierung durch Raster-(Stich-)keratotomie:** Mit einer 0,45-mm-Kanüle (auf eine Spritze aufgesetzt oder in eine Mosquitoklemme eingeklemmt) oder mit einem Diamantmesser, das über eine Tiefeneinstellung verfügt, werden in einem Rastermuster (Rasterweite ca. 1 mm) sehr oberflächliche Kratzer (Fig. 10.4 C). oder Stichinzisionen bis 1 mm über den Ulkusrand hinaus gesetzt. *Cave: Diese Behandlung kann bei Katzen Sequesterbildung hervorrufen.*
- **Aktivierung durch Keratektomie:** Hierbei wird das ganze Ulkus lamellär und so oberflächlich wie möglich abgetragen (unter dem Operationsmikroskop).

Fig. 10.4:
Kürettage (A), Phenoltouchierung (B) oder Rasterkeratotomie (C) eines indolenten Ulcus corneae.

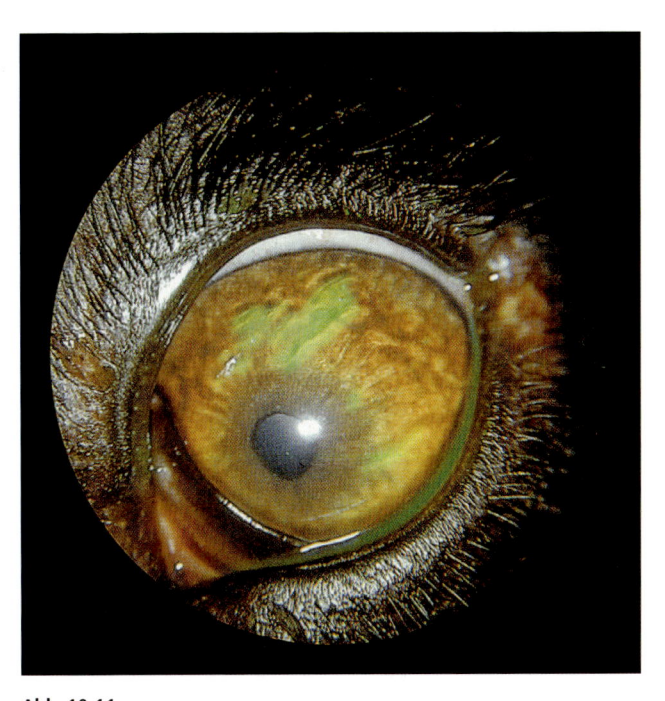

Abb. 10.11:
Kratzerartiger Korneadefekt nach Trauma (OS, Hund). Vergleiche die Form dieses Defektes mit der des indolenten Ulkus in Abb. 10.9 und 10.10.

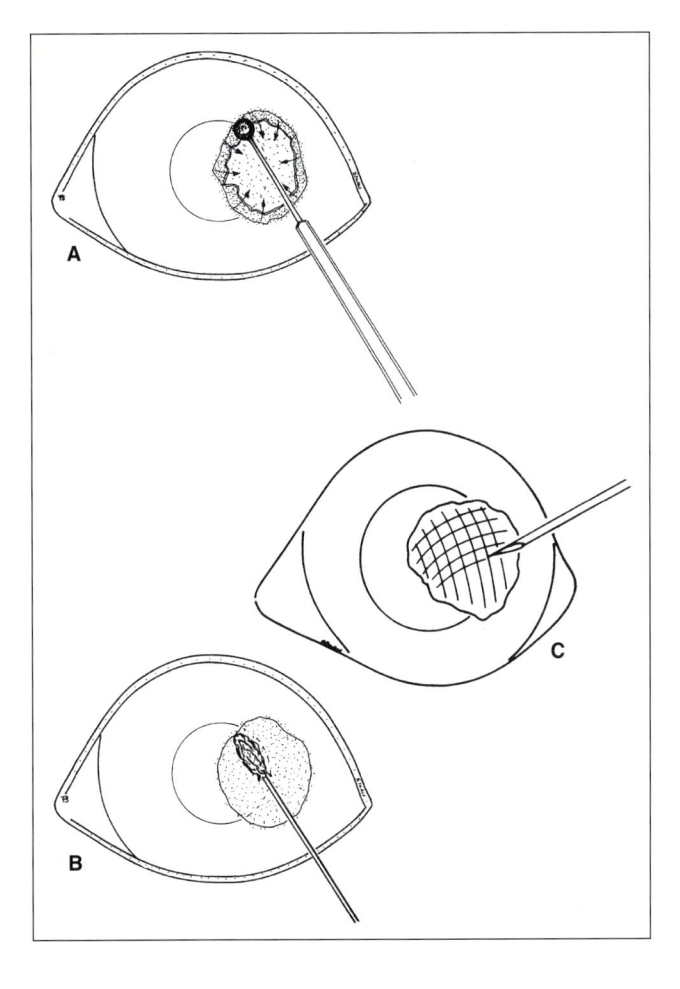

Nachbehandlung: Die medikamentelle Nachbehandlung nach chirurgischer Therapie erfolgt über wenigstens 3 Wochen. Nach ungefähr 10 Tagen wird die möglicherweise eingetretene Epithelisierung mit Fluoreszein getestet und die Vaskularisation dahingehend kontrolliert, ob die Gefäßeinsprossung von allen Seiten ausreichend ist. Bei einem unzureichenden Ergebnis muss die Behandlung wiederholt werden. Die Atropingabe erfolgt bis zur vollständigen Dilatation der Pupille. Färbt sich die Hornhautoberfläche nicht mehr mit Fluoreszein an, so kann die Applikation des Antibiotikums abgesetzt werden. Vitamin-AT (später dann AS) sollten noch über wenigstens 14 Tage gegeben werden. Der Besitzer muss den Patienten bei einer eventuellen Verschlechterung des klinischen Befundes (zentrale glasige Trübung oder Aufhellung, vermehrte Schmerzäußerungen, verstärkte eitrige Exsudation) sofort wieder vorstellen (siehe 10.6.3.2). Eine peripher einsetzende Aufhellung ist ein Zeichen der ablaufenden Heilung. Die Gabe von Kortikosteroiden zur Verhinderung der Narbenbildung ist nicht erwünscht, da hierdurch die Epithelisierung gehemmt würde, zumal gleichzeitig die Tendenz zur Narbenbildung bei oberflächlichen Defekten nur gering ist.

Sollte trotz wiederholter Kürettage/Aktivierung und erweiterter Diagnostik keine Heilungstendenz erkennbar sein, so kann das dritte Augenlid temporär über die Hornhaut genäht werden, eine temporäre Kontaktlinse auf die Hornhaut angepasst oder eine der Bindehauttechniken oder die superfizielle, lamelläre Keratektomie, angewandt werden (siehe 10.6.3.5).

Prognose: Unkomplizierte oberflächliche Defekte oder Ulzera heilen innerhalb von 8–10 Tagen ab, nachdem die initiale Noxe eliminiert worden ist.

Auch beim indolenten Ulkus ist die Prognose ist im Allgemeinen günstig, obwohl der gesamte Heilungsprozess gelegentlich bis zu 4 oder 6 Wochen Zeit in Anspruch nehmen kann. Man sollte den Besitzer des Tieres darauf hinweisen, dass die Ursache eines solchen indolenten Ulkus in der Tatsache zu suchen ist, dass eine ungenügende Anheftung der Basalmembran am Stroma der Hornhaut vorliegt und somit die Möglichkeit eines Rezidivs am selben Auge – eventuell an anderer Stelle – oder am Partnerauge besteht.

Nach abgeschlossener Heilung kann die Hornhaut beider Augen bei prädisponierten Rassen (Boxer, kurznasige Perserkatzen) durch Vitamin-AT geschützt werden (1 × täglich).

10.6.3.2 Tiefe Ulzera

Tiefe Ulzera sind meist die Folge sekundärer Infektionen bei vorangehenden, primären Hornhautläsionen (siehe Abb. 10.12–10.15), oftmals in Kombination mit einer verminderten Resistenzlage. Bakterielle Proteasen (*Pseudomonas* spp., hämolysierende Streptokokken) aber auch endogene Kollagenasen können das stromale Kollagengerüst der Hornhaut in kürzester Zeit erweichen und auflösen. Beim Pekingesen muss in diesem Zusammenhang ätiologisch vor allem an die ständig zu Hornhautirritationen führende Nasenfaltentrichiasis und den latent vorhandenen Lagophthalmus gedacht werden. Bei allen kurznasigen Tieren können Mikroläsionen des exophthalmischen (und damit schlechter geschützten) Augapfels der auslösende Faktor sein. Ein solches »kompliziertes« Ulkus wird sehr schnell tiefer und breitet sich zentrifugal aus, wobei die Ränder des Defekts stark anschwellen und dadurch uneben und geleeartig erscheinen. Auch die übrigen Entzündungssymptome wie Blepharospasmus, Photophobie, konjunktivale und episklerale Rötung, Chemosis, eitriger Ausfluss und Uveitissymptome mit Eiter in der vorderen Augenkammer (Hypopyon) verstärken sich rasch. Wird nicht schnellstens therapeutisch eingegriffen, so können derart stürmisch verlaufende Ulzera innerhalb eines Tages / einiger Tage zur Perforation, Panophthalmitis und nicht selten zum Verlust des Auges führen.

Die sofort einzuleitende Therapie entspricht der des oberflächlichen Ulkus. Zur weiteren Diagnostik und Therapie sollte das Tier dann so rasch wie möglich überwiesen werden.

Therapie: Nach Entnahme einer Tupferprobe zur bakteriologischen Untersuchung und Resistenzprüfung/Antibiogramm sollten tiefe Ulzera mit Acetylcystein, vorsichtigen Spülungen mit Kochsalzlösung, »spezifischen« Antibiotika, z.B. Neomycin/Polymyxin und/oder Gentamycin (oder Auswahl nach Antibiogramm) und Atropin (jeweils AT 6–8 × täglich) behandelt werden. Zum Schutz vor zusätzlichen mechanischen Einwirkungen sollte das Tier einen Halskragen tragen. In akut perforationsgefährdeten Fällen empfiehlt es sich, das Ulkus mit einem Bindehautlappen zu versorgen. Bei erfolgreicher Therapie verringert sich die Intensität de Symptomatik schnell, der Rand des Ulkus schwillt ab und rundet sich ab, und lediglich im Bereich der Läsion ist noch ein Fluoreszein-positiver Defekt sichtbar. Sind Blutgefäße bis an den Defekt vorgedrungen, sprossen Fibro- und Angioblasten ein, es wird Granulationsgewebe gebildet, und schließlich erfolgt die Heilung unter Narbenbildung. Da Kortikosteroide und Lokalanästhetika den Epithelisierungsvorgang hemmen, ist deren Anwendung bei oberflächlichen und erst recht bei tiefen Ulzera kontraindiziert, obwohl sie die Hornhaut anfänglich scheinbar schmerz- und reizlos machen.

Prognose: Die Prognose ist anfangs immer vorsichtig zu stellen.

10.6.3.3 Descemetocele

In diesen nicht selten vorkommenden Fällen ist in dem betroffenen Bereich das gesamte Stroma durch eine Verletzung oder einen enzymatischen Abbau des Kollagens zerstört worden, so dass die klare Descemetsche Membran frei liegt und, in Abhängigkeit der Größe des vorhandenen Defekts, durch den vorhandenen Augeninnendruck vorgewölbt wird (Abb. 10.14). Unter dieser hellen Hernie schimmert oft die auffallend deutlich erkennbare Iris durch. Eine Descemetocele beruht in der Regel auf einem initialen Trauma mit anschließender bakterieller Infektion und Keratomalazie. Descemetocelen kommen selten vor, am häufigsten bei brachyzephalen Rassen (Pekingese, Mops und Französische Bulldogge). Die Perforationsgefahr für das Auge ist groß.

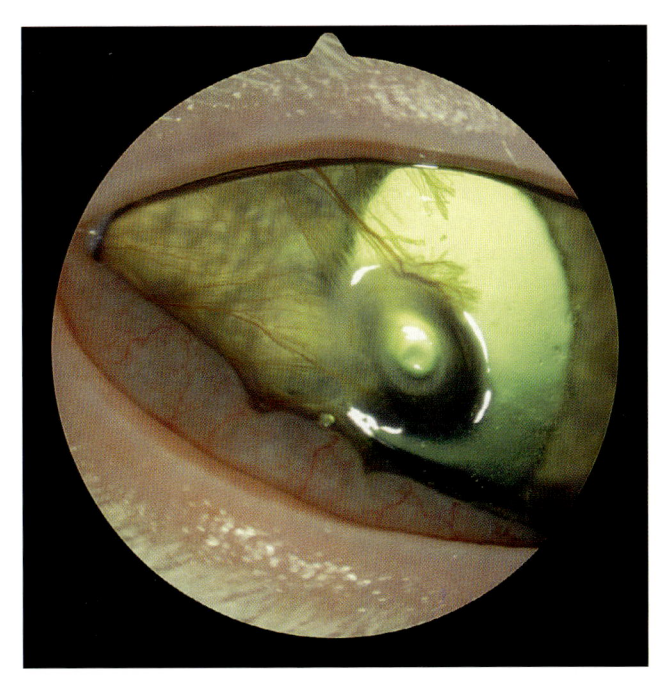

Abb. 10.12:
Tiefes Ulcus cornea (lytisch) bei einer Katze (OD). Eine tiefe kraterförmige Einziehung ist sichtbar, und das Zentrum ist klar, was darauf hindeutet, dass der Defekt bis zur Descemetschen Membran reicht.

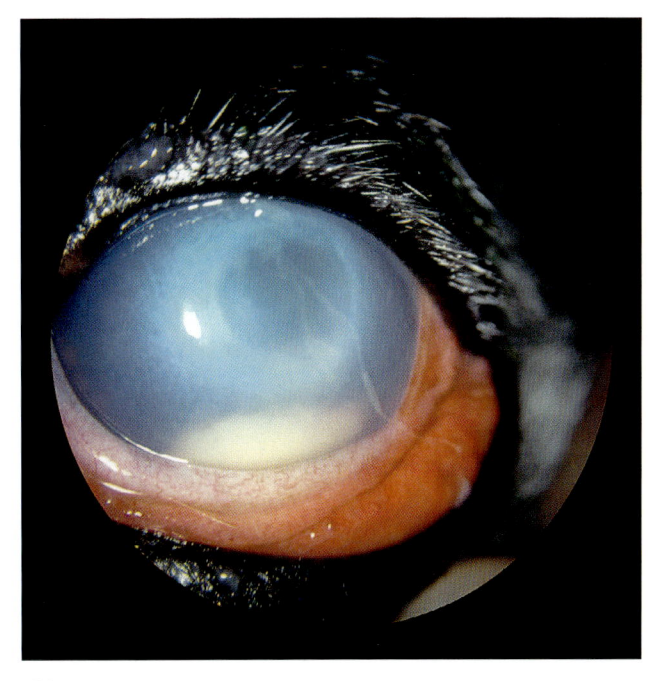

Abb. 10.13:
Tiefes Ulcus corneae (lytisch) mit verschmelzendem, glattem Rand, hervorgerufen durch proteolytische Enzyme. Gleichzeitig ist ein Hypopyon erkennbar (OS, Hund).

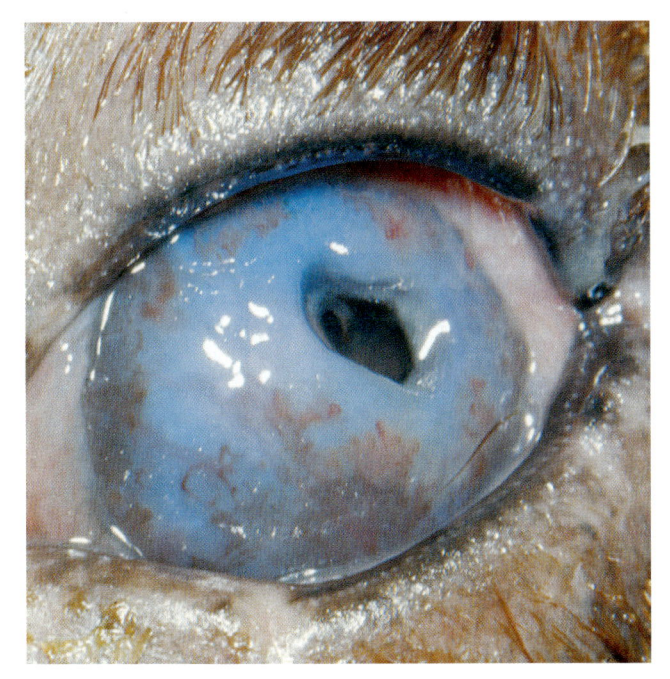

Abb. 10.14:
Hochgradiges Kornea-Ödem mit Gefäßeinsprossung aufgrund eines sehr tiefen Ulcus corneae (lytisch) bis zur Descemetschen Membran (zeigt kein Ödem).

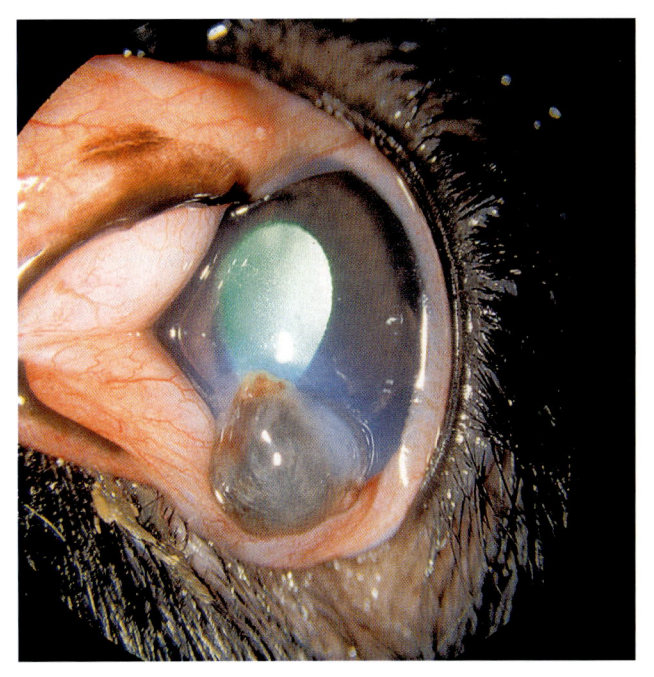

Abb. 10.15:
Staphylom nach Durchbruch eines sehr tiefen Ulcus corneae (lytisch), Pupille ist birnenförmig verformt, da sie in der Öffnung hängen geblieben ist.

Therapie: Die Therapie entspricht der des tiefen Ulkus, jedoch wird in jedem Fall zusätzlich eine der Techniken zur Konjunktivaabdeckung verwendet. (Es empfiehlt sich ein gestielter, streifenförmiger oder zirkulärer Bindehautlappen [Abb. 10.16–10.21]; das Hochnähen der Membrana nictitans ist in einem solchen Fall nicht ausreichend.) Die dabei zur Anwendung kommende Operationstechnik ist abhängig vom zur Verfügung stehenden OP-Instrumentarium, der Erfahrung des Operateurs und den eventuell schon vorhandenen Erweichungserscheinungen am Rand des Defekts.

10.6.3.4 Hornhautperforation und Staphylom

Hornhautperforationen können durch Stich- oder Schnittwunden, aber auch durch perforierende tiefe Ulzera, entstehen. Bei kleineren Defekten tritt Kammerwasser aus, gerinnt und verschließt somit zusammen mit der eintretenden Schwellung der betroffenen Hornhautbezirke den Defekt. Bei größeren Defekten fällt auch die Iris als schwarze, blasige Vorwölbung vor (Fig. 10.5 und Abb. 4.19, 10.15). Bei skleralen Staphylomen füllt sich der Defekt direkt mit uvealem Gewebe. Schädigungen der Iris verursachen Blutungen und starke Schmerzen, letztere äußern sich in einem heftigen Blepharospasmus. Das Staphylom ist bereits einige Stunden später mit koaguliertem Blut und/oder Exsudat bedeckt.

Therapie: Hornhautperforationen sollten in der Regel nach einer ersten Notfallbehandlung mit Augentropfen (Neomycin/Polymyxin, Atropin) und Halskragen direkt zur weiteren Abklärung und Behandlung überwiesen werden. Liegt der Perforation ein Trauma zu Grunde, so wird die Hornhaut im Allgemeinen genäht (siehe 4). Ist die Perforation durch ein tiefes Ulkus erfolgt, so kann die Hornhaut auf Grund der schlechten Wundrandqualität und des Gewebedefektes nicht genäht werden, so dass die eventuell vorgefallene Iris elektrochirurgisch entfernt und der Defekt anschließend mit einem gestielten Konjunktivallappen oder einem Hornhauttransplantat bedeckt wird.

10.6.3.5 Bindehautschürzen

Die Nickhautschürze (»Verband«) leistet gute Dienste bei der Behandlung einer Luxatio bulbi sowie bei traumatischen oder ulzerativen Hornhauterkrankungen. Auch Konjunktivalgewebe, Hornhautgewebe oder Gewebekleber können verwendet werden.

Durch die Nickhautschürze wird der gesamte Augapfel mit intakter Konjunktiva abgedeckt. Will man eine Einsprossung von Gefäßen in die Hornhaut, also zu dem Defekt hin, erreichen, so bedient man sich der Methode der Konjunktivaschürze, bei der ein entsprechender Teil der Konjunktiva freipräpariert wird und die subkonjunktivale (blutige) Seite des freipräparierten Lappens auf dem Defekt verankert wird, um nach einigen Tagen mit ihm zu verwachsen. Alternativ kann der Defekt auch mit Korneagewebe abgedeckt werden. Die letzteren Methoden bedürfen neben einiger Erfahrung auch noch eines speziellen Instrumentariums. Derartige chirurgische Eingriffe werden immer unter Allgemeinanästhesie ausgeführt.

> Bei Vögeln reicht die Bindehaut für eine Abdeckung der Hornhaut oft nicht aus, weshalb auf eine temporäre Tarsorraphie ausgewichen werden muss.

Nickhautschürzen

- **Befestigung am Oberlid** (Fig. 10.6.)

Mittels zweier rückläufiger Einzelhefte, die jeweils im Oberlid und im Nickhautknorpel (hornhautseitige Konjunktiva der Nickhaut darf nicht perforiert werden) verankert sind, wird die Nickhaut in toto über den Augapfel genäht und dieser damit abgedeckt. Vorteile dieser Methode sind die einfache Art der Ausführung und ihre große Effektivität, bei welcher der volle Bewegungsspielraum des Bulbus unter der Schürze erhalten bleibt.

Die erste Naht liegt lateral der Mitte des Oberlides, die zweite liegt in ca. 10 mm Entfernung von der ersten, in Richtung zum lateralen Kanthus. Das Oberlid wird mittels einer chirurgischen Pinzette fixiert, wobei ein Schenkel im Konjunktivalsack, der andere auf der Lidhaut liegt und zwar ca. 10–15 mm vom Lidrand entfernt. Die Nadel wird in Richtung Pinzettenspitze und in Richtung Fornix geführt (z.B. 4/0–5/0, Polyfilament, Nylon, 20–25 mm lange, scharfe Nadel, ⁴⁄₈ Biegung). Der freie Nickhautrand wird nun mit Hilfe einer Nickhautpinzette/Von-Graefe-Pinzette in Höhe des Knorpels fixiert. Parallel zum freien Nickhautrand wird in einer Entfernung von 2–3 mm mit

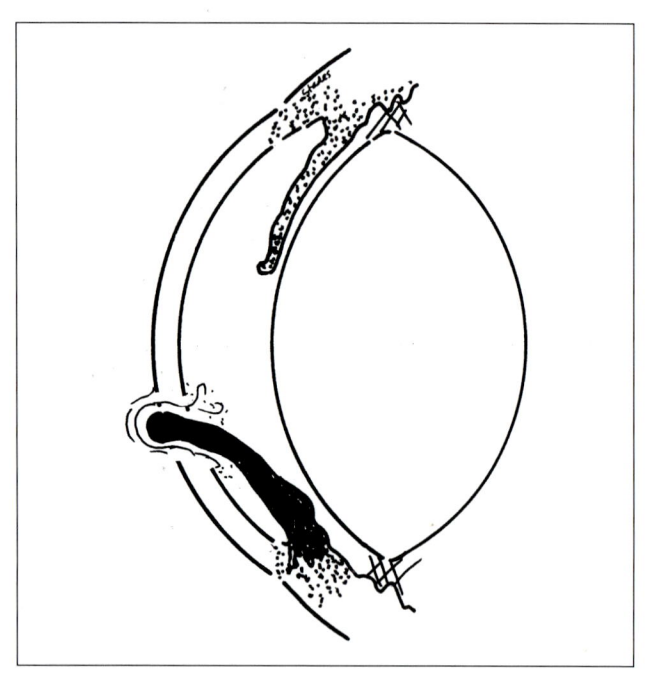

Fig. 10.5:
Staphylom. Ein Iriszipfel dringt durch einen Korneadefekt nach außen.

der Nadel von medial nach lateral über eine Länge von ca. 3–5 mm die palpebrale Schleimhaut unter dem Knorpelrand durchstochen. Anschließend wird über den Fornix durch das Oberlid ausgestochen. Hierbei sollte die Nickhaut auf der bulbären Seite natürlich nicht perforiert werden. Um ein Einschneiden der Fäden in die Haut zu verhindern, werden mit den Fäden kleine Knöpfe oder kleine Teile eines Infusionsschlauches an das Oberlid genäht. Die Nähte werden erst angezogen und geknüpft, wenn beide Nähte vorgelegt sind. Beim Setzen des zweiten Heftes wird das Oberlid ca. 10–15 mm vom lateralen Kanthus entfernt nochmals durchstochen. Anschließend wird der Knorpel, diesmal von lateral nach medial, durchstochen und die Nadel durch den Fornix nach außen geführt. Vor dem Anziehen und Knüpfen der Hefte wird unter die Nickhautschürze eine erbsengroße Menge Salbe appliziert (Chloramphenicol, zusätzlich Atropin-AS 1 % bei Anzeichen einer Uveitis). Wird der Abstand zwischen den Heften genau eingehalten, kann eine unerwünschte Faltenbildung vermieden werden. Sind die Nähte richtig platziert und reizlos, können sie ohne Bedenken über 10 Tage liegen bleiben. Das Lösen erfolgt dann unter Lokalanästhesie, in dem die Knöpfe unter den Heften abgeschnitten werden, so dass die Fadenenden in den Fornix zurücksinken. Mit einer Pinzette werden die Fadenenden gefasst und bei der Rückwärtsbewegung des Kopfes (durch den Patienten) aus der Nickhaut gezogen. Die Nachbehandlung besteht aus der Applikation der genannten Salben (je 1 × täglich) in den lateralen Kanthusbereich. Weitere Maßnahmen zur Nachbehandlung können bei anderen Indikationen zum Anlegen der Nickhautschürze (Hornhautulkus oder Luxatio bulbi) nachgelesen werden.

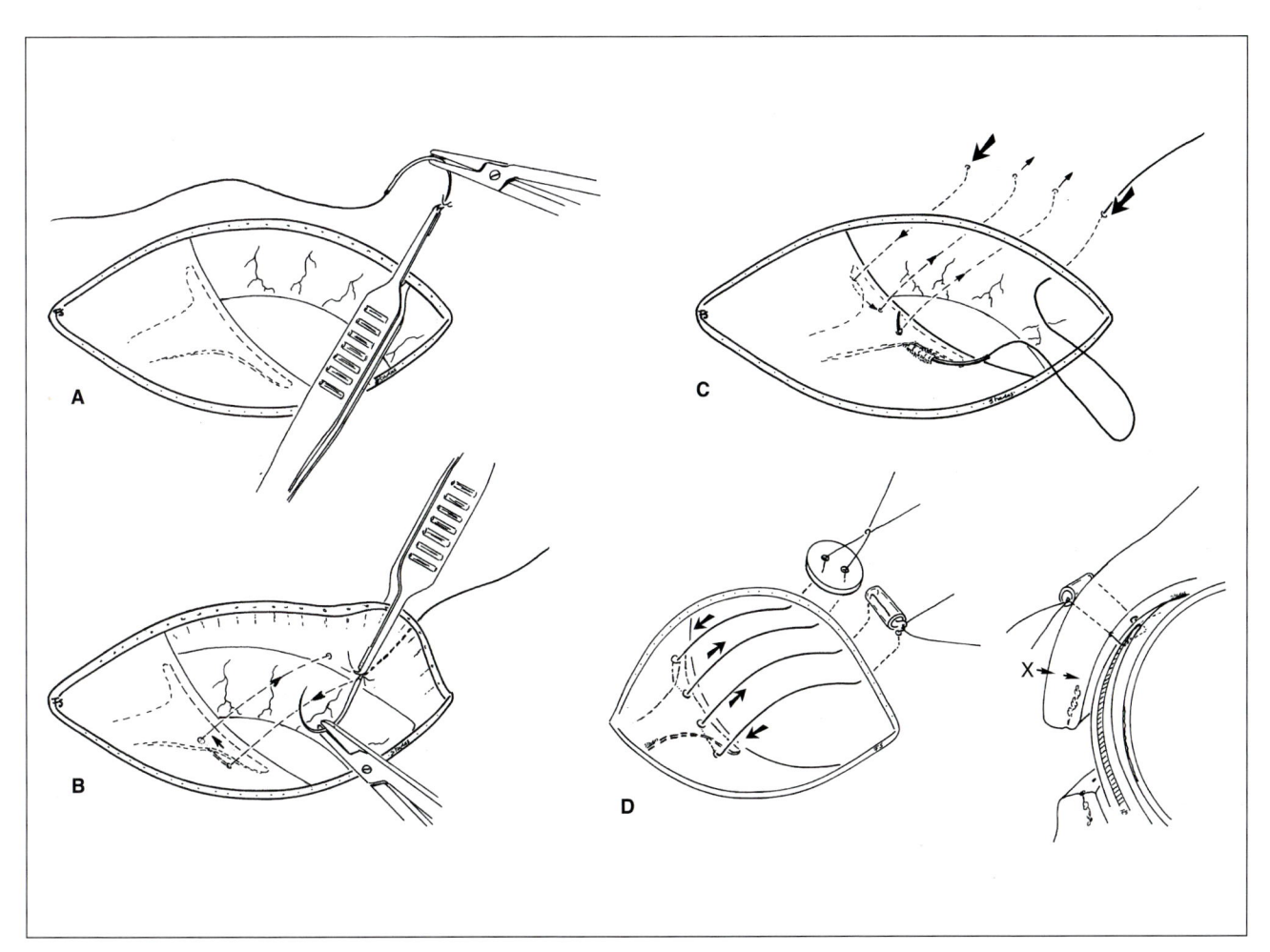

Fig. 10.6:
Nickhautschürze. Befestigung am Oberlid. X = zu dicht am Lidrand gelegene Naht.

- **Befestigung an der dorso-lateralen Konjunktiva**
(Fig. 10.7)

Mittels 2–3 rückläufiger Einzelhefte wird der freie Nickhautrand an der dorso-lateralen bulbären Konjunktiva fixiert. Daher ist diese Methode bei der Luxatio bulbi kontraindiziert. Ungefähr 2 mm unterhalb des freien Randes wird die Membrana nictitans, am besten durch einen Flügel des Nickhautknorpels, durchstochen. Dann wird die gegenüberliegende, dorso-laterale, sklerale Konjunktiva, im Abstand von ca. 2–3 mm vom Limbus und parallel zu diesem, über eine Länge von ca. 5 mm durchstochen (5/0–6/0 mono- oder polyfilamentes Nahtmaterial, gebogene runde Nadeln, 4/8 Biegung). Die Nähte können direkt geknüpft werden. Vor dem Anziehen und Knüpfen des letzten Heftes wird jeweils eine erbsengroße Menge Chloramphenicol- und Atropin-AS 1 % unter die Nickhaut gebracht.

Konjunktivaschürzen
(Fig. 10.8, 10.9 und Abb. 10.16–10.21)

Bei dieser Technik wird ein Teil der bulbären Konjunktiva gelöst und über den entsprechenden Hornhautdefekt genäht.[13] Beim Pferd ist es erforderlich, die entstehende Konjunktivawunde separat zu nähen, da sonst die Gefahr eines Vorfalls von retrobulbärem Fett besteht.[14] Ziel der Operation ist ein Verwachsen des subkonjunktivalen Gewebes mit der defekten Hornhaut, so dass der Defekt verschlossen wird, Gefäße einsprossen und der Heilungsprozeß eintritt.

Die Nachbehandlung besteht aus der Gabe von AS oder AT mit einem »spezifischen« Antibiotikum (Antibiogramm empfehlenswert) und Atropin 1 % AS/AT (je 4–6 × täglich). Nachdem der Hornhautdefekt vollständig verwachsen ist, wird die Verbindung zwischen dem Lappen und der Konjunktiva durchtrennt. Der periphere Anteil des Lappens zieht sich im Allgemeinen in Richtung Konjunktiva zurück und verwächst dort wieder. Die bereits mit der Hornhaut verwachsene Konjunktiva wird in Narbengewebe umgewandelt, welche oft nach einigen Monaten fast vollständig umgebaut wird.

- **Abdecken mit einem Konjunktivalappen**
(Fig. 10.9, A, B und Abb. 10.19, 10.20).

Die Konjunktiva wird am Limbus über eine Länge von ca. 10–15 mm inzidiert und freipräpariert, so dass der entstehende gestielte bulbäre Bindehautlappen spannungsfrei über den Hornhautdefekt gezogen werden kann. Der freie Rand des Lappens wird dann mit Einzelknopfnähten mit dem Rand des Defektes in ca. 1 mm Abstand vernäht (8/0–9/0, monofilamentes Nahtmaterial, resorbierbar, 6 mm, spatulaförmige Nadel).

- **Abdecken mit einem Konjunktivastreifen**
(Fig. 10.9, C, D und Abb. 10.21).

Die Konjunktiva wird an der Seite des Hornhautdefektes am Limbus von 6 bis 12 Uhr präpariert. Weiter vom Limbus entfernt wird ein zweiter, parallel zum ersten verlaufender Schnitt in der Konjunktiva über ca. 150° angelegt. Der freipräparierte Streifen muss insgesamt 5 mm breiter sein als der abzudeckende Defekt.

Durch die Präparation entsteht so ein vertikaler Konjunktivastreifen, der nur noch ventral und dorsal Verbindung hat. Es ist aber auch möglich, den Bindehautstreifen in einem kleineren Abstand von beispielsweise 100° zu lösen und dann an einer Seite zu durchschneiden, wodurch wieder eine Art kleiner Flap entsteht. Die freien Ränder des Streifens werden dann an den medialen und lateralen Wundrändern des Defektes fixiert (8/0–10/0, Nylon oder resorbierbares monofilamentes Nahtmaterial, 6 mm, spatulaförmige Nadel). Der verbliebene konjunktivale Wundrand wird am Limbus mit einer fortlaufenden Naht vernäht.

- **Abdecken mit zirkulärer skleraler Konjunktiva**
(Fig. 10.8 und Abb. 10.16–10.18)

Die Konjunktiva wird hierbei über die gesamte Länge des Limbus zirkulär von der darunter liegenden Tenonschen Kapsel gelöst. Anschließend wird die freipräparierte Konjunktiva mit rückläufigen Einzelheften oder Tabaksbeutelnaht (5/0, mono- oder polyfilamentes Nahtmaterial, Nylon oder Seide, Rundkörper-Nadel) so miteinander vernäht, dass eine von medial nach lateral verlaufende Naht entsteht.

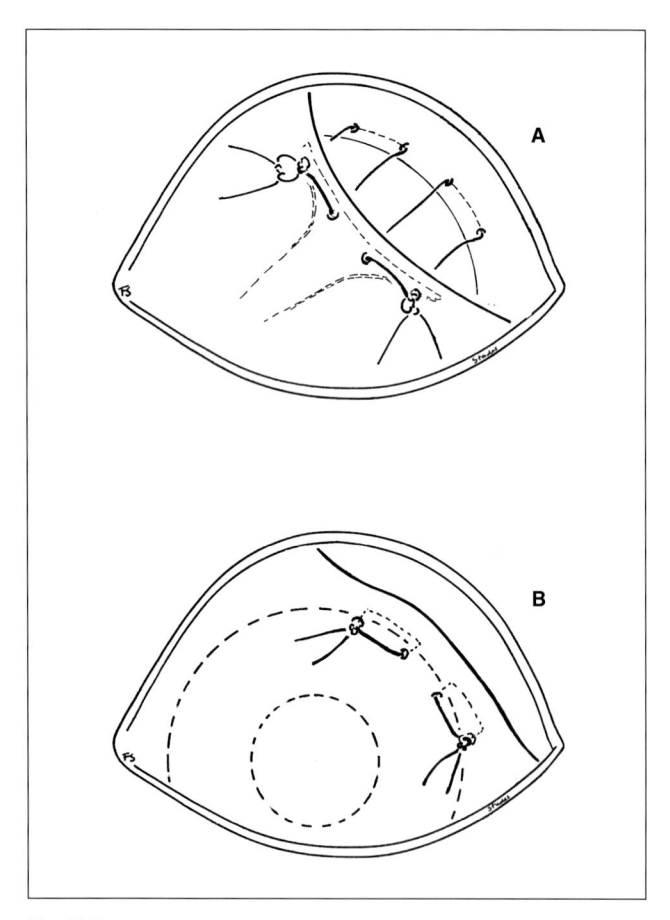

Fig. 10.7:
Nickhautschürze. Annähen der Membrana nictitans an der dorsolateralen Konjunktiva.

Keratitis **145**

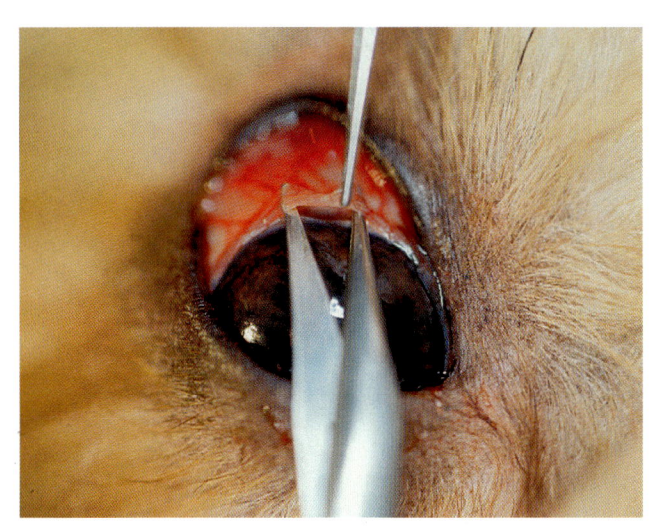

Abb. 10.16:
Vorbereitung zur Bindehautschürze (zirkulär) zur Abdeckung eines sehr tiefen Ulcus corneae. Die Konjunktiva wurde von Limbus abgeschnitten.

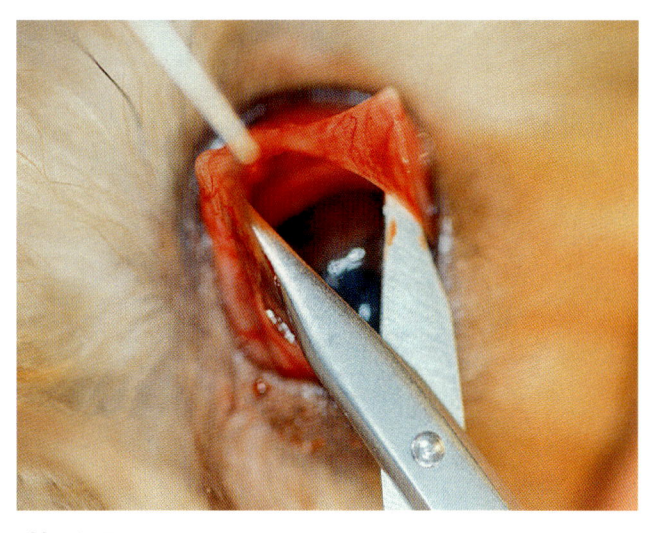

Abb. 10.17:
Bindehautschürze (zirkulär) zur Abdeckung eines sehr tiefen Ulcus corneae. Die Konjunktiva wird vom Limbus weiter abgelöst.

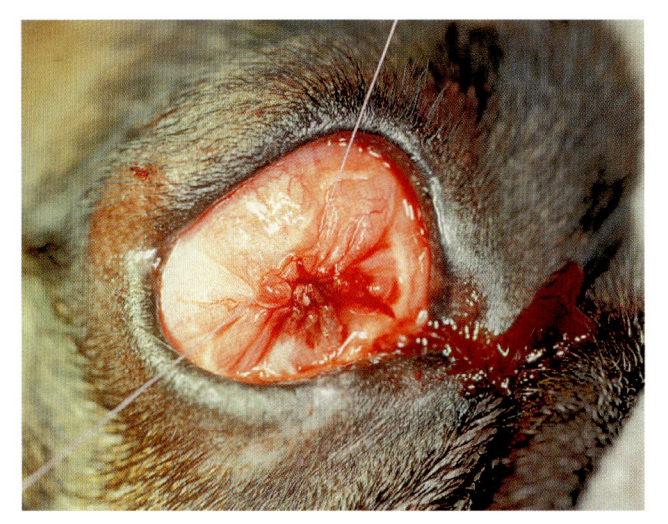

Abb. 10.18:
Vollständige Abdeckung der Kornea mit einer zirkulären Bindehautschürze, hier mit Tabaksbeutelnaht.

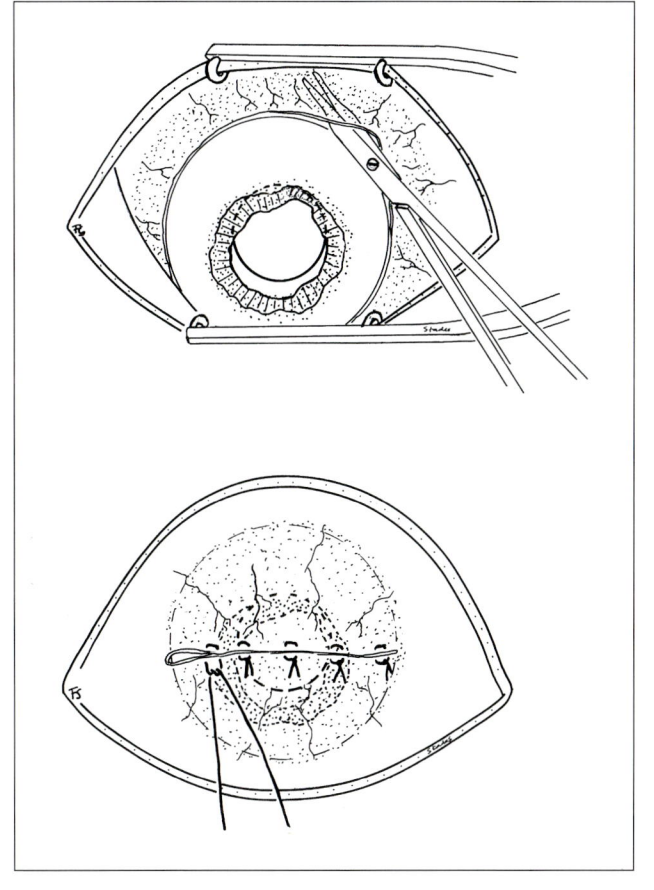

Fig. 10.8:
Bindehautschürze (zirkulär) zur Abdeckung tiefer Korneadefekte oder eines Ulcus corneae.

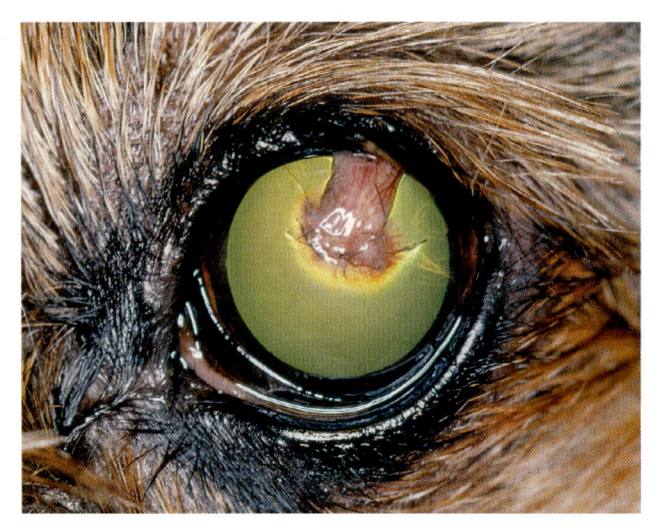

Abb. 10.19:
Gestielter Bindehautlappen (»pedicle graft«) zur Abdeckung eines sehr tiefen Ulcus corneae (OS, Hund, Nylon 9/0; mydriatische Pupille durch Atropingabe, siehe auch Abb. 10.20).

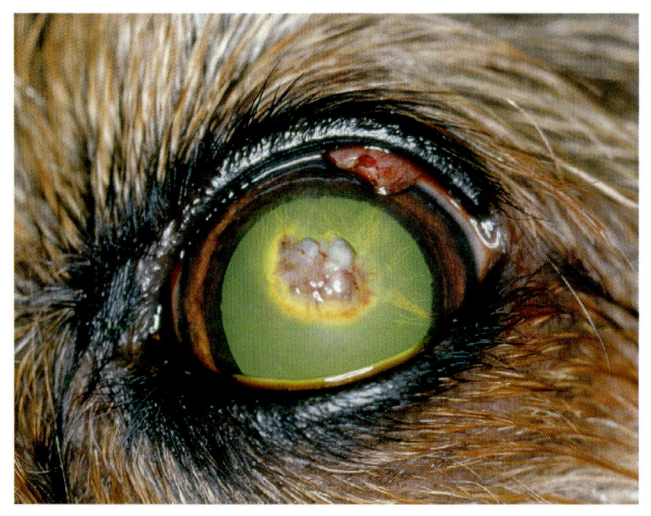

Abb. 10.20:
Restgranulation nach beidseitiger Durchschneidung eines gestielten Bindehautlappens (»pedicle graft«) zur Abdeckung eines sehr tiefen Korneadefektes (dasselbe Auge wie in Abb. 10.19).

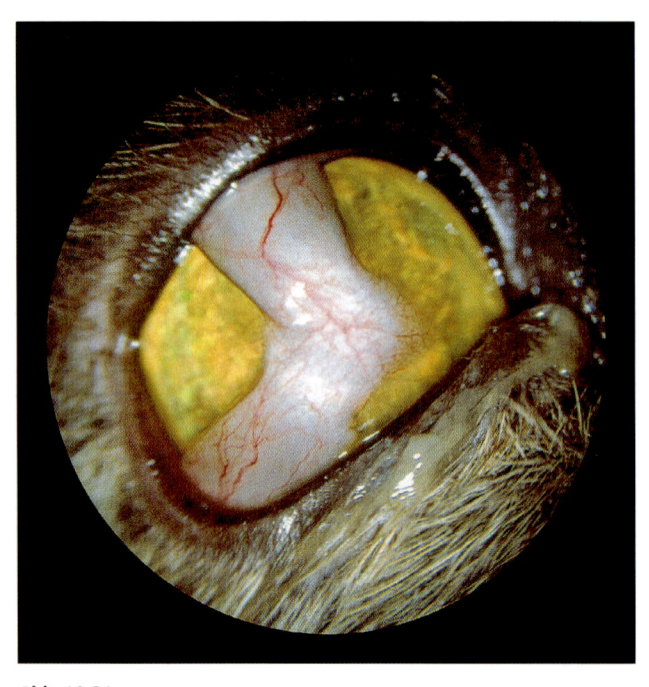

Abb. 10.21:
Völlig verwachsene Bindehautstreifen zur Abdeckung eines sehr tiefen Ulcus corneae (OS, Katze, 6 Wochen postoperativ).

Diese letztgenannte Methode ist zwar die am einfachsten auszuführende Technik, sie ist jedoch nicht so effizient und mit einem wesentlich stärkeren Operationstrauma verbunden als die vorher genannten Methoden. Die Fäden werden nach ca. 10–14 Tagen entfernt und die überstehende Konjunktiva von dem mit der Hornhaut verwachsenen Teil abgetrennt. Der verbliebene Wundrand wird vorzugsweise in den Fornix zurückgenäht.

■ **Abdecken mit einem freien konjunktivalen Autotransplantat**
Ein tiefer oder perforierender Hornhautdefekt kann eventuell auch durch ein Stück freie Bindehaut gedeckt werden, der z.B. aus der palpebralen Bindehaut der Membrana nictitans gewonnen wurde. Dabei sollte das Transplantat ca. 10 % größer sein als der zu deckende Hornhautdefekt. Das Einnähen erfolgt durch Einzelknopfnähte (Nylon 9/0, monofil). Die Methode ist besonders Erfolg versprechend, wenn die Hornhaut schon ausreichend vaskularisiert ist.

Abdecktechniken mit Hornhautgewebe[15]
■ **Lamelläre Korneaverschiebeplastik**
Bei dieser Technik wird, beginnend am Defektrand, ein Hornhautstreifen präpariert (halbe Tiefe der Hornhautdicke), der leicht divergierend bis dicht an die korrespondierende limbale Konjunktiva reicht. Die äußere Seite dieses Hornhautstreifens wird dann bis zum Limbus gelöst und von der Sklera abgeschnitten. Dieser nun freie Streifen, der nur noch an der bulbären Konjunktiva hängt, kann nur über den Defekt in der Hornhaut gezogen und dort angenäht werden (Nylon 10/0–9/0, monofilament).

■ **Freies Hornhauttransplantat**
Bei dem freien Hornhauttransplantat wird ein Stück Hornhaut (lamellär oder volle Hornhautdicke) eines Spenders benötigt, um einen Defekt abzudichten (Naht mit monofilamentem Nylon, 10/0 oder 9/0).

Abdecken eines Defektes mit Gewebekleber

Kleine Hornhautverletzungen, Ulzera und rezidivierende Erosionen können auch mit Gewebeklebern auf der Basis von Cyanoacrylat versorgt werden (Histoacryl®, Braun). Kleinste Mengen des Klebers werden auf die sorgfältig getrocknete Hornhaut (Anästhesie notwendig) in dünner Schicht aufgetragen (Kleberänder können sehr irritieren). Der Kleber hat antibakterielle Wirkung und verhindert den Abbau von stromalem Kollagen. Das Material wird nach 2–4 Wochen abgestoßen, nachdem der Defekt durch migrierende Epithelzellen abgedeckt wurde.[16]

10.6.4 Hornhautsequester/ -mumifikation/Cornea nigra/ Hornhautnekrose[17]

Die genannten Synonyme bezeichnen eine dunkelbraune Verfärbung der Hornhaut bis hin zur glänzenden, schwarzbraunen Plaque aus nekrotischer Hornhaut bei der Katze. Die Ätiologie ist noch nicht geklärt, vermutet wird jedoch ein qualitativ vermindertes Regenerationsvermögen und eine unzureichende Differenzierung der zentralen Hornhautanteile bei der Katze. Demzufolge könnte die Erkrankung auch zu den degenerativen Hornhautveränderungen gerechnet werden.

Mikrotraumata durch Haare (Aplasia palpebrae, Entropium, Distichiasis, Trichiasis) oder eine verminderte Tränenproduktion bei einer Keratoconjunctivitis sicca, bzw. ein defizienter Tränenfilm sowie Infektionen mit felinem Herpesvirus I führen bei der Katze relativ schnell zu einer Hornhautsequesterbildung. Darüber hinaus gibt es noch eine Reihe von Fäl-

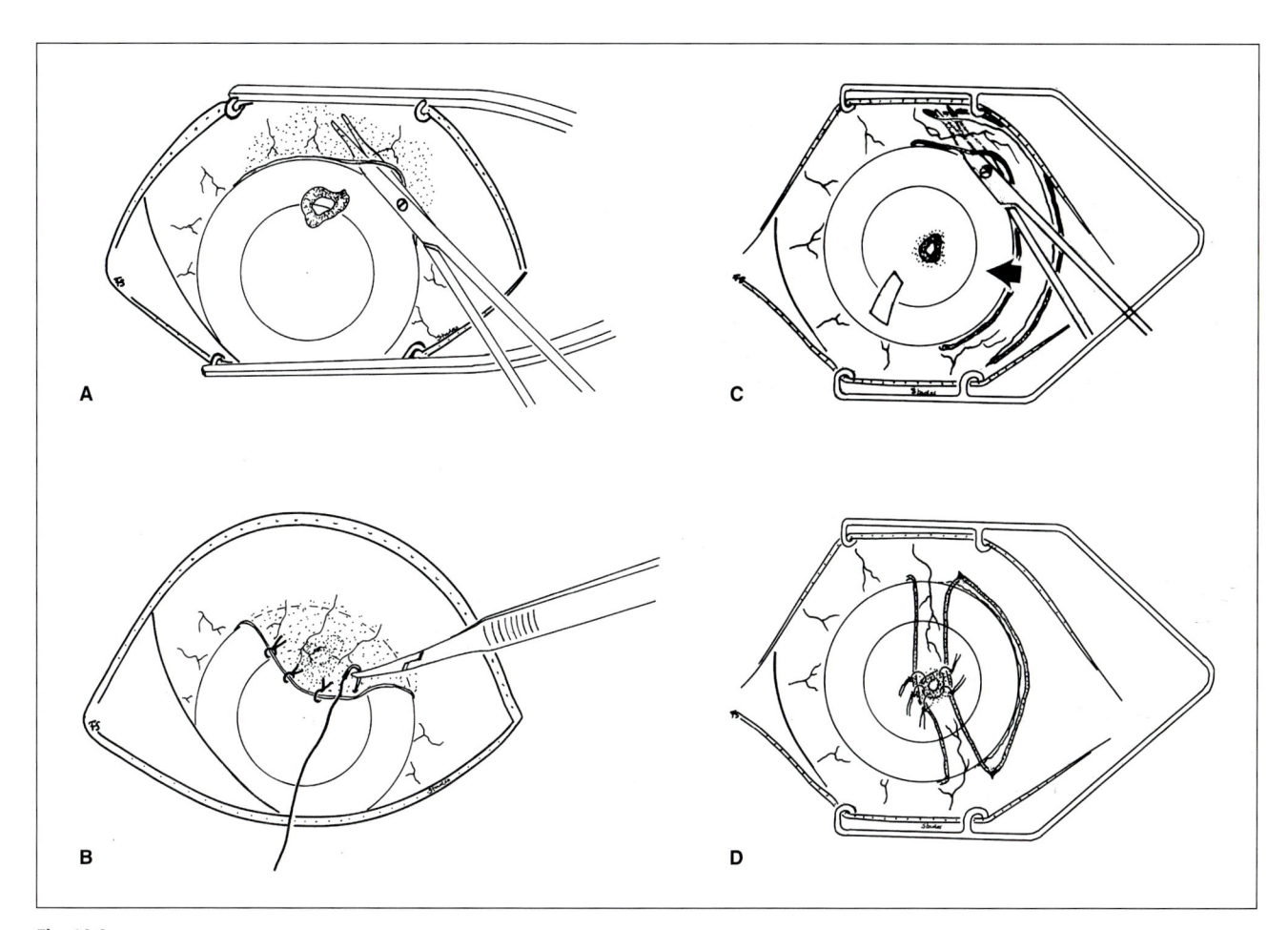

Fig. 10.9.
Bindehautschürzen zur Abdeckung tiefer Korneadefekte oder eines Ulcus corneae. Methoden mit Konjunktivalappen (A–B) und Konjunktivastreifen (C–D).

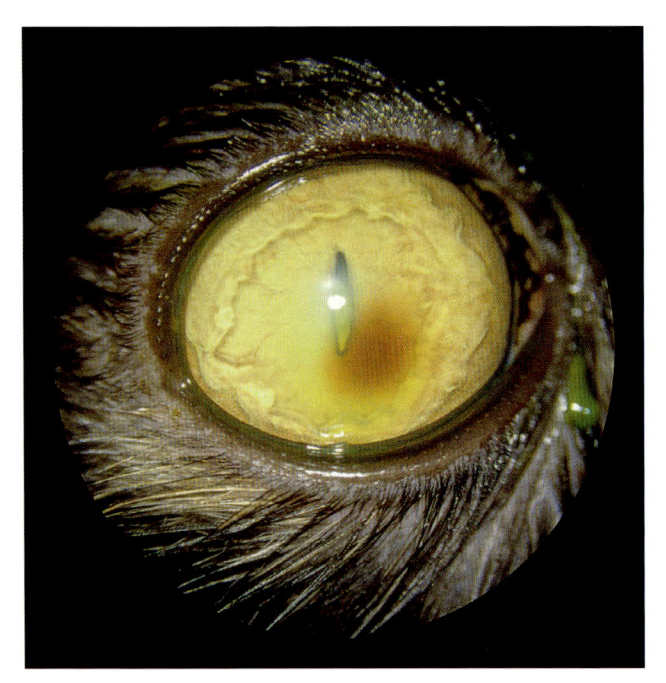

Abb. 10.22:
Korneasequester bei einer Katze; Anfangspigmentierung (OD).

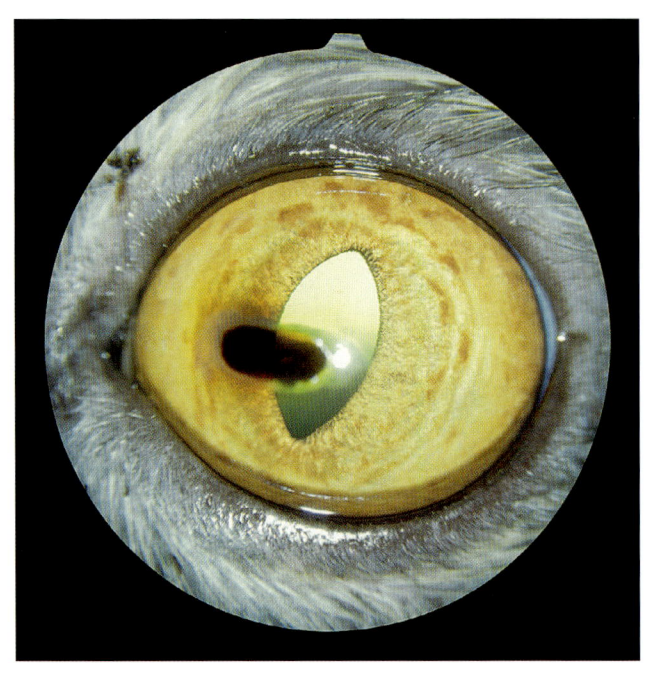

Abb. 10.23:
Korneasequester bei einer Katze. Mittelstadium, der Sequester löst sich am Rand etwas (OS).

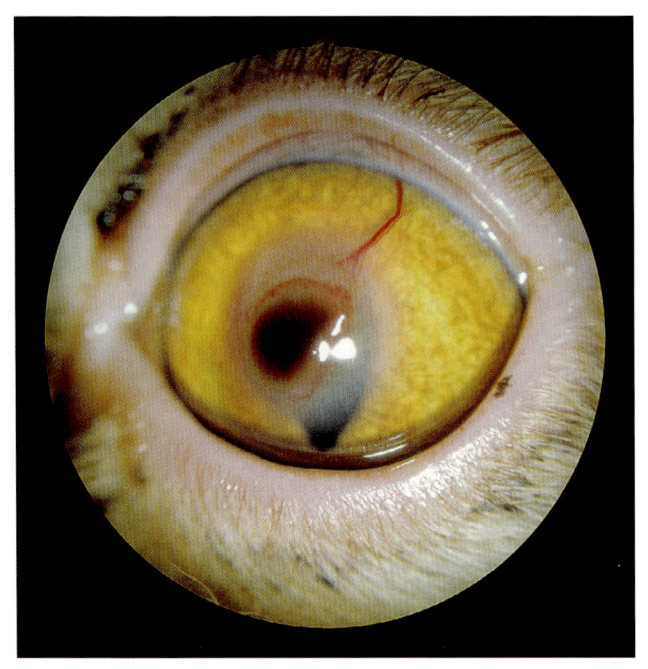

Abb. 10.24:
Korneasequester bei einer Katze. Spätstadium, der Sequester wurde von Gefäßen unterwachsen (OS).

len, bei denen keine direkt irritierenden Faktoren erkennbar sind. Eine Prädisposition scheint bei brachyzephalen Katzen mit hervorstehenden Augen vorzuliegen, hauptsächlich bei Perserkatzen. Vermutlich spielen hier auch eine herabgesetzte Lidschlagfrequenz oder der unvollständige Schluss der Lider (Lagophthalmus) und eine dadurch schnellere zentrale Tränenaufreißzeit eine Rolle. Auch erbliche Faktoren könnten beteiligt sein.

Symptome: Die Erkrankung beginnt meist mit einer diffusen Pigmentation des zentralen Hornhautepithels und schreitet dann unter Bildung einer an Dicke zunehmenden, schwarz glänzenden Plaque weiter fort (Abb. 2.7, 10.22–10.24). Die Herkunft und Art des Pigments sind nicht gesichert. Im weiteren Verlauf treten nach einigen Wochen zusätzlich Veränderungen unter der Plaque und im umliegenden Epithel und Stroma der Hornhaut auf (Ödem, Nekrose).

Die Schmerzreaktion hierauf ist bei der Katze nicht sehr ausgeprägt, jedoch sind eine erhöhte Tränenproduktion, Nickhautvorfall und eine geringgradige, oberflächliche Gefäßeinsprossung zu beobachten. Im Verlauf der folgenden Monate wird der Sequester sehr langsam durch Granulationsgewebe, das sich unter der Plaque bildet, abgestoßen, so dass schließlich eine der Größe des Hornhautdefekts entsprechende Narbe zurückbleibt. Meistens nimmt die spontane Abstoßungsreaktion aber viele Monate oder gar Jahre in Anspruch. Es besteht auch die Möglichkeit, dass die Hornhaut unter einem tief liegenden Sequester perforiert. Aus diesem Grund ist eine baldige chirurgische Intervention indiziert.

Diagnose: Die oberflächliche, nahezu zentral gelegene schwarze Plaque ist so charakteristisch, dass sie kaum mit einer anderen Krankheit verwechselt werden kann. Fremdkörper, wie kleine Blätter und Blütenknospen, werden bei der Katze weitaus seltener als beim Hund gesehen (vergleiche Abb. 4.13 und 10.23.). Diese sollten sofort entfernt werden. Der Sequester färbt sich mit Fluoreszein nicht an (Anfärbung mit Bengalrosa), lediglich das Randepithel kann sich unter Umständen leicht anfärben.

Therapie: Therapeutisch werden 4 × täglich eine AS mit »Standard«-Antibiotikum und Vitamin-A-AT verabreicht. Da die spontane Abstoßung des Sequesters sehr langsam abläuft, wird die Abheilung durch eine lamellären Keratektomie beschleunigt. Das hierfür notwendige Instrumentarium sowie die notwendige 5- bis 10-fache Vergrößerung lassen eine Überweisung zu einem Spezialisten sinnvoll erscheinen.

Ausgehend vom umgebenden, gesunden Hornhautepithel in unmittelbarer Umgebung der Veränderung wird unterhalb des Sequesters geschnitten. Die Plaque wird vom darunter liegenden Gewebe vermittels »spaltender« Bewegungen abgelöst. Nach der Entfernung des Sequesters wird kontrolliert, ob sich die Wundränder, die möglichst in durchgehender Linie verlaufen sollen, tatsächlich rundherum im gesunden Hornhautgewebe befinden. Liegt noch Pigment in der Tiefe (nahe der Descemetschen Membran), so sollte dieses wegen der hohen Perforationsgefahr vorerst belassen werden. Sequester, welche bis ca. 1/3 der Stromadicke betreffen, können wie unkomplizierte Ulzera nachbehandelt werden. Die postoperative Nachbehandlung wird dann wie oben beschrieben durchgeführt, zusätzlich wird lokal 2 × täglich Atropin-AS gegeben, bis zur vollständigen Dilatation der Pupille. Rezidive können vor allem bei Perserkatzen auftreten und werden dann identisch behandelt. Betrifft der Sequester die Hälfte der Stromadicke, wird anschließend an die Keratektomie eine Nickhautschürze angelegt. Tiefer greifende Sequester werden nach dem Entfernen am besten mit einem gestielten Bindehautlappen versorgt. So werden in den meisten Fällen Rezidive verhindert, auch wenn nicht alles braun verfärbte Gewebe entfernt werden konnte. Bis zur Heilung vergehen ungefähr vier Wochen. Das Ausmaß der Narbenbildung ist abhängig von der ursprünglichen Tiefe des Hornhautsequesters.

Prophylaxe: Präventiv können die Augen solcher Patienten 1–2 × täglich mit Vitamin-A-AT behandelt werden. Aufgabe der Züchter sollte es sein, den Rassestandard (»schöne große Augen«) zu überdenken; auch eine entsprechende Aufklärung der Besitzer / Käufer solcher Tiere erscheint angebracht.

10.6.5 Keratitis punctata

Die K. punctata ist eine Hornhautentzündung mit einer sehr spezifischen Symptomatik (multiple, kleine, punktförmige oder mehr dendritisch verlaufende, Fluoreszein-positive Hornhautdefekte). Diese Defekte werden langsam tiefer und füllen

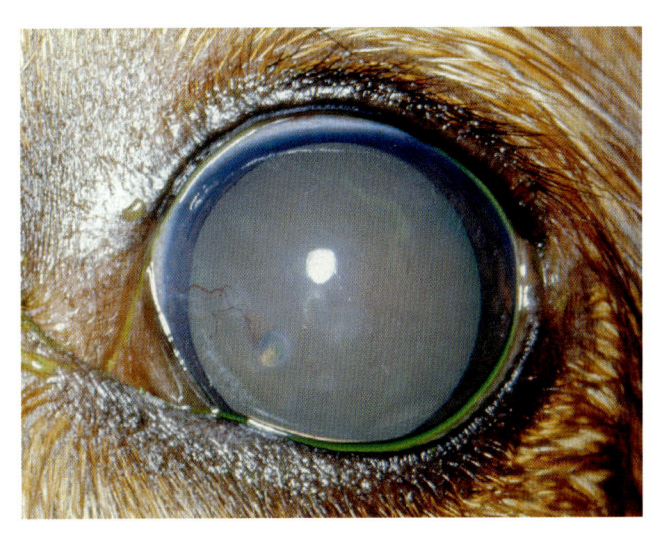

Abb. 10.25:
Keratitis punctata bei einem Langhaardackel (OS). Die punktförmigen, dendritischen Defekte sind mit Fluoreszein angefärbt.

sich nach 1–2 Monaten, mit oder ohne Gefäßeinsprossung, wieder auf. Einige Monate nach erfolgter Heilung treten allerdings meist erneut Rezidive auf. Am häufigsten betroffen sind Langhaardackel. Das klinische Bild ähnelt sehr dem der Hornhautveränderungen durch eine Herpesvirus-Infektion beim Menschen. Auch beim Pferd ist eine ähnliche Erkrankung, ausgelöst durch eine Infektion mit dem equinen Herpesvirus 2, bzw. 5, beschrieben. Beim Hund konnten allerdings bislang keine Herpesviren nachgewiesen werden.

Symptome: Multiple, kleine, punktförmige verlaufende, Fluoreszein-positive, oberflächliche oder tiefe Hornhautdefekte (Abb. 10.25) Während der ersten Tage der Erkrankung ist der Hund meist apathisch, zeigt Blepharospasmus und serösen, später eitrigen Augenausfluss. Im Verlauf der Heilungsphase (oberflächliche Gefäßeinsprossung) nimmt die Tiefe der Defekte langsam ab.

Diagnose: Sie wird auf Grund des klinischen Bildes und beim Pferd zusätzlich durch einen Konjunktivalabstrich und PCR gestellt. Differentialdiagnostisch sind alle Formen des Hornhautulkus in Betracht zu ziehen. Beim Langhaardackel müssen vor allem die Keratoconjunctivitis sicca und die K. pannosa von der K. punctata abgegrenzt werden.

Therapie: Im frühen Stadium einer K. punctata, mit kleinen, punktförmig Fluoreszein-positiven Läsionen, können und sollten lokal Kortikosteroide verabreicht werden. Auch Cyclosporin A wird erfolgreich eingesetzt.[8]

Prognose: Die Prognose ist trotz häufig auftretender Rezidive günstig. Beginnt der Besitzer direkt beim Auftreten der ersten Krankheitserscheinungen erneut mit der Therapie, so tritt eine vollständige Heilung meist innerhalb von einer Woche ein.

10.6.6 Keratitis herpetica

Virale Keratitiden sind bei der Katze und beim Pferd bekannt. Bei der Katze sind das Feline Herpesvirus 1 (FVH-1), Caliciviren und Chlamydien (*Chlamydophila felis*) verantwortlich, beim Pferd die beiden Typen EHV-2 und EHV-5.

Symptome: Bei der Katze manifestiert sich die okuläre FHV-1-Infektion unterschiedlich (siehe auch 8.11). Bei Jungkatzen steht der Katzenschnupfen im Vordergrund, welcher von einer oft fulminanten, nekrotisierenden Keratokonjunktivitis begleitet wird und oft im Zuge der Abheilung zu Verwachsungen zwischen Nickhaut und Lidern, bzw. Bindehaut und Hornhaut führt (Abb. 8.15). Man spricht in solchen Fällen von einem Symblepharon.[18]

Bei adulten Katzen manifestiert sich die FVH-1-Infektion als chronische, teilweise rezidivierende Keratokonjunktivitis, welche geprägt ist durch charakteristische lineare, verzweigte (so genannte »dendritische«) Läsionen in der oberflächlichen Hornhaut, wie sie auch beim Menschen typisch sind. Vor allem bei brachyzephalen Katzen zeigt sich noch eine dritte Manifestation der Herpeskeratitis, nämlich chronische Hornhauterosionen. Gerade bei diesen Katzen ist mit der Bildung eines Hornhautsequesters zu rechnen (siehe auch 10.6.4)

Diagnose: Sie wird auf Grund des klinischen Bildes gestellt. Gesichert wird die Diagnose durch eine PCR-Untersuchung. Die Suche nach intranukleären Einschlusskörperchen in zytologischen Ausstrichen ist meist ohne Erfolg.

Therapie: Bei Jungkatzen mit dieser Form der Keratokonjunktivitis gilt es in erster Linie, die sekundären bakteriellen Infektionen mit 10%igem Acetylcystein und anschließenden Spülungen (zur Vermeidung späterer Verwachsungen) sowie Tetracyclin-AS (4–6 × täglich, mind. 10–14 Tage) und peroral mit Doxycyclin zu bekämpfen.

Adulte Katzen werden mit Virustatika behandelt: Trifluorothymidine (TFT) mind. 4 × täglich[19] Auch Famcyclovir 30 mg, 2 × täglich per os, sollen in chronischen Fällen wirksam sein. Neuere Untersuchungen zeigten auch eine positive Wirkung von oraler Lysinesupplementation.[20,21] Auch lokale und orale Verabreichungen von Interferon soll erfolgreich angewandt worden sein.

Kortikosteroide sollten bei positiver Herpes-PCR besser nicht verwendet werden, weil eine Reaktivierung des latenten Virus und weitere Ulkusbildung befürchtet werden muss. Einmal infizierte Katzen bleiben zu einem hohen Prozentsatz Träger und Ausscheider des Virus.[22]

Die prophylaktische Impfung kann erfolgreich sein, folgende Maßnahmen sollten dennoch eingehalten werden: mehrwöchige Quarantäne von neu in den Bestand aufgenommenen Katzen, optimale Hygiene, frische Luft, Aussortierung und sofortige Isolierung von Katzen mit Schnupfensymptomen.

Prognose: Die Prognose ist bei bestätigter Herpes-Infektion auf jeden Fall vorsichtig zu stellen. Chronische und/oder rezidivierende Keratokonjunktividen sind zu erwarten.

10.6.7 Infektiöse bovine/ovine Keratokonjunktivitis

Es handelt sich dabei um die bedeutsamste ophthalmologische Herdenerkrankung der Wiederkäuer.

Die Infektion wird beim Rind hauptsächlich durch *Moraxella bovis*, beim Schaf und der Ziege durch *Mykoplasma* spp. verursacht. Aber auch Chlamydien (*Chlamydophila* spp.), Bakterien (z.B. Pasteurellen) oder Viren spielen eine Rolle. Es entsteht eine akute, mukopurulente Konjunktivitis mit blasenartigen Flecken in der Hornhaut, begleitet von einer Uveitis. Die Flecken können sich zu Ulzera vertiefen, zur Perforation führen und bedeuten dann gegebenenfalls sogar den Verlust des Auges. Rings um die Defekte kommt es zu einer starken Vaskularisation und Granulation, daher rührt auch der amerikanische Name »Pink eye«. Zur Therapie siehe 8.11.7.

10.6.8 Hornhautzysten[23]

Diese Erkrankung äußert sich als blasige, einige Millimeter große Verdickung in der Hornhaut, die mit einer gelblichen Flüssigkeit gefüllt ist. Diese seltenen Zysten können durch einwachsende Epithelien nach einer Stichverletzung oder auch einer Hornhautnaht entstehen. Die Zysten sind oft vollständig reizlos.

Diagnose: Die Diagnose stellt man anhand des klinischen Bildes, wobei differentialdiagnostisch auch an Granulationsgewebe, Abszesse und Neoplasien gedacht werden muss.

Therapie: Bei einer Hornhautzyste ist die chirurgische Entfernung der Zystenwand mit eventueller Kürettage der verbleibenden Zystenwandreste indiziert. Das hierfür notwendige Instrumentarium sowie die notwendige 5- bis 10-fache Vergrößerung lassen eine Überweisung zu einem Spezialisten sinnvoll erscheinen.

10.6.9 Hornhautabszesse[24]

Hornhautabszesse sind beim Kleintier weit weniger häufig als beim Pferd. Sie äußern sich durch schmerzhafte Infiltrationen von Entzündungszellen im Hornhautstroma mit einer entsprechend heftigen entzündlichen Reaktion. Abszesskapseln können nicht erwartet werden. Solche Abszesse entstehen nach Stichverletzungen oder durch Reste von Nahtmaterial, durch die Mikroorganismen ins Hornhautstroma implantiert werden, während die Verletzung oberflächlich rasch wieder epithelisiert.

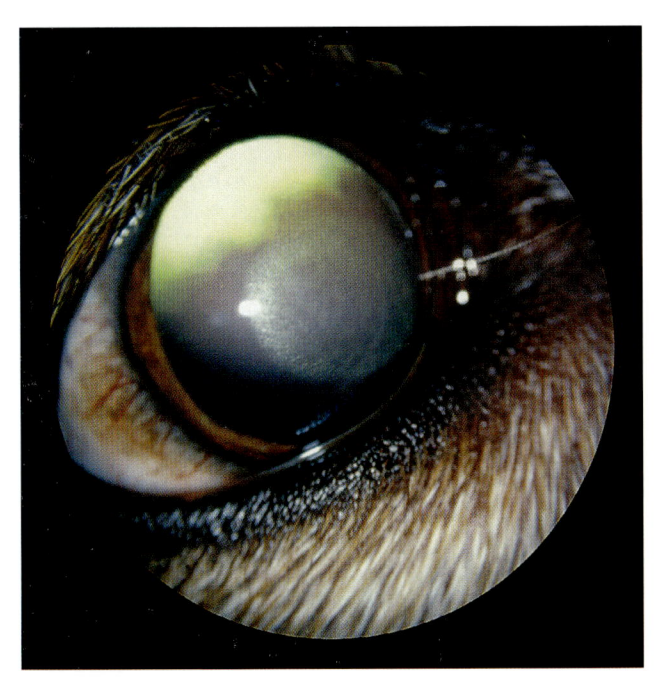

Abb. 10.26:
Epitheliale/stromale Lipidosis corneae bei einem Labrador Retiever (OD). Die Cholesterinkristalle mit dem Aussehen von Zucker- oder Glaskristallen liegen direkt unter der Oberfläche der Hornhaut.

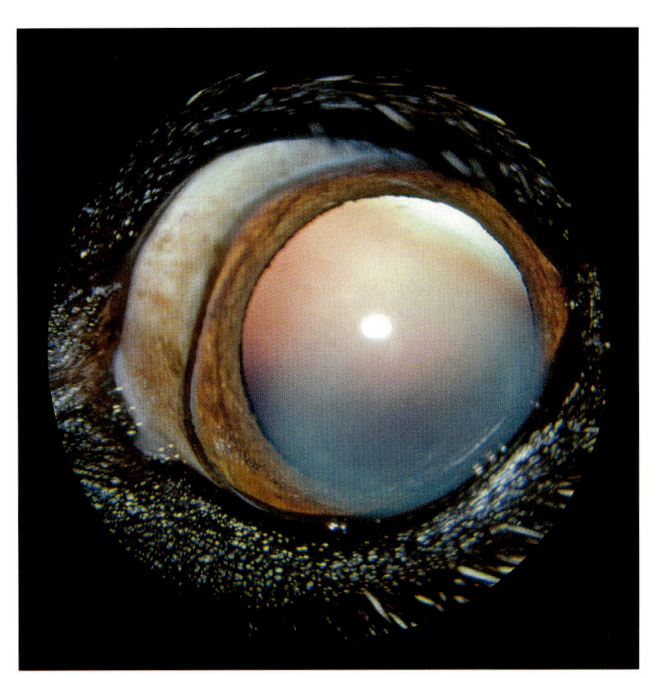

Abb. 10.27:
Erbliche epitheliale/stromale Korneadystrophie bei einem Sibirischen Husky (OS).

Diagnose: Die Diagnose wird anhand des klinischen Bildes gestellt, wobei differentialdiagnostisch auch an Granulationsgewebe, Zysten und Neoplasien gedacht werden muss. Sie wird bestätigt durch die zytologische Untersuchung von Hornhautabstrichen und der gleichzeitigen bakteriologischen Untersuchung und Resistenzprüfung.

Therapie: Nach lamellärer Keratektomie und Kürettage des Abszesses werden lokal »Standard«-Antibiotika und Atropinsalbe oder -tropfen verabreicht. Tiefgreifende Abszesse werden zusätzlich mit einem Bindehautlappen versorgt.

10.7 Dystrophie, degenerative Ablagerungen in der Hornhaut

Die dystrophischen, degenerativen Ablagerungen in der Hornhaut werden eingeteilt in meist bilateral auftretende und/oder erbliche Formen, die als »echte« Dystrophien zu bezeichnen sind, sowie in lokal begrenzte, degenerative Einlagerungen, die sekundär auf Grund anderer (Hornhaut-)Erkrankungen auftreten.[25] Die Abgrenzung zwischen diesen beiden Formen ist vielfach schwer zu ziehen.

10.7.1 Hornhautdystrophien

Die Hornhautdystrophie ist eine bilateral auftretende Stoffwechselstörung, die familiär gehäuft, bzw. erblich bedingt auftritt. Sie zeigt sich in der Mehrzahl der Fälle im Bereich der zentralen Hornhautanteile (größter Abstand zu den Limbusgefäßen), wobei sich kristalline Cholesterole oder andere Lipide als Niederschläge anhäufen. Je nach der Lokalisation innerhalb der Hornhaut sind mindestens zwei Formen zu unterscheiden (1) epitheliale/stromale Formen und (2) endotheliale Form. Möglicherweise sind auch das Ulcus indolens des Boxers (siehe 10.6.3.1) und der Hornhautsequester der Katze (siehe 10.6.4) zu dieser Gruppe zu zählen.

10.7.1.1 Epitheliale/stromale Dystrophie

Bei dieser Erkrankung befinden sich die Ablagerungen innerhalb der zentralen, oberflächlichen Hornhautschichten. Der Prozess beginnt in der Mehrzahl der Fälle im Alter von 1–2 Jahren und breitet sich langsam zu einem mehr oder weniger glitzernden Fleck (Durchmesser 5–7 mm) aus (Abb. 10.26). Diese Form der Dystrophie tritt als vererbtes Problem beim Sibirischen Husky, Samojeden (Abb. 10.27) und Beagle sowie mit familiärer Häufung auch z.B. beim Collie, Afghanen und Cavalier King Charles Spaniel auf.[26]

> Auch Kaninchen können erblich bedingt oder durch cholesterolreiche Diäten Cholesterol- oder Fettkristalle in der Hornhaut ablagern.

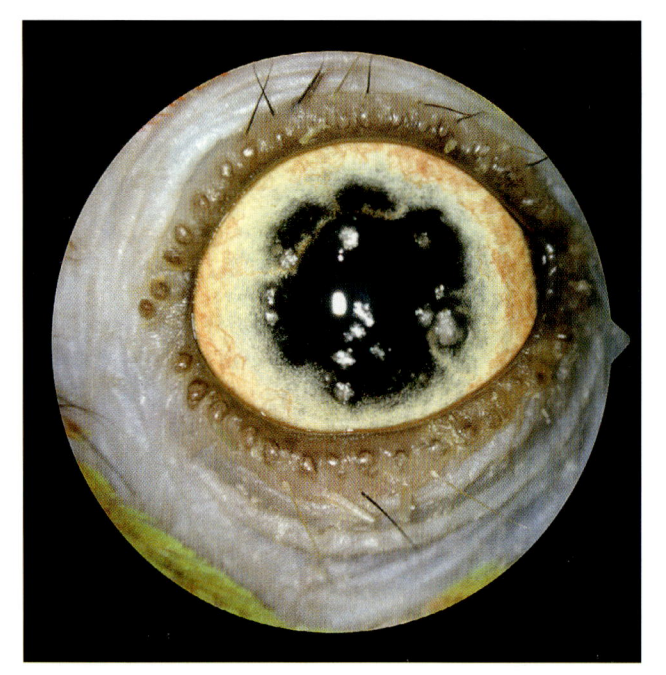

Abb. 10.28:
Epitheliale/stromale Lipidosis corneae bei einem Zwergpapagei (OD). Die Cholesterinkristalle liegen wie Zuckerkrümel *auf/in* der Hornhautoberfläche. Sie könnten mit Hilfe einer Kürette als lose Krümel von der Oberfläche entfernt werden.

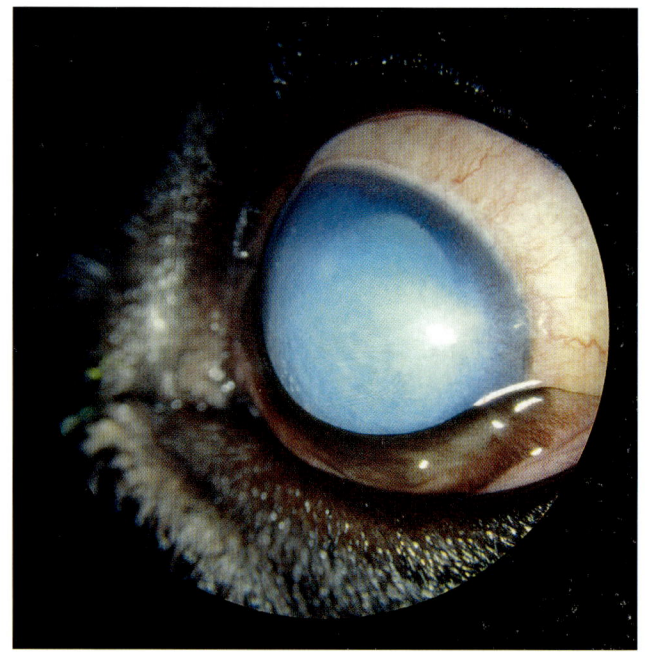

Abb. 10.29:
Senile endotheliale Korneadegeneration bei einem 11-jährigen Boston Terrier (OS).

Diagnose: Die Diagnose kann auf Grund des klinischen Bildes einer zentral in der Hornhaut gelegenen, Fluoreszein-negativen, fleckigen oder »nebeligen« kristallinen Struktur gestellt werden. Bei der Untersuchung mit einer Vergrößerungshilfe sind zuckerkristallartige oder glasfaserähnliche Strukturen sichtbar.

Bei Vögeln entstehen eher kristallartige »Bröckchen«, die wie Zuckerkörner in der Hornhautoberfläche verstreut sind (eventuell durch ein Vitamin-A-Defizit verursacht; Abb. 10.28). Andere Symptome wie Schmerz, Exsudation oder Entzündungserscheinungen fehlen. Der Gehalt an Serumlipiden ist dabei nicht erhöht.

Therapie: Therapeutisch kann der Gehalt an gesättigten Fettsäuren im Futter eingeschränkt werden. Dadurch kann der Prozess in einigen (speziell in nicht erblichen) Fällen gestoppt oder sogar rückgängig gemacht werden. In schweren Fällen kann der Patient zu einer Keratektomie oder auch einer Hornhauttransplantation überwiesen werden. Doch auch danach können Rezidive auftreten.

Bei Vögeln ist meist die Entfernung der Partikel unter Lokalanästhesie durch eine Kürettage möglich.

Ernsthafte Visuseinschränkungen treten selten auf. Vorsichtshalber sollten erblich erkrankte Tiere von der Zucht ausgeschlossen werden.

10.7.1.2 Endotheliale Dystrophie / Senile Endotheldegeneration[27]

Die dystrophisch-degenerativen Prozesse spielen sich in diesen Fällen im oder am Hornhautendothel ab. Die endotheliale Dysfunktion führt in solchen Fällen zu einem vermehrten Wassereintritt in das Hornhautstroma; ein meist zentral gelegenes dichtes, tiefes Hornhautödem ist die Folge (Abb. 10.29). Bei Perserkatzen kann die erkrankte Hornhaut extrem dick werden. Das Hornhautepithel bleibt in der Regel intakt. In einigen Fällen bilden sich subepitheliale Blasen (Bullae) welche aufreißen können. Man spricht dann von einer bullösen Keratopathie. Diese Form der Hornhautdystrophie tritt vorwiegend bei älteren, brachyzephalen Rassen (Boxer, Boston Terrier, Chihuahua und Perserkatzen) auf. Durch die zentral gelegenen Hornhauttrübungen können nach einigen Monaten Sehstörungen oder gar Blindheit entstehen.

Diagnose: auch hier wird die Diagnose anhand des bilateralen Hornhautödems bei prädisponierten Rassen gestellt. Bei der Untersuchung mit dem Spaltlampenmikroskop sind oft kleine, oberhalb des Endothels liegende Kristalle zu sehen.

Therapie: Therapeutisch kann versucht werden das Hornhautödem mit hypertonen Augensalben (3–5 % NaCl) zu behandeln, wobei die Wirkung, wenn überhaupt, nur eine vorübergehende ist. Kortikosteroide bewirken anfangs oft eine Besserung, erhöhten jedoch die Gefahr einer Ulkusbildung.

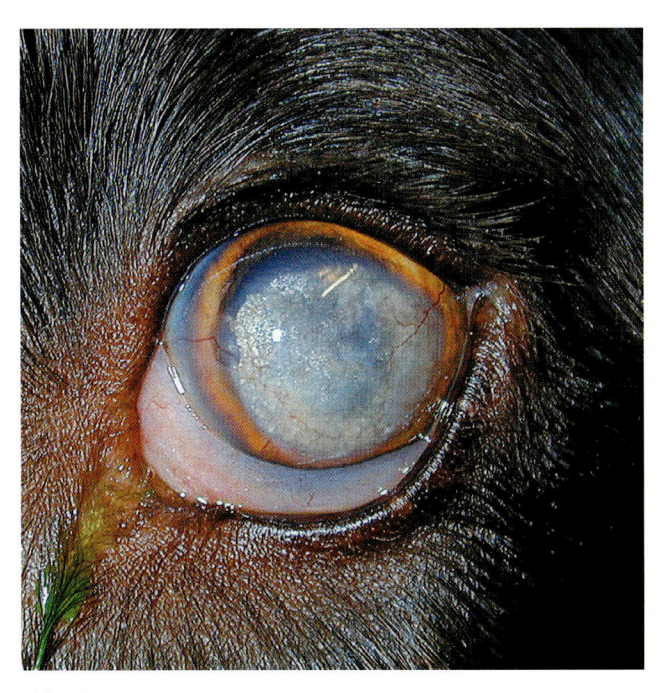

Abb. 10.30:
Lokale, degenerative, kristalline Niederschläge mit Vaskularisation bei einem Hund (OS).

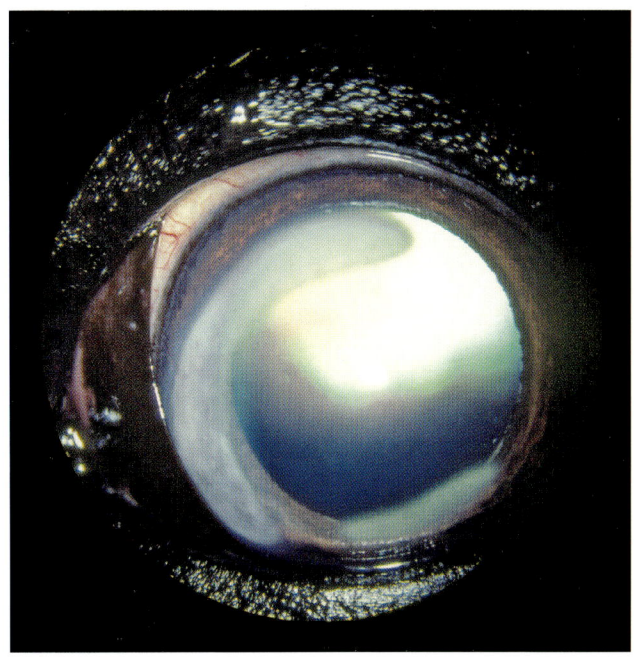

Abb. 10.31:
Ablagerungen als Folge systemischer Erkrankungen: Arcus lipoides bei Hypothyreose bei einem Hund (OS).

Dann wird therapeutisch wie bei einem indolenten oberflächlichen Ulkus vorgegangen (siehe 10.6.3). In Fällen einer schmerzhaften bullösen Keratopathie kann manchmal mit Hilfe der Thermokeratoplastik eine Koagulation der oberflächlichen Stromaschichten und eine Verminderung des Ödems erreicht werden.[28] Auch penetrierende Hornhauttransplantationen sind beschrieben worden.

10.7.2 Lokale, degenerative, kristalline Niederschläge

In diesen Fällen muss unter anderem an Entzündungsvorgänge, Episkleritis und Ulzera gedacht werden, in deren Randbezirken Störungen im normalen Hornhautstoffwechsel auftreten können, wodurch z.B. Lipide oder Kalziumsalze abgelagert werden können. Diese stellen sich bei der genauen Untersuchung als lokal auftretende, glitzernde, fleckenförmige Kristalle in der Hornhaut dar. Im Gegensatz zu den echten Dystrophien, sind diese Ablagerungen vaskularisiert (Abb. 10.30). Therapeutisch muss selbstverständlich die zu Grunde liegende Erkrankung behandelt werden.

10.7.3 Ablagerungen als Folge systemischer Erkrankungen[29]

Wenn der Körper nicht in der Lage ist, Lipide (auch Cholesterol) oder Kalzium in Lösung zu halten, können sich diese in der Hornhaut ablagern. Das Bild eines Arcus lipoides kann bei Hypothyreose auftreten. Dabei bildet sich 1 mm vom Limbus entfernt ein ca. 1–3 mm breiter, mehr oder weniger zirkelförmiger Kreis aus kristalloiden Niederschlägen (Abb. 10.31).

10.7.4 Das Hornhautödem der Manxkatze

Bei der Manxkatze ist ein spezifisches, blasiges Hornhautödem als Folge von Veränderungen im kornealen Stroma und der Descemetschen Membran beschrieben. Es beginnt im Alter von ungefähr 6 Monaten mit einem beidseitigen, zentralen, oberflächlichen Hornhautödem, das sich langsam verdichtet und ein blasiges Aussehen annimmt.[30] Diese Blasen können hin und wieder zu oberflächlichen Erosionen führen. Die Ätiologie der Erkrankung ist bisher unklar. Eine Therapie wie bei einem oberflächlichen Ulkus ist erwägenswert. Die Krankheit wird heute selten beobachtet.

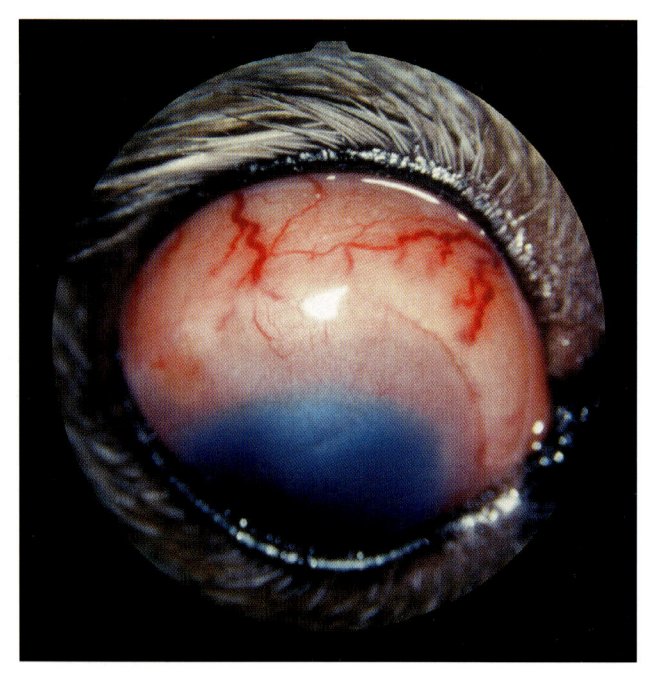

Abb. 10.32:
Episkleritis (diffuser Typ). Ein rosarotes Gewebe hat die Sklera und einen Teil der Kornea überwuchert (OD, Hund).

10.7.5 Mukopolysaccharidose[31]

Bei der Katze ist eine seltene Stoffwechselerkrankung, die mit diffusen Hornhauttrübungen, flachen Schädel, Zwergwuchs und möglicherweise Retinaatrophie einhergeht, beschrieben. Diese Abweichungen beruhen offenbar auf angeborenen Enzymdefekten (positiver Toluidinblau-Test des Harns). Die Diagnose könnte lediglich durch eine sehr aufwändige Enzymuntersuchung gesichert werden. Eine Therapie ist nicht bekannt.

10.7.6 GM1- und GM2-Gangliosidose[32]

Bei den Gangliosiden handelt es sich um komplexe Lipide im Gehirn. Progressive Hornhauttrübungen können bei Katzenwelpen durch unbekannte kongenitale Störungen des Stoffwechsels dieser Lipide auftreten. Schnell an Intensität zunehmender Tremor und Ataxie sind jedoch die im Vordergrund stehenden Symptome. Meist müssen die Tiere euthanasiert werden (siehe Neurologie).

10.8 (Epi)skleritis

Eine (Epi)skleritis ist eine gutartige, sterile, proliferative Entzündung, die sich in Form von einem oder mehreren nodulären oder mehr diffusen Schwellungen im episkleralen Gewebe zeigt.[33] Sie tritt vornehmlich bei Hunden mittleren oder hohen Alters in Erscheinung.

Symptome: Es bilden sich ein oder mehrere rosarote, glatte, diffuse oder knopfartige, nicht schmerzhafte Schwellungen am oder entlang des Limbus aus (Abb. 10.32), die im Allgemeinen gegenüber der Konjunktiva gut verschieblich sind. Das korrespondierende Hornhautareal ist oft geringgradig ödematös verändert, um später in eine lokal begrenzte Hornhautlipidose (weiße, glitzernde, oberflächliche bandförmige Veränderungen) überzugehen.

Diagnose: Die Diagnose wird Anhand des klinischen Bildes gestellt, die eventuell mittels einer histologischen Untersuchung eines Bioptats gesichert werden kann.

Differentialdiagnose: bei einer mehr diffusen Schwellung, die den gesamten Limbusbereich betrifft (wobei sich der sklerale Umfang des Augapfels nicht vergrößert), kann das Auge einem Buphthalmus gleichen, vor allem dann, wenn sich das Hornhautödem weiter ausbreiten sollte. Auch die nodulären Verdickungen können Anlass für Fehldiagnosen sein. Stellen sich Zweifel ein oder wird eine Enucleatio bulbi oder gar eine Euthanasie erwogen, so sollte in jedem Fall eine histologische Untersuchung seitens eines (ophthalmologisch spezialisierten) Pathologen durchgeführt werden.

Therapie: Therapeutisch werden einige subkonjunktivale Injektionen (0,2–0,4 ml) eines Kortikosteroidpräparates gegeben.

Die Nachbehandlung besteht aus der Applikation von Dexamethason-AT (3–6 × täglich); natürlich nur, sofern die Hornhaut Fluoreszein-negativ ist und kein Blepharospasmus vorhanden ist. Stellt sich nur ungenügender Erfolg ein, so kann ein Therapieversuch mit Cyclosporin-AS /-AT 0,2–2 % (2 × täglich) oder Azathioprin (1 mg/kg KGW täglich) durchgeführt werden, andernfalls wird das Tier für eine eventuelle chirurgische Therapie zu einem Spezialisten überwiesen werden. Die in einigen Ländern angewandte Strahlentherapie (Beta-Strahlen) ist in Deutschland, Österreich und der Schweiz auf Grund der Strahlenschutzverordnung schwierig.

Prognose: Die Prognose ist, trotz Neigung zur Rezidiven (der Prozess wird nur unterdrückt, nicht geheilt) günstig; gegebenenfalls muss die subkonjunktivale Injektion nach 3–6 Monaten wiederholt werden.

10.9 Neoplasien

Primäre oder sekundäre Tumoren, ausgehend von der Hornhaut und/oder Sklera, treten nur sporadisch auf und werden oft mit dem gutartigen Krankheitsbild der (Epi)skleritis (10.8) verwechselt. Bei allen unklaren Prozessen und Erkrankungen der Hornhaut und/oder Sklera, die nicht eindeutig identifizierbar sind oder keinem der beschriebenen Krankheitsbilder zugeordnet werden können, sollte aber die Möglichkeit, dass es sich um eine Neoplasie handeln könnte, nicht vergessen werden. Beim Hund werden selten limbale Melanome beobachtet (Abb. 10.33), die nur eine geringe Malignitätstendenz aufweisen.[34] Trotzdem muss mittels Gonioskopie die transsklerale Ausbreitung eines Irismelanoms ausgeschlossen werden.

Bei Pferd und Rind gehören Plattenepithelkarzinome zu den häufigsten okulären Neoplasien und breiten sich oft auf der Sklera und Kornea aus. Vor allem Abweichungen mit unregelmäßiger, starker Pigmentierung oder blassrosa-rote, feste, speckige Gewebswucherungen sind verdächtig (Abb. 10.34). Die genaue Spaltlampenuntersuchung und eine Biopsieannahme sind in diesen Fällen notwendig.

Therapie: Die Therapie ist abhängig von der Art des Tumors und dessen Lokalisation. Sie kann von einer oberflächlichen Keratektomie über eine perforierende Keratoplastik[35] bis hin zur Enucleatio bulbi oder Exenteratio orbitae reichen. Eine rechtzeitige Überweisung ist in diesen Fällen angezeigt. Limbale Melanome werden erfolgreich mit einer Keratektomie, eventuell mit anschließender Cryotherapie, oder durch Hornhauttransplantation behandelt.

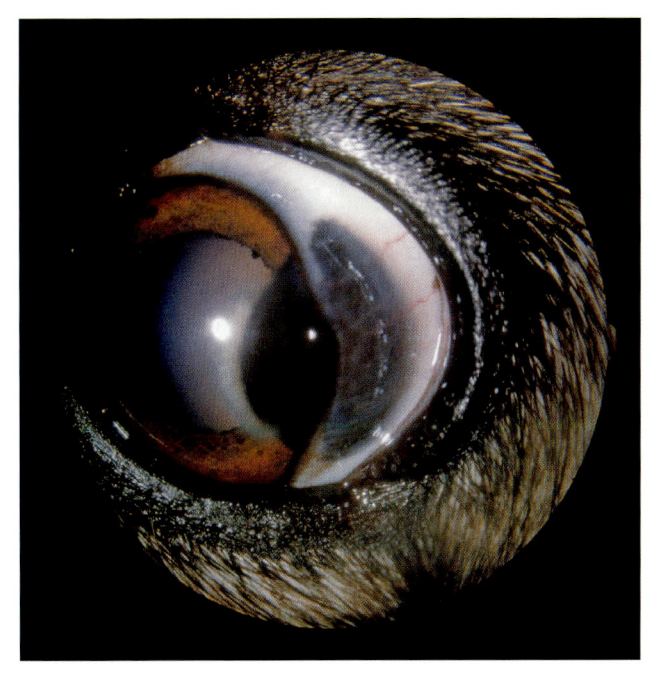

Abb. 10.33:
Limbusmelanom in der Hornhaut und der Sklera (OS, Hund).

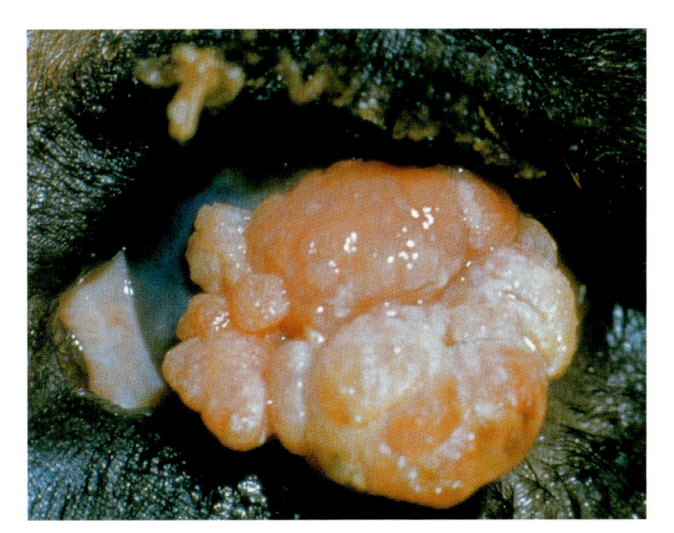

Abb. 10.34:
Plattenepithelkarzinom, ausgehend von der Kornea bei einem Rind (OS).

Literatur

1. GILGER, B. C., WHITLEY, R. D., MCLAUGHLIN, S. A., et al.: Canine corneal thickness measured by ultrasonic pachymetry. Am J. Vet. Res. **52**: 1570, 1991.

2. HOFFMANN, F. & SCHWEICHEL, J. U.: The microvilli structure of the corneal epithelium of the rabbit in relation to cell function: A transmission and scanning electron microscopic study. Ophthalmic Res. **4**: 175, 1972/1973.

3. RASK, L., GEIJER, C., BILL, A. & PETERSON, P. A.: Vitamin A supply of the cornea. Exp. Eye Res. **31**: 201, 1980.

4. WALDE, I.: Bandopacties. Equine Vet. J. Suppl. **2**: 32, 1983.

5. HENDRIX, D. V. H., WARD, D. A. & BARNHILL, M. A.; The effects of antibiotics on canine corneal epithelial wound closure in tissue culture. Trans. Am Coll. Vet. Ophthalmols, Santa Fe, New Mexico, USA, 99, 1997.

6. ÜBERREITER, O.: Eine besondere Keratitisform (Keratitis superficialis chronica) beim Hund. Wien. Tierärztl. Monatsschr. **48**: 65, 1961.

7. SLATTER, D. H., LAVACH, J. D., SEVERIN, G. A. & YOUNG, S.: Uberreiter's syndrome (chronic superficial keratitis) in dogs in Rocky Mountain area. J. Small Anim. Pract. **18**: 757, 1977.

8. BOLLIGER, J. O.: Die lokale Applikation von 1%igen Cyclosporin Augentropfen bei der Keratokonjuktivitis sicca, der Keratitis superficialis chronica und der Keratitis punctata. Veterinär-Chirurgische Klinik. Diss. Zürich, Universität Zürich, 1997.

9. PAULSEN, M. E., et al.: Feline Eosinophilic keratitis: A review of 15 clinical cases. JAAHA **23**: 63, 1987.

10. CARMICHAEL, L. E., MEDIC, B. L. S., BISTNER, S. I. & AGUIRRE, G. D.: Viral antibody complexes in canine adenovirus type 1 (CAV-1) ocular lesions: leucocyte chemotaxis and enzyme release. Cornell Vet. **65**: 331, 1975.

11. WYMAN, M. et al.: Experimental Pseudomonas aeruginosa ulcerative keratitis model in the dog. Am. J. Vet. Res. **44**: 1135, 1983.

12. GELATT, K. N. & SAMUELSON, D. A.: Recurrent corneal erosions and epithelial dystrophy in the boxer dog. JAAHA **18**: 453, 1982.

13. PEIFFER, R. L., GELATT, K. N. & GWIN, R. M.: Tarsoconjunctival pedicle grafts for deep corneal ulceration in the dog and cat. JAAHA **13**: 387, 1977.

14. GELATT, K. N.: Herniation of orbital fat in a colt. Vet. Med. **65**: 146, 1970.

15. LAVIGNETTE, A. M.: Lamellar keratoplasty in the dog. Sm. Anim. Clin. **2**: 183, 1962.

16. BROMBERG, N. M.: Cyanoacrylate tissue adhesive for treatment of refractory corneal ulceration. Vet. Ophthalm. **5(1)**: 55–60, 2002.

17. VERWER, M. A. J.: Partial mummification of the cornea in cats. The corneal sequestrum. Oric. Am. Anim. Hosp. Assoc. 112, 1965.

18. SPIESS, B: Symblepharon, Pseudopterygium und partielles Ankyloblepharon als Folgen feliner Herpes-Keratokonjunktivitis. Kleintierpraxis **30**: 149–154, 1985.

19. STILES, J.: Treatment Of Cats With Ocular Disease Attributable to Herpesvirus Infection - 17 Cases (1983–1993). JAVMA **207(5)**: 599–603, 1995.

20. MAGGS, D. J., M. P. NASISSE, et al.: Efficacy of oral supplementation with L-lysine in cats latently infected with feline herpesvirus. Am. J. Vet. Res. **64(1)**: 37–42, 2003.

21. NASISSE, M: Manifestations, diagnosis, and treatment of ocular Herpesvirus infection in cats. Comp. Cont. Educ. **4(12)**: 962–968, 1982.

22. NASISSE, M. P: Feline herpesvirus ocular disease. Vet. Clin. North Am. Small Anim. Pract. **20(3)**: 667–80, 1990.

23. KOCH, S. A., LANGLOSS, J. M. & SCHMIDT, G. M.: Corneal epithelial inclusion cysts in four dogs. JAAHA **164**: 1190, 1974.

24. WHITLEY, R. D., GILGER, B.C.: Diseases of the canine cornea and sclera. In: Veterinary Ophthalmology. 3rd ed. Ed.: K. N. Gelatt. Philadelphia, Lippincott Williams & Wilkins, 1999, pp. 635.

25. CRISPIN, S. M. & BARNETT, K. C.: Dystrophy, degeneration and infiltration of the canine cornea. J. Small Anim. Pract. **24**: 63, 1983.

26. WARING, G. O., MACMILLAN, A. & REVELES, P.: Inheritance of crystalline corneal dystrophy in Siberian Huskies. JAAHA **22**: 655, 1986.

27. GWIN, R. M., POLACK, F. M., WARREN, J. K., SAMUELSON, D. A. & GELATT, K. N.: Primary canine corneal endothelial cell dystrophy: specular microscopic evaluation, diagnosis and therapy. JAAHA **18**: 471, 1982.

28. GELATT, K. N., GELATT, J. P.: Small Animal Ophthalmic Surgery. Boston, Butterworth&Heinemann, 2001.

29. CRISPIN, S. M. & BARNETT, K. C.: Arcus lipoides corneae secondary to hypothyroidism in the Alsatin, J. Small Anim, Pract. **19**: 127, 1978.

30. BISTNER, S. I., AGUIRRE, G. D. & SHIVELY, J. N.: Hereditary corneal dystrophy in the Manx cat: A preliminary report. Invest. Ophthalmol. Vis. Sci. **15**: 15, 1976.

31. JEZYK, P. F. et al.: Mucopolysaccharidosis in a cat with arylsulfatase B deficiency: A modle of Maroteaux-Lamy syndrome. Science. **198**: 834, 1977.

32. CORK, L. C., MUNELL, J. R. & LORENZ, M. D.: The pathology of feline GM2 gangliosidosis. Am. J. Pathol. **90**: 723, 1978.

33. BELLHORN, R. W. & HENKIND, P.: Ocular nodular fasciitis in a dog. JAVMA **150**: 212, 1967.

34. STADES, F. C., BOEVÉ, M. H., LINDE-SIPMAN, J. S. VAN DE & SANDT, R. R. O. M VAN DE: MEM-Dextran stored homologous grafts for the repair of corneal-scleral defects after theremoval of limbal melanomas in four dogs. Trans. Am. Coll. Vet. Ophthalmol. / Int. Soc. Vet. Ophthalmol. Scottsdale, Arizona, USA, **24**: 24, 1993.

35. MARTIN, C. L.: Canine epibulbar melanomas and their management. JAAHA **17**: 18–90, 1981.

11 Augeninnendruck

11.1 Einleitung

Für den An- und Abtransport der Metaboliten von Hornhaut, Uvea, der Linse und möglicherweise auch des vorderen Glaskörpers und des Fundus ist das Kammerwasser (KW, Humor aquosus) von entscheidender Bedeutung. Es hält den Bulbus unter Spannung und ist so für die Formgebung und die Refraktion wichtig. Beim Vogel wird der Augapfel außerdem durch einen knöchernen Ring und/oder Knochenplatten innerhalb der Sklera versteift und in seiner typischen Form gehalten.

Abgesehen von einem sehr niedrigen Eiweiß- und Lipidgehalt entspricht die Zusammensetzung des Kammerwassers in etwa der des Blutplasmas, was seine Entstehung durch aktiven und passiven Transport bestätigt (denn: kein passiver Transport gegen einen Druckgradienten!).[1] Dadurch ist der aktive Transportanteil der Kammerwasserproduktion hauptsächlich verantwortlich für den normalen Augeninnendruck des gesunden Auges und für die Druckerhöhung beim Vorliegen eines Glaukoms. Das Kammerwasser wird kontinuierlich von Epithelzellen des Corpus ciliare produziert (Fig. 11.1), Die aktive Sekretion basiert auf einem komplexen enzymatischen Vorgang, in dem unter anderem auch das Enzym Carboanhydrase eine wichtige Rolle spielt. Der passive Transport betrifft die Ultrafiltration, Diffusion und Dialyse von Blutplasma. Bei der Katze beträgt die KW-Produktion, ähnlich wie beim Kaninchen, ca. 3–4 µl/Minute, beim Hund ist die produzierende Menge etwas geringer,[2,3,4,5] Bei Vorliegen eines Entzündungsprozesses bricht die Blut-Kammerwasserschranke zusammen. Das bedeutet, dass die interzellulären Verbindungen zwischen dem unpigmentierten und dem pigmentierten Epithel (Das Ursprungsgebiet des Kammerwassers), zerstört werden. Gleichzeitig kommt es zu einer Dilatation episkleraler Gefäße. Dadurch verringert sich der episklerale Venendruck, was in einem erniedrigten Intraokulardruck (Hypotonie) resultiert. Besteht dagegen bei physiologischer Kammerwasserproduktion eine Abfluss-Störung, kommt es zu einer Erhöhung des Intraokulardrucks (Glaukom). Es ist außerordentlich wichtig zu verstehen, dass die Kammerwasserproduktion ein kontinuierlicher und dynamischer Prozess ist.

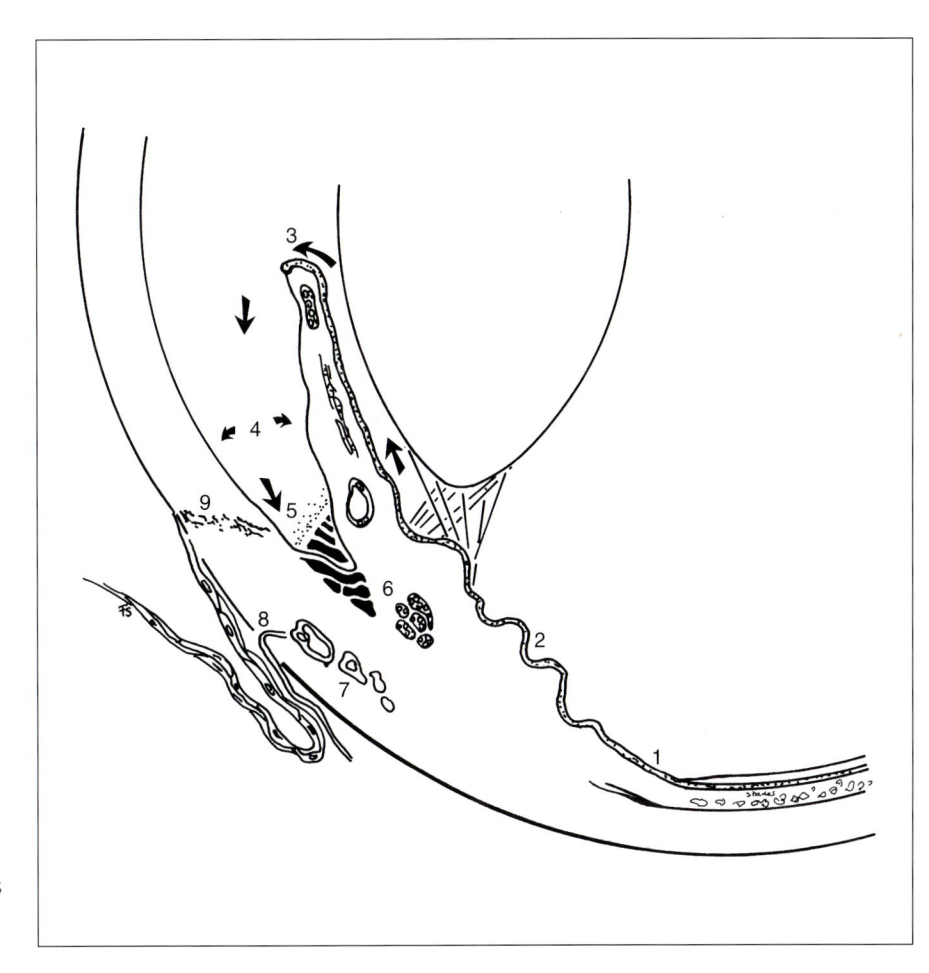

Fig. 11.1:
Kammerwasserproduktion. 1. Pigmentepithel; 2. Corpus ciliare; 3. Pupille; 4. Kammer- oder Iridokornealwinkel; 5. Lig. pectinatum; 6. Drainagewinkel, Eingang Ziliarkluft; 7. Plexus venosus sclerae; 8. Konjunktivale Gefäßanastomosen; 9. Limbus.

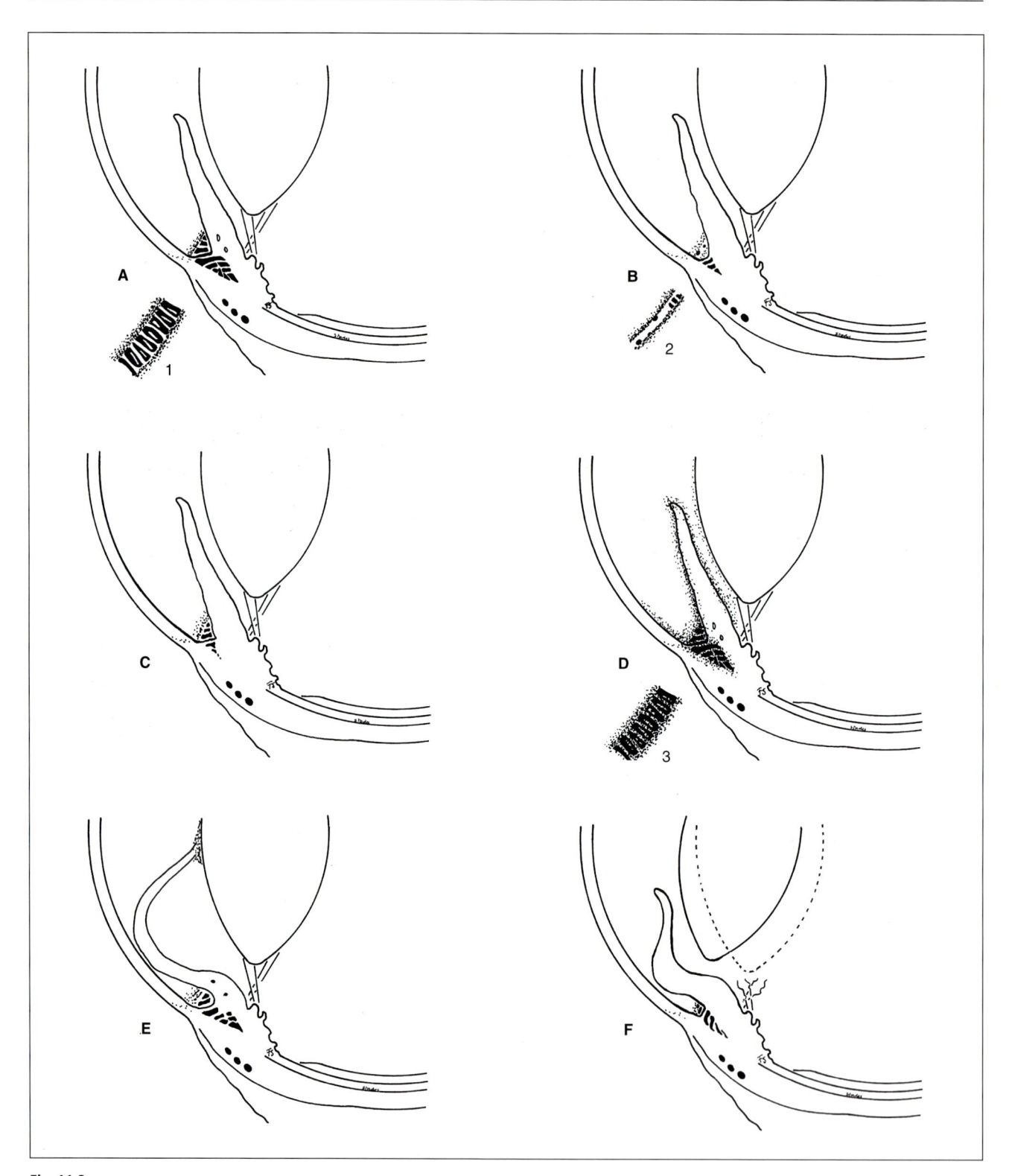

Fig. 11.2:
Schnitt durch den Kammerwinkel (A–F), gonioskopische Ansicht (1–3) des Lig. pectinatum im/in der Kammerwinkel/Ziliarkluft bei verschiedenen Glaukomformen. A. normales Lig. pectinatum (1); B. Abnormalität des Lig. pectinatum (Goniodysplasie oder -dysgenesie [2]).; C. Enger/geschlossener Drainagewinkel; D. Verschlickung des Lig. pectinatum/Drainagewinkels durch Exsudat (3); E. Synechia posterior circularis oder Occlusio pupillae resultierend in einer Iris bombata und engem Kammerwinkel; F. Enger/geschlossener Kammer- und Drainagewinkel, z. B. durch Linsenluxation.

Das an den Proc. ciliares gebildete Kammerwasser fließt zuerst durch die hintere Augenkammer, dann durch die Pupille und die vordere Augenkammer zum Kammerwinkel (Angulus iridocornealis) zwischen der Irisbasis und der Hornhautinnenseite, dem Gebiet, in dem das Kammerwasser aus dem Auge zurück in den Blutkreislauf geführt wird. Das Drainagegebiet beginnt mit dem Lig. pectinatum.[6,7] Seine Strukturen entstehen an der peripheren Irisbasis und heften sich an den peripheren Anteil der Innenseite der Kornea an. Meist haben sie dieselbe Farbe wie die Iris und sind beim Hund kräftiger und zahlreicher als bei der Katze. Zur Untersuchung dieser feinen Strukturen benötigt man eine spezielle Kontaktlinse (Gonioskopie-Linse). Direkt hinter dem Lig. pectinatum liegt ein fein strukturiertes Trabekelsystem, welches dem Kammerwasser den entsprechenden Widerstand entgegensetzt, der nötig ist, um den Bulbus gegenüber den umliegenden Geweben auf Spannung zu halten. Dieses trabekuläre Maschenwerk wird von Ausläufern und Insertionen der Ziliarmuskulatur gebildet. Dieser Aufbau ist bei allen Säugetieren im Prinzip identisch, mit gewissen Variationen, z.B. dem »Schlemmschen Kanal« beim Primaten. Der Abtransport des Kammerwassers im Drainagegebiet erfolgt teils durch einen auf Pinozytose beruhendem Vorgang über den Plexus venosus sclerae, teils durch Austritt aus den interstitiellen Räumen des Ziliarspalts in die Venen der Uvea, Sklera und der skleralen Konjunktiva.

Der **Intraokulardruck (IOD)** (der Begriff »Tension« wäre eigentlich genauer, da sich der IOD aus dem Intraokulardruck an sich und der Rigidität der Bulbushüllen zusammensetzt) liegt bei den Haussäugetieren (Hund, Katze, Pferd) zwischen 10 und 20 mmHg. Eine Druckerhöhung kann durch eine Überproduktion von Kammerwasser (bei unseren Haussäugetieren bisher unbekannt) und/oder durch einen verminderten/stagnierenden Abfluss des Kammerwasser entstehen (Fig. 11.2).

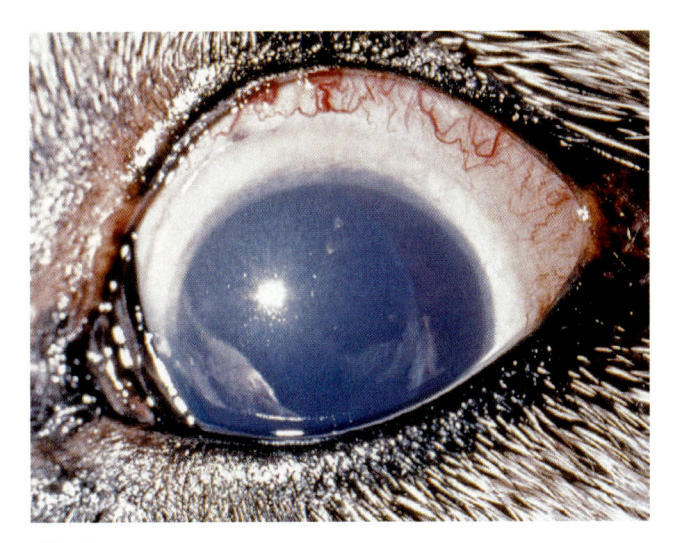

Abb. 11.1:
Akutes Primärglaukom. Die bulbären konjunktivalen Gefäße zeigen eine starke Hyperämie, es besteht ein diffuses Korneaödem. Die mydriatische Pupille (weiße Iris!) reagierte nicht auf Licht (OS, Sibirischer Husky).

11.2 Glaukom (Abb. 11.1)

Das Glaukom (Grüner Star) bezeichnet einen pathologischen Zustand des Auges mit unterschiedlicher Ätiologie, der durch eine herabgesetzte Sensibilität und Funktionsfähigkeit der retinalen Ganglien, Zelltod der Ganglien, Verlust von Nervenfasern des N. opticus und Exkavation des Sehnervs gekennzeichnet ist. Das Glaukom geht mit einer Einschränkung des Gesichtsfeldes bis zur Blindheit und einer Erhöhung des intraokularen Drucks einher.[8,9] Bei der Pathogenese des Glaukoms kann Glutamat (Neurotransmitter) möglicherweise durch seine toxische Wirkung auf die Ganglienzellen eine Rolle spielen.[10] Bei Druckwerten über 30 mmHg muss von einem erhöhten Augeninnendruck gesprochen werden. Werte zwischen 20–30 mmHg können einen »potentiell erhöhten Druck« bedeuten. Weist ein einzelnes Tier einen Druck von mehr als 20–30 mmHg auf, sollte man bereits eine prophylaktische Therapie einleiten. Erhöht sich der IOD länger als 48 Stunden auf Werte über 40 mmHg wird sich das Auge über längere Zeit anpassen, aber auch dann kommt es, wenn auch zu geringeren, irreparablen Schäden am Auge. Auf der Basis dieser Funktionsweisen wird deutlich, dass ein frühzeitiges Erkennen der ersten Anzeichen eines Glaukoms von großer Wichtigkeit ist, denn nur dann besteht eine Chance, die Sehfähigkeit zu erhalten und den entstehenden Schmerzen zuvorzukommen. Ein erhöhter IOD ist aber nur das Symptom einer eingetretenen Kammerwasserabflussstörung, nicht die ursächliche Erkrankung, nach der sorgfältig gesucht werden muss.

Das Glaukom kann eingeteilt werden nach (siehe auch Fig. 11.2):
- Ätiologie (primär, sekundär, absolut),
- dem Zustand des iridokornealen Winkels oder Kammerwinkels (offen, verengt, geschlossen),
- dem Zustand des Drainagegebietes (offen, dysplastisch),
- der Dauer des Glaukoms (akut, chronisch).

11.2.1 Ätiologie

11.2.1.1 Primärglaukom

Von einem Primärglaukom spricht man, wenn keine andere frühere oder gleichzeitig aufgetretene Augenveränderung besteht. Das Primärglaukom tritt beim Hund regelmäßig auf, ist aber bei der Katze selten.[11] Oftmals werden Patienten mit bereits weit fortgeschrittenen Stadien eines Glaukoms vorgestellt, da der Besitzer die ersten Anzeichen der Erkrankung nicht bemerkt hat. Das frühe Erkennen von Anzeichen des Glaukoms ist für den Therapieerfolg und die Prognose sehr wichtig.

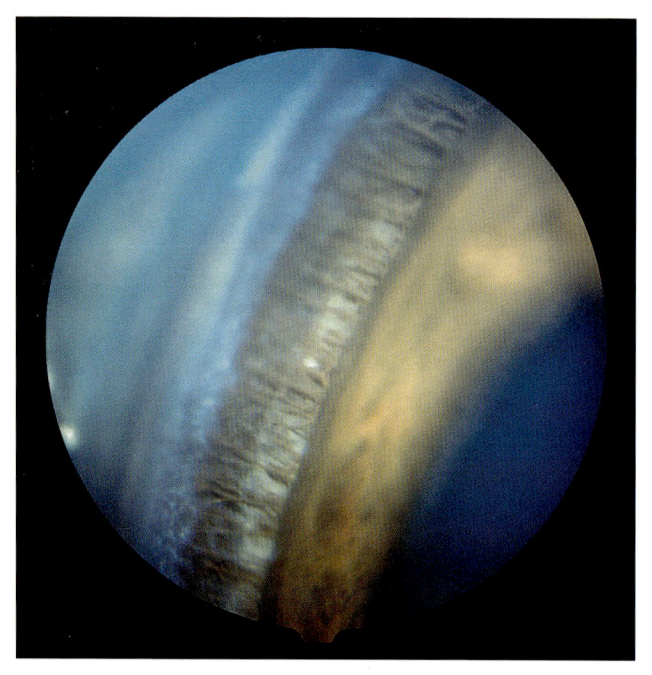

Abb. 11.2:
Gonioskopisches Bild eines normal angelegten Lig. pectinatum (2-fache Vergrößerung).

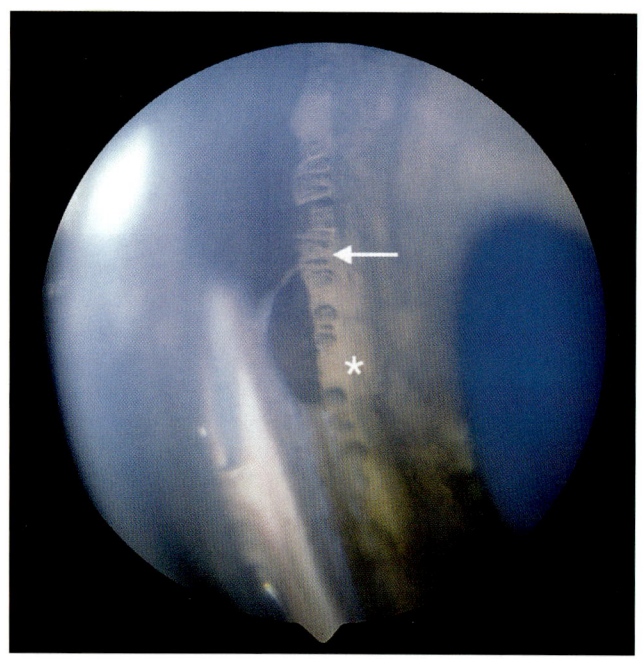

Abb. 11.3:
Gonioskopisches Bild eines dysplastisch angelegten Lig. pectinatum bei einem Flat Coated Retriever mit mittelgradiger Abnormalität des Lig. pectinatums, mit breiten Fasern (Fibrae latae, Pfeil) und Membranbildung (Laminae, Sternchen).

11.2.1.2 Sekundärglaukom

Die sekundären Glaukomformen können als Folge anderer Erkrankungen entstehen, z.B. der Linse (Luxation, entzündliche Reaktionen der Uvea auf Linseneiweiß nach extrakapsulärer Linsenextraktion), der Uvea (Trauma, Uveitis, die in einer Bildung von fibrovaskulären Membranen im Kammerwinkel resultiert, Atrophie und Neoplasien) oder als Folge von Medikamenten (in der Humanmedizin z.B. Atropin, Kortikosteroide).

11.2.1.3 Absolutes Glaukom

In vielen vorgestellten Fällen sind die Veränderungen am Auge durch das Glaukom schon derart weit fortgeschritten (Buphthalmus, Papillenexkavation, Retinaatropie, Gefäßeinsprossung Narbenbildung der Hornhaut und Blindheit), dass nicht mehr zwischen Primär- und Sekundärglaukom differenziert werden kann. Diese Fälle werden als absolutes Glaukom bezeichnet.

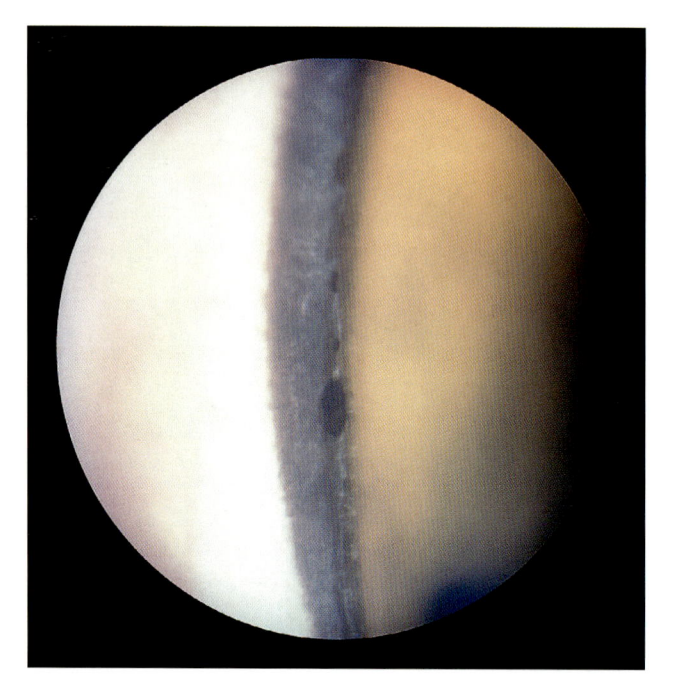

Abb. 11.4:
Gonioskopisches Bild eines dysplastisch angelegten (total verschlossen: Occlusio; nur einige sehr kleine Löcher) Lig. pectinatum bei einem Bouvier des Flandres mit akutem Primärglaukom des anderen Auges.

11.2.2 Missbildungen des iridokornealen Winkels

11.2.2.1 Glaukom mit offenem iridokornealem Winkel

Bei diesen Glaukomformen ist der Winkel zwischen Irisbasis und Hornhaut nicht nachweisbar verändert. Die Tiefe der Vorderkammer ist unverändert und man spricht von einem Offenwinkelglaukom (echtem »Primärglaukom«). Über die Ätiologie und Pathogenese dieser Art von Erkrankung ist wenig bekannt, aber man nimmt an, dass die Ursache für die Druckerhöhung im Bereich des trabekulären Maschenwerks, der Sammelkapillaren oder im intraskleralen Plexus zu suchen ist. Diese Form des Glaukoms ist beim Menschen sehr häufig, beim Tier jedoch vergleichsweise selten.

Leider werden in der Literatur die Bezeichnungen »verengt«, »geschlossen« oder »offen« hinsichtlich des Kammerwinkels und weiterhin des Drainagegebietes verwirrend und nicht einheitlich gebraucht.

11.2.2.2 Glaukom mit verengtem oder geschlossenem iridokornealen Winkel

Bei diesen Formen des Glaukoms wird die Irisbasis an die Hornhaut gedrückt. Die vordere Augenkammer ist dadurch an dieser Stelle sehr flach oder in schwer wiegenden Fällen, wenn das Iris-Linsen-Diaphragma weit nach vorn verlagert ist, sogar gänzlich verflacht. Die Folge ist dann ein vollständiger Verschluss des Kammerwinkels. Als Folge wird der Kammerwasserfluss behindert, und der Druck beginnt zu steigen. Bestehen Zweifel über den Zustand des Kammerwinkels, ist die Überweisung eines solchen Patienten zur weiteren Untersuchung dringend anzuraten. Diese Einengung kann z.B. durch Irisschwellungen (Neoplasien) oder ein Vordrängen der Iris durch eine luxierte Linse, durch den Glaskörper (Linsenluxation bei der der Glaskörper nach vorn drängt, oder nach intrakapsulärer Linsenextraktion) oder durch Kammerwasser (bei einer Iris bombata) verursacht werden. Es handelt sich hierbei fast ausschließlich um Sekundärformen des Glaukoms.

11.2.3 Abnormitäten des Drainagewinkels

11.2.3.1 Glaukom mit offenem Lig. pectinatum

Diese Bezeichnung verwendet man für Glaukomformen, bei denen das Lig. pectinatum gonioskopisch unverändert ist. Im Allgemeinen fehlt jedoch die auf ein Sekundärglaukom hinweisende Symptomatik. Das Glaukom mit offenem Winkel des Lig. pectinatum ist offenbar bei der Katze (Perser, Siam, EKH) die häufigste Form des Primärglaukoms.

11.2.3.2 Glaukom mit primär morphologisch abnormalem (dysplastischem) Lig. pectinatum

Gonioskopisch sieht man bei dieser Form des Glaukoms ein enges, mit wenigen kleinen Öffnungen versehenes oder vollständig geschlossenes Lig. pectinatum (Abb. 11.2–11.4). Ursache ist eine Störung während der Entwicklung des Lig. pectinatum (Goniodysplasie /-dysgenesie). Die vordere Augenkammer kann dabei in ihrer Tiefe unverändert sein. Am Lig. pectinatum finden sich Anteile von dicken und breiten Fasern (Fibrae latae), ein plattenförmiges Gebilde mit wenigen Öffnungen (Laminae) und/oder Bereiche fast ohne jede Öffnung (Occlusio), was zu einer Abflussstörung führen kann (Abb. 11.3, 11.4). Der Abfluss des Kammerwassers kann bei solchen Augen relativ lange Zeit ungestört ablaufen, bis es dann bei einer sehr kleinen Prozentzahl von Fällen plötzlich zu einem Verschluss der Abflussöffnungen und somit zu einer akuten Druckerhöhung kommt. Ob diesem Verschluss der wenigen Öffnungen noch zusätzlich eine Schwellung als Folge einer Entzündungsreaktion, durch Kompression und/oder Verschluss, z.B. durch Vitreum, vorausgeht, welche die letzten Abflusskapazitäten verschließt, ist schwer nachvollziehbar.

Einige Autoren bezeichnen das Glaukom in Folge einer Goniodysplasie als kongenitales Glaukom. Die Goniodysplasie ist zwar schon bei der Geburt vorhanden, das Glaukom tritt aber erst während des späteren Lebens auf. Dieser Begriff kongenitales Glaukom sollte daher besser für tatsächlich angeborene oder in den ersten Lebenswochen auftretende Glaukomformen reserviert bleiben, denen auch andere Ursachen zu Grunde liegen können (z.B. Aniridie).

Die Abnormalität des Lig. pectinatum tritt als erbliche Erkrankung z.B. beim Amerikanischen Cocker Spaniel, bei Bassets, Bouvier des Flandres, beim Englischen Cockerspaniel, Flatcoated Retriever, bei der Deutsche Dogge und beim Welsh Springer Spaniel (in GB) und anderen Rassen auf.[12,13,14,15,16,17]

11.2.4 Dauer des Glaukoms

11.2.4.1 Akutes Glaukom

Beim akuten Glaukom tritt plötzlich (innerhalb von Stunden) oder auch anfallsweise eine starke Druckerhöhung auf. Im Vordergrund steht die deutlich ausgeprägte Glaukom-Symptomatik wie Schmerz, diffuses, blau-weißes Hornhautödem, Mydriasis und Sehverlust. Wird nicht innerhalb kürzester Zeit therapeutisch eingegriffen, so ist nach 2 bis spätestens 7 Tagen mit ernsten Schäden an Retina und Sehnerven zu rechnen und damit der definitive Verlust des Sehvermögens zu erwarten. Lang andauernde Druckerhöhungen führen zu einer Überdehnung der Sklera, wodurch ein Buphthalmus entsteht. Das akute Primärglaukom kommt beim Hund vor allem bei den Rassen mit vorbestehender Goniodysplasie vor.

11.2.4.2 Chronisches Glaukom (Abb. 11.5, 11.6)

Hierbei handelt es sich um eine chronische, eventuell auch anfallsweise auftretende geringe Druckerhöhung (30–40 mmHg). Die ersten Anzeichen fallen dem Besitzer meist nicht auf. Diese Druckerhöhung ist auch für den Praktiker schwer zu diagnostizieren, denn oftmals wird bei der vorliegenden Symptomatik nicht an ein Glaukom gedacht. Spätestens nach 1 Woche muss jede Form des Glaukoms als chronisch angesehen werden.

11.2.4.3 Hydrophthalmus / Buphthalmus (Abb. 11.7, 11.8)

Bei den Haustieren ist der Bulbus bis zu einem bestimmten Maße elastisch, speziell bei Jungtieren, und kann sich daher bei einer Druckerhöhung ausdehnen und letztendlich vergrößern. In solchen Fällen spricht man von einem Hydrophthalmus (vergrößert durch Wasser), oder dem Buphthalmus (gr.: bous: Ochse) im Allgemeinen. Während der Druckerhöhung können dabei Risse in der Descemetschen Membran auftreten, durch die Wasser in das Hornhautstroma eintreten kann. Die entstehenden streifigen, ödematösen Veränderungen werden als »Haabsche Linien« (Striae) sichtbar (Abb. 11.7) und ähneln Rissen im Eis. Sie bilden sich auch nach Drucknormalisierung nicht mehr zurück und bleiben als narbige Striae weiterhin sichtbar.

Durch die Druckerhöhung und die damit verbundene Vergrößerung des Augapfels kann in der Folge der Aufhängeapparat der Linse sehr leicht einreißen, wodurch die Gefahr einer sekundären Linsenluxation besteht (Abb. 11.7, 11.8). Bei Patienten mit einem geröteten, vergrößerten Bulbus und einer Linsenluxation ist im Nachhinein nicht mehr ohne weiteres feststellbar, ob es sich um ein Primär- oder Sekundärglaukom handelt.

Bei bestehendem Hydrophthalmus (Buphthalmus) sind die Netzhaut und auch die Nervenzellen bereits geraume Zeit einem erhöhten Druck ausgesetzt gewesen. Durch diesen erhöhten Druck werden die Nervenfasern an der Papille direkt (Quetschung der Nervenfaser) und/oder indirekt (Druckischämie der Mirkozirkulation im Bereich der Papille) geschädigt. Bei vorhandenem Buphthalmus kann deshalb auch von irreversibel degenerierten Nervenfasern der Netzhaut und der Papille ausgegangen werden. In der Folge kann es zum Verlust der funktionalen Verbindung zwischen Retina und Gehirn und in logischer Konsequenz zu einer irreversiblen Erblindung kommen. Nur beim Hydrophthalmus als Folge sehr langfristiger, subklinischer Druckerhöhung ist noch ein geringer Visus möglich (jedoch beeinträchtigt durch Bulbusvergrößerung [= Myopie] und Linsenverlagerung).

11.3 Klinische Anzeichen des Glaukoms

In der Praxis ist es von höchster Wichtigkeit, auch subtile Anzeichen eines möglichen Glaukoms sofort zu erkennen. Die Symptomatik des akut verlaufenden Glaukoms beim Hund ist recht eindeutig und dieses als solches meist unschwer zu diagnostizieren. Die Anzeichen eines chronisch verlaufenden Glaukoms bei einer Katze sind meistens viel diskreter.

Merke: Bei bestehendem Glaukomverdacht und fehlender Möglichkeit einer verlässlichen Messung des Augeninnendruckes wird die schnellstmögliche Überweisung des Patienten zu einem Spezialisten angeraten, zwecks Druckmessung, weiterer Untersuchungen und somit Diagnoseabsicherung.

Bei der weiteren Untersuchung muss nach zusätzlichen Veränderungen des betroffenen Auges gesucht werden, damit festgestellt werden kann, ob es sich eventuell um ein sekundäres Glaukom handelt. Eine initiale Therapie ist aber immer direkt einzuleiten.

11.3.1 Akutes Glaukom

Einem akuten Primärglaukom liegt in den meisten Fällen ein verschlossenes Lig. pectinatum bei den entsprechenden, prädisponierten Hunderassen zu Grunde.

Das bis zu diesem Zeitpunkt intakte Abfluss-System wird plötzlich blockiert, so dass der IOD erhöht wird. Der Prozentsatz der Hunde mit einem stark abnormalen Lig. pectinatum (Occlusio) wird z.B. bei der niederländischen Population der Bouvier des Flandres auf ca. 10–20 % geschätzt,[18] wobei nach groben Schätzungen nur bei ungefähr 0,2 % dieser Tiere ein Glaukom auftritt. Vermutlich werden die letzten intakten Öffnungen in dem abnormalen Lig. pectinatum durch Zellen oder Exsudat von (subklinischen) Entzündungen verstopft. Die akute und massive Druckerhöhung (40–120 mmHg) äußert sich in einer ebenso auffallenden wie unspezifischen Symptomatik (Hornhautödem, episklerale Gefäßinjektion).

Der schmerzhafte Bulbus führt zu einer allgemeinen Schmerzhaftigkeit des Kopfes und lässt viele Tiere apathisch werden. Die hochgradige, akute Seheinschränkung, die sich bis zum totalen Visusverlust steigern kann, ist ebenfalls Folge des erhöhten Druckes und kann durch die Veränderungen an der Papille und ihrer direkten Umgebung (Ischämie, entzündliche Veränderungen) erklärt werden. Werden nicht unmittelbar drucksenkende Maßnahmen ergriffen, so ist der Visus bei dem betroffenen Auge innerhalb weniger Tage irreversibel verloren.

Anamnese: Apathie und ein plötzlich auftretendes, diffuses, bläulich-weißes Hornhautödem (Abb. 10.1) sind die ersten Symptome, die den Besitzer meist an ein plötzliches Trauma denken lassen. Der Appetit ist deutlich verringert, das Tier ist apathisch (»schläft den ganzen Tag«) und lässt sich unter Umständen das Streichen über den Kopf nicht mehr gefallen, was durch die Schmerzen infolge der akuten Druckerhöhung und die Angst vor der möglichen Berührung des erkrankten Auges beim Streicheln zu erklären ist. Vom Menschen ist bekannt, dass ein akutes Glaukom einen heftigen, unaufhörlichen Schmerz verursacht. Die episklerale Gefäßinjektion dagegen fällt dem Besitzer meist nicht auf.

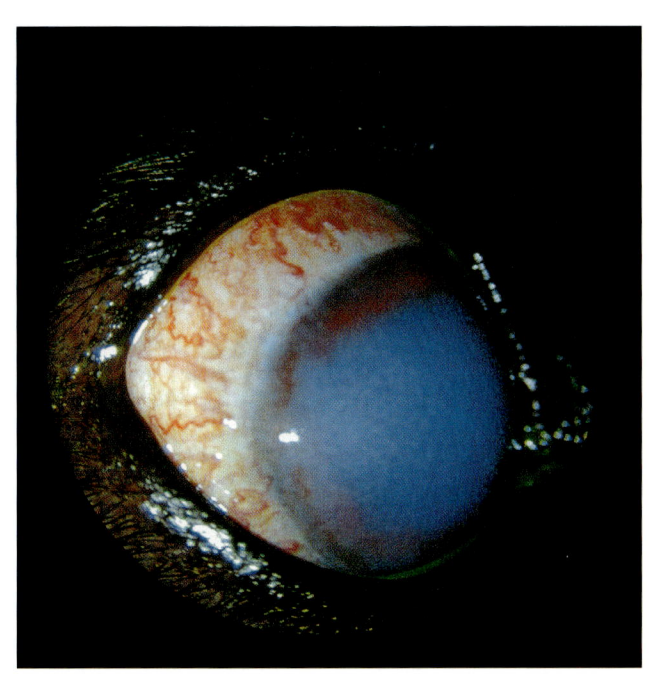

Abb. 11.5:
Chronisches Primärglaukom. Die bulbäre Konjunktiva zeigt eine starke Hyperämie, zirkulär besteht eine oberflächliche Gefäßeinsprossung, und es liegt ein hochgradiges, diffuses Hornhautödem vor. Die Pupille ist nicht einsehbar (Hund).

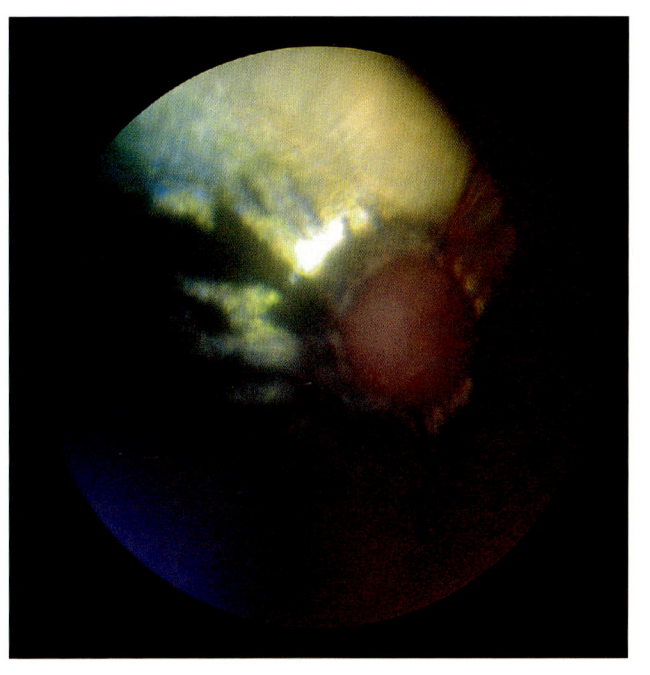

Abb. 11.6:
Chronisches Glaukom (OD, Hund). Der Fundus weist nach wochenlanger Erhöhung des Intraokulardrucks eine Hyperreflexie, Hyperpigmentation, retinale Gefäßatrophie und eine atrophische, exkavierte Papille auf.

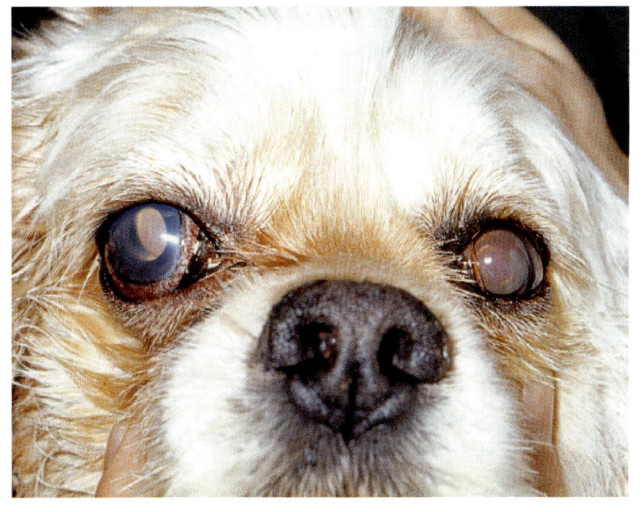

Abb. 11.8:
Hydrophthalmus oder Buphthalmus (OD) durch ein chronisches Primärglaukom bei einem Amerikanischen Cockerspaniel. Inzwischen besteht eine sekundäre Linsenluxation.

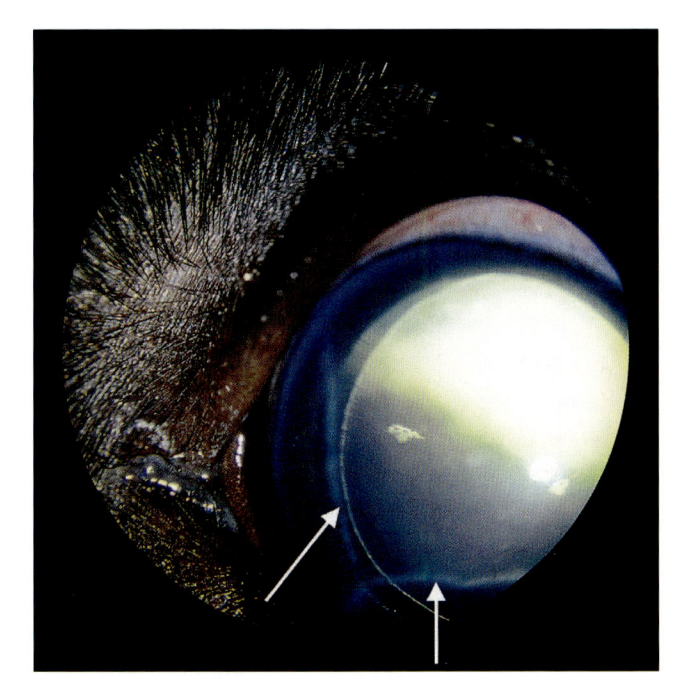

Abb. 11.7:
Risse in der Descemetschen Membran (Haabsche Linien, Pfeile) nach einer langandauernden Erhöhung des Intraokulardrucks (OS). Inzwischen besteht eine sekundäre Linsenluxation (Hund).

Symptome: Ein Glaukom ist in den seltensten Fällen bilateral ausgeprägt. Der Druck ist hoch, was sich bei einiger Übung auch palpatorisch (bimanuell vergleichend!) nachvollziehen lässt, wenn kein Tonometer zur Verfügung steht. Die **Hyperämie** (Abb. 11.1) der bulbären konjunktivalen Gefäße ist reflektorisch bedingt. Im Anfangsstadium fehlt daher auch die typische diffuse Rötung, die auf eine Konjunktivitis / Uveitis hindeutet. Weiterhin ist eine deutliche, **diffuse unregelmäßige, bläulich-weiße Färbung** der Hornhaut (Ödem) als eine Folge der Störung in der normalerweise regelmäßigen Anordnung der Kollagenfibrillen vorhanden. Physiologischerweise liegen nämlich diese Kollagenfibrillen des Hornhautstromas streng geordnet, und die Hornhaut hat einen stabilen, relativ hohen Anteil an Wasser (75–80 %). Diese Eigenschaften garantieren die Transparenz der Hornhaut. Wird nun diese regelmäßige Struktur der Hornhaut beispielsweise durch Überstrecken gestört, ändert sich der Brechungsindex, und die Hornhaut verliert ihre Transparenz. Dieses Phänomen kann auch durch Einwirkung von äußerem Druck künstlich hervorgerufen werden. Die Endothelzellen sind primär für die Aufrechterhaltung des Gleichgewichts in der Hornhaut verantwortlich, und solange sie funktionieren, wird auch ein Hornhautödem weniger ausgeprägt sein. Während eines Glaukoms wird aber tatsächlich sehr viel mehr Wasser in die Hornhaut »gedrückt«, wodurch ihre Dicke um 30–50 % zunehmen kann. Diese Veränderungen könnten unüblicherweise auch als eine primäre »Keratitis« angesehen werden. Die vordere Augenkammer ist in der Regel nicht verändert und von normaler Tiefe, während die Pupille meist eine **starre Mydriasis** (8–12 mm) aufweist. Die Papillenexkavation ist bei der monokulären Augenspiegelung oft nur zu erahnen, die retinalen Gefäße können dünner und die Papille inklusive ihrem Rand geringgradig dunkler erscheinen (Abb. 11.6)

Bei länger andauerndem Glaukom verstärken sich die Hornhautveränderungen zusehends, und eine limbale Gefäßeinsprossung – sogar mit Pannusbildung – der Hornhaut beginnt, wodurch natürlich das innere Auge immer schwerer zu beurteilen und die Mydriasis eventuell nur noch durch die retrograde Beleuchtung zu erkennen ist. Mit der fortschreitenden Vergrößerung (Hydrophthalmus / Buphthalmus) des Augapfels (Pseudo-Exophthalmus) steigt auch die Verletzungsgefahr für das Auge. Die Überdehnung des Bulbus bleibt schmerzhaft, auch wenn allgemein eine Gewöhnung auftritt. Der Tierarzt sollte sich dieser Tatsache bewusst sein. Der erlittene Schmerz wird nämlich sowohl für den Besitzer als auch für den Tierarzt umso deutlicher, wenn er einmal erfahren hat, dass nach der Entfernung eines solchen schmerzhaften Auges oder dem Einsetzen einer Prothese, das Tier dann wieder »um Jahre jünger« ist. Bleibt der hohe Druck bestehen, so wird auch der Ziliarkörper mit der Zeit inaktiv, was eine Drucksenkung, ein Zurückgehen des Ödems und der Hyperämie sowie eine Schmerzlinderung, nicht aber eine Verkleinerung des Auges, bewirkt. Durch die Schädigung der Netzhaut (Druckatrophie mit beginnender Hyperreflektion, anfänglich um die Papille herum, manchmal flammenförmig) und der Papille (dunkle Pigmentierung) ist das Auge dann irreversibel erblindet.

Differentialdiagnostisch kommen alle Möglichkeiten der konjunktivalen Gefäßinjektion und des Hornhautödems sowie des Exophthalmus in Betracht. Hierzu gehören vor allem Konjunktivitis, primäre Keratitis und Uveitis anterior. Konjunktivitis und Keratitis lassen eine unveränderte vordere Augenkammer und eine normale Pupillarreaktion erwarten (bei sehr schmerzhaften Hornhautentzündungen liegt eher eine Miosis vor). Bei einer Uveitis anterior mit gleichzeitiger »Hornhautsymptomatik« ist die vordere Augenkammer beispielsweise mit blutigem Transsudat und eventuell mit Fibrin gefüllt, die Pupille ist **miotisch** und die Irisoberfläche gequollen. Zusätzlich ist der Augeninnendruck bei einer Uveitis anterior normal oder vermindert. Es muss aber damit gerechnet werden, dass infolge einer Uveitis anterior und ihrer Auswirkungen (Synechienbildung, Änderungen am Kammerwinkel) ein sekundäres Glaukom entstehen kann. Ein Exophthalmus wird hingegen im Normalfall durch einen retrobulbären Prozess verursacht, der einen erhöhten retrobulbären Druck und nicht einen erhöhten Augeninnendruck hervorruft.

Ein Hydrophthalmus (Buphthalmus) dagegen entsteht ausschließlich auf der Basis eines erhöhten Augeninnendrucks. In seltenen Ausnahmefällen kann sich der Augapfel direkt durch intraokulare Neoplasien vergrößern.

11.3.2 Chronisches Glaukom

In diese Kategorie gehören sowohl das Primärglaukom der Katze als auch ein chronisch verlaufendes, anfänglich akutes Glaukom des Hundes. Das chronische Glaukom tritt vor allem beim Sibirischen Husky auf, ist aber bei anderen Hunderassen nur sporadisch von primärer Genese. Der sich nur langsam erhöhende Druck lässt die Symptomatik beim chronischen Glaukom weniger ausgeprägt erscheinen. Da die Umfangsvermehrung und die Drucksteigerung langsam vonstatten gehen, sind Risse in der Descemetschen Membran auf Grund ihrer Elastizität weniger zu erwarten. Dennoch werden Papille und Retina in Mitleidenschaft gezogen und druckatrophisch, was in einer schleichenden, aber irreversiblen Erblindung des Tieres seinen Ausdruck findet.

Anamnese: Anfangs sind die Anzeichen des chronischen Glaukoms für den Besitzer kaum zu erkennen. Die Symptomatik beschränkt sich in vielen Fällen auf eine Anisokorie (ungleiche Pupillengröße), verbunden mit einem geringgradigen Hornhautödem und einer episkleralen Gefäßinjektion.

Symptome: Auch das chronische Glaukom ist nur selten gleichzeitig bilateral ausgeprägt. Der intraokulare Druck schwankt um Werte bis 30–40 mmHg, die ohne ein Tonometer nur schwierig feststellbar sind. Die konjunktivalen Gefäße sind als Folge der erhöhten Aktivität hyperämisch (Abb. 11.5), eine diffuse Rötung und Schwellung, wie sie bei einer Konjunktivitis oder Uveitis zu erwarten sind, fehlen jedoch. Die Schmerzreaktionen des Tieres sind nur gering ausgeprägt, ein geringgradiges Hornhautödem und eine ringförmige limbale Gefäßeinsprossung in der Hornhaut ist möglich. Ausnahmsweise sind Risse in der Descemetschen Membran oder ein Keratokonus zu beobachten. Vor allem die unspezifischen Hornhautveränderungen können fälschlicherweise als Zeichen einer primären »Keratitis« gedeutet werden. Bei der Funduskopie erscheinen die retinalen Gefäße dünn (atrophisch) und die Papille und ihr Rand dunkler pigmentiert. Bei länger andauerndem Glaukom wird rund um die Papille ein flammenförmiger, hyperreflektiver Bereich als Ausdruck von radiären retinalen Infarkten mit sekundärer Retinaatrophie sichtbar (Abb. 11.6). Auch die Größe des Bulbus und damit der Hornhautdurchmesser nehmen zu und führen schließlich zum Hydrophthalmus oder Buphthalmus (Abb. 11.7, 11.8).

Als Differentialdiagnose beim chronischen Glaukom kommen, ähnlich wie beim akuten Glaukom, alle Grundkrankheiten, die eine konjunktivale Hyperämie, Gefäßeinsprossung und/oder ein Hornhautödem verursachen können, sowie auch ein Exophthalmus in Betracht.

11.3.3. Therapeutische Möglichkeiten beim Glaukom

Ziel jeder drucksenkenden Therapie muss es sein, den Augeninnendruck dauerhaft unter 20 mmHg zu halten. Auch bei einem Augeninnendruck von 25–30 mmHg ist mit einem fortschreitenden Verlust von Ganglienzellen zu rechnen. Gelingt eine solche Drucksenkung nicht auf medikamentellem Weg, dann müssen chirurgische Eingriffe erwogen werden. Die Therapie beim akuten und beim chronischen Glaukom ist anfangs identisch. Das chronische Glaukom spricht im Allgemeinen besser auf eine Therapie an, so dass hier relativ früh eine Reduzierung der medikamentellen Therapie bis zur Erhaltungsdosis vorgenommen werden kann. Eine chirurgische Intervention ist beim chronischen Glaukom seltener indiziert.

Medikamentelle Therapie
Eine medikamentelle Therapie ist dann am effektivsten, wenn der erhöhte Augeninnendruck bereits vor dem Auftauchen erster klinischer Symptome bemerkt und therapiert wird. Dies setzt allerdings einerseits eine frühzeitige Diagnostik voraus und stellt damit hohe Anforderungen an den Kliniker, andererseits ist es die Voraussetzung für eine erfolgreiche Therapie. Das Glaukom stellt bis zum heutigen Tage eine unheilbare Erkrankung dar, die nur dann symptomatisch bekämpft und effektiv beherrscht werden kann, wenn eine regelmäßige, kontrollierte Therapie durchgeführt wird. Unabhängig von der Tierart reagieren Tiere nur selten positiv auf eine medikamentelle Therapie des fortschreitenden Glaukoms. Daher kommen oftmals bei Tieren nur noch solche Therapiemöglichkeiten in Betracht, die geeignet sind, den bestehenden Schmerz zu lindern. Die Erhaltung der Sehfähigkeit tritt dabei in den Hintergrund.

Grundsätzlich stehen dem Tierarzt folgende Behandlungsmöglichkeiten zur Verfügung:
1. Reduktion der Kammerwasserproduktion
2. Verbesserung der Abflusskapazität
3. Reduzierung des intraokulären Volumens

1. Reduktion der Kammerwasserproduktion. Die Kammerwasserproduktion kann durch lokale und systemische Carboanhydrasehemmer (CA-Hemmer, z.B. lokal: Dorzolamid, Brinzolamid; und systemisch: Diclofenamid, Metazolamid, Acetazolamid) und Betablocker (Timolol, Betaxolol u.a.) gehemmt werden.[19]

Lokale CA-Hemmer sind Brinzolamid 1 % (kein Effekt bei Katzen) oder Dorzolamid 2 % als AT. Dosierung: 1 Tropfen 3 × täglich (Dorzolamid), bzw. 2 × tägl. (Brinzolamid). Sind diese Medikamente zu wenig wirksam, oder können sie nicht eingesetzt werden, dann werden systemische CA-Hemmer verschrieben.

Diclofenamid ist der wirksamste systemische CA-Hemmer. Dosierung: 5–10 mg/kg/Tag, 4 × täglich, 5–10 Tage; anschließend 5 mg/kg/Tag, 3–4 × täglich.

Carboanhydrasehemmer werden in der Regel mit anderen drucksenkenden Medikamenten kombiniert. Die Dosierung und die Frequenz der Verabreichung werden am besten nach der Reaktion auf die Behandlung festgelegt. Trotz der guten Verträglichkeit des Diclofenamids, sollten bei längerer Anwendung der Na^+-/K^+-Blutspiegel kontrolliert und gegebenenfalls substituiert werden (z.B. Kaliumtabletten, KCl).

Alternativ können Metazolamid (nur in den USA, 2–5 mg/kg, 2–3 × täglich) oder Acetazolamid zur Anwendung kommen. Der Vorteil bei Acetazolamid liegt in der möglichen intravenösen Applikation (schnelle Drucksenkung). Vomitus und Diarrhoe als unerwünschte Nebenwirkung ist bei Diclofenamid am wenigstens ausgeprägt.

Eine Kombination von systemischen und lokalen CA-Hemmern scheint keine zusätzliche Drucksenkung zu bringen.

Merke: Es muss ausdrücklich betont werden, dass Diuretika wie Furosemid (Lasix®, Dimazon®) oder Aminophyllin keinerlei drucksenkende Wirkung auf das Auge besitzen!

Lokale Betablocker haben ebenfalls drucksenkende Wirkung am Auge. Sie werden hauptsächlich präventiv eingesetzt bei Tieren mit noch normalem Augendruck, die aber zu einer Rasse mit Prädisposition zum Primärglaukom gehören. Wichtig ist aber auch, dass bei Tieren mit klinisch manifestem, einseitigem Glaukom auf jeden Fall auch das kontralaterale, scheinbar noch gesunde Auge, mitbehandelt wird. Dadurch kann dann gegebenenfalls die Notwendigkeit der Anwendung potenterer Mittel für das »normale« Auge verhindert werden. Timolol (0,5 %) oder gleich gut wirksame andere Betablocker, wie Levobunolol, Optipranolol, Metipranolol scheinen beim Tier eine klinisch relevante, drucksenkende Wirkung zu haben.[20] Dadurch kann der Intraokulardruck um Werte von ca. 5 % gesenkt werden. Möglicherweise erzielen höhere Konzentrationen (4–6 %) einen noch besseren Effekt, sie sind aber zurzeit nicht auf dem Markt erhältlich.

2. Verbesserung der Abflusskapazität. Pharmaka mit einer ähnlichen Wirkung auf die postganglionären parasympathomimetischen Nervenfaserendigungen im Auge wie Acetylcholin verbessern den Abfluss des Kammerwassers. Das trifft auch für direkt wirkende (cholinerge) Stoffe wie Pilocarpin und Carbachol oder indirekt wirkende (Acetylcholinesterasehemmer) wie Ecothiopatjodid, Physostigmin, Demecariumbromid und Isoflurophat zu. Zudem wird der Ausstrom von Kammerwasser durch sympathomimetische Pharmaka wie Adrenalin (Epinephrin) oder seine Vorstufe Dipivefrin erhöht.

Eine sehr starke Miosis wird z.B. durch Gaben von Ecothiopatjodid (0,25 %, 2 × täglich, 2–3 Tage lang, dann 1 × täglich) erreicht. Dieses Medikament steht momentan nicht mehr zur Verfügung, da speziell bei Tieren mit geringem Körpergewicht Nebenwirkungen durch Resorption über den D. nasolacrimale aufgetreten sind. Möglicherweise steht der Wirkstoff in Zukunft wieder als Gel wieder zur Verfügung.

Die Wirkungsweise von Pilocarpin (erhältlich in Konzentrationen von 1–10 %) ist weniger stark und darüber hinaus in Konzentrationen über 4 % häufig von Überempfindlichkeitsreaktionen begleitet. Konzentrationen von 2 %igem Pilocarpin sind am effektivsten und werden nach einer Eingewöhnungszeit im Allgemeinen auch gut vertragen. Es ist trotzdem wichtig, dass der Tierarzt über die eventuell auftretenden Nebenwirkungen aufklärt und darauf besteht, dass die Anwendung auf jeden Fall weitergeführt werden muß. Bei einem gesunden Auge wird bei Applikation von Pilocarpin 2 % ein dem Horner-Syndrom ähnliches Bild entstehen. Das könnte den Tierbesitzer zu der Annahme verleiten, sein Tier habe Schmerzen und er müsse die Behandlung unterbrechen. Ähnliche Symptome können durch alle Acetylcholin-artigen Pharmaka hervorgerufen werden.

Die Anwendungshäufigkeit beträgt anfangs 3–4 × täglich, bei regelmäßiger Kontrolle des Augeninnendrucks. Langfristig wird aber angestrebt, die niedrigste Konzentration und geringste Applikationsfrequenz zu erreichen, die gerade noch ausreicht, um den IOD ausreichend zu regulieren.

Heute sind viele dieser parasympathikomimetischen Medikamente nicht mehr im Handel erhältlich. Sie wurden in jüngster Zeit ersetzt durch Prostaglandinderivate wie Latanoprost (50 μg/ml), Bimatoprost (nicht bei Katzen) oder Travoprost. Diese Wirkstoffe verbessern den uveoskleralen Kammerwasserabfluss und senken so den Augeninnendruck. Sie sind hochwirksam beim Hund. Ihre Wirkung bei der Katze ist umstritten. Latanoprost, bzw. Travoprost werden 1–2 × täglich, vorzugsweise abends, verabreicht. Sie können mit lokalen CA-Hemmern kombiniert werden. Sie verursachen eine sehr starke Miosis und sollten nur mit großer Vorsicht beim Glaukom mit Uveitissymptomen verwendet werden.

Adrenalin und Dipivefrin können bei therapieresistenten Glaukomen zusätzlich als Ergänzung zu den Miotika gegeben werden. Kombinationspräparate aus beiden sind, im Hinblick auf eine Erleichterung der Verabreichung für den Besitzer, möglich.

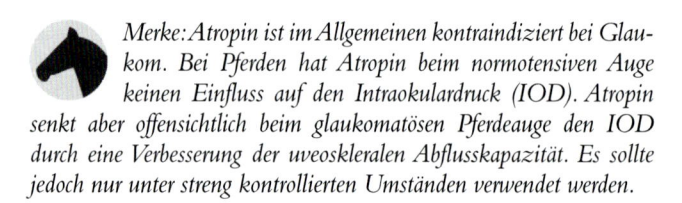

Merke: Atropin ist im Allgemeinen kontraindiziert bei Glaukom. Bei Pferden hat Atropin beim normotensiven Auge keinen Einfluss auf den Intraokulardruck (IOD). Atropin senkt aber offensichtlich beim glaukomatösen Pferdeauge den IOD durch eine Verbesserung der uveoskleralen Abflusskapazität. Es sollte jedoch nur unter streng kontrollierten Umständen verwendet werden.

3. Reduktion des intraokulären Volumens. Hyperosmotische Substanzen, wie Glyzerin, Mannitol, Harnstoff, oder der neue Wirkstoff Isosor bid reduzieren das intraokulare Volumen dadurch, dass diese Mittel einen osmotischen Gradienten aufbauen, wodurch dem Auge, hauptsächlich dem Glaskörper Flüssigkeit entzogen wird. Das Glaskörpervolumen nimmt ab und der Augendruck sinkt. Hyperosmotische Pharmaka sind geeignet, den IOD im Notfall schnell zu senken. Von einer länger andauernden Therapie ist dagegen abzuraten.

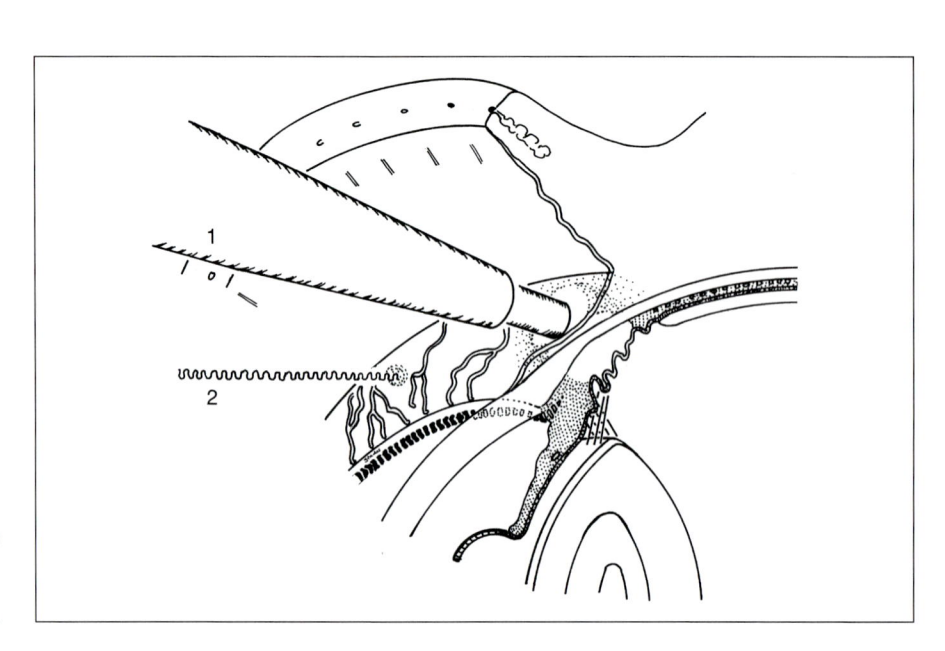

Fig. 11.3:
Ziliarkörperdestruktion: durch (1) Kryo- oder (2) Laserbehandlung wird das ziliare Epithel via die sklerale Konjunktiva und Sklera zerstört. Dadurch sollte die Kammerwasserproduktion nach einiger Zeit gleichbleibend verringert sein.

Glyzerin kann per os verabreicht werden, mit Magen-Darm-Beschwerden muss aber gerechnet werden (ca. 1–2 ml/kg/Tag, auf 4–6 × täglich verteilt, anschließend 1 Stunde Wasserentzug, 1–2 Wochen). Es ist ratsam, den Besitzer über die Wirkungsweise zu informieren, da er primär die laxative Wirkung sieht und das Glyzerin dann eventuell nicht mehr eingibt.

Eine unmittelbare Drucksenkung erzielt man mit Mannitol (1–2 g/kg KGW/Tag, 10–25%ig), welches eine kontrollierte, aber rasche intravenöse Applikation erfordert (alternativ kann Acetazolamid intravenös gegeben werden). Die Drucksenkung erfolgt schneller und mit weniger Nebenwirkungen als mit Glyzerin.

Alle hier genannten Mittel haben gegebenenfalls einen so genannten »Rebound-Effekt«, wobei nach Absetzen der Medikation der IOD nicht selten höher ansteigt als er vor Beginn der Therapie war, wenn zwischenzeitlich nicht zusätzliche Behandlungen eingeleitet worden sind.

Die Wirkung der hyperosmolaren Lösungen hat eingesetzt, wenn die Vorderkammer tiefer geworden ist. Das Iris-Linsendiaphragma wird sich nach hinten verlagern, und dadurch wird der iridokorneale Winkel weiter geöffnet. Der Abfluss des Kammerwassers wird dadurch erleichtert, und das Auge bekommt die Möglichkeit, auch das Gleichgewicht der Kammerwasserdynamik wiederherzustellen.

Der Tierbesitzer sollte über die möglichen Nebenwirkungen aller Pharmaka der Glaukomtherapie (Anorexie, Erbrechen, Durchfall) sorgfältig aufgeklärt werden. Falls man nicht über ein verlässliches Tonometer zur exakten Druckmessung verfügt, sollte der Patient, nach Einleitung der Initialtherapie, noch am selben Tag oder innerhalb der nächsten 1–2 Tage zur Druckmessung, Gonioskopie und eventuellen chirurgischen Weiterbehandlung überwiesen werden. Im Falle eine Druckstabilisierung innerhalb der ersten 1–2 Wochen, sollte die Initialdosis auf eine gut verträgliche und dem Besitzer zumutbare Erhaltungsdosis reduziert werden. Es sollte dem Besitzer auch eindringlich klar gemacht werden, dass Rezidive, die dann direkt wieder einer höheren Dosierung bzw. einer anderen Therapie bedürfen, jederzeit möglich sind.

Bei der frühzeitigen Diagnose eines chronischen Glaukoms, in Kombination mit einem offenen Lig. pectinatum, kann der Druck in vielen Fällen mit Timolol (0,5 %ig, 1–2 × täglich) allein unter Kontrolle gehalten werden.

Chirurgische Therapie

Für Glaukome, die auf die medikamentelle Therapie nicht oder nur unbefriedigend ansprechen, stehen eine Reihe operativer Behandlungsmöglichkeiten zur Verfügung, deren Ergebnisse leider nicht immer optimal sind.

1. Cyclokryodestruktion. Diese Methode stellt zurzeit das Mittel der Wahl dar, um ein therapierefraktäres Glaukom unter Kontrolle zu bringen.[21,22] Liegen die Werte des Intraokulardrucks – bei optimaler konservativer Therapie – immer noch im Bereich von 30–40 mmHg, bieten sowohl Kryochirurgie als auch Laserkoagulation eine gute Therapiemöglichkeit.[23] Ziel dieser Methoden ist es, einen Teil des Ziliarepithels

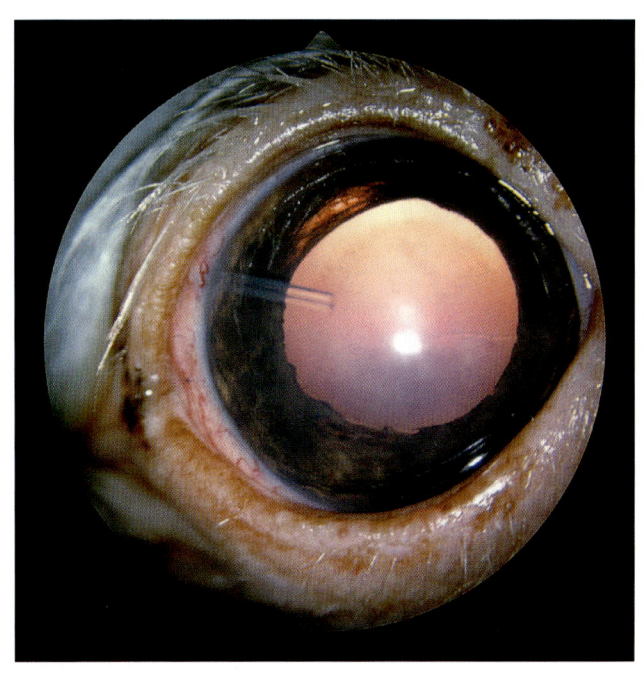

Abb. 11.9:
Chirurgische Glaukomtherapie. Kammerwasserabfluss mit Hilfe eines Implantats. Ein sehr dünnes Schläuchlein (auf 10 Uhr; Silikon, Durchmesser 0,3 mm innen und 0,7 mm außen) wurde subkonjunktival zur vorderen Augenkammer eingesetzt. Das Implantat sorgt nun für einen Abfluss des Kammerwassers, hier in den retrobulbären Raum. Es gibt eine geringgradige Irisatrophie.

mittels Kälteeinwirkung bzw. Photokoagulation zu zerstören, so dass die Kammerwasserproduktion auf Dauer reduziert und ein Teil des Trabekelsystems geöffnet wird. Beide Möglichkeiten stellen einen nicht-invasiven Eingriff dar, der transskleral mit einer Kryosonde oder einem Kontaktlaser, ausgeführt wird (Fig. 11.3). Die Vereisung wird entweder an 3–6 Punkten, ca. 5 mm posterior des Limbus, durchgeführt (2 Min. Kälteeinwirkung / Punkt), oder in einem »olympischen Ringmuster«, ungefähr 1,5 mm posterior des Limbus beginnend, im inferotemporalen Bereich durchgeführt (was einen geringeren Schaden an der Retina verursacht).

Beide Methoden können (und müssen) gegebenenfalls mehrere Male durchgeführt werden. Die Photokoagulation mit einem Laser wird ähnlich, aber mit 20–40 Punkten ausgeführt.[24] Die Kosten für die Anschaffung eines Lasers liegen aber zurzeit eigentlich noch in einem nicht vertretbaren Rahmen. Ein akutes Glaukom ist in diese Art und Weise nur therapierbar, sofern eine sich anschließende medikamentelle Therapie gesichert ist.

2. Kammerwasserabfluss mit einem Implantat. Bei dieser Methode wird ein sehr dünner Schlauch (meist aus Silikon, Durchmesser 0,3 mm innen und 0,7 mm außen; Abb. 11.9), oder ein Implantat mit einem Ventilmechanismus (Molteno, Joseph) parallel oder rechtwinklig zum Limbus als Verbindung des subkonjunktivalen Raumes mit der vorderen Augenkammer eingesetzt. Das Implantat sorgt nun für einen Abfluss des Kammerwassers in den subkonjunktivalen / retrobulbären Raum, wo es von den (konjunktivalen) Gefäßen resorbiert wird, oder in den Tränenkanal oder den Sinus frontale geleitet wird. Leider verstopfen diese Abfluss-Systeme regelmäßig, oder das Kammerwasser wird nach einer gewissen Zeit nicht mehr durch den Subkonjunktivalraum resorbiert, was zu einem Rezidiv führt. Eine Kombination eines Implantats mit einer cyclodestruktiven Chirurgie ist meistens nötig.

3. Fisteloperationen. Hierzu zählen die Trepanation / Iridektomie, die Iridenkleisis und deren Variationen. Bei der Trepanation / Iridektomie wird die Konjunktiva freipräpariert, umgeklappt und anschließend eine ca. 2 mm große Öffnung durch die Sklera in die vordere Augenkammer trepaniert. Dann wird eine periphere Iridektomie angelegt. Beide Öffnungen zusammen bewirken eine verbesserte Kommunikation des Kammerwassers zwischen der hinteren und der vorderen Augenkammer einerseits und des Kammerwassers in den subkonjunktivalen Raum andererseits. Bei der Iiridenkleisis wird ein Teil der Iris am Pupillarrand durch die sklerale Öffnung gezogen und mit der Sklera vernäht. Die anfänglichen Erfolge sind gut, doch wachsen diese artifiziellen Fistelgänge bei Hund und Katze letztendlich sehr rasch wieder zu.

Prognose: Das verbleibende Sehvermögen kann frühestens 1–2 Wochen nach der Drucknormalisierung beurteilt werden. Zur sicheren Beurteilung des Visus auf dem erkrankten Auge kann das gesunde Auge abgedeckt werden. Die langfristige Prognose für den Visus auf dem geschädigten Auge stellt sich jedoch eher vorsichtig, da in mehr als 50 % der Fälle – trotz intensiver therapeutischer Bemühungen – früher oder später eine Erblindung eintritt. Bei diesen Tieren liegt dann die Indikation für eine Enucleatio bulbi vor, da sie den Patienten vor weiteren Schmerzen bewahrt. Auch Tiere mit einem bilateralen, unkontrollierbaren Glaukom können sich, trotz einer beidseitigen Entfernung des Bulbus, noch gut zurechtfinden – und dann ohne Schmerzen!).

Prophylaxe: In jedem Fall sollte bei jedem Primärglaukom auch das gesunde Auge gonioskopisch untersucht werden. Ist der Kammerwinkel dysplastisch, sollte der Besitzer (am besten täglich, mindestens aber bei verdächtigen Veränderungen) beide Augen genauer betrachten und eventuell palpatorisch (bimanuell vergleichend) auf Druckunterschiede untersuchen und die Pupillenreaktion auf einfallendes Licht überwachen. Weiterhin kann das (noch) gesunde Auge wie beschrieben prophylaktisch behandelt werden.

Hunde mit Primärglaukomen sollten von der Zucht ausgeschlossen werden. Auch die Elterntiere sollten besser nicht mehr zur Zucht eingesetzt werden. Sofern die Zuchtbasis der betroffenen Hunderasse es zulässt, ist sogar ein Zuchtverbot für alle Geschwister aus der betroffenen Anpaarung zu überlegen, denn die Gefahr der genetischen Träger der Erkrankung ist groß.

Die meisten Veränderungen des Lig. pectinatum können gonioskopisch nachgewiesen werden. Dies ermöglicht es den Rassevereinen, Hunde mit einem möglichst geringen Glaukomrisiko für die Zucht zu selektieren.[25]

11.4 Sekundärglaukom

Wie der Name schon sagt, liegt hier dem Glaukom ursächlich eine andere Augenerkrankung zu Grunde. In den meisten Fällen handelt es sich hierbei um Veränderungen im Bereich der Pupille, des Kammer- oder des Drainagegebiets, wodurch der Abfluss des Kammerwassers behindert wird. Die Symptomatik entspricht dem Primärglaukom, jedoch sind auch noch andere, nicht druckregulierende Strukturen des Auges mit von den Veränderungen betroffen.

11.4.1 Sekundärglaukome im Zusammenhang mit Linse oder Glaskörper

11.4.1.1 Dislokation der Linse

Bei Zerstörung größerer Anteile des Aufhängeapparates der Linse (Fibrae zonulares) ist mit einer Glaskörperblockade in die hintere Augenkammer oder einer daraus resultierenden Blockade des Drainagegebiets zu rechnen. Eine Luxatio lentis anterior (in die Vorderkammer) kann zu einer Verlegung der Pupille und / oder des Drainagegebiets einerseits durch die Linse selbst, andererseits durch den mit nach vorn verlagerten Glaskörper führen. Der Glaskörper fällt ebenfalls bei einer Luxatio lentis posterior vor und kann so den Durchfluss in der Pupillarebene bzw. im Drainagegebiet hemmen. Beim Hund tritt eine Druckerhöhung als Folge einer Linsenluxation meist kurzfristig im Anschluss an die Luxation auf, während bei der Katze durchaus längere Zeit (Monate) eine (selbst anterior) luxierte Linse vorkommen kann, ohne dass klinische Symptome eines Glaukoms auftreten. Trotzdem stellt die Linsenluxation bei der Katze eine häufige Ursache für die Entstehung eines Sekundärglaukoms dar.

Therapie: Eine posterior luxierte Linse wird mit Hilfe eines Miotikums (Latanoprost 1 × täglich) bis zur Operation hinter der Pupillarebene gehalten. Bei einer anterioren luxierten Linse werden nur CA-Hemmer verschrieben. Die Therapie zur Vermeidung eines Glaukoms hat sich auch bei Tieren, bei denen zum Zeitpunkt der Luxation eine chirurgische Therapie beispielsweise wegen des schlechten Allgemeinbefindens nicht möglich ist, bewährt. Bei der Katze kommt es jedoch trotzdem letztendlich zu einem sekundären Glaukom. Da dieser Zeitpunkt aber schlecht vorhersehbar ist, sollte, wenn es der Allgemeinzustand des Patienten zulässt, sobald wie möglich eine intrakapsuläre Linsenextraktion durchgeführt werden (siehe 13.6).

11.4.1.2 Reaktionen des Auges auf Linseneiweiß

Tritt durch Permeabilitätsstörungen (Linseneiweißresorption) oder durch Defekte an der Linsenkapsel (Trauma, extrakapsuläre Linsenextraktion) Linseneiweiß durch die Linsenkapsel aus, so wird dieses Eiweiß zum Auslöser für entzündliche Reaktionen (Uveitis) im inneren Auge (siehe 11.4.2). Linsenresorptionen oder Traumata der Kapsel gehören aber eher zu den Ausnahmefällen.

11.4.1.3 Katarakt
Die vor allem bei diabetischen Katarakten auftretende Linsensschwellung (Intumeszenz) kann manchmal so stark sein, dass ebenfalls eine Einengung des Kammerwinkels eintritt, die somit zu einem Sekundärglaukom führt.

11.4.2 Sekundärglaukome als Folge von Veränderungen an der Uvea

11.4.2.1 Uveitis
Durch eine Entzündung der Uvea, vornehmlich der Iris, kommt es zu einer Viskositätserhöhung des Kammerwassers (Fibrin und zelluläre Bestandteile können die Blut-Kammerwasserschranke passieren). Dadurch wird der Transport des Kammerwassers gestört, und nach Abklingen der Entzündungssymptomatik kann es zu Verklebungen und Verwachsungen im Kammerwinkel kommen. Da die Uveitis zu den regelmäßig vorkommenden Erkrankungen zählt (vor allem bei Welpen nach Katzenkratzverletzungen), ist auch das sich anschließende Sekundärglaukom nicht selten. Spätfolgen der Uveitis betreffen jedoch nicht nur den Kammerwinkel, sondern ebenso können sich die Verwachsungen auf Iris und vordere Linsenkapsel (Synechia posterior) bis hin zur totalen Verwachsung der Iris mit der Linsenkapsel (Occlusio pupillae) ausdehnen. Eine Occlusio pupillae ist auch die Ursache für den so genannten Pupillarblock, bei dem sich das Kammerwasser in der hinteren Augenkammer staut und die Iris nach vorne drückt (Iris bombata, Napfkucheniris). Es kommt zu einem lokal verengten oder geschlossenen Kammerwinkel und damit zu einer Verflachung der vorderen Augenkammer.

Therapie: Natürlich können bei dieser Form des Glaukoms dieselben Medikamente wie beim Primärglaukom angewandt werden, mit Ausnahme von Miotika, welche eine Verschlimmerung der Uveitis bewirken würden und kontraindiziert sind. Als Mittel der Wahl werden Timolol oder Adrenalin verordnet. Wegen ihrer (angeblich) erhöhenden Wirkung auf den Augeninnendruck sind Kortikosteroidpräparate bei einer Uveitis mit Glaukom nur vorsichtig anzuwenden. Eine Iris bombata und/oder Occlusio pupillae können chirurgisch behandelt werden, meist führt der Eingriff aber seinerseits erneut zu einer starken Entzündung der Uvea mit nachfolgendem Glaukom, oder er mündet sogar in eine Bulbusatrophie.

Es ist daher anzuraten, solch komplizierte Patienten an einen Spezialisten zu überweisen, auch wenn die Prognose von vornherein ungünstig ist.

11.4.2.2 Irisatrophie/Iridoschisis
Auch die Degeneration des äußeren Pigmentblattes der Iris, speziell im Bereich der Irisbasis, kann Ursache für eine Einengung des Kammerwinkels und somit eines Sekundärglaukoms sein. Sie tritt jedoch beim Tier extrem selten in Erscheinung.

11.4.3 Sekundärglaukom als Folge von Veränderungen durch Trauma

Sowohl stumpfe als auch perforierende Traumata können, z.B. durch freiwerdendes Exsudat, Blut, Linsenprotein oder eine Luxatio lentis, ein Glaukom induzieren (siehe 4).

11.4.4 Sekundärglaukome als Folge von intraokulären Neoplasien

Intraokuläre Neoplasien (z.B. an der Irisbasis oder an der Basis des Ziliarkörpers, speziell zirkulär verlaufende Zubildungen) können die Drainage durch Eigendruck des Tumors, invasives Wachstum oder durch Induktion von Exsudation und Entzündungsprozessen blockieren (siehe 12.10). Liegen eindeutige Hinweise auf eine Kombination einer Neoplasie mit einem Glaukom oder umgekehrt vor, so ist die einzig mögliche und sinnvolle Therapie die Enucleatio bulbi. Etwa 10–15 % der Fälle eines absoluten Glaukoms, deren Ätiologie klinisch nicht (ohne spezielle Ultraschalluntersuchung) abzuklären ist, beruhen nach Ergebnissen der pathohistologischen Untersuchungen auf einer intraokulären Neoplasie.

11.4.5 Medikamente und Sekundärglaukome

Der Gebrauch parasympatholytischer Mydriatika, z.B. Atropin (ausgenommen beim Pferd), oder auch eine Langzeittherapie mit Kortikosteroiden können ein Glaukom verursachen.

11.4.6 Sekundärglaukome als Folge von Intraokularchirugie

11.4.6.1 Extrakapsuläre Linsenextraktion
Bei diesem Eingriff werden Teile der vorderen Linsenkapsel und Linseninhalt aus dem Auge entfernt. Dabei ist es unvermeidlich, dass kleine Teile des Linsenproteins in die vordere Augenkammer gelangen und dort zu einer Entzündungsreaktion führen. Beim Hund tritt in ca. 1 % dieser Fälle anschließend ein Glaukom auf. Bei einem (unbeabsichtigtem) Zerreißen der hinteren Linsenkapsel, oder bei deren Entfernung auf

Grund einer Trübung, ist unweigerlich mit einem Glaskörpervorfall in die Vorderkammer und einem daraus resultierenden sekundären Glaukom zu rechnen.

11.4.6.2 Intrakapsuläre Linsenextraktion

Dieser Eingriff, bei dem die Linse samt intakter Kapsel aus dem Auge entfernt wird, ist ausschließlich bei der Linsenluxation indiziert. Während der Operation und auch in den ersten Tagen nach der Operation kann der Glaskörper in die Vorderkammer vorfallen und den Abfluss des Kammerwassers durch die Pupillaröffnung oder das Drainagegebiet behindern oder sogar blockieren (siehe 13.6).

11.5 Phthisis bulbi

Unter einer Phthisis bulbi versteht man per definitionem einen geschrumpften, eingefallenen, atrophierten, verkleinerten Augapfel als Folge ungenügender Kammerwasserproduktion (IOD deutlich < 15 mmHg). Fehlender Intraokulardruck kann als Folge von Ziliarkörperschädigungen, Traumata, Uveitis (speziell beim Pferd nach Periodischer Augenentzündung) etc. (siehe 12.10.7 und 13.7.3) angesehen werden.

Therapie: Siehe 9.7.

Literatur

1. BLOGG, J. R & COLES, E. H.: Clinicopathological aspects of canine aqueous humor proteins. Res. Vet. Sci. **12:** 95, 1971.

2. BILL, A.: Formation and drainage of aqueous humor in cats Exp. Eye Res. **5:** 185, 1966.

3. HEYWOOD, R & STREET, A. E.: Biochemical studies on the aqueous humour of Beagle dogs. Res. Vet. Sci. **17:** 401, 1974.

4. SAMUELSON, D. A., GUM, G. G., GELATT, K. N.: Aqueous outflow in the beagle: Unconventional outflow, using different-sized microspheres. Am. J. Vet. Res. **46:** 242, 1985.

5. BARRIE, K. P.: Quantitation of uveoscleral outflow in normotensive and glaucomatous beagles by ^{3}H-labeled dextran. Am. J. Vet. Res. **46:** 84, 1985.

6. MARTIN, C. L.: Development of the pectinate ligament structure of the dog: study by scanning electron microscopy. Am. J. Vet. Res. **35:** 1433, 1974.

7. WYMAN, M.: Applied anatomy and physiology of the anterior chamber angle. Vet. Clin. North. Am. **3:** 439, 1973.

8. SMITH, R. I. E., PEIFFER, R. L. & WILCOCK, B. P.: Some aspects of the pathology of canine glaucoma. Prog. vet. Comp. Ophthalmol. **3:** 16, 1993.

9. Presumed inherited eye diseases, Procedure Notes of the Genetics Committee, Trans. Europ. Coll. Vet. Ophthalmol. Bologna, 1998.

10. BROOKS, D. E., GARCIA, G. A., DREYER, E. B.: Vitreous body glutamate concentration in dogs with glaucoma. AJVR, **59:** 864–867, 1997.

11. BOEVÉ, M. H & STADES, F. C.: Glaucoom bij hond en kat. Overzicht en retrospectieve evaluatie van 421 patiënten. I. pathobiologische achtergronden, indeling en raspredisposities. II Klinische aspecten. Tijdschr. Diergeneesk. **110:** 219, 1985.

12. BEDFORD, P. G. C.: A gonioscopic study of the iridocorneal angel in the English and American Breeds of Cocker Spaniel and the Basset Hound. J. Small Anim. Pract. **18:** 631, 1977.

13. LINDE-SIPMAN, J. S. VAN DER: Dysplasia of the pectinate ligament and primary glaucoma in the Bouvier des Flanders dog. Vet. Path. **24:** 201, 1987.

14. WYMAN, M. & KETRING, K.: Congenital glaucoma in the Basset Hound: A biologic model. Trans. Am. Acad. Ophthalmol. Otolaryngol. **81:** 645, 1976.

15. READ, R. A., WOOD, J. L. N. & LAKHANI, K. H.: Pectinate ligament dysplasia (PLD) in Flat Coated Retrievers I: objectives and techniques for PLD survey. Vet. Ophthalmol. **1:** 85, 1998.

16. WOOD, J. L. N., LAKHANI, K. H.: Relationship of the degree of goniodysgenesis and other ocular measurements to glaucoma in the Great Dane. Am. J. Vet. Res. **62:** 1493, 2000.

17. EKESTEN, B.: Correlation of intraocular distances to the iridocorneal angle in Samoyeds with special reference to angle closure glaucoma. Prog. Vet. Ophthalmol. **3:** 67, 1993

18. BOEVÉ, M. H & STADES, F. C.: Glaucoom bij hond en kat. Overzicht en retrospectieve evaluatie van 421 patiënten. I. pathobiologische achtergronden, indeling en raspredisposities. II Klinische aspecten. Tijdschr. Diergeneesk. **110:** 219, 1985.

19. GELATT, K. N.: Ocular hypotensive effects of carbonic anhydrase inhibitors in normotensive and glaucomatous Beagles. Am. J. Vet. Res. **40:** 334, 1979.

20. LIU, H. K., CHIOU, C. Y & GARG, L. C.: Ocular hypotensive effects of timolol in cat's eyes. Arch. Ophthalmol. **98:** 1467, 1980.

21. MERIDETH, R. E. & GELATT, K. N.: Cryotherapy in veterinary ophthalmology. Vet. Clin. North. Am. **10:** 873, 1980.

22. FRAUENFELDER, H. C & VESTRE, W. A.: Cryosurgical treatment of glaucoma in a horse. Vet. Med. **76:** 183, 1981.

23. NASISSE, M. P.: Treatment of glaucoma by use of transcleral neodymium: yttrium aluminum garnet laser cyclocoagulation in dogs. JAVMA **197:** 350, 1990.

24. CULLEN, C. L.: Cullen frontal sinus valved glaucoma shunt: preliminary findings in dogs with primary glaucoma. Vet. Ophthalmol. **7 (5):** 311, 2004.

25. WOOD, J. L. N., LAKHANI, K. H. & READ, R. A.: Pectinate ligament dysplasia (PLD) in Flat Coated Retrievers II: Association with glaucoma, heritability and prevention. Vet. Ophthalmol. **1:** 91, 1998.

12 Uvea

12.1 Einleitung

Die Uvea stellt die stark pigmentierte vaskuläre Tunica des Auges dar und setzt sich aus der Iris, dem Corpus ciliare und der Chorioidea zusammen.[1,2] Die Hauptaufgabe der Uvea besteht darin, den Metabolismus des inneren Auges zu gewährleisten und zu regulieren. Zu ihren Aufgaben zählt außerdem die Regulation des Lichteinfalls (Iris) auf die Netzhaut durch Veränderung der Pupillengröße, die Produktion von Kammerwasser (Ziliarkörperepithel) sowie die (bei Hund, Katze und Pferd kaum vorhandene) Akkommodation der Linse (C. ciliare). Die Uvea liegt zwischen der schützenden fibrösen Sklera an der Außenseite und (zum Teil) der empfindlichen neuronalen Retina an der Innenseite (Fig. 12.1).

12.1.1 Iris oder Regenbogenhaut

Auf der Höhe des Limbus und senkrecht zur optischen Achse bildet die Iris ein variables Diaphragma des Auges und unterteilt damit den Raum vor der Linse in die vordere und die hintere Augenkammer. Im Zentrum der Iris befindet sich die Pupille. Sie ist beim Hund immer rund, bei den meisten domestizierten Feliden vertikal, in Miosis spaltförmig und rund in Mydriasis, während die Herbivoren über eine querovale Pupille verfügen.

Das vordere Blatt der Iris besteht aus einem einlagigen Pigmentepithel, welches peripher am Hornhautendothel seinen Anfang nimmt und über den Drainagewinkel hinweg bis zur Pupille verläuft. Dort geht es in das zweischichtige Epithel des hinteren Irisblattes über. Hier stellt die tiefere Schicht einen Ausläufer des Retinapigmentepithels dar. Die oberflächliche (unpigmentierte) Schicht repräsentiert die Ausläufer der übrigen, sensorischen Netzhautschichten.

Zwischen dem vorderen und dem hinteren Irisblatt befindet sich das stark vaskularisierte Irisstroma. Genau an der Irisbasis ist direkt unter dem Epithel ein zirkulär verlaufendes, stark gewundenes Blutgefäß sichtbar. Dieser Circulus arteriosus, der durch die Aa. ciliares longae bei 6 und 12 Uhr versorgt wird, ist vor allem bei der Katze gut zu erkennen und anastomosiert über die vorderen Ziliararterien mit dem Randschlingennetz der Hornhaut. Bei Traumata, Entzündungen, aber auch bei chirurgischen Eingriffen und sekundär bei Hornhautentzündungen sind hier Rötungen oder Blutungen zu sehen. Nahe dem Pupillarrand liegt der parasympathisch in-

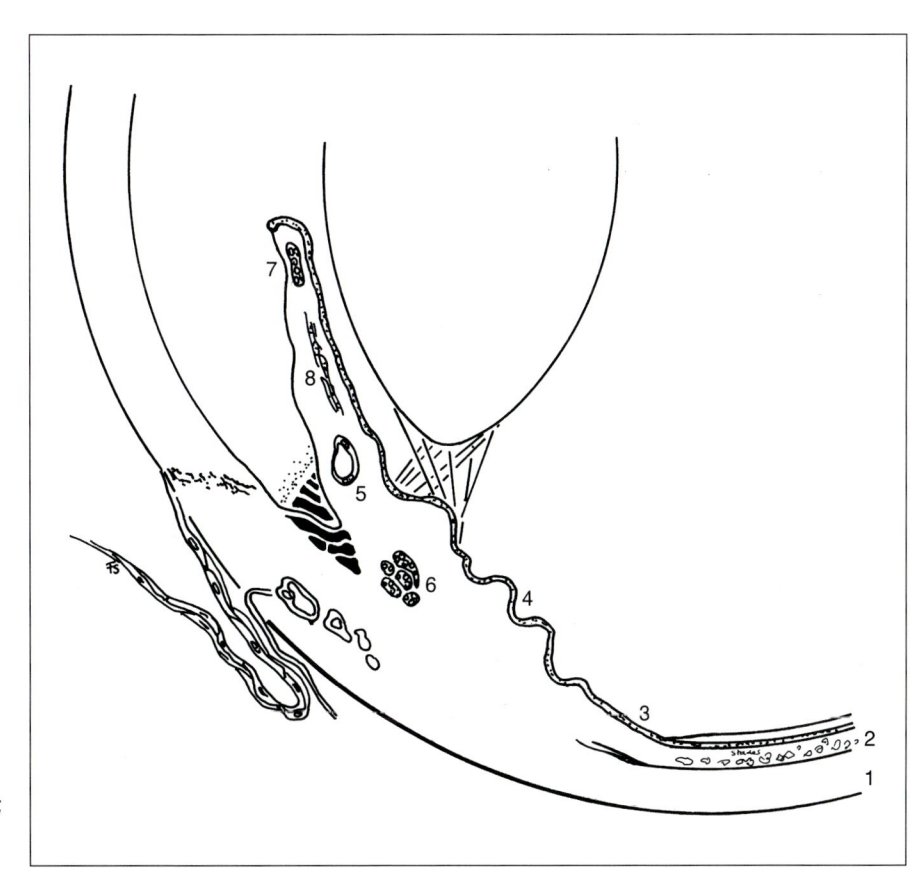

Fig. 12.1:
Strukturen der Uvea. 1. Sklera; 2. Chorioidea; 3. Retinapigmentepithel; 4. Corpus ciliare; 5. Iris; 6. M. ciliaris; 7. M. sphincter pupilae; 8. M. dilatator pupillae.

nervierte M. sphincter pupillae (N. III). Die für die Feliden typische spaltförmige Pupille (in Miosis) ist durch die dorsale und ventrale Verflechtung / Überkreuzung ihrer Muskelfasern miteinander zu erklären. An diesen Stellen liegen außerdem nur sehr wenige Fasern des antagonisierenden M. dilatator pupillae, der radiär angeordnet ist und sympathisch innerviert wird.

Die Farbe der Iris (»Augenfarbe«) variiert je nach Menge des Pigments im vorderen und hinteren Pigmentblatt von braun über goldgelb bis grün (seltener auch weiß). In einigen Fällen ist am »Pupillarrand« das hintere Pigmentblatt als ein dunkler Pigmentrand oder Pigmentlappen sichtbar, der sich in das vordere Pigmentblatt vorstülpt. Am oberen und / oder unteren »Pupillarrand« der Herbivoren findet man häufig einzelne oder mehrere stark pigmentierte blumenkohlartige Wucherungen als Ausläufer des Retinapigmentepithels (Granula iridis oder Traubenkörner; Abb. 2.13).

Fehlt das Pigment im vorderen Blatt, bei gleichzeitigem Vorhandensein von Pigment im hinteren Blatt, so erscheint die Iris blau. Bei fehlender Melaninproduktion (Unvermögen, Tyrosinase zu produzieren) nimmt die Iris ein rotes Erscheinungsbild an, da die Melanozyten unpigmentiert sind (echter Albinismus). Siamkatzen sind keine echten Albinos, sie produzieren lediglich zu wenig Pigment und besitzen daher eine blaue Iris. Bei weißen Katzen mit blauen Augen fehlen jedoch tatsächlich die Melanozyten im vorderen Irisblatt. Bei einigen Tieren ist das vordere Irisblatt weiß (Leukosis iridis), diese Augen werden als »Mond- oder Glasaugen« bezeichnet.

12.1.2 Corpus ciliare

Das Corpus ciliare stellt den Anteil der Uvea dar, welcher hinter der Iris an ihrer Basis beginnt und kaudal bis an die Ora ciliaris retinae (serrata) verläuft. Das C. ciliare bildet einen dem Skleralwulst aufsitzenden Ring, dessen 70–80 strahlenförmigen, gegen das Bulbusinnere gewandten Falten (Proc. ciliares, Ziliarzotten), als Aufhängeapparat der Linse dienen. Die Kammerwasserproduktion findet an dem unter den Falten gelegenen Gefäßsystem (passiv) und der inneren Epithelschicht (aktiv, Fortsetzung der Neuroretina) des C. ciliare statt. Diese sehr eng (durch so genannte »tight junctions«) verbundene Gewebe stellen gleichzeitig die Blut-Kammerwasser-Schranke dar. Im anterioren Teil geht das C. ciliare in Höhe des Plexus venosus sclerae in die Iris über. Der an seiner Basis befindliche M. ciliaris ist bei den Haustieren nur schwach entwickelt, wodurch deren stark begrenztes / fehlendes Akkomodationsvermögen zu erklären ist. Trotzdem kann diese Muskulatur bei Reizzuständen der Hornhaut oder der Uvea (z.B. Photophobie) einen sehr schmerzhaften Spasmus zeigen.

12.1.3 Chorioidea

Die Chorioidea ist jene Gefäßschicht der Uvea, die sich zwischen der Papille und der Ora ciliaris retinae erstreckt, um dann in das C. ciliare überzugehen. Die Chorioidea ist hauptsächlich für die metabolische Versorgung der retinalen Stäb-

Fig. 12.2:
Gefäßarchitektur des Auges. 1. A. ophthalmica externa; 2. A. malaris; 3. A. palpebralis; 4. A. ciliaris anterior; 5. A. ciliaris posterior longa; 6. A. ciliaris posterior brevis; 7. A. retinalis; 8. A. lacrimalis.

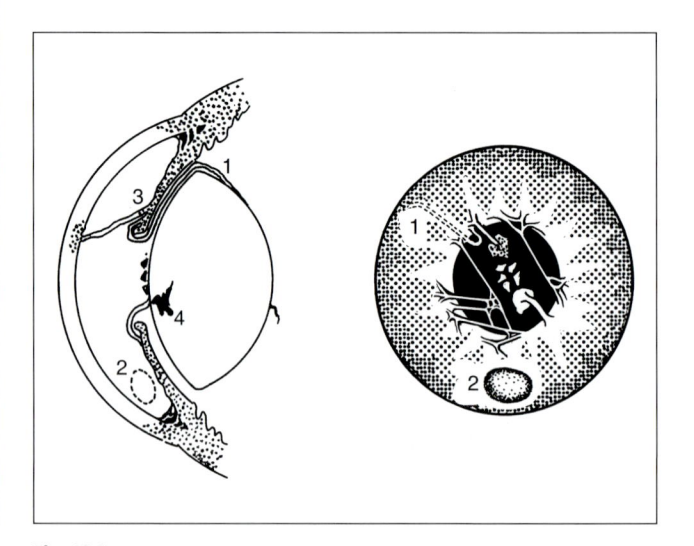

Fig. 12.3:
Veränderungen in der vorderen Augenkammer. 1. Tunica vasculosa lentis anterior persistens; 2. Iriszyste; 3. Membrana pupillaris persistens (MPP) in unterschiedlichen Formen; 4. Kongenitaler Katarakt hinter einem MPP-Kontaktpunkt.

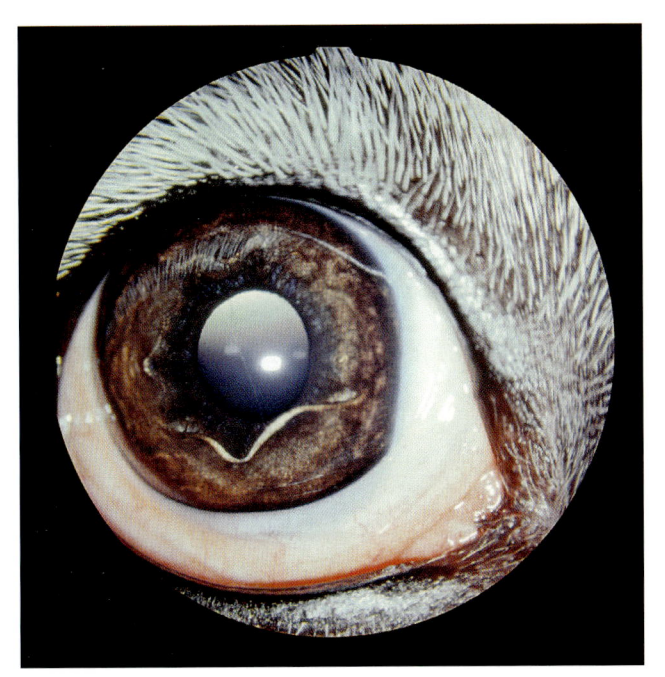

Abb. 12.1:
Membrana pupillaris persistens vom Typ »Iris-zu-Iris« (OD, Hund).

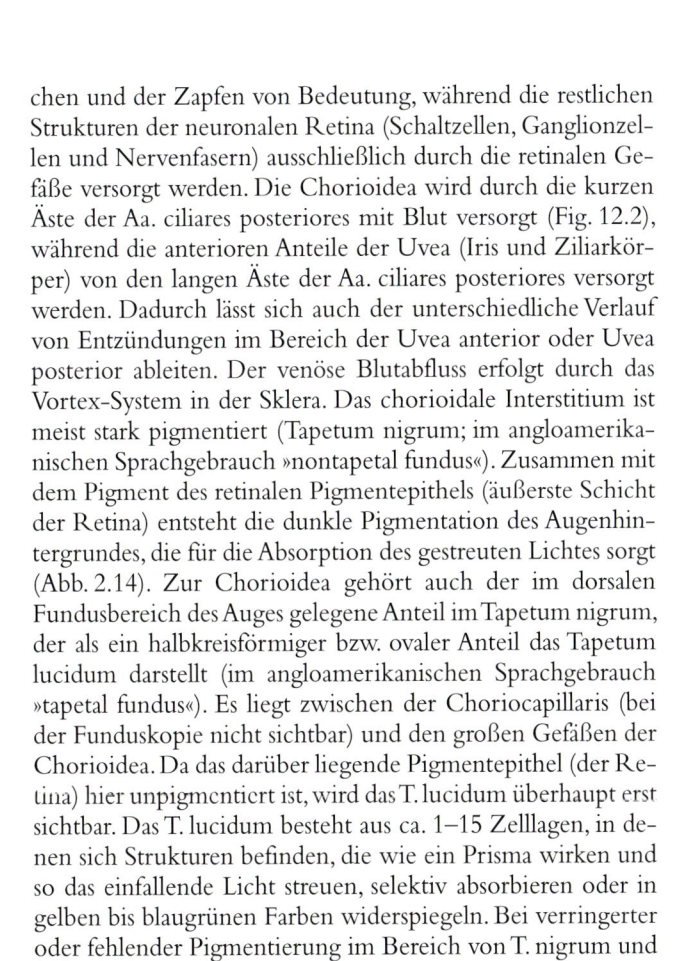

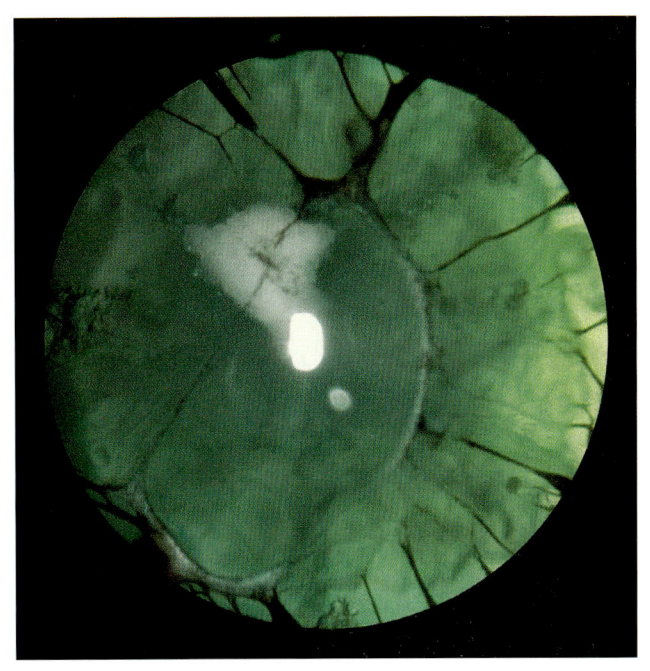

Abb. 12.2:
Membrana pupillaris persistens vom Typ »Iris-zu-Linse« (OS, Hund). Die dahinter liegende Trübung ist eine Katarakt. Die weißen Placken, die wie koaguliertes Eiklar aussehen, sind charakteristisch für eine *kongenitale* Katarakt.

chen und der Zapfen von Bedeutung, während die restlichen Strukturen der neuronalen Retina (Schaltzellen, Ganglionzellen und Nervenfasern) ausschließlich durch die retinalen Gefäße versorgt werden. Die Chorioidea wird durch die kurzen Äste der Aa. ciliares posteriores mit Blut versorgt (Fig. 12.2), während die anterioren Anteile der Uvea (Iris und Ziliarkörper) von den langen Äste der Aa. ciliares posteriores versorgt werden. Dadurch lässt sich auch der unterschiedliche Verlauf von Entzündungen im Bereich der Uvea anterior oder Uvea posterior ableiten. Der venöse Blutabfluss erfolgt durch das Vortex-System in der Sklera. Das chorioidale Interstitium ist meist stark pigmentiert (Tapetum nigrum; im angloamerikanischen Sprachgebrauch »nontapetal fundus«). Zusammen mit dem Pigment des retinalen Pigmentepithels (äußerste Schicht der Retina) entsteht die dunkle Pigmentation des Augenhintergrundes, die für die Absorption des gestreuten Lichtes sorgt (Abb. 2.14). Zur Chorioidea gehört auch der im dorsalen Fundusbereich des Auges gelegene Anteil im Tapetum nigrum, der als ein halbkreisförmiger bzw. ovaler Anteil das Tapetum lucidum darstellt (im angloamerikanischen Sprachgebrauch »tapetal fundus«). Es liegt zwischen der Choriocapillaris (bei der Funduskopie nicht sichtbar) und den großen Gefäßen der Chorioidea. Da das darüber liegende Pigmentepithel (der Retina) hier unpigmentiert ist, wird das T. lucidum überhaupt erst sichtbar. Das T. lucidum besteht aus ca. 1–15 Zelllagen, in denen sich Strukturen befinden, die wie ein Prisma wirken und so das einfallende Licht streuen, selektiv absorbieren oder in gelben bis blaugrünen Farben widerspiegeln. Bei verringerter oder fehlender Pigmentierung im Bereich von T. nigrum und T. lucidum (z.B. bei Merle-Hunden oder bei Mondaugen) sind am Fundus die mehr oder weniger radiär verlaufenden chorioidalen Gefäße und dahinter eventuell noch die Gefäße des Vortex-Systems zu erkennen. Dazwischen ist die weiße Sklera teilweise sichtbar.

12.2 Membrana (epi)pupillaris persistens

Kleine Gefäßschlingen, die während der Ontogenese aus dem ringförmigen Gefäß der späteren Irisbasis über die vordere Linsenfläche wachsen, bilden die Membrana (epi)pupillaris (MP; Fig. 13.1). Dieses Gefäßhäutchen sollte sich zwischen der 2–4. Lebenswoche vollständig zurückgebildet haben. Existierende Reste werden Membrana pupillaris persistens genannt (MPP; Fig. 12.3). Bei einigen Hunderassen (z.B. Basenji, Petit Basset Griffon Vendéen) wird diese Missbildung (vermutlich rezessiv) vererbt.[3,4] Die Abweichung tritt, außer bei den genannten, prädisponierten Rassen, selten auf und dann oftmals in Kombination mit anderen angeborenen Missbildungen wie Katarakt, Mikrophthalmie oder Aplasia palpebrae.

Die typische MPP ist an einigen pigmentieren kleinen Fädchen in der Vorderkammer erkennbar, welche an der irisoberfläche, 1–3 mm vom Rand der Pupille entfernt (und nicht mit dem Pupillenrand verbunden) entspringt (Abb. 12.1, 12.2). Die an der Ursprungsstelle gelegene Ringstruktur der Iris

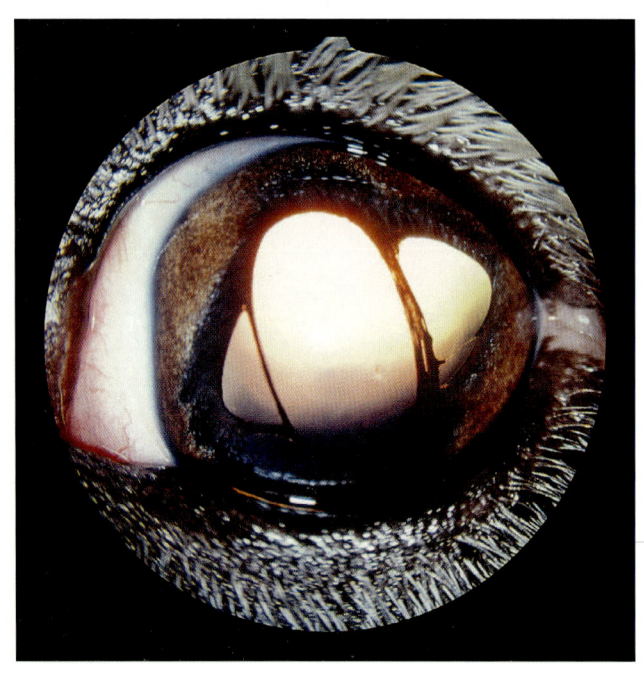

Abb. 12.3:
Atypische Iriskolobome bei 15 und 21 Uhr (typische Lokalisation wäre bei 18 Uhr; OS, Hund).

wird auch als »Collarette« bezeichnet und ist bei der Differenzierung zwischen einer echten MPP und (erworbenen) Synechien von Bedeutung. Die Insertionsstelle der MPP kann etwas weiter entfernt auf der Iris liegen. Diese Form der MPP fällt meist kaum auf, da die Irisfläche im Hintergrund dieselbe Farbe wie die MPP hat. Auch im Zentrum der vorderen Linsenkapsel oder auf der Hornhautrückseite können Pigmentüberreste oder kleine Gewebsstückchen inserieren. Zusätzlich können die Gewebsreste auch über die Pupille hinausreichen, mehr oder weniger weiß gefärbt, oder mit dem Hornhautendothel oder der vorderen Linsenkapsel verwachsen sein. Hinter einer solchen Kontaktstelle an der Linse findet man gelegentlich auch eine kongenitale Katarakt (Abb. 12.2). Manchmal ähnelt die MPP sogar einem Spinnennetz, das mit vielen Verzweigungen vor oder auf der vorderen Linsenkapsel zu liegen scheint. Verwachsungen der MPP mit dem Hornhautendothel verursachen umschriebene Trübungen (häufig mit kleinen Pigmentflecken) an der Hornhaut und im darüber liegenden Stroma ein mehr oder weniger variables Hornhautödem. In der Anamnese werden häufig Traumata im Welpenalter als Ursache angenommen. Die MPP kann jedoch bei seitlicher Durchleuchtung der Vorderkammer und der Spaltlampenuntersuchung der Irisoberfläche sehr gut als solche diagnostiziert werden. Ein einzelnes kleines lang gezogenes Fädchen zwischen Hornhaut und Irisoberfläche wird oft erst sehr spät vom Besitzer bemerkt, der dann unter Umständen an einen eingedrungenen Dorn denkt (Abb. 4.18). Solche »Fremdkörper« verursachen jedoch klinisch weder Schmerz noch andere auf eine Uveitis hindeutende Erscheinungen. Die Hornhaut färbt sich in solchen Fällen auch nicht mit Fluoreszein an, und im Stroma sind keine Narben zu erkennen.

Therapie: Eine Therapie ist so gut wie nie erforderlich. Sollte der Patient tatsächlich auf Grund dieser Veränderungen Sehschwierigkeiten zeigen oder gar blind sein (zentraler Bereich der Hornhaut oder Linse stark betroffen), dann kann nur eine Hornhauttransplantation bzw. Linsenextraktion Abhilfe schaffen.

Prophylaxe: Präventiv sollten die direkten Familienmitglieder solcher Tiere untersucht werden. Erkrankte Tiere der prädisponierten Rassen und andere schwerwiegende Fälle sollten von der Zucht ausgeschlossen werden (siehe auch 13 und 15).

12.3 Kolobom

Kolobome sind kongenitale Schließungsdefekte und in der Mehrzahl der Fälle spaltförmig ausgebildet (z.B. Palatoschisis), am Auge sind sie jedoch meist rund oder mehr dreieckig (Abb. 12.3). Ihre Ätiologie ist nicht bekannt, eine erbliche Entwicklungsstörung ist allerdings wahrscheinlich. Ein oder mehrere Irisklobome (Polykorie, »Pseudo-Pupillen«) befinden sich meist im oder nahe am »Pupillar«-Rand, auf Grund der embryonalen Entwicklung (Schließungsnaht) typischerweise bei etwa 6 Uhr. Die durch die Kolobome verursachte fehlerhafte Verbindung der Muskelfasern des M. sphincter pupillae lässt den Defekt zum Pupillarrand hin breiter werden. Kolobome werden auch in Verbindung mit anderen dysplastischen (Augen-)Veränderungen gesehen, z.B. das okulokutane Syndrom (Van-Waardenburg-Syndrom), die Mikrophthalmie oder kongenitale Katarakte. Die Defekte sind von frühester Jugend an vorhanden. Sie verändern sich weder in Form noch Größe und verursachen weiterhin keine Beschwerden. Als Differentialdiagnose zum Iriskolobom kommt eine Irisatrophie in Frage, sie tritt jedoch zu einem späteren Zeitpunkt auf, verstärkt sich progressiv und beeinträchtigt die Pupille in Form und Funktion nicht.

Prognose: Sind keine anderen Missbildungen vorhanden, welche die Prognose beeinflussen, ist die Prognose für ein Iriskolobom allein als günstig zu bezeichnen.

12.4 Akorie/Aniridie

Während bei der Akorie (Acorea) die Pupille vollständig fehlt, beschreibt die Aniridie das Fehlen der gesamten Iris bzw. einzelner Anteile. Die Ätiologie ist nicht bekannt, jedoch spricht vieles für eine erbliche Entwicklungsstörung. Für sich gesehen handelt es sich um sehr seltene Abweichungen, die meist auch in Verbindung mit anderen Missbildungen am Auge auftreten. Sowohl uni- als auch bilaterale Manifestationen kommen vor. Bei der Akorie stellt die Iris meist eine flache Ebene dar, und eine Pupille ist nicht erkennbar. Bei einer Aniridie (z.B. Rottweiler, Pferd[5]) ist das Irisgewebe rund um die Pupille entweder sehr dünn und transparent, oder es fehlt vollständig. Zusätzlich kann in schwerwiegenden Fällen eine Missbildung des Drainagewinkels hinzukommen und somit die Gefahr eines Glaukoms erhöhen. Als Folge der unvollständigen Verschlussmöglichkeit der Pupille können bei intensiver Lichteinstrahlung sekundäre Retinadegenerationen (Überbelichtung) auftreten.

Therapie / Prognose: Für die Aniridie steht (außer einer Sonnenbrille oder gefärbten Kontaktlinse) keine Therapie zur Verfügung. Im Falle einer Akorie kann eine operative Öffnung der Pupille vorgenommen werden (eventuell mit YAG-Laser).

12.5 Heterochromia iridis

Definitionsgemäß beschreibt die Heterochromie (oder Birkauge) die unterschiedliche Färbung zweier Irides oder verschiedenfarbiger Anteile einer Iris. Im Allgemeinen wird diese Bezeichnung nur für kongenital auftretende Unterschiede angewendet. Beim Hund treten solche unterschiedlichen Irisfarben vor allem beim »Blue-Merle-Syndrom« auf. Bei der Katze ist diese Abweichung ausschließlich als solitäre Entwicklungsstörung bekannt. Ein Teil der Iris oder die gesamte Iris ist dunkelbraun oder zart blau, weiß oder rot. Eine klinische Bedeutung oder Komplikationen sind nicht bekannt.

12.6 Blaue Iris/weißes Haarkleid

Katzen mit weißem Haarkleid und einem oder zwei »blauen Augen« (»odd eyes«) haben, auf Grund einer autosomalen Chromosomenläsion, zu wenig Melanozyten. Manchmal bestehen bei diesen Katzen auch noch weitere angeborene Missbildungen, z.B. Taubheit.

12.6.1 Okulokutaner Albinismus und Taubheit

Diese Farbunterschiede in der Iris beruhen auf einem kongenitalen erblichen Syndrom (Van-Waardenburg-Syndrom beim Menschen). Tiere mit dieser Erkrankung haben ein nahezu weißes Haarkleid, an einem oder an beiden Augen eine unpigmentierte Iris und Chorioidea, können nachtblind sein, sind uni- oder bilateral taub und zeigen meist geringere Fertilität.

12.6.2 Partieller okulokutaner Albinismus

Beim Nerz (»Aleutenkrankheit«) aber auch vereinzelt bei anderen Tierarten kann das Syndrom des partiellen okulokutanen Albinismus mit einer erhöhten allgemeinen Infektionsgefahr und eine verlängerten Gerinnungszeit auftreten (Chediak-Higashi-Syndrom).[6,7] Es wird autosomal rezessiv vererbt. Neben einer depigmentierten Iris und pigmentfreiem T. nigrum können auch noch Nystagmus, Katarakt und Photophobie auftreten. Die Diagnose wird anhand der vergrößerten Granula in den Leukozyten und der vergrößerten Melaningranula in den Haaren gestellt.

Therapie / Prophylaxe: Eine Therapie ist nicht bekannt. Vom Züchten mit erkrankten Tieren oder mit verwandten Tieren sollte dringend abgeraten werden (siehe 15).

12.7 Erworbene Farbunterschiede an der Iris

In Ausnahmefällen können fleckenförmige Pigmentveränderungen (Naevus) an der Irisoberfläche (häufig bei der Katze) vorhanden sein. Das Irisgewebe scheint dabei unversehrt und die Tiere haben klinisch keinerlei Beschwerden.

Differentialdiagnostisch sollten bei Pigmentveränderungen der Iris auch eine beginnende Uveitis oder neoplastische Veränderungen in Betracht gezogen werden. In Verdachtsfällen ist eine regelmäßige spaltlampenmikroskopische Untersuchung der Iris zu empfehlen, bei der vor allem auf Exsudation und Gewebszunahme geachtet werden muss.

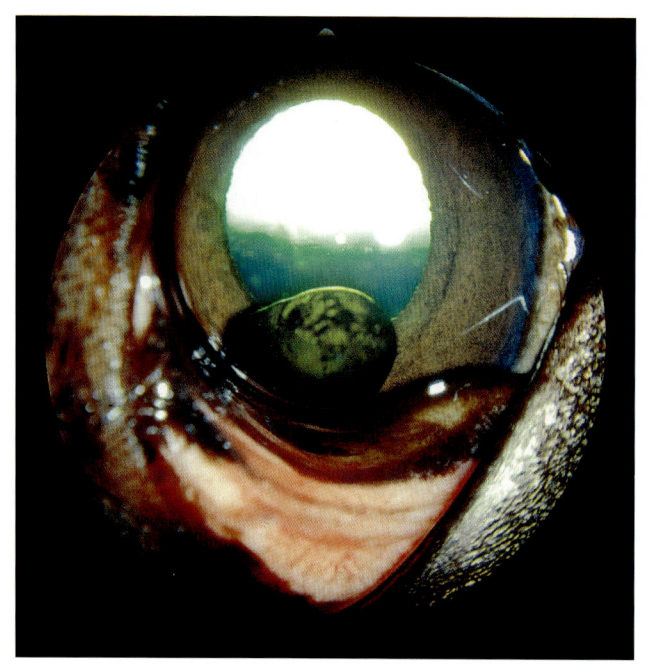

Abb. 12.4:
Iriszyste in der vorderen Augenkammer (OS, Hund). Die auf dieser Abbildung sichtbare Durchleuchtung ist ein wesentliches Kriterium für die Differenzierung einer Neoplasie.

12.8 Iriszysten

Iriszysten sind sehr fragile, pigmentierte oder auch farblose, ballonartige, kleine Bläschen (1–10 mm) in der vorderen oder hinteren Augenkammer (Fig. 12.3; Abb. 12.4). Sie stellen mit Kammerwasser gefüllte, hauchdünne Ausstülpungen des hinteren Epithelblattes des C. ciliare oder der Iris mit unklarer Ätiologie dar. Befinden sich die Zysten direkt hinter dem Pupillarrand, so wird die Iris von der Linsenoberfläche weg und nach vorne gedrückt. Vorderkammerzysten sind beinahe immer pigmentiert und hängen oder schweben im ventralen Teil der Vorderkammer. Mit der Zeit werden sie größer, benötigen mehr Raum und steigen dadurch zum Zentrum der Vorderkammer. Dort können sie platzen und wie ein Pigmentfell am Korneaendothel in der Sehachse hängenbleiben. Differentialdiagnostisch könnten sie mit Neoplasien, ausgehend vom Ziliarkörper oder der Iris, verwechselt werden. Neoplasien bestehen jedoch aus massivem Gewebe in oder an der Iris oder dem Ziliarkörper.

Beim Pferd muss differentialdiagnostisch auch an abgelöste Traubenkörner gedacht werden, die sich dann meist ventral in der Vorderkammer absetzen und zu Hornhautendothelschäden führen können.

Therapie: Steigen die Zysten ausnahmsweise in die Sehachse, wo sie zu visuellen Einschränkungen führen, so sollten diese Patienten zur chirurgischen Entfernung der Zysten (z.B. durch Parazenthese oder Laserdestruktion) an einen Spezialisten überwiesen werden.

12.9 Hyphaema

Unter einem Hyphaema versteht man das Vorhandensein von Blut in der vorderen Augenkammer (Abb. 4.7, 4.8). Da das Kammerwasser ein physiologisches Milieu für das Blut bedeutet, gerinnt es nicht, sondern sedimentiert, und die Blutzellen sinken in den ventralen Teil der Vorderkammer ab und bilden dort einen horizontalen Spiegel. Der dorsale Teil der Vorderkammer klart langsam wieder auf, die Iris wird wieder sichtbar, und das Auge an sich wird wieder »dunkler«. Ist das Blut nicht innerhalb von 1–3 Tagen vollständig über den Kammerwinkel resorbiert, sollte das Augenmerk verstärkt auf die Ursache der Blutung gerichtet und weitere Untersuchungen in diese Richtung gelenkt werden. Mögliche Ursachen für ein Hyphaema sind nachfolgend beschrieben.

12.9.1 Dysplastische Augenveränderungen

Dysplastische Augenveränderungen im Sinne undichter oder brüchiger Gefäßwände sowohl des hyaloiden als auch des definitiven Gefäßsystems im Auge.

12.9.2 Traumata

Stumpfe und auch spitze Traumata können zu Rupturen von Irisgefäßen oder uvealen Gefäßen führen. Besonders empfindlich für Stöße sind blinde Augen (Netzhautatrophie oder Glaukom). Zum Beispiel während intraokulärer Eingriffe führt die ungewollte, zufällige Berührung (Schneiden, Einklemmen, Reiben) an der Iris meistens zu eine direkten Blutung oder zu einem sich anschließend entwickelten Hyphaema. Auch in der postoperativen Phase kann noch ein Hyphaema entstehen.

12.9.3 Dünne Gefäßwände, hoher Blutdruck und Ablatio retinae

Dünne Gefäßwände, hoher Blutdruck oder Ablatio retinae können eine Blutung bis in die Vorderkammer verursachen.

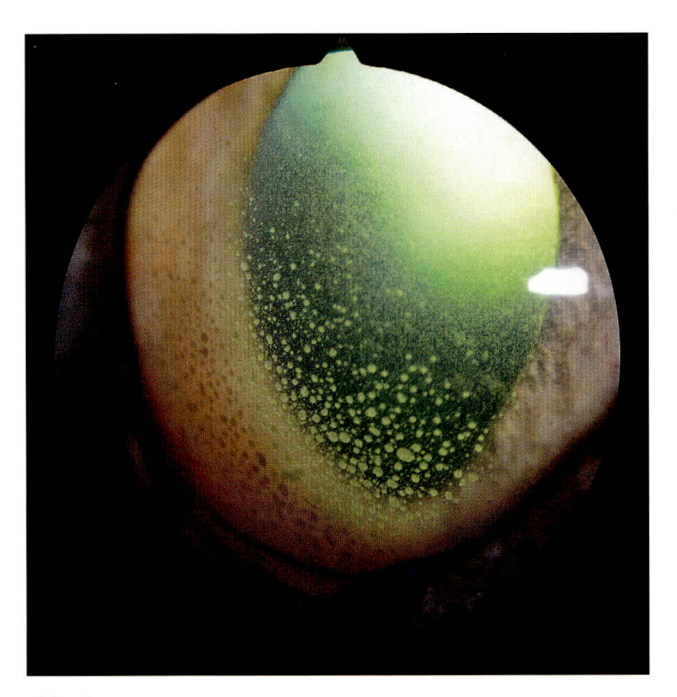

Abb. 12.5:
Endothelpräzipitation bei einer Uveitis anterior einer Katze (OS).

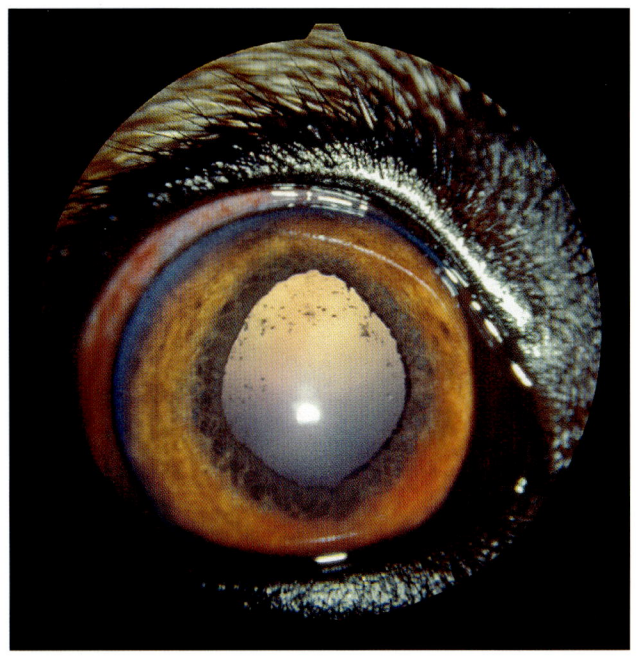

Abb. 12.6:
Präzipitation auf der vorderen Linsenkapsel und Rubeosis iridis nach einer Uveitis anterior. Gleichzeitig bestehen Verklebungen zwischen der hinteren Irisfläche und der Vorderseite der Linse. Dadurch kann sich die Pupille nicht mehr richtig erweitern und es entsteht eine birnenförmige Pupille (OS, Hund).

12.9.4 Gerinnungsstörungen

Gerinnungsstörungen auf Grund von Intoxikationen (z.B. Antikoagulantien), autoimmun bedingten Erkrankungen oder Neoplasien können zu einem uni- oder bilateralen Hyphaema führen.

12.9.5 Uveitis

Entzündungen der Uvea können Hyperämien, Schwellungen und Gefäßläsionen verursachen. Bei einer Uveitis tritt meist primär eine Exsudation auf, aber bei starker Blutbeimischung können dabei zusätzlich hämorrhagische Fibrinflocken entstehen.

12.9.6 Neoplasien

Auch Neoplasien können ein Hyphaema verursachen (Leukose, malignes Lymphom), daneben führen sie aber auch beispielsweise durch Druck oder infiltratives Wachstum zu direkten Beschädigungen der Augengefäße.

Die Anamnese und die Diagnostik sollten sich auf alle genannten Punkte stützen, wobei eine vollständige Allgemeinuntersuchung des Patienten unentbehrlich ist. Die Augenuntersuchung sollte man nicht auf das »kranke« Auge beschränken, sondern auch das »gesunde« Auge sorgfältig mit in die Untersuchung einbeziehen (inklusive Funduskopie).

Merke: Einem bilateralen Hyphaema liegt in den seltensten Fällen ein Trauma zu Grunde, weshalb sich die Untersuchung hauptsächlich auf die anderen genannten möglichen Ursachen richten sollte.

Therapie / Prognose: Therapie und Prognose eines Hyphaemas hängen in großem Maße von der Ursache ab. Bei einem deutlich traumatisch bedingten Hyphaema bedarf es selten einer Therapie (siehe 4). Therapie und Prognose eines sekundären Hyphaemas richten sich nach der Grundursache.

12.10 Uveitis (anterior)

Unter einer Uveitis (Abb. 12.5–12.12) versteht man eine Entzündung der Uvea oder eines ihrer Anteile. Oftmals sind alle Anteile der Uvea betroffen (Panuveitis), doch auch Entzündungen einzelner Anteile der Uvea, Iritis, Iridozyklitis (Uveitis anterior), Chorioiditis oder Chorioretinitis (Uveitis posterior), sind nicht selten. Die Entzündung kann nach dem Entzündungstyp (exsudativ oder granulomatös), nach ihrer Entstehungsweise (endogen oder exogen) sowie dem Entzündungs-

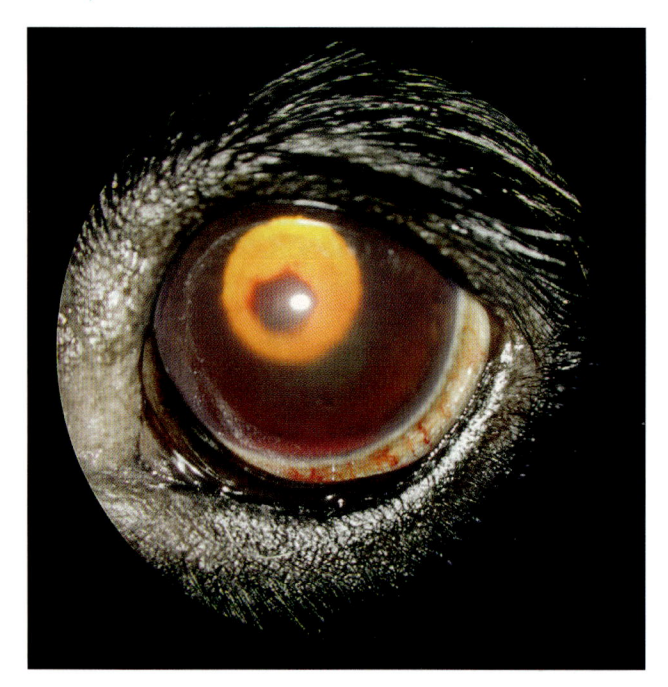

Abb. 12.7:
Blutiges Hypopyon nach einer Uveitis anterior (OS, Hund).

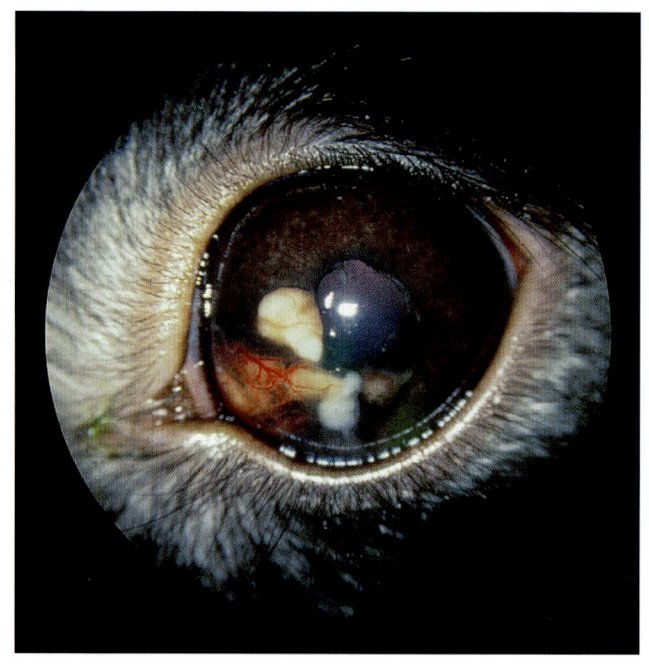

Abb. 12.8:
Uveitis anterior mit käsigem, weißem Exsudat in der vorderen Augenkammer und an der Iris bei einem Kaninchen (OD).

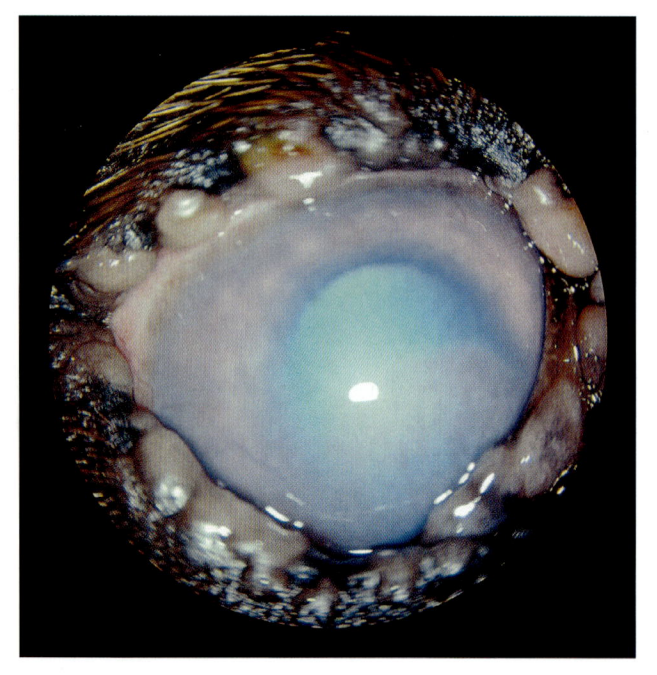

Abb. 12.9:
Uveitis anterior und granulomatöse Lidrandentzündung nach einer *Leishmania*-Infektion (OD). In den granulomatösen Zubildungen können sich Ansammlungen von Leishmanien befinden (Hund).

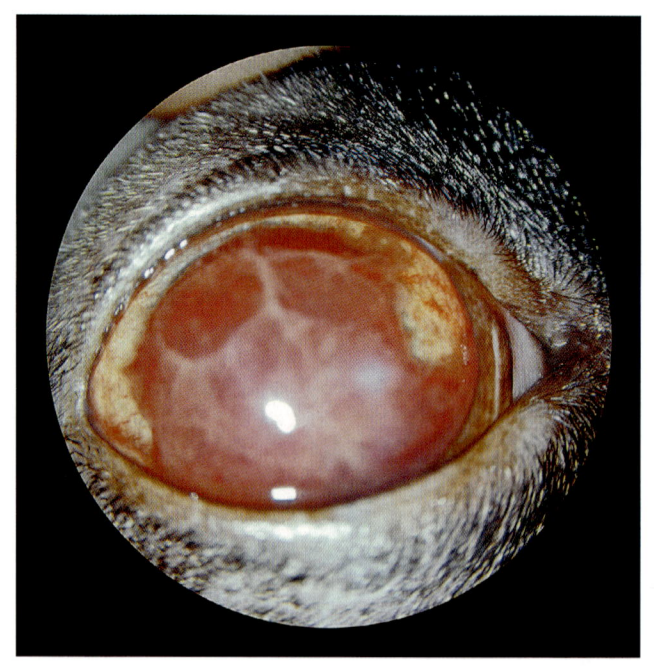

Abb. 12.10:
Rotes, flockiges Exsudat in der vorderen Augenkammer (Hypopyon) bei einer Katze nach einer Uveitis anterior, verursacht durch eine FeLV-Infektion (OD).

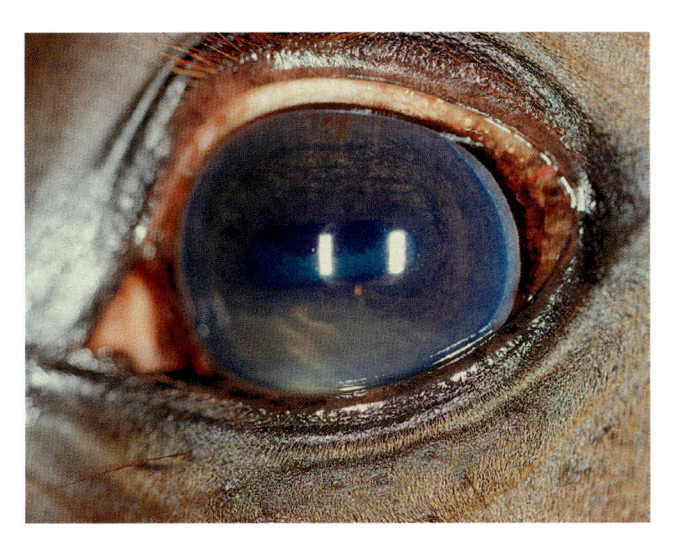

Abb. 12.11:
Chronisch rezidivierende Uveitis bei einem Pferd, akutes Stadium (OS).

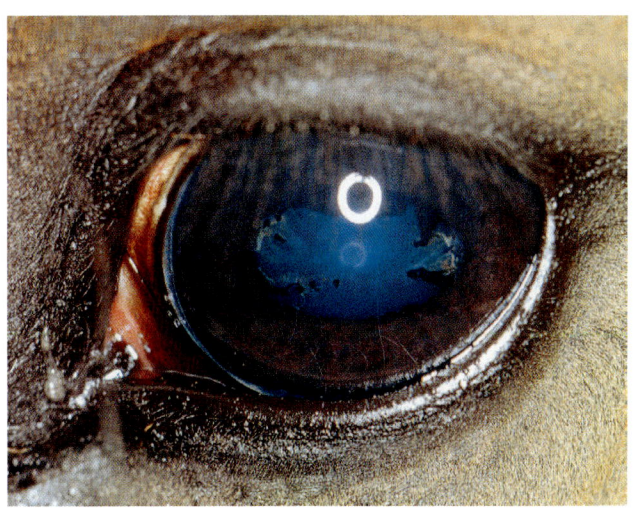

Abb. 12.12:
Synechiae posteriores nach einer chronisch rezidivierenden Uveitis bei einem Pferd (OS).

stadium (akut und chronisch) benannt werden. Für die Therapie und die Prognose ist es aber sinnvoller die Uveitiden nach ihrer Ätiologie folgendermaßen zu unterteilen:

12.10.1 Traumatische Iritis (Uveitis)

Ein heftiges stumpfes Trauma (z.B. ein Autounfall oder ein Schlag) kann durch die mechanische Verformung und die ausgelöste Schockwelle im Auge, zum Teil aber auch über die reflektorische Induktion der Hornhautnervenfasern, eine Uveitis auslösen. Traumata die zu einer Perforation der Bulbus führen, z.B. Dornen, Katzenkratzer, aber auch intraokulare Eingriffe, haben in der Regel eine Uveitis zur Folge. Das Ausmaß der Infektion hängt natürlich in großem Maße von der Menge des eingedrungenen infektiösen Materials ab, vor allem Katzenkratzer sind höchst gefährlich. In der Folge kann es zu einer gestörten Kammerwasserabfuhr bzw. fehlenden Kammerwasserproduktion durch das C. ciliare kommen, wodurch dann sekundär ein Glaukom respektive eine Atrophie und Phthisis bulbi entsteht. Die beim Menschen gefürchtete sympathische Ophthalmie (Übergreifen auf das andere Auge) ist beim Tier nicht bekannt.

12.10.2 Metabolische Uveitis

Beim Krankheitsbild einer Hyperlipoproteinämie kann auch eine Uveitis auftreten, wobei noch nicht geklärt ist, ob die Fettbestandteile durch die Blut-Kammerwasser-Schranke hindurchtreten, weil diese beschädigt ist, oder ob das Übermaß an Lipoproteinen im Blut die Blut-Kammerwasser-Schranke selbst schädigt.[8] Diese Erkrankung kommt als Ursache der Uveitis nur sporadisch vor. Therapeutisch sollte, zusätzlich neben der üblichen Uveitisbehandlung, die Aufnahme an gesättigten Fettsäuren über das Futter eingeschränkt werden.

12.10.3 Infektionen[9]

12.10.3.1 Viren

Die viralen Infektionen bilden eine wichtige Gruppe bei infektiösen Uveitiden. Beim Hund waren früher das canine Adenovirus (CAV-1), Verursacher der Hepatitis contagiosa canis, und der damals modifizierte Lebendimpfstoff die häufigsten viralen Erreger der Uveitis anterior. Das Antigen setzt sich unter anderem am Hornhautendothel fest, und die bei der Phagozytose durch Leukozyten freiwerdenden Lysosomen induzieren ein akutes, unilaterales, dichtes Hornhautödem. Ein solches Auge war auch unter dem Namen »Milchglasauge« (»blue eye«) bekannt. Auf Grund der Impfungen mit neueren Impfstoffen gehört diese Erkrankung heute zu den großen Ausnahmen.

Bei der Katze können Erreger der infektiösen Peritonitis (FIP, Coronaviren), der felinen Leukämie (FeLV, Oncornaviren) und der FIV über den Blutweg sehr gut bis zur Uvea vordringen.[10] Oft sind zu diesem Zeitpunkt noch keine anderen Allgemeinsymptome (Kachexie, Aktivitätsverlust) zu entdecken, so dass Katzen mit einer verdächtigen Uveitissymptomatik (Hyphaema, hämorrhagisches und/oder flockiges Exsudat, wie »Hammelfett«, in der Vorderkammer oder am Hornhautendothel) immer auf die genannten Erkrankungen mit untersucht werden sollten (Blutuntersuchung).

Mit der Therapie der Uveitis sollte direkt nach der Blutentnahme begonnen werden und der Patient sollte bis zu einem negativen Ergebnis (welches übrigens je nach Labormethode eine Infektion nicht 100%ig ausschließt) vorsichtshalber isoliert gehalten werden.

Bei Vögeln (speziell Nutzgeflügel) können aviäre Encephalomyelitis und Herpesviren (Mareksche Krankheit) eine Uveitis anterior verursachen.

12.10.3.2 Rickettsien

Ehrlichia canis (Ehrlichiose) und Rickettsien (*Rickettsia rickettsii;* »Rocky Mountain spotted fever«) werden von Zecken übertragen und können bei Hund, Pferd und Mensch neben Fieber, Lymphadenitis und Thrombozytopenie auch eine Uveitis anterior / posterior verursachen. Die Diagnose wird über eine serologische Untersuchung gestellt.

Therapie: Die Ehrlichiose und Rickettsien-Infektionen werden systemisch mit »spezifischen« Antibiotika wie Tetracyclinen behandelt; die weitere Therapie der Uveitis richtet sich nach den akuten klinischen, okulären Manifestationen. Die Prognose ist wegen der Rezidivgefahr vorsichtig zu stellen.

12.10.3.3 Bakterien

Bakterielle Infektionen können die Uvea ausnahmsweise auch über den Blutweg (hämatogen) erreichen (z.B. Tuberkulose). In den meisten Fällen werden die Keime aber über primäre, den Augapfel perforierende Prozesse (traumatisch, chirurgisch, Ulcus corneae etc.) in das innere Auge gelangen. Gefürchtete Keime sind z.B. *Pseudomonas* spp. und proteolytisch wirkende Staphylo- und Streptokokken, die oft ein charakteristisches Hypopyon in der vorderen Augenkammer verursachen (siehe 10 und Abb. 10.13).

Bei Pferden spielt *Leptospira interrogans* bei chronischer rezidivierender Uveitis möglicherweise eine wichtige Rolle (siehe 12.10.7).

Bei Vögeln (speziell Nutzgeflügel) können *Pasteurella multocida* (Geflügelcholera) und *Mykoplasma gallisepica* eine Uveitis und Panophthalmitis hervorrufen.

12.10.3.4 Pilze

Mykotische oder Hefeinfektionen können auch bei einem ansonsten intakten Auge eine Uveitis hervorrufen, die sich oft bis hin zur Chorioidea (manchmal mit sekundärer exsudativer Ablatio retinae) erstreckt. Die Art des auftretenden Exsudats ist variabel, das heißt mykotische Uveitiden können mehr granulomatöser und in geringem Maße auch exsudativer Natur sein, wobei eine Ausbreitung über den gesamten Augapfel (Panuveitis, Endophthalmitis) oder bis zum Gehirn und in die Hirnhäute (mykotische Enzephalitis) möglich ist (z.B. Kryptokokkose, Aspergillose, Blastomykose, Kokzidioidomykose, Histoplasmose, Candidiasis, Paecilomykose).[11,12,13]

In endemischen Gebieten (Südeuropa, südliche Landesteile der USA) werden diese Formen der Uveitis häufig gesehen. Eine sichere Diagnose solcher Infektionen ist nur nach Aspiration und Untersuchung von Kammerwasser, Glaskörper oder subretinaler Flüssigkeit möglich.

12.10.3.5 Algen

Algen (z.B. *Prototheca* spp.) können Verursacher einer exsudativen Uveitis sein.

12.10.3.6 Protozoen

Protozoen wie *Leishmania donovani* (Übertragung durch Sandflöhe) oder *Toxoplasma gondii* (auch bekannt bei Kanarienvögeln) können eine Uveitis anterior hervorrufen. Tiere aus südeuropäischen Ländern (speziell Küstengebiete bis etwa 70 km landeinwärts), die von Touristen »aus Mitleid« mitgenommen werden, sind sehr häufig mit *Leishmania* infiziert und stellen inzwischen auch für Menschen und Tiere in nordeuropäischen Ländern ein Risikopotential dar (Abb. 12.9). Auch Tiere, die von ihren Besitzern in die Ferien oder an ihren südeuropäischen Wohnsitz mitgenommen werden, haben ein hohes Infektionsrisiko. Eine Uveitis in Folge einer Leishmaniose wird in der aktiven Phase selten beobachtet. Oftmals tritt die Uveitis nach Beginn der Behandlung der Leishmaniose auf, gegebenenfalls als Folge der zunehmenden Reaktivität des Immunsystems auf das noch vorhandene Antigen. Die Qualität des Exsudates ist unterschiedlich. Leishmanien-induzierte Uveitiden sind eher granulomatös als exsudativ, und eine Ausbreitung auf benachbarte Gewebe wie Konjunktiva und Lidränder ist möglich. Die Diagnose wird durch die wiederholte serologische Untersuchung (Toxoplasmen) oder die Polymerase-Kettenreaktion (PCR) gestellt. Leishmanien können auch im Knochenmark, Lymphknotenpunktat oder direkt im Bioptat betroffener Gewebe nachgewiesen werden.

Bei Kaninchen kann *Encephalitozoon cuniculi* eine phakoklastische Uveitis verursachen (siehe Abb. 12.8).

Prognose: Die Prognose ist im Allgemeinen ungünstig.

12.10.3.7 Parasiten

Parasiten, z.B. *Dirofilaria immitis* (Übertragung durch Stechmücken), können in die Uvea und sogar in die Vorderkammer (Abb. 2.10) gelangen und eine Uveitis verursachen.[14] Migrierende Toxocaralarven (Larva migrans) verursachen meist lokal begrenzte chorioretinitische Herde (Abb. 14.25). Während der Behandlung, z.B. mit Ivermectin, können bei Hund und Pferd anaphylaktische Reaktionen durch das massenhafte Absterben der Mikrofilarien auftreten.

12.10.4 Immunreaktionen

Immunreaktionen vom Soforttyp und auch vom verzögerten Typ, sowie autoimmun bedingte Uveitiden können bei allen

Haustieren auftreten. Ein bekanntes Beispiel ist die mögliche phakoanaphylaktische Reaktion der Uvea nach Sensibilisierung mit (gewollt oder ungewollt) freiwerdenden Linsenproteinen[15] und die chronisch redzidivierende Uveitis (ERU / PA) beim Pferd.

12.10.4.1 Uveo-dermatologisches Syndrom (UDS)

Das UDS ist eine Immunerkrankung, die sehr viel Ähnlichkeit mit dem Vogt-Koyanagi-Harada-Syndrom des Menschen aufweist.[16] Die »Zielzellen« des gestörten Immunsystems sind die körpereigenen Melanozyten. Bei einigen Rassen kommt diese Erkrankung mit größerer Häufigkeit vor (z.B. bei den Nordischen Hunden: Akita Inu, Shiba Inu, Samojede, Sibirian Husky; aber auch beim Irischen Setter, Shetland Sheepdog und Rottweiler). Die Erkrankung tritt hauptsächlich bei Junghunden auf. Bevor sich die Hautveränderungen manifestieren, sind oftmals schon die ersten Symptome der Erkrankung an den Augen feststellbar. Die Uvea zeigt Anzeichen von Depigmentation und Entzündungen (meist granulomatös) und Katarakte sowie Sekundärglaukome können auftreten. Die Hautveränderungen können mit Haarausfall und Depigmentation im Lidbereich, am Nasenspiegel, an den Lippen und Pfotenballen einhergehen. Auch eine rasche Vergreisung der Tiere kann beobachtet werden.

Prognose: Die Prognose ist meistens ungünstig, da trotz rechtzeitiger Therapie viele Hunde an den chronischen Organschäden (Leber, Niere) sterben, die durch eine Langzeittherapie verursacht werden.

12.10.4.2 Lupus erythematosus (LE)

In Ausnahmefällen kann LE eine Ursache für eine Uveitis sein.

12.10.5 Idiopathische Uveitis

Bei einer Reihe von Uveitiden kann auch nach histologischen oder mikrobiologischen Untersuchungen keine Ursache gefunden werden.

12.10.6 Pseudo-Uveitis durch Neoplasien

Schnell wachsende, raumfordernde, intraokuläre oder generalisierte Neubildungen können die Uvea reizen und so eine sekundäre Uveitissymptomatik hervorrufen.

Hierbei muss vor allem an Rötungen, hämorrhagisches Exsudat, Hyphaema etc. gedacht werden, wobei die zur Uveitis gehörenden Symptome wie Blepharospasmus und Photophobie durchaus fehlen können.

Symptome: Eine Uveitis (Abb. 12.5–12.12) kann sowohl unilateral als auch bilateral ausgeprägt sein, wobei der bilateralen Uveitis häufiger als der unilateralen Uveitis ein infektiöses Geschehen (Mykose, FeLV, FIP, FIV etc.) oder eine Neoplasie zu Grunde liegt. Freiwerdende Proteine, Zerfallsprodukte, Pigmentzellen, Blut (Zellen, Fibrin, korpuskuläre Bestandteile) sowie Entzündungszellen (Hypopyon, Abb. 10.13) lassen das Kammerwasser trübe werden. Vor allem bei der Katze können im ventromedialen Bereich kleine Präzipitatanheftungen am Hornhautendothel vorkommen (Abb. 12.5), die exsudativen Charakter haben und sich auch auf der vorderen Linsenkapsel (Abb. 12.6, 12.7; Pseudokatarakt [Abb. 12.8, 12.12], eventuell sekundäre Katarakt), der Irisoberfläche (Hinterblatt) und im Drainagewinkel festsetzen können. Verwachsungen zwischen Iris und Linse, so genannte »hintere Synechien«, (Abb. 12.6, 12.8, 12.12), könnten so ihren Ursprung finden. Die Pupillaroberfläche und auch die Pupillenkontur werden durch die festgesetzten Exsudate unscharf in ihrer Begrenzung, außerdem können Verformungen der Pupille entstehen. Verwächst die Iris zirkulär mit der vorderen Linsenkapsel, so entwickelt sich eine so genannte Iris bombata (oder auch Napfkuchenirs), die ebenso wie ein verschlossener Drainagewinkel Auslöser für ein Sekundärglaukom sein kann. Wichtiges Kennzeichen der akuten Uveitis anterior ist im Allgemeinen jedoch eine herabgesetzte Kammerwasserproduktion (der Ziliarkörper verringert auf Grund der Entzündung seine Aktivität), die sich klinische als Hypotonie (verminderter Augen Innendruck) manifestiert.

Die Entzündung der Iris lässt diese mehr anschwellen und ein gespanntes Aussehen annehmen, was in schweren Fällen in einer Abflachung der Vorderkammer resultiert. Auch Miosis (außer bei Synechien) ist ein deutliches Symptom der Uveitis anterior. Die Irisoberfläche ist durch die Hyperämie der iridalen Gefäße deutlich gezeichnet und gerötet (Abb. 12.6–12.10), was durch die freigesetzten Prostaglandine, Antikörper, Lysozyme und Fibrinogen noch verstärkt und weiter unterhalten wird. Die Prostaglandine und Leukotriene bewirken zusätzlich eine Permeabilitätserhöhung der Blut-Kammerwasser-Schranke, so dass während einer akuten Uveitis anterior Mikroorganismen, aber auch Leukozyten und bestimmte Antibiotika, leichter bis in die Vorderkammer gelangen.[17,18]

Durch die Entzündungsreaktion und gegebenenfalls das Antigen selbst wird das Hornhautendothel in das Geschehen einbezogen, so dass ein unregelmäßiges, blau-weißes Hornhautödem entsteht. Die Leukozyten, welche mit dem Antigen in Kontakt treten, sondern bei ihrem Zerfall Lysozyme ab, die eine irreversible Schädigung des Endothels hervorrufen können, was dann als ein bleibendes, dichtes, tiefes, eventuell bullöses, Ödem der Hornhaut zu sehen ist. Das Ödem kann so dicht sein, dass die Pupillenform (Miosis, Verformung, unscharfe Begrenzung) nur noch durch retrograde, diasklerale Beleuchtung sichtbar gemacht werden kann. Vom Limbus her ist eventuell die Einsprossung von kleinen, dünnen, besenreisartigen Blutgefäßen sichtbar, die am Limbus unter, bzw. in der Sklera verschwinden.

Auch der Ziliarkörper wird bei dieser Entzündung stark in Mitleidenschaft gezogen, was einen sehr schmerzhaften Spasmus der Ziliarmuskulatur / Zyklospasmus) hervorruft und zu Photophobie, Enophthalmus und eventuell auch Blepharospasmus führt. Der Konjunktiva ist von dem entzündlichen Geschehen mehr oder weniger stark mit betroffen, was sich in Form einer deutlichen konjunktivalen Gefäßinjektion äußert, zusätzlich von einer Chemosis begleitet sein kann und dann mehr diffus erscheint. Ist die Sklera noch sichtbar, kann gelegentlich eine verstärkte Aktivität des Plexus venosus sclerae, einige Millimeter vom Limbus entfernt, zu sehen sein.

Diagnose: Die Diagnose wird anhand der klinischen Symptomatik gestellt. Auf Grund der mannigfaltigen Ätiologie ist es sinnvoll, bei jeder Katze mit einer Uveitis eine Blutuntersuchung (FeLV, FIP, FIV) durchzuführen. Die Bestimmung des Toxoplasma-Titers sollte ebenfalls erfolgen. Hochgradige oder schlecht zu therapierende Uveitiden bedürfen meist einer Überweisung zur Durchführung ausgedehnter Untersuchungen (Echographie, Probenentnahme aus der Vorderkammer). Da sich erfahrungsgemäß der Zustand der Uveitis durch eine Aspiration deutlich verschlechtert, sollte diese Möglichkeit als Ultima ratio angesehen und nur von einem erfahrenen Spezialisten durchgeführt werden.

Differentialdiagnostisch ist vor allem das Krankheitsbild des Glaukoms von Belang, wobei das Glaukom, das ebenso schmerzhaft ist, immer mit einer Augeninnendruckerhöhung, einer klaren Vorderkammer, Mydriasis und einem herabgesetzten Visus einhergeht. Bei eigenständigen Keratitiden (Ausnahme sind Fluoreszein-positive Ulzera) sind die tieferen Anteile des Auges nicht oder nur in geringem Maße mit betroffen, obwohl eine reflektorische Miosis vorhanden sein kann.

Therapie: Das Ziel der Uveitisbehandlung ist die Unterdrückung der entzündlichen Reaktionen und der eventuell infektiösen Ursache(n), die Schmerzausschaltung, die Beseitigung der Photophobie und vor allem das Verhindern von möglichen Synechien. Das kann durch die aufeinander folgende Verabreichung entzündungshemmender Medikamente, Antibiotika und Mydriatika, erreicht werden. Zusätzlich sollte der Patient von hellem Licht fern gehalten werden.

Kortikosteroide können lokal, z.B. in Tropfenform, verabreicht werden. Abhängig vom Schweregrad der Entzündung verwendet man lokal Dexamethason oder Prednisolonacetat (4 × täglich). Auch die subkonjunktivale Applikation ist möglich, jedoch bei einem schmerzhaften Auge ohne Anästhesie schwierig durchführbar. Bei sehr heftigen Entzündungssymptomen wird Prednisolon auch zusätzlich peroral verabreicht (2 mg/kg, 1 × täglich morgens, 4–5 Tage lang, anschließend an jedem zweiten Tag dieselbe Dosis, 10 Tage lang, anschließend 1 mg/kg an jedem zweiten Tag, 20 Tage lang usw.).

Antiprostaglandine[19,20] sind eine weitere Möglichkeit die Entzündung zu behandeln. Diese Medikamente sollten wegen ihrer Magen-Darm-, bzw. Nierenunverträglichkeit nicht über einen längeren Zeitraum und nicht in Kombination mit parenteralen Kortikosteroiden eingesetzt werden. Ketorolac, Indometacin, Flurbiprofen oder Diclofenac können in lokaler Verabreichung verwendet werden. Parenteral sind z.B. Carprofen (Tabletten, Hunde 4 mg/kg/Tag, auf 2 × täglich verteilen), Ketoprofen (Tabletten, Hunde 1 mg/kg/Tag; Katzen ¼–½ mg/kg/Tag) oder Meloxicam (Saft, Suspension, 0,1 mg/kg/Tag, 1 × täglich, 3–5 Tage) möglich.

Bei Pferden sind Wirkstoffe wie Phenylbutazon, Flunixin / Meglumin und Vedaprofen anwendbar.

Hinweise auf eine bakterielle Infektion sind eine Indikation für die Anwendung wirksamer Antibiotika. Sind in der vorderen Augenkammer deutliche Anzeichen für Exsudat (großmolekulare Eiweiße) vorhanden, kann man davon ausgehen, dass die Blut-Kammerwasser-Schranke zusammengebrochen ist und nahezu jedes Antibiotikum in das Auge gelangen kann. Ist dies aber (noch) nicht deutlich, so hat sich die Gabe von Chloramphenicol (geringes Molekulargewicht, hohes Penetrationsvermögen; 100 mg/kg/Tag/p.o., 4 × täglich) bewährt.

Der schmerzhafte Ziliarspasmus wird durch Verabreichung von Atropin (AS oder AT 1%, 4 × täglich; speziell bei Katzen besser AS) gelöst (Zykloplegie). Damit wird gleichzeitig eine Mydriasis erzielt (Prophylaxe von Synechien). Zusätzlich kann auch 10%iges Phenylephrin verwendet werden, es hat jedoch kaum spasmolytische Wirkung. Die Tiere sollten möglichst im Halbdunkeln gehalten werden, um eine Photophobie zu verhindern.

Prognose: Leichte Formen der Uveitis sind bei geeigneter Therapie durchaus günstig zu beurteilen, obwohl meist Relikte (Narben, vornehmlich in Form von Synechien) zurückbleiben. Hochgradige Uveitiden sollten als Notfälle gehandhabt oder überwiesen werden, wobei die Prognose für das Sehvermögen vorsichtig zu stellen ist. Bei zu später oder nicht anschlagender Therapie ist die Gefahr einer späteren Phthisis bulbi oder eines Sekundärglaukoms durchaus gegeben. Uveitiden, denen eine der genannten Infektionskrankheiten zu Grunde liegt, haben meist eine ungünstige oder gar infauste Prognose für den Patienten. Unglücklicherweise reagieren manche Patienten mit FeLV-Uveitiden anfangs erstaunlich gut auf die Therapie (Abb. 12.15, 12.16) und sterben dann doch einige Monate später an der Grunderkrankung.

Prophylaxe: Der Patient sollte bis zum (negativen) Ergebnis der Blutuntersuchungen isoliert werden. Der Kontakt mit infiziertem Milieu ist zu vermeiden. Zur Zucht sollten ausschließlich FeLV-, FIP- und FIV-freie (getestete) Tiere verwendet werden.

12.10.7 Chronisch rezidivierende Uveitis beim Pferd (Mondblindheit oder periodische Augenentzündung [ERU, PA])

Die chronisch rezidivierende Uveitis ist die wohl häufigste Augenerkrankung bei Pferden (Equidae). Wahrscheinlich handelt es sich auch hier um eine Autoimmunerkrankung, wobei möglicherweise *Leptospira interrogans* eine wichtige Rolle spielt.[21,22,23,24] Auch andere Infektionen, wie Viren (Influenza, Adenovirus), Bakterien (andere Leptospiren,[25] *Brucella* spp., Streptokokken) oder Parasiten (*Onchocerca* spp. *Toxoplasma* spp.)[26] können möglicherweise eine PA induzieren.

Die Ersterkrankung tritt meist im Alter von 3–7 Jahren auf. Die Symptome sind ähnlich wie bereits unter 12.10 beschrieben (Abb. 12.11, 12.12 und 13.15). Akute Anfälle sind in der Regel sehr heftig (Tränenfluss, mukopurulente Exsudation, Bindehautrötung, diffuses Hornhautödem und starker Blepharospasmus) und lassen leicht ein Trauma vermuten. Solche Anfälle können zwischen zwei Wochen und sechs Monaten andauern. Im Verlauf der Erkrankung kommt es häufig auch zu Linsenveränderungen. Die wohl häufigste Ursache für eine Katarakt beim Pferd (Abb. 12.12) und für Linsenluxationen (Abb. 13.15) dürfte die PA sein. Darüber hinaus kommt es bei der PA der Pferde zu flockiger Exsudation in den Glaskörpern, einer Chorioretinitis oder gar zur Ablatio retinae (Abb. 14.28) und folgender Bulbusatrophie (Phthisis bulbi). Die Erkrankung tritt einseitig und beidseitig auf.

Therapie: Wegen der hochgradigen Schmerzhaftigkeit beim akuten Anfall ist es oftmals unmöglich, die bereits beschriebene lokale Uveitistherapie durchzuführen. Daher empfiehlt es sich, ein (Silikon-)Schlauch-Medikamenten-Applizierungssystem für eine lokale Behandlung zu implantieren und eine sofortige systemische Therapie mit Flunixin / Meglumin einzuleiten (anfangs 2 mg/kg/Tag, danach 1 mg/kg/Tag für 5–7 Tage; alternativ Phenylbutazon oder Vedaprofen). Danach kann Acetylsalicylsäure (30 mg/kg/Tag) für die Dauer von 1–3 Monaten verabreicht werden. Zusätzlich kann eventuell auch (in Sedation) eine subkonjunktivale Injektion von Atropin (1–2 mg) und/oder ein Kortisonpräparat (Methylprednisolon, 15–20 mg, aber maximal 1 ml) verabreicht werden. Koagula und Synechien in der Vorderkammer können eventuell durch eine intrakamerale Injektion mit Plasminogenaktivator (20–50 µg) gelöst werden.

Darüber hinaus wird das Pferd in eine abgedunkelte Box gebracht und für die Dauer der Therapie möglichst nicht geritten. Sind die akuten Symptome abgeklungen, wird die Therapie lokal fortgesetzt, wobei die Gabe von Atropin, nach Erreichen der gewünschten Mydriasis (initialen Pupillendurchmesser notieren!), auf 1 × täglich reduziert werden kann.

Seit einiger Zeit werden durch eine Pars-plana-Vitrektomie das Vitreum und die entzündlichen Exsudate und Entzündungsmediatoren entfernt und durch eine »Balanced Salt Solution« mit Gentamicinzusatz ersetzt.[27] Damit sollen die periodischen Anfälle vermieden werden. Die Komplikationsrate (Ablatio retinae, Panophthalmitis etc.) ist allerdings relativ hoch.

Prognose: Da die Anfälle jederzeit wieder auftreten können, muss die Prognose vorsichtig gestellt werden. Werden bei einer (Kauf-)Untersuchung Anzeichen einer (früheren) PA gefunden, muss auf die gegebenenfalls eingeschränkte Verwendbarkeit des Pferdes im Dressursport oder Springen und die Möglichkeit des Rezidivs hingewiesen werden. In Zweifelsfällen sollte immer ein Spezialist hinzugezogen werden.

Anzeichen einer zurückliegenden PA sind z.B. Flocken in der vorderen Augenkammer, hintere Synechien, Katarakt, Linsenluxation, flockige Infiltration des Glaskörpers, chorioretinitische Narben, Netzhautablösung und ein hypotoner Bulbus. Die gewissenhafte Untersuchung und Dokumentation der Befunde in einem Untersuchungsprotokoll und die Anfertigung eines Fotos sind zur Vermeidung von späteren Streitigkeiten von großem Wert!

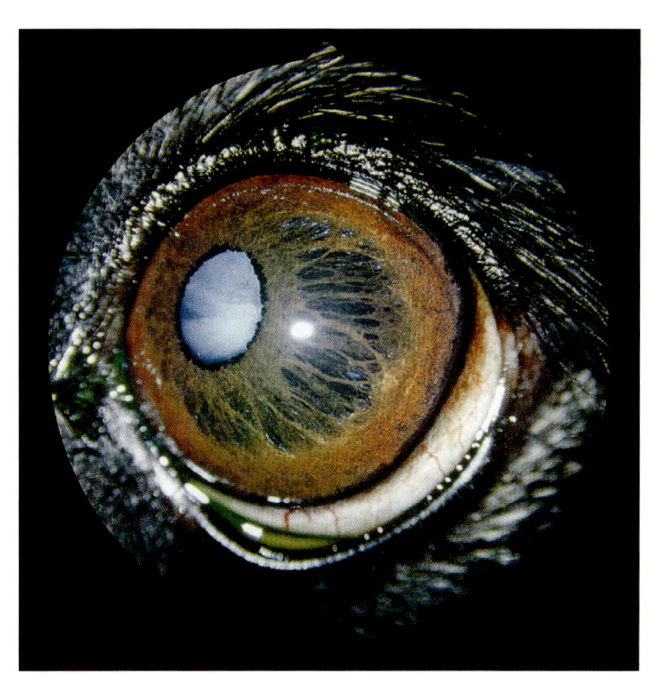

Abb. 12.13:
Irisatrophie und mature Katarakt bei einem 12 Jahre alten Pudel (OD).

12.10.8 Uveitis anterior beim Kaninchen

Bei Kaninchen kommen Schwellungen der Iris mit einem rot-braunen Hof und käsigen, weißen Auflagerungen im Zentrum vor, die viel Ähnlichkeit mit einer Neubildung haben können, meist aber auf einer multifokalen abszedierenden Uveitis beruhen (Abb. 12.8). Die Reaktion derartiger Uveitiden auf die gebräuchliche Uveitistherapie ist meistens sehr schlecht.

12.11. Irisatrophie

Die Irisatrophie beinhaltet den chronischen Zerfall iridalen Gewebes (Abb. 12.13). Die primäre Form ist durch Löcher und Krypten in der Irisoberfläche, durch die der Fundusreflex sichtbar sein kann, gekennzeichnet. Diese Abweichung führt in Ausnahmefällen zum Sekundärglaukom oder anderen Beschwerden am Auge.

Diese sekundäre Irisatrophie kann nach früheren Erkrankungen des Auges (Traumata, Iritis, Glaukom) entstehen. Das Irisgewebe atrophiert hierbei unter anderem wegen der eingetretenen Druck- oder Dehnungsveränderungen.

Therapie / Prognose / Prophylaxe: Eine Therapie ist nicht bekannt. Bei der sekundären Irisatrophie sollte die Ursache bekämpft werden. Die Prognose ist günstig. Präventivmaßnahmen sind unbekannt.

12.12 Pupillendilatationssyndrom oder Feline Dysautonomie (Key-Gaskell-Syndrom)[28]

Die Feline Dysautonomie kann als eine degenerative Dysfunktion der Ganglien und der Neuronen des autonomen Nervensystems beschrieben werden. Diese Erkrankung tritt gehäuft bei der gerade ausgewachsenen Katze auf, obwohl die Streuung innerhalb der Altersgruppen enorm breit ist (15 Wochen bis 11 Jahre). Rasse- oder Geschlechtsdispositionen sind nicht nachgewiesen. Bis heute sind außerhalb Englands erst einige Fälle dieser Erkrankung aufgetreten. Beim Hund wird sie nur sehr selten beobachtet.[29]

Die Symptomatik entwickelt sich akut innerhalb von 1–3 Tagen. Die wichtigsten Symptome sind Depression und Anorexie, Obstipation, trockener Nasenspiegel und trockene Maulhöhle, verminderte Tränenproduktion, Mydriasis, Nickhautvorfall, Megaösophagus mit Würge- und Brechreiz, sowie Dysphagie, Bradykardie, verzögerter / fehlender Analreflex, Inkontinenz und Parese.

Diagnose: Die Diagnose ergibt sich aus der Anamnese, der klinischen Symptomatik, und der röntgenologischen Darstellung des Ösophagus. Differentialdiagnostisch könnte aus dieser Symptomatik z.B. auch leicht auf eine Intoxikation, einen Fremdkörper, Katzenschnupfen, akutes Abdomen, akute Blindheit oder Ähnliches geschlossen werden.

Therapie: Die Therapie umfasst die symptomatische Behandlung, welche die Regulation sowohl des Wasser- und Elektrolythaushaltes als auch des Säure-Basen-Gleichgewichtes beinhaltet und die Gabe von Laxantia und Kortikosteroiden vorsieht.

Prognose: Die Prognose sollte vorsichtig gestellt werden, da sich in den beschriebenen Fällen nur ca. 20 % der erkrankten Patienten erholt. Der Pupillarreflex bleibt meist irreversibel gehemmt.

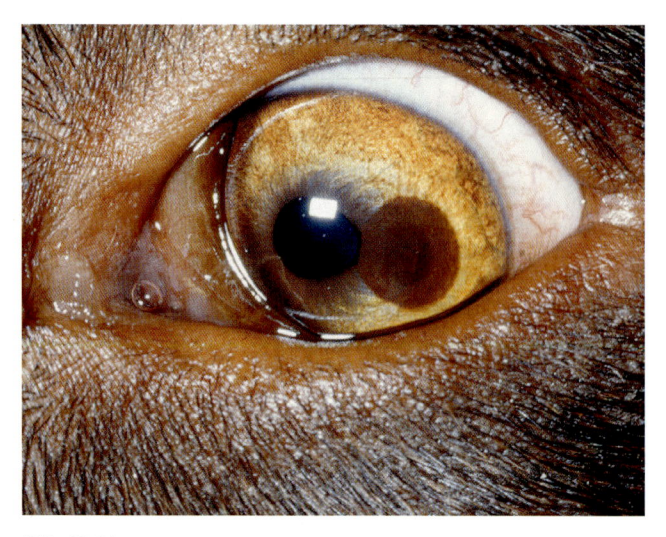

Abb. 12.14: Melanom der Iris (OS, Hund).

12.13 Horner-Syndrom

Das Horner-Syndrom ist durch einseitigen Enophthalmus, Nickhautvorfall, Miosis und Ptosis gekennzeichnet (siehe auch 5.4.2).

12.14 Sonstige Pupillenabweichungen

Siehe Literatur zur Neurologie.

12.15 Neoplasien

Die Neubildungen der Uvea werden in primäre, generalisierte und metastatische Neoplasien eingeteilt.[30] Sie können in der Iris, dem Ziliarkörper (selten) oder der Chorioidea (sehr selten) lokalisiert sein. Zu den wichtigsten Primärtumoren gehören Melanome, Adenome des Ziliarkörpers und eventuell noch Adenokarzinome und Melanosarkome (Abb. 12.14–17).

Neoplasien, wie die aus der Gruppe des Leukose-Lymphosarkom-Komplexes, manifestieren sich regelmäßig »primär« im Auge (beim Hund häufig als Hyphaema). Theoretisch kann jede Neoplasie mit Metastasen im Auge einhergehen, insbesondere aber Karzinome der Niere, Mamma oder Nase.

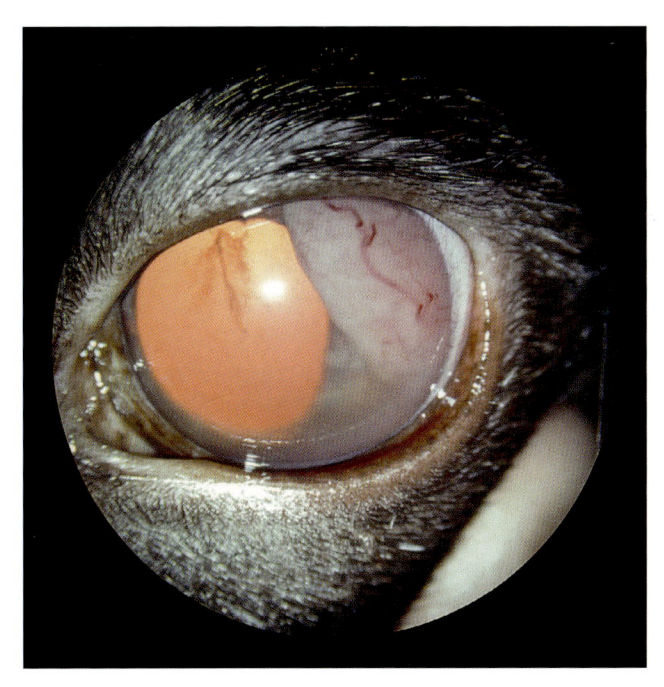

Abb. 12.15:
Granulomatöse Verdickung der Iris und Exsudat in der vorderen Augenkammer bei einer Katze nach einer FeLV-Infektion (OS; siehe auch Abb. 12.16).

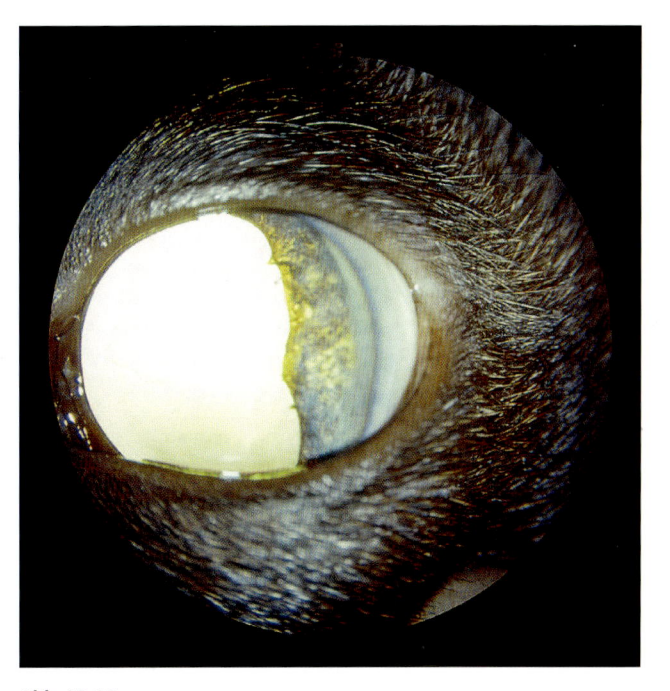

Abb. 12.16:
Resultat der Uveitistherapie mit Prednisolon in absteigender Dosis (Anfangsdosis 2 mg/kg) und Atropin-AT nach 14 Tagen (dasselbe Auge wie in Abb. 12.15).

Die Differenzierung einer primären von einer sekundären Neoplasie kann anhand der klinischen Untersuchung des Auges meist nicht erfolgen. Erste Anzeichen eines nicht generalisierten Neoplasie äußern sich meist als fokale Farbveränderungen (oft Pigmentierung) und Schwellung des Irisgewebes ohne die typische Symptomatik einer Uveitis, d.h. Irisoberfläche und Pupillarrand können zwar verformt, jedoch immer noch scharf begrenzt sein. Geht die Neoplasie vom Ziliarkörper aus, so wölbt sich die Iris an dieser Stelle etwas in die Vorderkammer vor (Abb. 12.17), und auf Dauer wird meist rosa-weißes, tumoröses Gewebe in der Pupillarebene sichtbar. Je länger die Neoplasie sich ausbreiten kann, desto wahrscheinlicher werden sekundäre Entzündungserscheinungen der Uvea (Exsudat, Rötung, Schwellung). Die Gewebszunahme kann aber auch regelmäßig und zirkulär sein. Einige Neoplasien sind in ihrer Lokalisation streng auf den Drainagewinkel beschränkt, so dass sie erst im Falle eines Sekundärglaukoms oder danach bei pathologischen Untersuchungen entdeckt werden. Generalisierte oder metastatische Neoplasien manifestieren sich anfänglich im Auge nur selten als eine Uveitis (siehe dort) und noch weniger häufig direkt durch eine Gewebszunahme. Zubildungen, die eine stärker generalisierte Gewebszunahme der Iris und eine akute Uveitissymptomatik zeigen (Hyphaema, Exsudation in der Vorderkammer, keine Schmerzen) oder bei denen das Gewebe »lobusartig« erscheint, sind meist durch generalisierte Neoplasien verursacht (Abb. 12.15, 12.16).

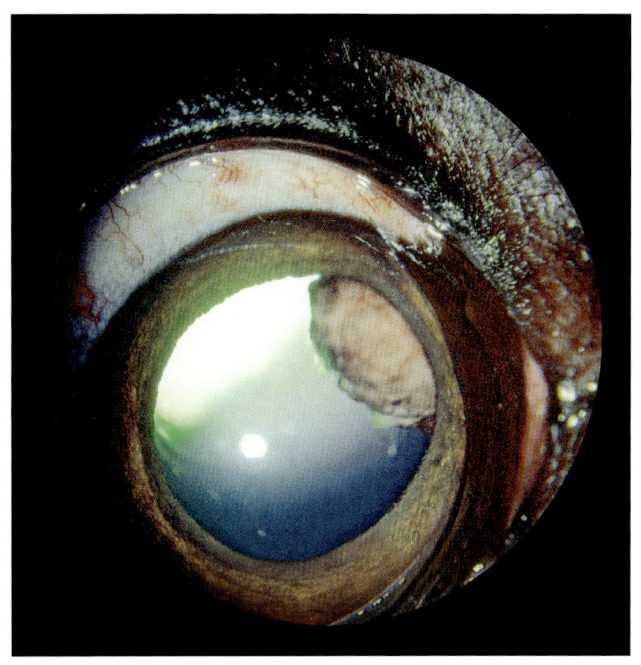

Abb. 12.17:
Adenokarzinom, ausgehend vom Corpus ciliare zwischen 13 und 15 Uhr.

Diagnose: Die Diagnose wird anhand der klinischen Symptome und der ausführlichen Allgemeinuntersuchung gestellt. Zusätzliche Blutuntersuchungen, Lymphknotenbiopsie und Röntgenuntersuchungen können ebenfalls Hinweise auf eventuelle Metastasen liefern. Primäre intraokulare Neoplasien metastasieren oft erst im Endstadium. In zweifelhaften Fällen sollte der Patienten für weitergehende Untersuchungen (Ultraschall, CT, MRT, Röntgenkontrastuntersuchung, Kammerwasserzytologie und Biopsien) überwiesen werden.

Therapie: Kleine, scharf begrenzte Tumoren können im Anfangsstadium oft noch chirurgisch (partielle Iridozyklektomie) angegangen werden, wobei die Überweisung nicht hinausgezögert werden sollte. Bei größeren intraokularen Neoplasien ist ohne Hinweise auf Metastasen eine Enucleatio bulbi indiziert, oder bei Durchbruch in die Orbita ein Exenteratio orbitae (siehe 5.9). Da dieser Eingriff vom Besitzer im Allgemeinen als sehr tiefgreifend (und endgültig) verstanden wird, ist es ratsam, sich der Diagnose sehr sicher zu sein, beziehungsweise den Patienten zur Diagnoseabsicherung zu überweisen. Die Therapie generalisierter oder metastatischer Neoplasien hängt von den Behandlungsmöglichkeiten des Primärtumors ab (Chemo-, Radio- oder Thermotherapie; siehe Onkologie).

Prognose: Die Prognose für das Auge ist bei kleinen, primären, intraokularen Neoplasien nach einer Iridozyklektomie vorsichtig. Eine Enucleatio bulbi bei nicht für die Iridozyklektomie geeigneten Tumoren hat für den Patienten eine durchaus günstige Prognose. Im Allgemeinen metastasieren intraokulare Tumoren erst spät. Sind jedoch Anzeichen eines infiltrativen Wachstums sichtbar, z.B. in der Sklera oder als Ergebnis der histologischen Untersuchung, ist die Prognose vorsichtig zu stellen.

Prophylaxe: Prophylaktisch sollte eine Katze mit neoplastischen Veränderungen an der Iris bis zur sicheren ätiologischen Abklärung (primär intraokulare oder auf Basis einer FeLV-Infektion entstandene Neoplasie) zunächst isoliert werden.

12.16 Uvea posterior

Die Veränderungen an der Chorioidea werden zusammen mit denen des Fundus besprochen (siehe 14.14).

Literatur

1. SHIVELY J. N. & EPLING, G. P.: Fine structure of the canine eye: Iris, Am. J. Vet. Res. **30**: 13, 1969.

2. MILLER, M. E., CHRISTENSEN, G. E. & EVANS, H.: Anatomy of the dog. Philadelphia, W. B. Saunders, 1964.

3. ROBERTS, S. R. & BISTNER, S. I.: Persistent pupillary membrane in Basenji dogs. JAVMA **153**: 533, 1968.

4. BOEVÉ M. H., STADES, F. C. & SCHERPENHUIJSEN ROM, B. E. M.: Persistent pupillary membrane in the Petit Basset Griffon Vendéen. Int. Soc. Vet. Ophthalmol. Vienna (2.10.1991).

5. ERIKSON, R.: Hereditary aniridia with secondary cataract in horses. Nord. Vet. Med. **7**: 773, 1955.

6. COLLIER, L. L., PRIEUR, D. J. & KING, E. J.: Ocular melanin pigmentation anomalies in cats, cattle, mink, and mice with Chédiak-Higashi syndrome: Histologic observations. Curr. Eye Res. **3**: 1241, 1984.

7. KERN, T. J., et al.: Uveitis associated with poliosis and vitiligo in six dogs. JAVMA **187**: 408, 1985.

8. OLIN, D. D., ROGERS, W. A. & MACMILLAN, A. D.: Lipid-laden aqueous humor associated with anterior uveitis and concurrent hyperlipidemia in two dogs. JAVMA **9**: 861, 1976.

9. MARTIN, C. L.: Ocular infections. In: Clinical Microbiology and infectious diseases of the dog and cat. Ed.: C. E. Greene. Philadelphia. W. B. Saunders, 1984.

10. DOHERTY, M. J.: Ocular manifestations of feline infectious peritonitis. JAVMA **159**: 95, 1979.

11. BUYUKMIHCI, N., RUBIN, L. F. & DEPAOLI, A.: Prototheocosis with ocular involvement in a dog. JAVMA **167**: 158, 1975.

12. CARLTON, W. W., FEENEY, D. A. & ZIMMERMANN, J. L.: Disseminated cryptococcosis with ocular involvement in a dog. JAAHA **12**: 53, 1976.

13. BUYUKMIHCI, N. C. & MOORE, P. F.: Microscopic lesions of spontaneous ocular blastomycosis in dogs. J. Comp. Pathol. **97**: 321, 1987.

14. DUNBAR, M., et al.: Treatment of canine blastomycosis with ketoconazole. JAVMA **182**: 156, 1983.

15. WILCOCK, B. P. & PEIFFER, R. L.: The pathology of lens induced uveitis in dogs. Vet. Path. **24**: 549, 1987.

16. MORGAN, R. V.: Vogt-Koyanagi-Harada syndrome in humans and dogs. Comp. Cont. Educ. **11**: 1211, 1989.

17. DZIEZYC, J., MILLICHAMP, N. J., KELLER, C. B. & SMITH, W. B.: Effects of prostaglandin $F_{2\alpha}$ and leukotriene D4 on pupil size, intraocular pressure, and blood-aqueous barrier in dogs. Am J. Vet. Res. **53**: 1302, 1992.

18. WILKIE, D. A.: The background of ocular prostaglandins and their role in ophthalmic physiology and pathology. Trans. Am. Coll. Vet. Ophthalmol. **20**: 3, 1989.

19. YOSHITOMI, T. & ITO, Y.: Effects of indomethacin and prostaglandins on the dogs iris sphincter and dilator musches. Invest. Ophthalmol. Vis. Sci. **29**: 127, 1988.

20. BRIGHTMAN, A. H., HELPER, L. C. & HOFFMANN, W. E.: Effect of aspirin on aqueous protein values in the dog. JAVMA **178:** 572, 1981.

21. WILLIAMS, R. D.: Equine uveitis: a model system for study of immunologically mediated tissue injury. Ph. D. Thesis, Purdue University, 1971.

22. DEEG, C. A. EHRENHOFER, M., et al.: Immuno-pathology of recurrent uveitis in spontaneously diseased horses. Exp. Eye Res. **75:** 127, 2002

23. WOLLANKE, B., ROHRBACH, B. & GERHARDS, H.: Serum and vitreous humor antibody titers in, and isolation of, *Leptospira interrogans* from horses with recurrent uveitis. JAVMA **219:** 795, 2001.

24. RIMPAU, W.: Leptospirose beim Pferd. Tierärztl. Umschau. **2:** 177, 1947.

25. WILLIAMS, R. D., MORTER, R. L., FREEMAN, M. J. EN LAVIGNETTE, A. M.: Experimental chronic uveitis – ophthalmic signs following equine leptospirosis. Invest. Ophthalmol. **10:** 948, 1971.

26. SCHMIDT, G. M., et. al.: Equine ocular onchocerciasis;: Histopathologic study. Am. J. Vet. Res. **43:** 1371, 1982.

27. FRÜHAUF, B., OHNESORGE, B., DEEGEN, E. & BOEVÉ, M. H.: Surgical management of equine recurrent uveitis with single port pars plana vitrectomy. Vet. Ophthalmol. **1:** 137, 1998.

28. KEY, T. J. A. & GASKELL, C. J.: Puzzling syndrome in cats associated with pupillary dilation. Vet. Rec. **110:** 160, 1982.

29. WISE, L. A. & LAPPIN, M. R.: A syndrome resembling feline dysautonomia (Key-Gaskell syndrome) in a dog. JAVMA **198:** 2103, 1991.

30. SCHERLIE, P. H., SMEDES, S. L., et al.: Ocular manifestation of systemic histiocytosis in a dog. JAVMA **201:** 1229, 1992.

13 Linse und Glaskörper

13.1 Einleitung

13.1.1 Ontogenese

Bereits kurz nach der Konzeption bildet sich im oberflächlichen Ektoderm über dem Augenbecher eine Linsenscheibe aus (Fig. 13.1). Ungefähr am 16.–24. Tag post coitum schnürt sich das Linsenbläschen ab.[1] Die Zellen, aus denen der posteriore Anteil des Linsenbläschens besteht, verlängern sich in anteriore Richtung und füllen das Bläschen innerhalb einer Woche auf. Die so entstandenen primären Linsenfasern bilden einen embryonalen Linsenkern. Die spätere Linsenkapsel entsteht aus der Basalmembran der primären Linsenfasern.

Ab jetzt findet eine Zellvermehrung nur noch im äquatorialen Gebiet statt, ausgehend von dem unter der vorderen Linsenkapsel gelegenen kubischen Epithel. Die so geformten sekundären Linsenfasern werden länger und legen sich schalenartig um den embryonalen Kern (Fig. 13.2). Dort, wo die Fasern aufeinander treffen, entstehen ophthalmologisch unauffällige Nähte, die an der Vorderseite ein aufrechtes »Y« und an der Rückseite ein umgekehrtes »Y« bilden (Fig. 13.2, Abb. 13.4; beim Pferd sind diese Nahtstellen posterior weniger regelmäßig ausgebildet). Rund um den embryonalen Kern formiert sich der fetale Kern, um welchen sich dann der adulte Kern legt. Die jüngsten Zellschichten, die sich um den adulten Kern bilden, stellen jeweils den Linsenkortex dar. Dieser Prozess läuft, mit abnehmender Geschwindigkeit, während des gesamten Lebens ab. Ab einem gewissen Alter wird der zentrale Kern langsam sklerotisch, bedingt durch die Abnahme der wasserlöslichen Linsenproteine, durch den sinkenden Wasseranteil und durch die Proliferation der Fasern des Linsenepithels. Dieser Prozess hat bei Hund und Katze ab dem 5.–

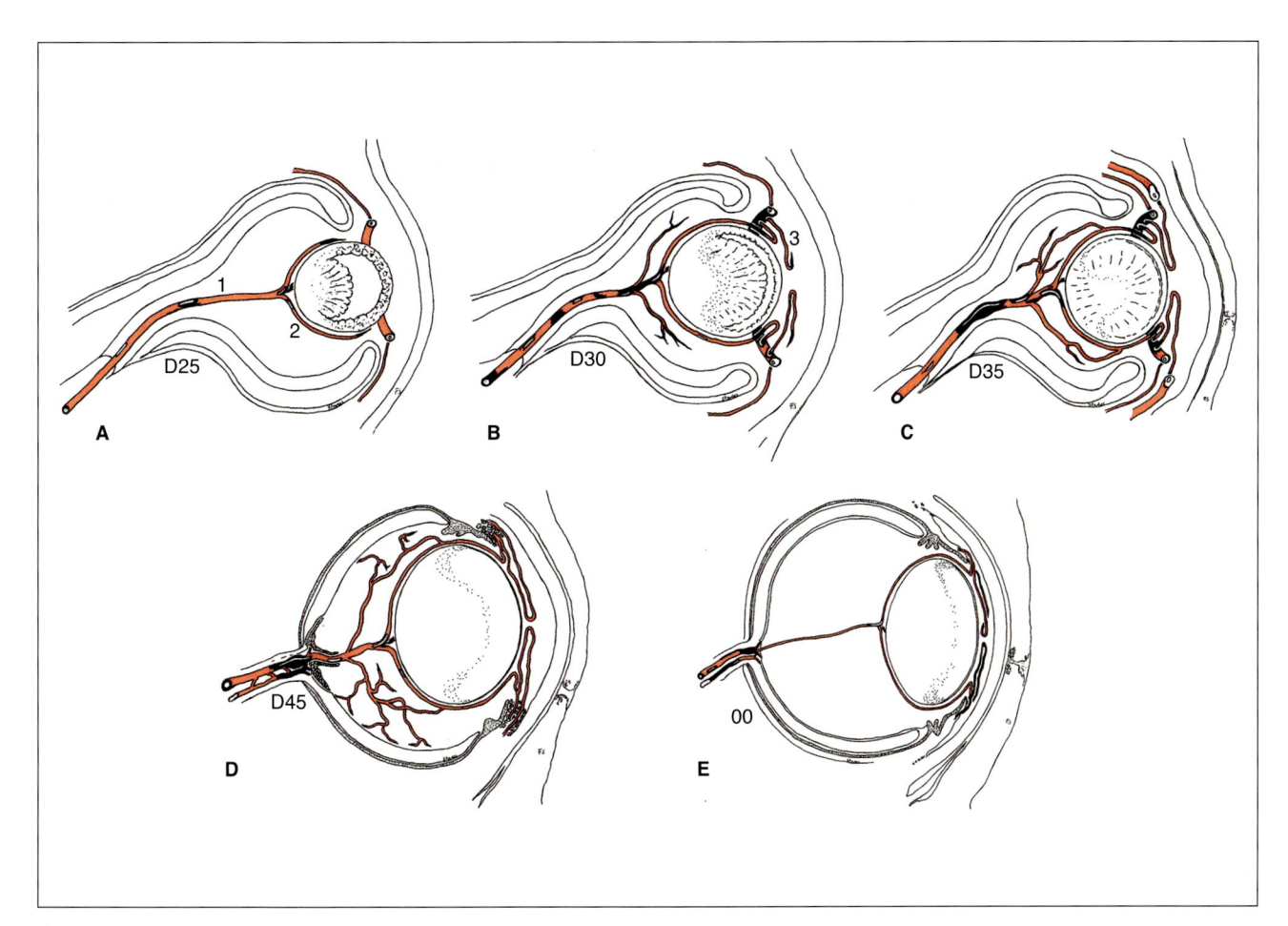

Fig. 13.1:
Das hyaloide System. 1. A. hyaloidea; 2. Tunica vasculosa lentis; 3. Membrana pupillaris (am Tag 25, 30, 35, 45 und bei Geburt: 00; Hund).

6. Lebensjahr eine physiologische Verdichtung des Linsenkerns zur Folge und wird »Nukleussklerose« genannt (Abb. 13.1, 13.2; fälschlicherweise auch als »senile Katarakt« bezeichnet).

Beim Pferd treten sporadisch einige physiologische Varianten im Erscheinungsbild der Linse auf, die zur Verwechslung mit pathologischen Zuständen führen könnten. Dazu gehören ein sichtbarer konzentrischer Aufbau der Linsenanteile (zwiebelschalenartig), spontan auftretende, singuläre Vakuolen im Kortex oder gut sichtbare, verbreiterte Linsennähte, die eine pathologische Trübung vortäuschen. Die altersbedingte Nukleussklerose ist beim Pferd nicht so stark ausgeprägt (ab 15. Lebensjahr) und schwierig zu visualisieren. Bei sehr alten Pferden ist die gesamte Linse häufig gelblich verfärbt.

Hat sich das Linsenbläschen abgeschnürt, wächst vom Discus n. optici die A. hyaloidea (AH) durch den Glaskörper hindurch zum hinteren Linsenpol und verzweigt sich hier zu einem Gefäßnetz um die Linse, der Tunica vasculosa lentis (TVL). Im vorderen Bereich anastomosiert sie mit dem ringförmigen Gefäßsystem des Augenbechers dort, wo später die Irisbasis gebildet wird. Die Dickenzunahme der Linsenkapsel verläuft ungefähr parallel mit dem Wachstum der TVL. Kleine Gefäßschlingen, die aus dem ringförmigen Gefäß über die Vorderfläche der Linse wachsen, bilden die Membrana pupillaris (MP). Dieses hyaloide System hat am 40.–45. Tag post coitum seine stärkste Ausprägung und bildet sich danach langsam zurück. Beim Hund und bei der Katze kann die Regression bis zur 2.–4. Woche und beim Pferd bis zum 9. Monat post partum dauern. Von der AH bleibt nur ein winziger rudimentärer Strang im Vitreum übrig, dieser hängt an der hinteren Linsenkapsel, gerade unter dem hinteren Pol der Linse, wo ein kleiner Fleck sichtbar bleibt (Mittendorf Fleck; nur mit Spaltlampenmikroskop sichtbar).[2]

13.1.2 Anatomie und Physiologie

Die ausgewachsene Linse ist ein vollkommen transparentes, bikonvexes, elastisches intraokuläres Organ. Sie ist Teil des dioptrischen Apparates des Auges und sorgt zusammen mit der Hornhaut dafür, dass einfallende Lichtstrahlen fokussiert zur Netzhaut geleitet werden. Die Linse hat bei Hund und Katze einen Durchmesser von ca. 9–14 mm und ist ca. 6 mm dick. Die Linse beim Pferd besitzt eine stärker gewölbte Hinterfläche und hat einen Durchmesser von ca. 20–22 mm und ist ungefähr 12–14 mm dick.

Eine Linse besteht zu 65 % aus Wasser, zu 35 % aus Proteinen und zu einem sehr geringen Anteil aus Mineralien, Kohlenhydraten und Lipiden. Die Linse wird von einer Kapsel umgeben, die an der Vorderseite dick und fest (sie nimmt sogar während des Lebens noch an Dicke zu), an der Rückseite jedoch sehr fragil ist. Die Zonulafasern, mit denen die Linse an der Pars plicata des Ziliarkörpers zentrisch hinter der Iris fixiert ist, setzen am Linsenäquator an, wobei die Akkomodationsfähigkeit der Linse bei Haussäugetieren sehr gering ist. Die Verbindung zwischen Glaskörper und hinterer Linsenkapsel ist meistens fest, ein Grund dafür, dass beim Tier bei einer Kataraktoperation nur die Entfernung eines zentralen Teiles der vorderen Linsenkapsel und des Linseninhaltes sinn-

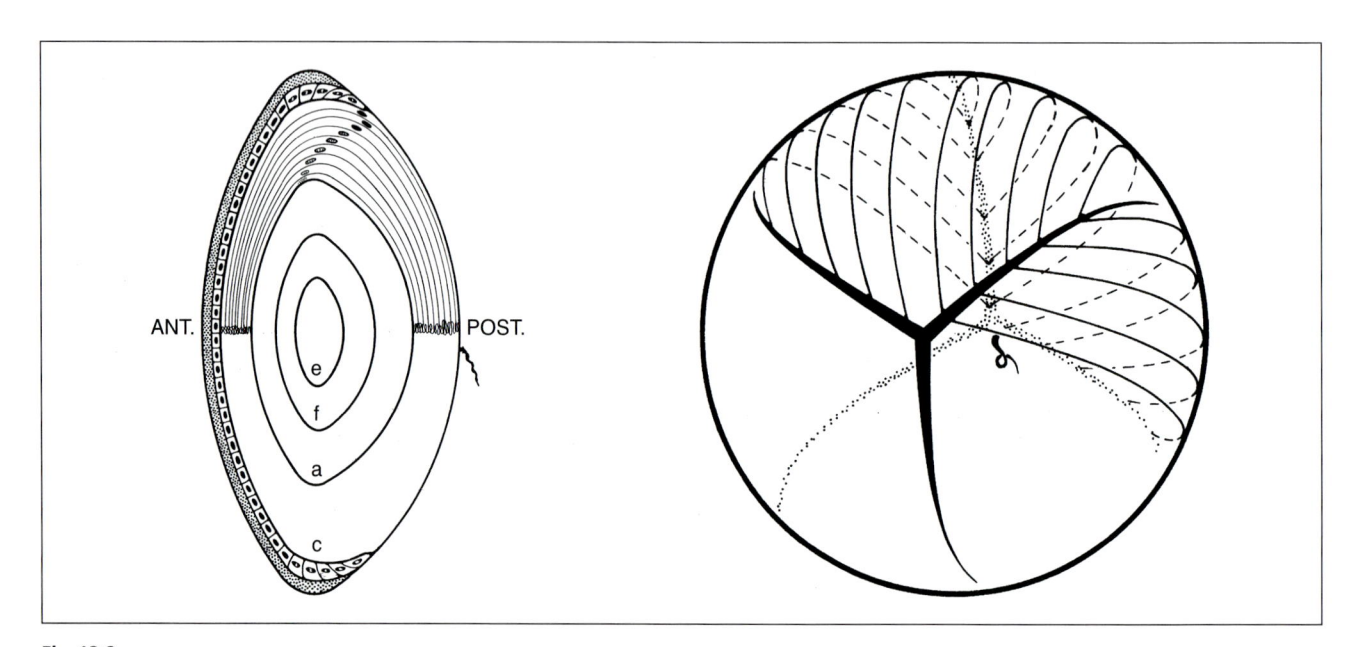

Fig. 13.2:
Schnittbild und vordere Ansicht mit Faserverlauf der Linse bei einem erwachsenen Hund (Nuclei: e. embryonal; f. fetal; a. adult; c. Kortex). Y-Naht anterior und umgekehrte Y-Naht posterior, das »Ringelschwänzchen« stellt den Rest der A. hyaloidea dar (nur mit Spaltenlampenmikroskop sichtbar).

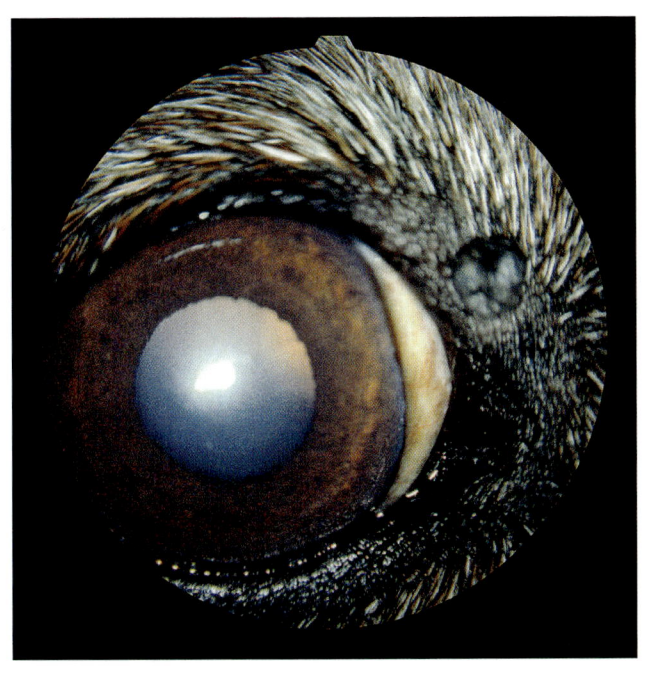

Abb. 13.1:
Nukleussklerose der Linse bei einem Hund von 15 Jahren (OS), bei Miosis. Es handelt sich um eine physiologische Alterserscheinung der Linse. Gleichzeitig ist ein Papillom am Oberlid (bei 14 Uhr) zu erkennen.

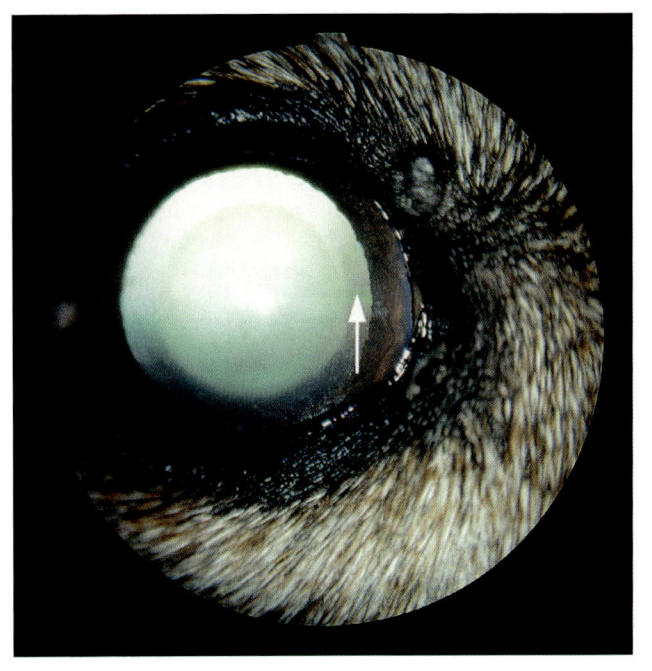

Abb. 13.2:
Nukleussklerose der Linse bei einem Hund von 15 Jahren (OS, dasselbe Auge wie in Abb. 13.1), bei Mydriasis. Zwischen dem sklerotischen Kern und dem Pupillenrand ist bei ungefähr 15 Uhr eine kleine Verdichtung sichtbar (Pfeil). Sie stellt eine (nicht physiologische) senile Katarakt dar.

voll ist. Der äquatoriale und der posteriore Anteil der Linsenkapsel bleiben bestehen (siehe 13.5.3, *Extra*kapsuläre Linsenextraktion). Die gesamte Linse mit intaktem Kapselsack wird nur bei einer Linsen(sub)luxation aus dem Auge entfernt (*Intra*kapsuläre Linsenextraktion).

Der physiologische Zustand der Linsenproteine ist für die Transparenz der Linse von außerordentlicher Wichtigkeit. Diese Proteine werden bereits am 20–25 Tag post coitum durch die Linsenkapsel vom restlichen Körper abgeschieden. Da diese Trennung vor der Ausdifferenzierung des Immunsystems stattfindet, werden dies Proteine später, wenn sie auf irgendeine Art und Weise aus dem Kapselsack austreten können (z.B. durch Traumata, Linsenschwellung, Linsenextraktion), als körperfremd angesehen und können dadurch zum Anlass für massive, entzündliche Reaktionen werden (phakogene Uveitis anterior).

Im späteren Leben besitzt die Linse keine eigene Blutversorgung mehr. Da ihr auch eine eigene Innervation fehlt, sind primär entzündliche Veränderungen an der Linse nicht möglich. Alle für ihren Metabolismus wichtigen Stoffe werden über das Kammerwasser zu- und auch abgeführt. Der Hauptenergielieferant ist die Glukose, die über verschiedene Enzymsysteme metabolisiert wird.

Verlieren die Linsenfasern ihre Transparenz, führt dieses zur Katarakt oder zu Grauem Star, was ohne Ausnahme irreversibel ist (Abb. 13.3–13.10). Veränderungen in den Linsenproteinen, mit einem Grauen Star als Folge, können u.a. durch erbliche Missbildungen, Stoffwechselprodukte (z.B. zu viel Glukose beim Diabetes mellitus, verschiedene Nährstoff-Mangelsituationen), Abfallprodukte, Toxine (Naphtalen) und physikalische (Strahlung) oder mechanische Insulte (Trauma) verursacht werden. Im Verlauf der Denaturierung der Linsenproteine treten dabei ein erhöhter Wassergehalt und eine Linsenschwellung (Intumeszenz) auf.

Der Glaskörper ist ein hochelastisches, kohärentes Hydrogel, welches den größten Raum des Augapfels ausfüllt und ihn in Form hält. Außerdem sorgt der Glaskörper für den nötigen Druck, um den neuralen Teil der Retina auf dem Pigmentepithel zu fixieren. Etwa 1 % des Glaskörpers besteht aus einem Netzwerk polygonaler Fibrillen aus Hyaluronsäure und Kollagen, mit einem einzigen Hyalozyten. Die restlichen 99 % des Glaskörpers bestehen aus Wasser. Die »Wände« des Glaskörpers bestehen nicht aus Membranen, sondern aus kondensierten Fibrillen. Diese Kondensationsprodukte sorgen für den Wasseraustausch und verhindern ein Eindringen von Zellen (z.B. Entzündungszellen, Bakterien). Im Laufe des Lebens tritt physiologischerweise eine geringgradige Verdichtung des Glaskörpers ein, was zu sehr feinen, weißen, faserigen Strukturen führt, die mit dem Spaltlampenmikroskop zu erkennen sind. In fortgeschrittenem Alter kann durch verminderte kolloidale Stabilität eine Glaskörperverflüssigung (Synchisis) auftreten.[3]

Relikte des primären Glaskörpers sind beim Pferd als sog. Cloquet'scher Kanal (»Rohr« um die frühere A. hyaloidea, welche vom Discus n. optici zum posterioren Pol der Linse zieht; Fig. 13.1) weitaus deutlicher zu erkennen als bei Hund und Katze. Auch die Unterschiede der verschiedenen Glaskörperanteile (kortikal, intermediär und zentral) treten beim Pferd optisch deutlicher hervor. Dadurch und durch postnatale Kondensation von Glaskörperfibrillen entsteht beim Pferd sehr schnell der Eindruck einer »Glaskörperverflüssigung« und von im Glaskörper lokalisierbaren Einschlüsse mit optisch anderer Dichte (sog. »floater«) und membranöser Struktur, die in der Regel aber keine pathologische Bedeutung haben. Eine echte Synchisis ist selten und als Folge einer, meist entzündlichen, Veränderung des hinteren Segments anzusehen (siehe 13.7).

Entwicklungsstörungen der Linse alleine sind relativ selten. Meist sind sie ein Teil einer angeborenen Kombination von Störungen am Auge (Mikrophthalmie, Anophthalmie, Fehlbildungen der Uvea anterior etc.). Die Ätiologie ist oft unklar. Die Abweichungen können durch einen zufälligen Fehler in der Embryogenese auftreten, manchmal ist ein erblicher Hintergrund deutlich erkennbar (erbliche Katarakt). Mit solchen Tieren sollte daher auch nicht gezüchtet werden (siehe auch 15). Auch von der Zucht mit Merkmalsträgern und direkten Verwandten ist abzuraten.

13.2 Aphakie / Kolobom / Spherophakie / Mikrophakie / Lentikonus / Lentiglobus

Diese seltenen Entwicklungsstörungen betreffen Form und Gestalt der Linse.

- Eine Aphakie ist das völlige Fehlen der Linse bzw. das Vorhandensein rudimentärer Anteile der Linse.
- Ein Kolobom oder besser: Dysplasie, ist ein Defekt im Linsenäquator.
- Unter Spherophakie versteht man eine kugelförmige Linse.
- Mikrophakie ist eine zu klein angelegte Linse.
- Lentikonus(-globus) ist eine an der Facies anterior oder posterior konisch (kugelförmig) verformte Linse.

Derartige Abweichungen werden häufig in Kombination mit Anteilen eines persistierenden hyaloiden Systems und / oder des Glaskörpers sowie anderen angeborenen, dysplastischen Missbildungen angetroffen, z.B. Mikrophthalmie, Membrana Pupillaris persistens (siehe 9.7; Abb. 12.2 und 13.6).[4]

13.3 Arteria hyaloidea persistens (AHP)

Hierbei wird (ein Teil) der AH nicht zurückgebildet, sondern bleibt als manchmal sogar noch blutführender Strang zwischen der Discus n. optici und der hinteren Linsenkapsel bestehen. Meist sind es jedoch nur mit der Hinterkapsel verwachsene, bindegewebige kleine Stränge, die während einer Augenbewegung etwas hinter der Bewegung zurückbleiben und dadurch eine »wedelnde« Bewegung erzeugen, welche bei der Spaltlampenuntersuchung zu beobachten sind. Die betroffene Stelle an der Hinterkapsel (direkt unter dem Zentrum der Linsennähte) und auch deren direkte Umgebung zeigen dann oft narbige, trübe Veränderungen. In einigen Fällen können diese Narben auch zu Katarakten der Linsenfasern führen. Die AHP wird bei einigen Hunderassen vererbt (z.B. Sussex Spaniel).

Therapie: Eventuell durch Größenzunahme derartiger Katarakte auftretende Seheinschränkungen lassen eine Überweisung des Patienten zur extrakapsulären Linsenextraktion sinnvoll erscheinen. Da bei Trübungen der hinteren Linsenkapsel auch der hintere Kapselsack fenestriert werden muss, um die sichtbeeinträchtigenden, zentralen Trübungen der Linsenkapsel zu entfernen, ist die Gefahr einer intra- oder postoperativen Komplikation (Glaskörpervorfall) bei diesen Patienten relativ hoch.

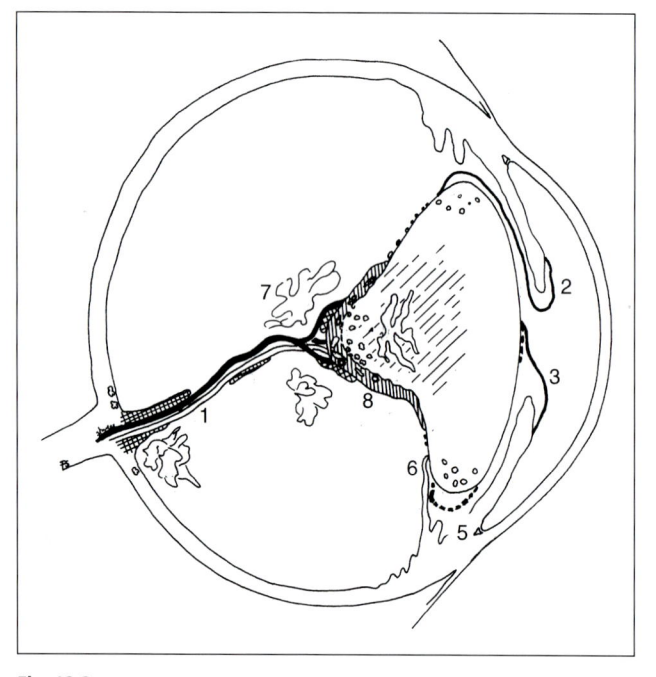

Fig. 13.3:
PHTVL/PHPV, 1. A./V. hyaloidea persistens; 2. TVL anterior persistens; 3. MPP; 4. Lentikonus mit Katarakt; 5. »Kolobom / Dysplasie« der Linse; 6. elongierter Processus ciliares; 7. retrolentale Blutung; 8. retrolentaler fibrovaskulärer Plaque.

13.4 Persistierende hyperplastische Tunica vasculosa lentis / Persistierendes hyperplastisches primäres Vitreum (PHTVL / PHPV)

Bei diesen, insgesamt selten auftretenden, meist einseitigen Missbildungen[5] werden Teile des hyaloiden Gefäßsystems und des Glaskörpers hyperplastisch und bleiben auch postnatal noch bestehen, was zur Kataraktbildung führt.[6] Beim Dobermann und dem Staffordshire Bullterrier wird sie als beiderseitige Missbildung vererbt (wahrscheinlich inkomplett dominant) und tritt daher bei diesen Rassen gehäuft auf.[7,8,9]

Symptome: Es können bindegewebige (vaskuläre), kleine punktförmige Reste vom Gefäßnetz, meist zentral gelegen, auf der hinteren Linsenkapsel bestehen bleiben (Grad 1, bzw. bei unilateralen oder sehr geringgradigen Veränderungen: zweifelhaft). Diese bindegewebigen Pünktchen unterliegen keinerlei Veränderungen und haben keine Auswirkungen auf das restliche Auge und dessen Sehvermögen. Sie sind nur mit einem Spaltlampenmikroskop als solche erkennbar. Die hochgradigeren Ausprägungen (Grad 2–6; Fig. 13.3) sind stets bilateral vorhanden und schränken auch die Sehkraft ein (Abb. 13.7). Sie stellen sich als weiße und pigmentierte, fibrovaskuläre Gewebereste auf der hinteren Linsenkapsel dar, welche immer mit Veränderungen des retrolentalen Grad 1 vergesellschaftet sind. Zusätzlich können auch größere Reste des hyaloiden Gefäßsystems persistieren, es kann ein Lentikonus auftreten, oder es können noch stärkere Linsenmissbildungen (Pigment oder Blut in oder retrolental der Linse, Kolobome, Spherophakie etc.) vorhanden sein. Ein Bulbus mit solchen Veränderungen ist oftmals verkleinert (Mikrophthalmie). Sehbehinderungen sind bei den schwerwiegenden Formen auf Grund einer zentral beginnenden Katarakt oft schon von Geburt an vorhanden (die Welpen sind dann direkt nach Öffnung der Augen blind) oder werden erst im Laufe des weiteren Lebens manifest. Differentialdiagnostisch muss an primäre Katarakte, eigenständige Mikrophthalmie und andere Dysplasien gedacht werden.

Therapie: Hochgradige Veränderungen (Grade 2–6) werden chirurgisch, mit Hilfe der intra- oder der extrakapsulären Linsenextraktion (siehe 13.5.3) und, wenn erforderlich, einer kombinierten vorderen Vitrektomie behandelt. Man sollte jedoch überlegen, ob bei blind geborenen Tieren eine Euthanasie im Welpenalter, sofort nach erfolgter Diagnose, nicht sinnvoller ist. Bei ausgewachsenen Hunden sollte hingegen eine chirurgische Therapie empfohlen werden, um den Tieren durch eine verbesserte Sehkraft die Orientierung in ihrer Umwelt und den Umgang mit Menschen zu erleichtern.

Prognose: Die Prognose für die intrakapsuläre Linsenextraktion ist wegen der möglichen intra- und postoperativen Komplikationen (Glaukom, Nachblutung, Netzhautablösung) wesentlich ungünstiger (60–70 %) als bei der extrakapsulären Linsenextraktion. Eine Kunstlinsenimplantation ist hier in der Regel technisch nicht möglich.

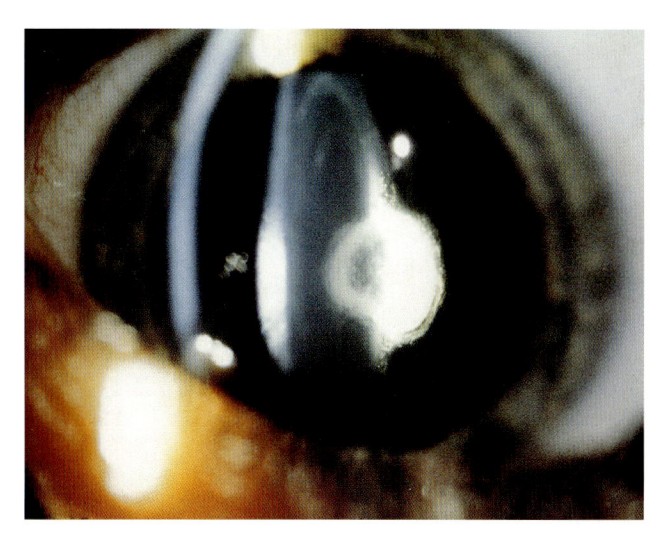

Abb. 13.3:
Spaltlampenbild eines Auges mit anteriorer und posteriorer polarer Katarakt (OS, Mensch; Foto: Prof. Dr. A. Th. M. van Balen, Amsterdam).

Prophylaxe: Kontrolluntersuchungen auf PHTVL / PHPV werden von einer Reihe spezialisierter Tierärzte / innen bei den Welpen (ab der 6. Lebenswoche, nach dem Chippen / Tätowieren) ausgeführt. Da die Augen zu diesem Zeitpunkt noch sehr klein sind und gegebenenfalls geringfügige Veränderungen übersehen werden könnten, sollte das Untersuchungsergebnis als vorläufig angesehen werden. Mit der frühzeitigen Untersuchung kann aber wenigstens verhindert werden, dass Welpen mit schwerwiegenden Missbildungen verkauft werden. Zumindest die erkrankten Tiere (Grade 2–6) sollten von der Zucht ausgeschlossen werden. Direkte Verwandte (Eltern und Geschwister) sollten ebenfalls besser von der Zucht ausgeschlossen werden. Durch die konsequente Anwendung dieses Selektionsverfahrens (Tiere mit der Einteilung Grad 1 dürfen zur Zucht eingesetzt werden, wenn sie mit gesunden Tieren verpaart werden) ist während der vergangenen Jahre, z.B. in den Niederlanden und in Deutschland die Anzahl der betroffenen Tiere sehr stark zurückgegangen.[10]

13.5 Katarakt

Jede unphysiologische Weißfärbung oder andere Trübung des Linseninhalts und/oder der Linsenkapsel wird als Katarakt oder Grauer Star bezeichnet. Die Katarakt entsteht im Allgemeinen durch eine verminderte Sauerstoffaufnahme und eine hieraus resultierende erhöhte Wasseraufnahme des Linsengewebes (Abb. 13.3–13.10). Die direkte Folge ist eine

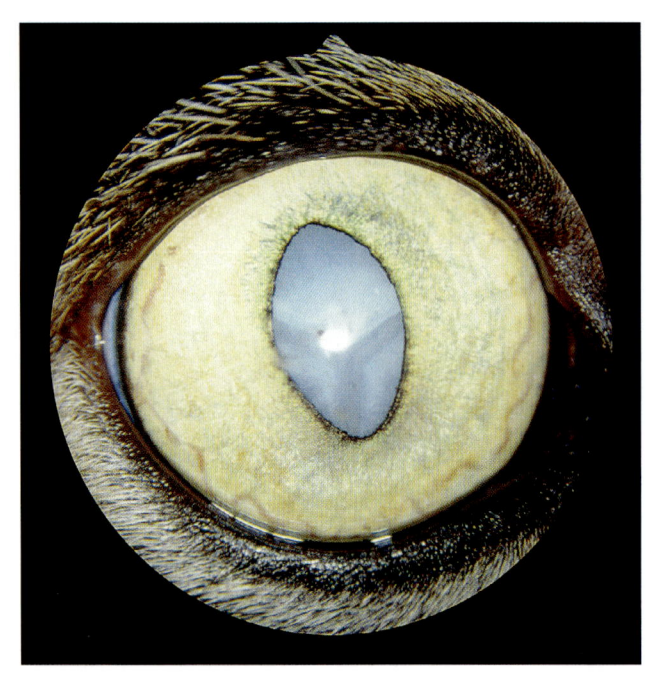

Abb. 13.4:
Mature Katarakt bei einer Katze (OD). Das sichtbare »Y« der Linsennähte ist ein Anzeichen dafür, dass es sich um den anterioren Anteil der Linse handelt.

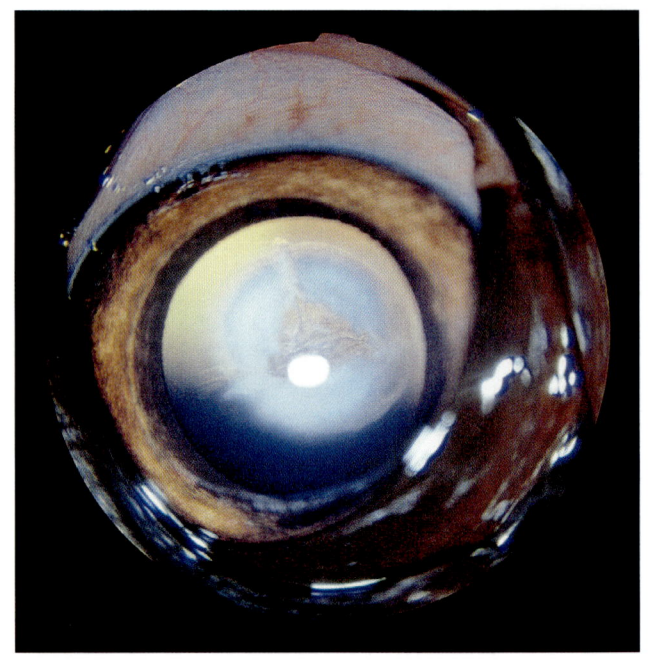

Abb. 13.5:
Immature kongenitale Katarakt am hinteren Linsenpol, erkennbar am umgekehrten »Y« und dem koaguliertem Eiklar ähnelnden Aussehen der Trübung (OD, Hund).

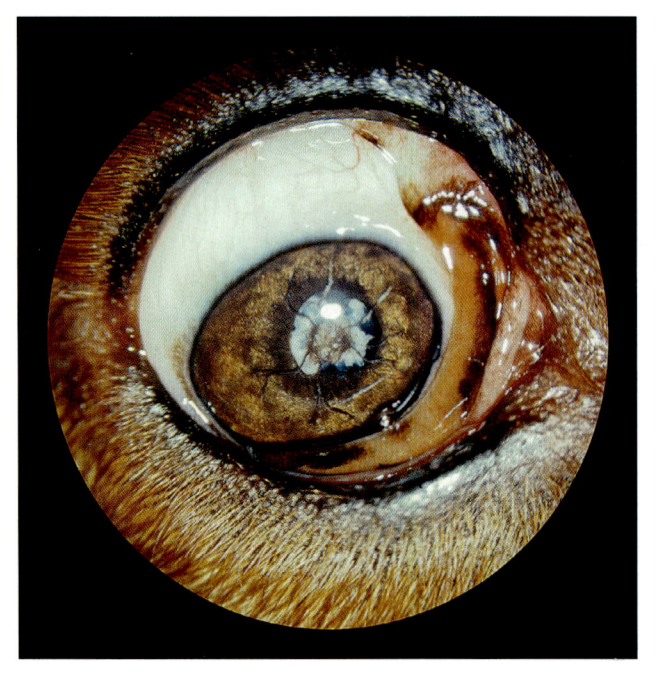

Abb. 13.6:
Mikrophthalmie, Membrana pupillaris persistens und kongenitale mature Katarakt (Konsistenz von koaguliertem Eiklar) bei einem Englischen Cockerspaniel-Welpen im Alter von 6 Wochen (OD).

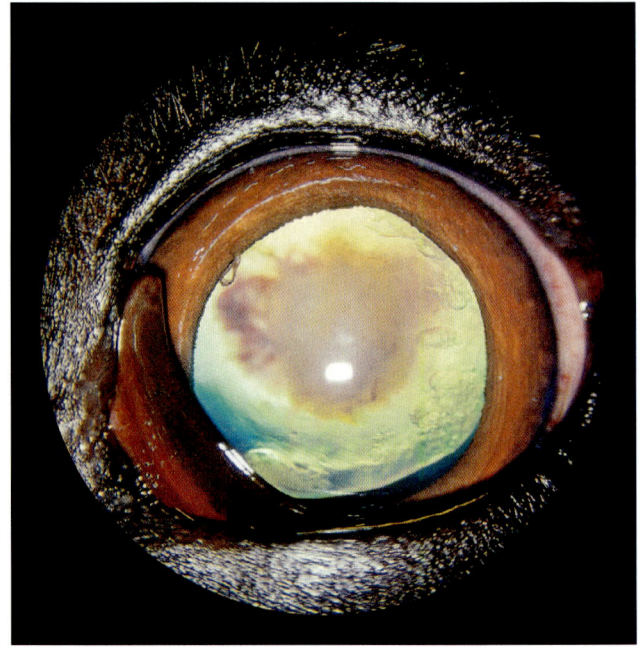

Abb. 13.7:
Persistierende hyperplastische Tunica vasculosa lentis und primäres Vitreum (PHTVL/PHPV) bei einem Dobermann (OS). Bei 22 Uhr ist auch eine Tunica vasculosa lentis anterior persistens sichtbar.

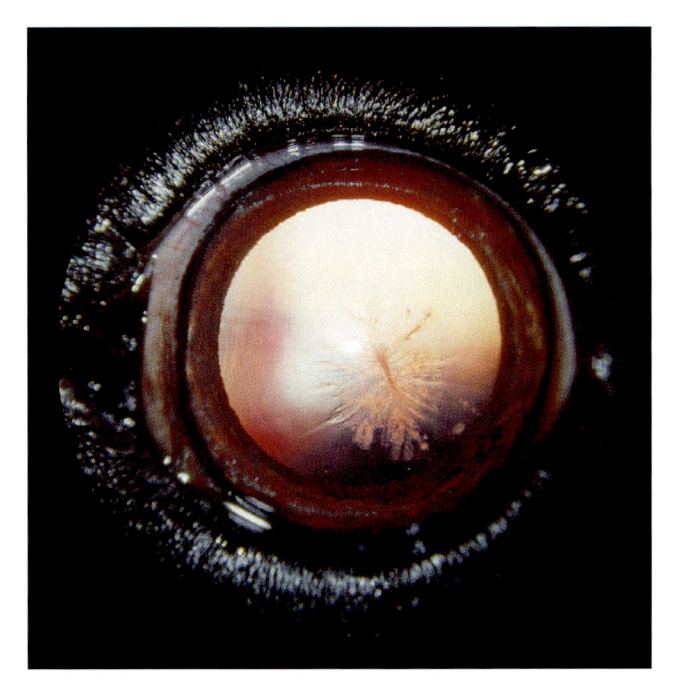

Abb. 13.8:
Immature kortikale Katarakt bei einem 3-jährigen Amerikanischen Cockerspaniel (OS).

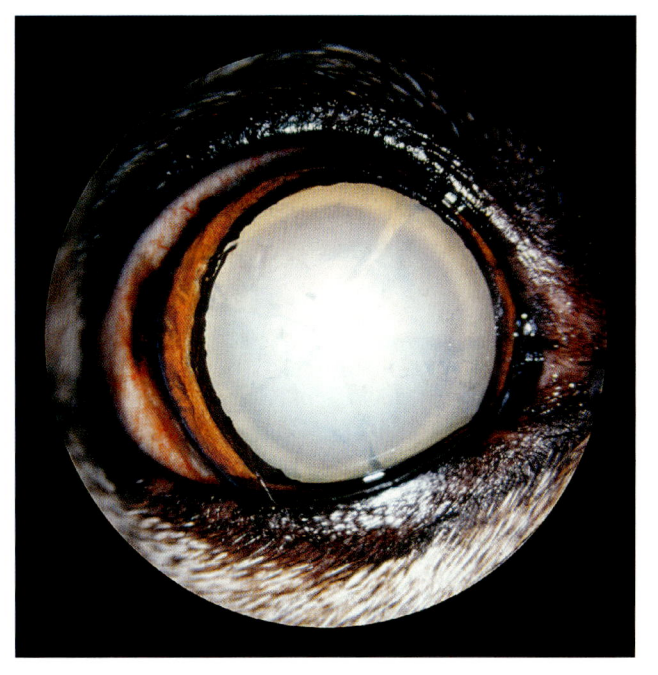

Abb. 13.10:
Hypermature Katarakt im Verlauf einer progressiven Retinaatrophie-Nachtblindheit bei einem Mittelpudel (OD). Im äquatorialen Teil der Linse ist die durch die Retinaatrophie verursachte Hyperreflexie zu erahnen.

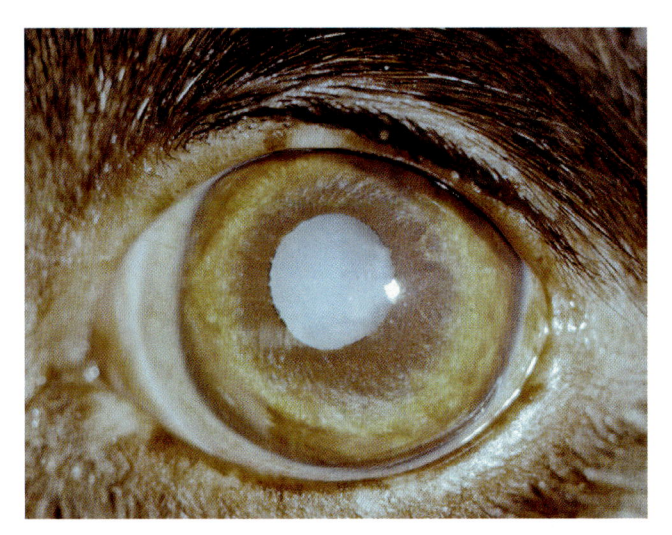

Abb. 13.9:
Mature intumeszente Katarakt (OD, Hund). Die Iris zeigt einen stark konvexen Verlauf infolge einer Linsenschwellung.

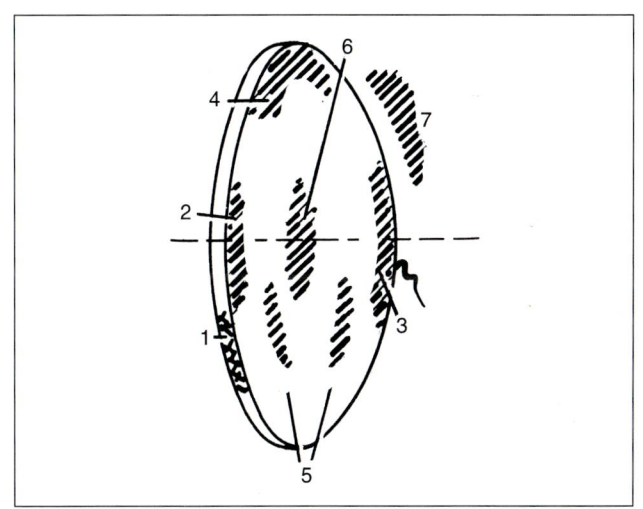

Fig. 13.4:
Lokalisation von Veränderungen an/um die Linse. 1. kapsulär; 2. subkapsulärkortikal, polar, anterior; 3. dto. posterior; 4. äquatorial; 5. adulter Kern; 6. nukleär; 7. retrolentale Verdichtung.

Schwellung (Intumeszenz) der Linsenfasern, später kommt es zur Dehydration und ggf. Schrumpfung der Linse (Subluxationsgefahr!). Katarakte werden u.a. nach ihrer Lokalisation (Fig. 13.4), Fortgeschrittenheit, dem Typ und der möglichen Ursache eingeteilt. In der Praxis sind Typ und Fortgeschrittenheit im Hinblick auf eine mögliche Therapie die wichtigsten Qualifikationskriterien. Eine beginnende Katarakt, bei welcher der Fundus für den Untersucher noch gut einsehbar ist, wird immatur genannt (Abb. 13.3, 13.5, 13.7, 13.8). Ist der Fundus nicht mehr einsehbar und der Patient auf dem betroffenen Auge auch klinisch blind, dann spricht man von einer maturen Katarakt (Abb. 13.9, 13.10). Sobald das Linseneiweiß sich aufzulösen beginnt, handelt es sich um eine hypermature Katarakt. Bei dieser Form kommt es zur Resorption kleinerer Mengen Linsenproteins, wodurch eine Schrumpfung der Linse mit Fältelung der Kapsel verursacht wird und relativ rasch Uveitiden entstehen. In Ausnahmefällen kann der Resorptionsprozess auch soweit fortschreiten, dass einige Bezirke der Linse wieder transparent werden.

Ist die Katarakt bereits vor der 6.–8. Lebenswoche (Hund und Katze) sichtbar, dann spricht man von einer kongenitalen Katarakt (Abb. 13.5); nach der 8. Lebenswoche auftretende Trübungen werden als juvenil und beginnende Linsentrübungen bei alten Tieren als senile Katarakt bezeichnet (Abb. 13.2). Vererbte Kataraktformen sind meist bilateral, mehr oder weniger gleich stark ausgeprägt und beginnen häufig im posterioren Kortex oder im Äquatorialgebiet. Neben diesen genannten primären Katarakten gibt es noch eine Vielzahl so genannter sekundärer (konsekutiver) Katarakte. Sie sind die Folge intraokulärer Erkrankungen oder einer systemischen Erkrankung (siehe 13.5.2). Die Unterscheidung der sekundären von den primären Kataraktformen ist nicht immer einfach, sollte aber z.B. im Hinblick auf den Einsatz des betroffenen Tieres in der Zucht und die Prognose eines chirurgischen Eingriffs möglichst sicher erfolgen.

13.5.1 Kataraktformen

Kongenitale Katarakt. Die kongenitale Katarakt ist oft sehr dicht und weiß (dem skeralen Gewebe ähnlich) und schreitet meist langsam progressiv fort. Zusätzlich vorhandene, weitere angeborene Abweichungen (Mikrophthalmie, Membrana pupillaris persistens, Tunica vasculosa lentis persistens, oder PHTVL / PHPV) sind keine Seltenheit.

Juvenile Katarakt. Die juvenile Katarakt nimmt ihren Beginn meistens zwischen dem 1. und dem 8. Lebensjahr (beim Papagei erst viel später), beginnt meist im Kortex und ist progressiv fortschreitend. Sind Ursachen wie Diabetes mellitus, Trauma, Vergiftung, Bestrahlung oder Entzündungen eher unwahrscheinlich bzw. auszuschließen, handelt es sich meist um eine erbliche Kataraktform.

Senile Katarakt. Unter einer senilen Katarakt versteht man lokale Linsentrübungen, die bei sehr alten Tieren entstehen können. Sie dürfen nicht mit der physiologischen Kernverdichtung oder Nukleussklerose verwechselt werden (Abb. 13.2).

Strahlenkatarakt. Eine Katarakt kann durch Bestrahlungen (Infrarot, Ultraviolett- oder Röntgenstrahlung, radioaktive Strahlung) hervorgerufen werden.[11,12]

Alimentäre Katarakt / Intoxiationskatarakt. Stoffe wie Naphtalen, Dinitrophenol und eventuell auch bestimmte Futterbestandteile können eine (ggf. reversible, z.B. Kunstmilch) Katarakt verursachen.[13,14,15,16]

Beim Frettchen sind möglicherweise zuviel Fett, zu wenig Vitamin E, oder Proteine Katarakt auslösende Faktoren.

Traumatische Katarakt. Die traumatische Katarakt kann durch eine tiefe Stichverletzung, z.B. einen Dorn, Splitter oder durch Katzenkrallen, entstehen. In den Fällen, in denen sich die Kapsel schnell wieder regeneriert (manchmal in zwei Schichten) kann der Schaden auf kleine, lokale Trübungen ohne weitere Progression beschränkt bleiben. Katzen und Jagdhunde werden oft mit perforierenden Traumata (Luftgewehrkugeln oder Schrotkörnern) vorgestellt. In diesen Fällen wird sich die Linse fast immer vollständig eintrüben. In schwerwiegenden Fällen erweist sich eine Linsenextraktion, wegen der im Glaskörper entstandenen bindegewebigen Stränge und der Netzhautschädigung, meist als wenig sinnvoll.

Erbliche Katarakt. Ein rezessiver Erbfehler ist die häufigste Ursache für die Kataraktbildung beim Hund. Die vererbte Katarakt ist meist bilateral, beginnt am hinteren Pol und/oder im Kortexbereich und ist häufig progressiv. Bei einigen Rassen (z.B. Golden Retriever und Labrador Retriever) kommt auch eine, mehr oder weniger stationäre, dreieckige Form der Linsentrübung am hinteren Linsenpol vor. Die erbliche Katarakt kann sowohl kongenital als auch juvenil sein. Prädisponierte Rassen sind z.B.:

- **Kongenital:** Cavalier King Charles,[17] Englischer Cockerspaniel,[18] Old English Sheepdog,[19] Golden und Labrador Retriever,[20] Zwergschnauzer,[21] West Highland White Terrier.[22]
- **Juvenil:** Afghane, Amerikanischer und Englischer Cockerspaniel,[23] Bedlington Terrier, Boston Terrier,[24] West Highland White Terrier, Jack Russel Terrier, Staffordshire Bull Terrier, Zwergschnauzer, Deutscher Schäferhund,[25] Chesapeake Bay-, Golden und Labrador Retriever,[26] Großer Münsterländer, Pudel,[27] Welsh Springer Spaniel[28] und Kanarienvögel.

Erbliche Katarakte sind beim Pferd bisher weniger deutlich bewiesen (Ausnahme: nukleäre Katarakt beim Morgan Horse). Kongenitale, nukleäre Katarakte hingegen gelten als eine der häufigsten angeborenen Augenerkrankungen beim Pferd, sind aber selten mit weiteren Anomalien (MPP, AHP) vergesellschaftet und sind kaum progressiv, so dass häufig auch ohne Therapie nur geringe bis mittlere Sehstörungen beobachtet werden.

Notabene: Kataraktprädisponierte Rassen und die Häufigkeit von Katarakten können je nach Land oder Region sehr unterschiedlich sein. Weitere Informationen sind bei den nationalen Augenuntersuchungs-Kommissionen erhältlich.

13.5.2 Sekundäre Katarakt

Bei einer Reihe von anderen primären Augenveränderungen, z.B. Traumata, Uveitis (besonders nach einer chronisch rezidivierenden Uveitis beim Pferd, siehe 12.10.7; Abb. 12.12), Linsenluxation, Retinadysplasie und vor allem bei der Progressiven Retina Degeneration (PRA) beim Hund, kann eine Katarakt in Form einer sekundären oder einer zusätzlichen Veränderung (Cataracta complicata) auftreten. Dabei können sowohl Trübungen der Linsenkapsel, des Kortex oder des Nukleus ebenso wie Kombinationen der genannten Lokalisationen auftreten. Vor allem bei Netzhautveränderungen darf man sich nicht durch die zusätzliche Anwesenheit einer Katarakt über die Ursache des Sehverlustes täuschen lassen, da die primäre Erblindungsursache (Netzhauterkrankung, -degeneration) eine chirurgische Entfernung der getrübten Linse obsolet werden lässt (siehe 14).

13.5.2.1 Cataracta diabetica

Beim Diabetes mellitus steigt die Glukosekonzentration im Kammerwasser und damit auch in der Linse an. Der Glukoseüberschuss wird über den Sorbitolzyklus verarbeitet, was wiederum eine Erhöhung der Zuckeralkoholanteile (besonders Sorbitol) in der Linse zur Folge hat. Diese Alkohole sind weniger wasserlöslich, können die Linsenkapsel nicht passieren und erhöhen daher die Osmolarität innerhalb der Linse, was wiederum eine erhöhte Wasseraufnahme, eine Linsenquellung, Membranschädigung der Linsenzellen und letztendlich den Verlust der Transparenz der Linse nach sich zieht. Diabetes mellitus führt über kurz (manchmal innerhalb von 14 Tagen) oder lang immer zur Ausbildung einer beidseitigen Katarakt.[29] Der Besitzer sollte aus diesem Grund angeleitet werden, den Patienten innerhalb von 1–2 Wochen von einem Augenspezialisten auf weitere Augenabweichungen untersuchen zu lassen, um festzustellen, ob eine eventuelle spätere Linsenextraktion möglich ist. Auch sollte der Glukosegehalt im Blut und/oder Harn regelmäßig kontrolliert werden, besonders dann, wenn Anzeichen von Polydipsie/Polyurie bemerkt werden.

13.5.3 Therapeutische Möglichkeiten

Versuche, eine Katarakt medikamentell aufzuhalten, zu heilen oder zu verhindern, waren bisher nicht erfolgreich. Einige dieser so genannten »Medikamente« erfordern sogar eine intraokuläre Applikation mit möglichen, ernsthaften Folgekomplikationen, z.B. einer postperforativen Uveitis.

Atropin-AT 0,5–1 %, jeweils morgens 1 Tropfen, kann im Anfangsstadium, während sich eine kleine Trübung nur in der »optischen Achse« befindet, das Sehvermögen verbessern, da das Tier dann, bei geweiteter Pupille, an der Trübung vorbeischauen kann. Eine Visusverbesserung bei der maturen Katarakt kann ausschließlich durch eine Linsenextraktion erreicht werden.

Folgende Aspekte, die prinzipiell für jede extrakapsuläre Linsenextraktion gelten, sind dabei zu beachten:

Kondition des Patienten. Der Patient sollte eine längere Allgemeinanästhesie überstehen, gegebenenfalls muss die Anästhesiefähigkeit vorher überprüft werden, bzw. müssen Maßnahmen eingeleitet werden, um die Anästhesiefähigkeit des Patienten zu verbessern. Auch sollte die Lebenserwartung in Aussicht stellen, dass der Patient noch lange genug von dem verbesserten Sehvermögen profitieren kann.

Zustand des Auges. Veränderungen im Sinne einer Uveitis, Hornhautdystrophie oder bilateralen Retinaveränderung (Retinadegeneration [PRA], Retinadysplasie, siehe 14) stellen Kontraindikationen für die Linsenextraktion sowie unnötige Belastungen für den Patienten und seinen Besitzer dar. Zur Beurteilung der Netzhautfunktion ist der Pupillarreflex jedoch nicht aussagefähig. Ein physiologischer Pupillarreflex schließt eine PRA nicht aus. Erfolgt jedoch auf einen Lichtstimulus überhaut keine Pupillarreaktion, so kann eine (Progressive) Retinaatrophie, neurologische Störung oder retinale Dysfunktion vermutet werden. Der Patient sollte bereits bei den ersten Zeichnen einer Katarakt innerhalb von 1–3 Wochen überwiesen werden, solange sich die Linsentrübung (noch) auf ein Auge beschränkt und die Katarakt sich im immaturen Stadium befindet. Durch die indirekte Ophthalmoskopie (auch des gesunden Auges) kann der Operateur sich auf einfache Weise schon einen Eindruck von den hinteren Augenabschnitten des Patienten verschaffen. Ist eine Einschätzung aber zu unsicher, oder kann der Augenhintergrund auf Grund einer bilateralen, maturen Katarakt nicht mehr eingesehen oder verlässlich beurteilt werden, können nur noch ein Elektroretinogramm (ERG, siehe 14.1.2) und die ophthalmologische Ultraschalluntersuchung zuverlässige Informationen über den Funktionszustand der Netzhaut vermitteln.

Bei sehr wilden, nervösen oder aggressiven Tieren ist mit Komplikationen während der postoperativen Phase zu rechnen, da sie sich oft schneller an dem frisch operierten Auge stoßen und der Nachbehandlung entziehen. Dadurch nimmt die Möglichkeit einer postoperativen Komplikation stark zu.

Eine deutliche Behinderung des Tieres durch die Linsentrübung ist Voraussetzung für einen operativen Eingriff. Der Besitzer ist sich meist der Tatsache nicht bewusst, dass ein Tier mit seiner Blindheit u.U. besser zurechtkommt als der Mensch.

Eine gute Motivation des Besitzers muss vorhanden sein, und er sollte über die vergleichsweise hohen Kosten informiert werden sowie über die manuellen Fähigkeiten verfügen, die aufwändige Nachbehandlung in den ersten Wochen nach der Operation durchzuführen (z.B. Verabreichung von Augentropfen).

Die Erfolgsquote der Kataraktoperation bei Hund und Katze liegt bei 80–95 % (extrakapsulär).

Die Erfolge bei der Kataraktoperation beim Pferd sind neben der Art der vorliegenden Katarakt (primär / sekundär) auch noch von vielen anderen Faktoren abhängig (Lagerung, Aufstehphase, Automutilationsgefahr postoperativ). Dabei haben frühzeitige Operationen bei der kongenitalen Katarakt der Fohlen noch die günstigste Prognose. Auch nach einer erfolgreichen Operation und Heilungsphase bleibt trotz allem eine leichte Sehbehinderung (Weitsichtigkeit) zurück, aber das Erkennen von Hindernissen wie Tischen oder Stuhlbeinen sowie das Herumspringen oder Treppenlaufen usw. stellen nach ein paar Wochen der Adaptation kein Problem dar. Pferde absolvieren sogar problemlos einen Hindernisparcours!

Eine weitere Visusverbesserung kann durch geeignete Brillen, Kontaktlinsen oder intraokulare Linsen erreicht werden.[30] Die Notwendigkeit für eine derartige Maßnahme ist jedoch von allen Beteiligten kritisch abzuwägen. Brillen oder Kontaktlinsen sind beim Tier schwierig zu fixieren, geeignete intraokulare Kunstlinsen (40–43 Dioptrien) werden jedoch auch von den Tieren gut toleriert und vom Auge offensichtlich gut vertragen,[31] wenn sie gut im Kapselsack fixiert sind.[32] Dennoch besteht die Möglichkeit, dass sich speziell im Bereich der hinteren Linsenkapsel nach einiger Zeit ein Nachstar ausbildet. Diese Trübung kann operativ nur schwer entfernt werden, ohne die Kunstlinse mit zu alterieren. Abhilfe schafft in solchen Fällen die Anwendung eines Neodymium:YAG-Lasers, eine recht kostenintensive, aufwändige, aber wirksame Methode, um die entstandene Kapseltrübung »wegzudampfen«.[33] Die Implantation einer Intraokularlinse verbessert zwar den postoperativen Visus, erhöht aber auch erheblich die Operationskosten. Das Risiko der postoperativen Komplikationen wie Nachstar, Uveitis, Glaukom und Luxation der Kunstlinse ist ungefähr gleich oder sogar geringer als bei der extrakapsuläre Linsenextraktion ohne Kunstlinsenimplantation. Eine Kunstlinsenimplantation sollte nur von sehr spezialisierten und versierten Operateuren, an ausgewählten Patienten und nach sorgfältiger Abwägung aller Risiken und Begleitumstände, mit dem erforderlichen Instrumentarium, durchgeführt werden. Eine komplikationslose, saubere extrakapsuläre Linsenextraktion ohne anschließende Linsenimplantation ist einer komplizierten, mit Risiken behafteten Kunstlinsenimplantation im Hinblick auf das Wohl des Patienten im Zweifelsfall aber vorzuziehen.

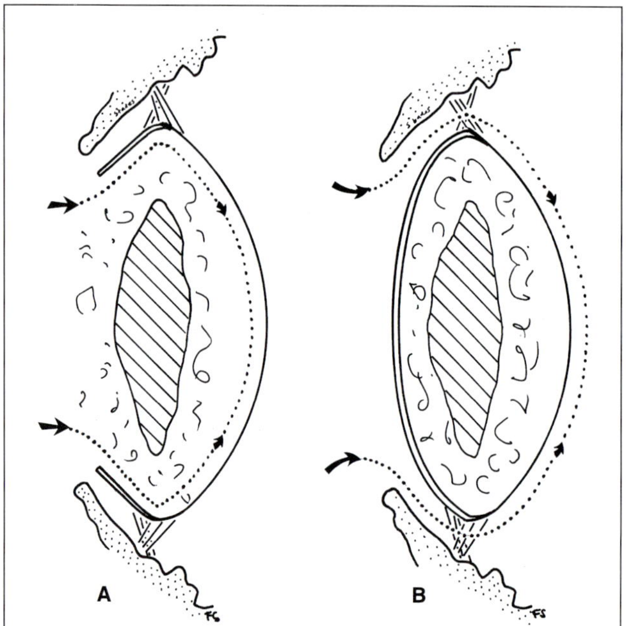

Linsenextraktion

Fehlendes Instrumentarium sowie ungenügende Kenntnis und Fingerfertigkeit führen in aller Regel zu Komplikationen oder unbefriedigenden Ergebnissen bei der Linsenextraktion. Eine Reizung der Iris mit daraus resultierender hochgradiger fibrinöser Exsudation in die Vorderkammer ist schon bei einer länger als 5–10 Min. andauernden Eröffnung des Auges gegeben!

Für den Erfolg der Operation ist es wichtig, den Besitzer genauestens über die Vorbereitung, die Ausführung und die Nachbehandlung dieses Eingriffs zu informieren, daher soll hier auf diese Operation etwas näher eingegangen werden.

Präoperative Behandlung und Anästhesie. Der Patient (Hund und Katze) sollte bereits einige Tage vor der Operation an einen Halskragen gewöhnt werden. Vor der Operation werden Dexamethason-AT 0,1 % in Kombination mit einem »spezifischen« Antibiotikum (4 × täglich) appliziert. Die bei

Fig. 13.5:
Linsenextraktion (Pfeile, punktierte Linie) extrakapsulär (A), intrakapsulär (B).

der Katze häufig angewendete Ketaminanästhesie ist prinzipiell für intraokuläre Eingriffe sehr gut geeignet, da bei dieser Art der Anästhesie die unerwünschte Bulbusrotation und der Enophthalmus entfallen. Da beim Hund, und in geringerem Ausmaß auch bei der Katze, diese Art der Narkose aber weniger gut kontrollierbar ist, sollte auf Grund der erforderlichen Narkosetiefe und Narkosedauer die Inhalationsnarkose und Muskelrelaxation ([Cis]Atracurium oder Nor-, bzw. Vecuronium) mit kontrollierter Beatmung vorgezogen werden. Im Hinblick auf Manipulationen innerhalb des Auges besteht bei den Haustieren eine große Gefahr von Entzündungen und starker Exsudatbildung (Gefahr von Synechienbildung) in der vorderen Augenkammer. Um diesem Umstand zu begegnen, wird präoperativ ein Glukokortikoid (Hund und Katze) und beim Pferd auch häufig noch ein NSAID intravenös verabreicht.[34]

Operation. Eine ordnungsgemäße Linsenextraktion erfordert ein sehr stark vergrößerndes Operationsmikroskop (5- bis 30-fache Vergrößerung) oder eine Operationslupe (5-fache Vergrößerung; nur bei Linsenluxation), spezielles Mikroinstrumentarium und geeignetes Nahtmaterial. Zwei Basistechniken für die Linsenextraktion, nämlich die intrakapsuläre und die extrakapsuläre Methode, stehen zur Verfügung (Fig. 13.5).

Intrakapsuläre Extraktion. Hierbei wird die Linse in toto (inklusive Kapsel) entfernt. Dazu müssen die Zonulafasern bereits gerissen oder aufgelöst sein und die Linse gegebenenfalls vom Glaskörper gelöst werden. Ein Vorteil dieser Methode liegt darin, dass kein Linseneiweiß frei wird und in das innere Auge gelangen kann. Bei der intrakapsulären Linsenextraktion treten beim Tier aber häufiger intra- und postoperative Komplikationen in Form von Glaskörpervorfall und intraokularen Blutungen auf, so dass heutzutage nur die Linsenluxation noch eine Indikation für die intrakapsuläre Linsenextraktion (siehe Fig. 13.5) darstellt.

Extrakapsuläre Extraktion. Hierbei werden der zentrale Teil der vorderen Linsenkapsel und der getrübte Linseninhalt entfernt (Fig. 13.5). Die Operation verläuft in folgenden Schritten: Nach Eröffnung des Augapfels mit einen limbusnahen Schnitt in der Hornhaut und Instillation eines viskoelastischen Materials zum Formerhalt und zur Endothelprotektion sowie, wenn nötig, Instillation von Adrenalin in die Vorderkammer zur Mydriasis, wird der zentrale Teil der vorderen Linsenkapsel durch eine zirkuläre, kontrollierte Kapsulorhexis entfernt. Der getrübte Linseninhalt wird durch den Hornhautschnitt herausgespült oder herausgedrückt, oder er wird mit einer stumpfen Kanüle aspiriert/ausgespült (z.B.

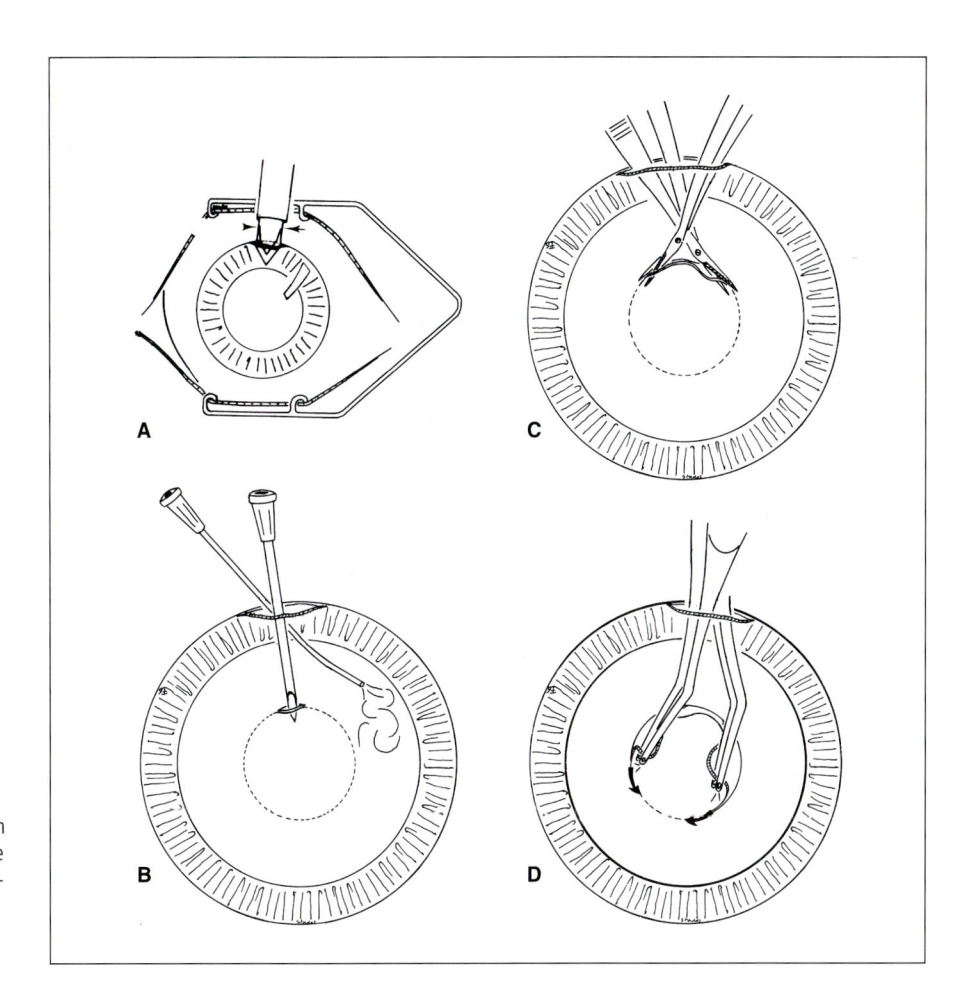

Fig. 13.6:
Extrakapsuläre Linsenextraktion. A. Hornhautinzision am Limbus (auf 12 Uhr); B. Einbringen eines viskoelastischen Materials in die vordere Augenkammer und Stichinzision in die Linsenvorderkapsel. C–D. kontrolliertes zirkuläres Entfernen des zentralen Anteils der vorderen Linsenkapsel (Kapsulorhexis).

Aspiration beim Vogel, Herausspülen einer weichen Linse beim Fohlen[35]).

Eine fortschrittlichere Möglichkeit den Linseninhalt zu entfernen besteht in der Phakoemulsifikationstechnik (Fig. 13.6, 13.7), wobei der Linseninhalt durch Ultraschall zertrümmert, ausgespült und gleichzeitig abgesaugt wird.[36] Für diese Methode ist nur ein sehr kleiner Schnitt zur Eröffnung der Vorderkammer erforderlich (ca. 3 mm). Als nachteilig erweisen sich jedoch die hohen Anschaffungskosten eines Phakoemulsifikationsgerätes. Außerdem erfordert diese Technik viel Übung, um in entsprechend kurzer Zeit und so wenig Phakoenergie wie möglich den Linseninhalt zu entfernen.

Die verbleibenden kortikalen Reste der Linse werden danach sorgfältig ausgespült und abgesaugt (Fig. 13.7 B), wobei eine Ruptur der fragilen hinteren Linsenkapsel zu vermeiden ist. Ist jedoch auch die hintere Linsekapsel getrübt, so wird auch diese Trübung mittels einer hinteren zirkulären, zentralen und kontrollierten Kapsulorhexis entfernt, und ggf. eine vordere Vitrektomie durchgeführt.

Danach kann eine Kunstlinse in den verbliebenen Kapselsack implantiert werden. Wenn eine harte Linse, z.B. PMMA-Linse (Polymethylmethacrylat; optischer Teil 6–7 mm Durchmesser, 1–2 mm dick), eingebracht wird, sollte der Hornhautschnitt auf zirka 8 mm vergrößert werden. Die Haltebeinchen (»haptics«) der Linse werden in den verbliebenen Kapselsack inseriert und die Linse wird gedreht bis sie zentriert ist (Fig. 13.8 AB). Alternativ kann eine weiche Linse, z.B. Acrylfaltlinse, mit Hilfe eines speziellen Injektors, direkt durch den ca. 3 mm langen Hornhautschnitt in den Kapselsack implantiert werden, wo sie sich entfaltet und zentriert (Fig. 13.8 CD). Diese Art Linse ist momentan noch 2- bis 3-mal teurer als harte PMMA-Linsen, aber es wird nur ein kleinerer Korneaschnitt benötigt. Die Hornhaut wird, wenn die Öffnung länger ist als ca. 2 mm, mit einzelnen Knopfheften, die 1–2 mm auseinander liegen, wasserdicht und haltbar verschlossen (resorbierbares oder nicht-resorbierbares Material, 8/0–10/0, Nadel ³⁄₈ Biegung, spatulaförmig).

Stellt man keine Komplikationen bei der Operation des ersten Auges fest, dann hätte eine sofortige beidseitige Operation den Vorteil, dass bei einer späteren Operation am zweiten Auge keine Reaktion durch eigene Linsenproteine befürchtet werden muss. Die beidseitige Operation kostet aber sehr viel mehr Zeit, und es besteht die Gefahr, das zuerst operierte Auge bei der Operation des zweiten Auges lagerungsbedingt zu schädigen. Bei zeitlich versetzter Operation des zweiten Auges treten die genannten Probleme nicht auf und bereits nach der Operation des ersten Auges ist eine gute Orientierung möglich.

Nachbehandlung: Postoperativ werden 2–3 Depots (Gesamtmenge 10–15 mg, subkonjunktival) eines wasserlöslichen Kortikosteroidpräparates, eventuell zusammen mit einem Antibiotikum, appliziert. Zur Nachbehandlung werden dem Patienten verschiedene Augentropfen verabreicht (AT mit »spezifischem« Antibiotikum, 4–8 × täglich, 3–4 Wochen; Dexamethason-AT 0,1 %, 4–6 × täglich, 2–4 Monate. Wurde ein Teil der hinteren Linsenkapsel entfernt oder eine intrakapsuläre Linsenextraktion vorgenommen, versucht man die Pupille postoperativ auf einen Durchmesser von 2–5 mm einzustellen. Nicht-resorbierbare Hefte werden ca. 16–20 Tage nach dem Eingriff gezogen (abhängig von der Größe der Gewebebrücke), sie können aber auch belassen werden. Der Patient muss für ca. 5 Tage p.op. einen Halskragen tragen und erhält Leinenzwang. Katzen sollten für die Dauer der Wundheilung im Haus gehalten werden.

Prognose: Der Erfolg der extrakapsulären Extraktion liegt in Abhängigkeit von der Kataraktform, dem Operateur, der angewandten Methode und der Kooperation von Besitzer und Patienten bei 80–95 %. Häufige Komplikationen sind Nachstar und Synechienbildung, die nur selten operativ behoben werden können.

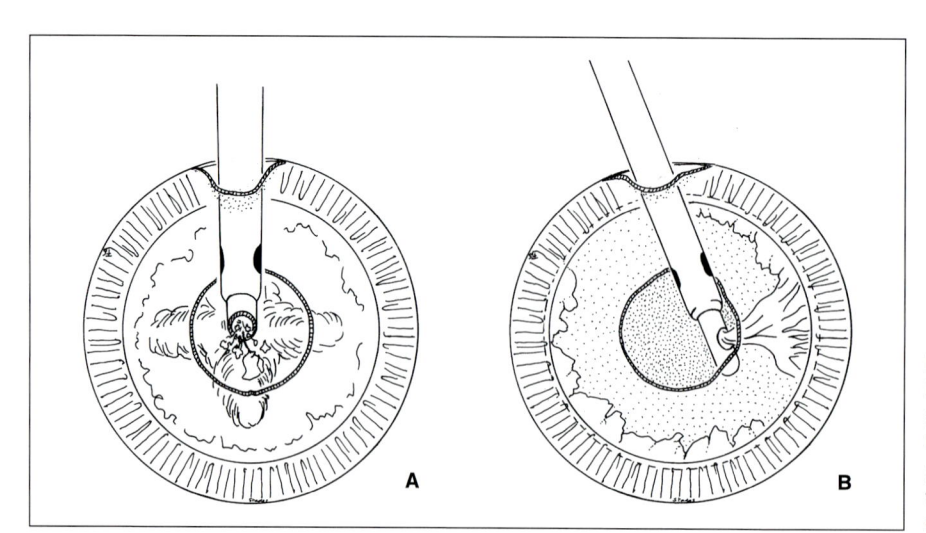

Fig. 13.7:
Extrakapsuläre Linsenextraktion. Phakoemulsifikationtechnik, wobei der Linseninhalt durch Ultraschall zertrümmert (A), herausgespült und gleichzeitig abgesaugt wird. Danach werden weitere Kortexreste mit dem Spül-Saug-Gerät entfernt (B).

Die möglichen postoperativen Komplikationen beim Pferd sind massive Uveitis, Blutungen in die vordere Augenkammer, Synechienbildung und Sekundärglaukome.

Bei einer geringen Anzahl von Patienten führen diese Komplikationen möglicherweise wiederum zur Erblindung. Ernsthafte Komplikationen wie Glaukom, Panophthalmitis oder Phthisis bulbi treten bei Hund und Katze nur selten auf (ca. 1 %), können dann aber sogar zu einem Verlust des Auges führen.

13.5.4 Prophylaktische Maßnahmen

Hunde mit Anzeichen einer erblichen Katarakt sollten von der Zucht ausgeschlossen werden. Die Elterntiere und direkte Verwandte sollten ebenfalls besser von der Zucht ausgeschlossen werden und, wenn die Zuchtbasis der betreffenden Rasse dies zulässt, auch die Nachkommen derselben Elterntiere, denn die Wahrscheinlichkeit, dass sie Merkmalträger sind, ist sehr groß. Seit Kurzem steht ein DNA-Test für die juvenile Katarakt beim Staffordshire Bull Terrier und Boston Terrier zur Verfügung (www.aht.org.uk).

13.6 Linsenluxation oder Ectopia lentis

Die Linse kann durch Zerreißen der Zonularfaser luxieren (Fig. 13.9–13.11). Diese Fasern sind entweder dysplastisch angelegt, degeneriert oder reißen spontan (selten). Die Linsenluxation tritt beim Hund wesentlich häufiger auf als bei der Katze (9:1). Bei bestimmten kleinen Terrierrassen[37,38,39] wird die Linsenluxation (rezessiv) vererbt[40] (Jagd-, Tibet-, Welsh-, Fox-, Jack Russel- und Dandie Dinmont Terrier), ebenso beim Border Collie und Shar Pei. Trotz der fehlenden Rassedisposition stellt die Linsenluxation die häufigste Ursache für ein Glaukom bei der Katze dar. Bei Pferd und Katze sind primäre Linsenluxationen selten, sekundäre Luxationen sind eine häufige Folge von chronischen (rezidivierenden) Uveitiden.

Sind mehrere Zonulafasern zerrissen, so, kann ein Teil des Glaskörpers über die Hinterkammer und den Pupillarrand in

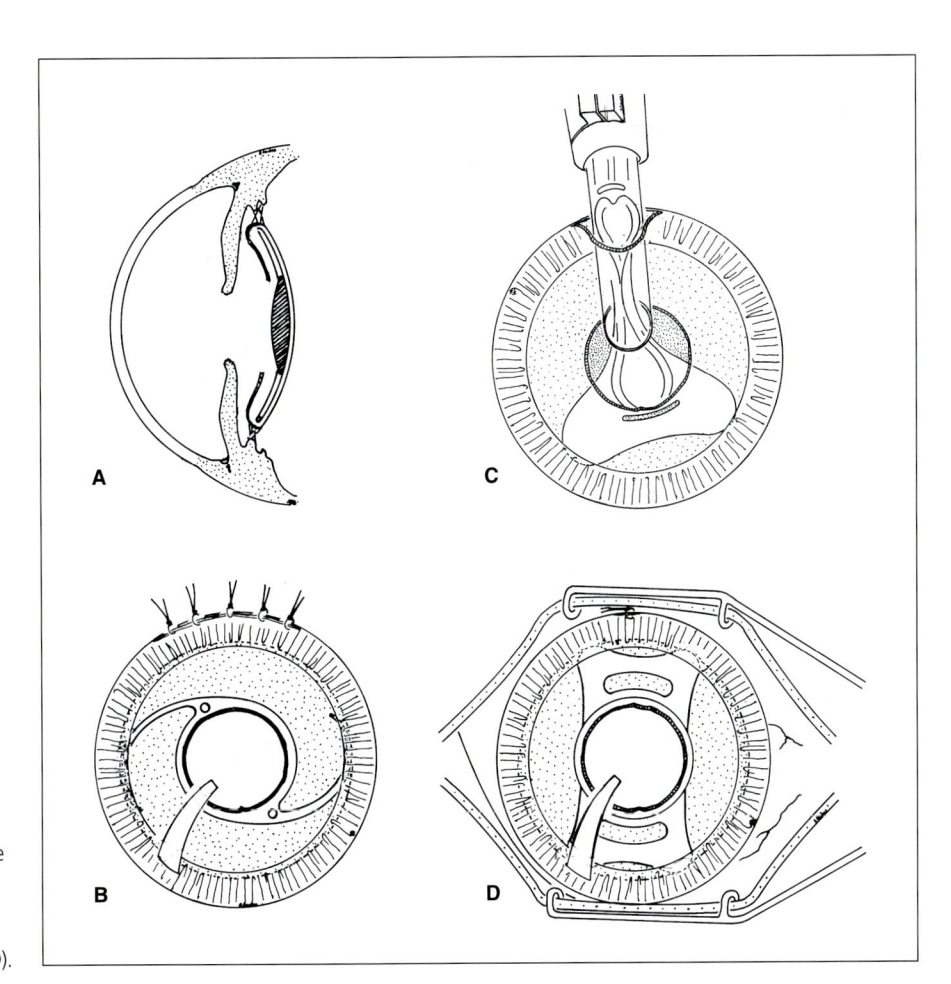

Fig. 13.8:
Platzierung einer implantierten intraokulären Kunstlinse (IOL) in dem zurückgebliebenen, entleerten Kapselsack (A; im Schnitt). Harte PMMA-Linse (6–7 mm Durchschnitt; 1–2 mm dick) positioniert im Kapselsack, Vorderansicht (B). Die Aufhängebeinchen (haptics) der Linse werden in den Kapselsack inseriert. Die Linse wird gedreht, bis sie zentriert liegt. Eine weiche Acryllinse (gefaltet) wird mit einem speziellen Injektor direkt durch den 3- bis 4-mm-Hornhautschnitt in den Kapselsack eingebracht (C), wo sie sich entfaltet und zentriert ausrichtet (D).

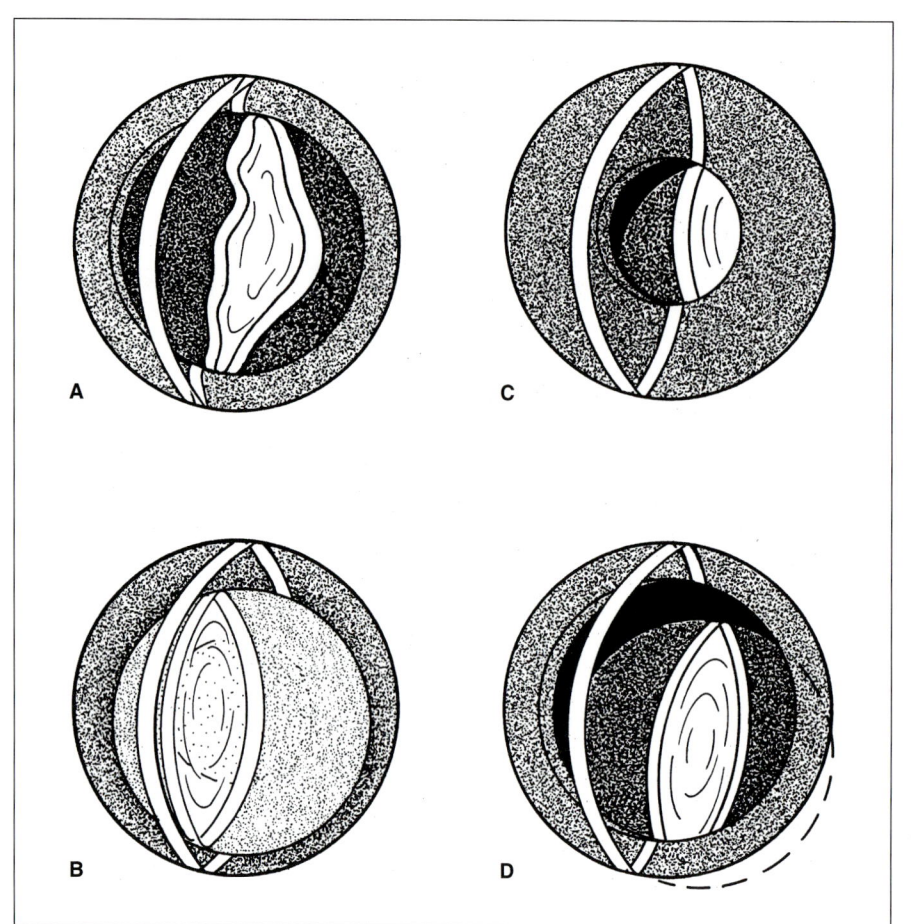

Fig. 13.9:
Spaltlampenbild von Form- und Lageabweichungen der Linse, A. Falten in der vorderen Linsenkapsel (Linsenresorption); B. Linsenluxation in die vordere Augenkammer; C. Linsenluxation nach posterior bei Miosis und D. bei Mydriasis.

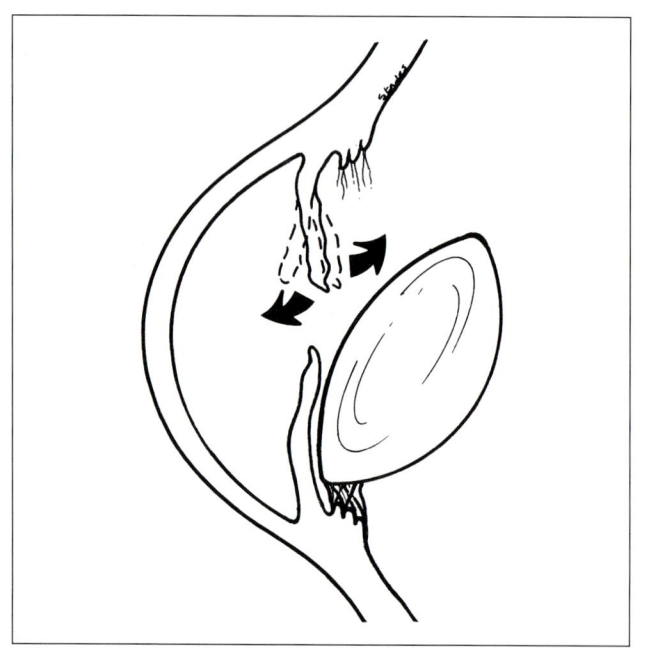

Fig. 13.10:
Linsenluxation/Linsendislokation nach posterior bei größtenteils abgerissener Zonula resultiert auch im Verlust der Unterstützung der Iris (Irido- und Lentodonesis).

die Vorderkammer vorfallen (Fig. 13.11). Sind die Fasern über einen größeren Bezirk gerissen, kann die Linse subluxierten. Sind alle Fasern gerissen, kann die Linse noch in situ sein oder auch anterior (in die Vorderkammer) oder posterior (in den Glaskörper) luxieren. Die Linse und/oder Vitreum können im Pupillenbereich oder auf der Höhe des Drainagewinkels die Passage bzw. den Abfluss des Kammerwassers behindern, so dass als Folge ein Sekundärglaukom entsteht. Ein Sekundärglaukom prägt sich bei der Katze weniger akut als beim Hund aus. Bei Katzen kann schon längere Zeit eine luxierte Linse vorliegen, ohne dass sich ein Glaukom bildet.

Symptome: Das erste sichtbare Symptom einer Linsenluxation ist vorgefallenes Vitreum, das sich als sehr kleine weißliche, wolkenartige Struktur innerhalb der Pupillarebene zeigt (Fig. 13.11, Abb. 13.11). Bei Dislokation der Linse wird ein halbmondförmiger Teil zwischen Linse und Pupillarrand sichtbar (Abb. 13.12.), der sich bei einem bestimmten Lichteinfall in den Farben des T. lucidum darstellen kann. Wenn die Linse anterior verlagert (Abb. 13.12–13.15), so wird auch die Iris in diese Richtung vorgedrückt, die Vorderkammer wird weniger tief, und der Kammerwinkel wird enger. Bei einer posterioren Luxation der Linse vertieft sich die Vorderkammer und der Kammerwinkel wird auffallend weit. Da die Iris ihren Halt verliert, erscheint sie nun mehr oder weniger flach, an-

Linsenluxation oder Ectopia lentis **203**

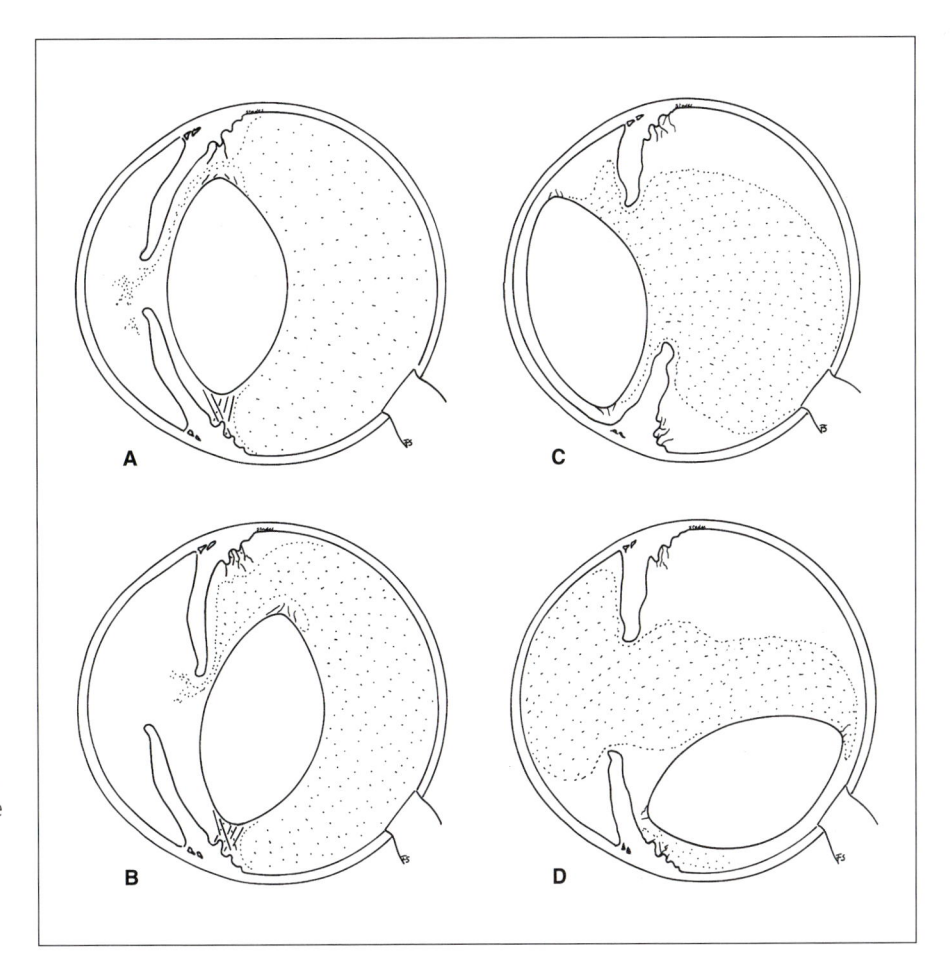

Fig. 13.11:
Linsenluxation. A. Teilweiser Abriss der Zonula und Vorfall von Vitreum in die vordere Augenkammer. B. Abriss der oberen Zonulafasern und Dislokation des oberen Linsenanteils nach posterior. C. Dislokation der Linse in die vordere Augenkammer, wobei das Vitreum mit in die vordere Augenkammer gezogen wird.
D. Dislokation der Linse nach posterior, wobei das Vitreum in die vordere Augenkammer gedrückt wird.

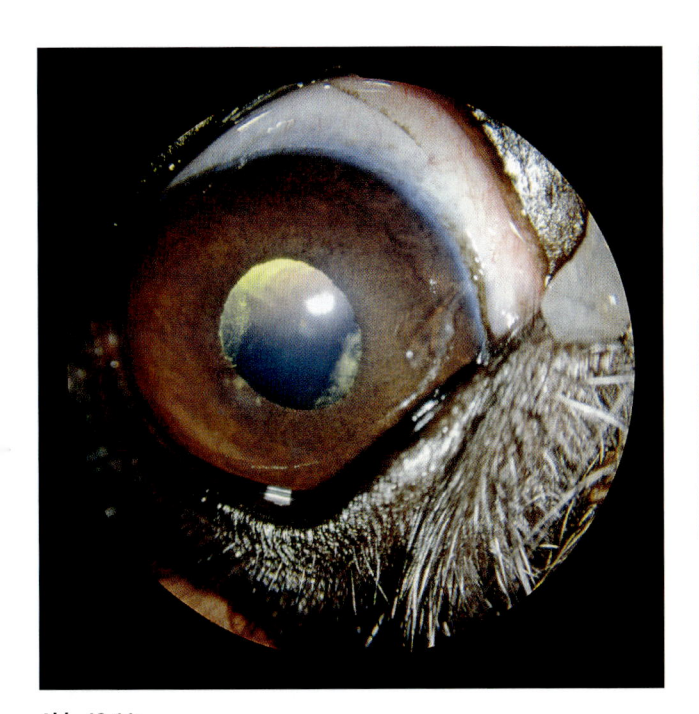

Abb. 13.11:
Beginnende Linsenluxation bei einem Tibet-Terrier (OD). Am (»Pupillen«)-Rand sind Flocken des vorgefallenen Vitreums erkennbar.

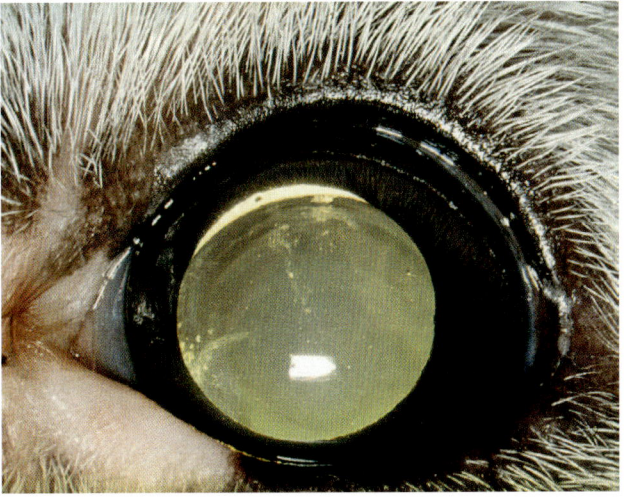

Abb. 13.12:
Beginnende Linsenluxation bei einem Drahthaar-Foxterrier. Die Linse ist einige Millimeter ventrolateral verschoben, wodurch von 22 bis 13 Uhr ein sichelartiger »halbmondförmiger« Fundusreflex zwischen dem Rand der Linse und der Pupille sichtbar wird.

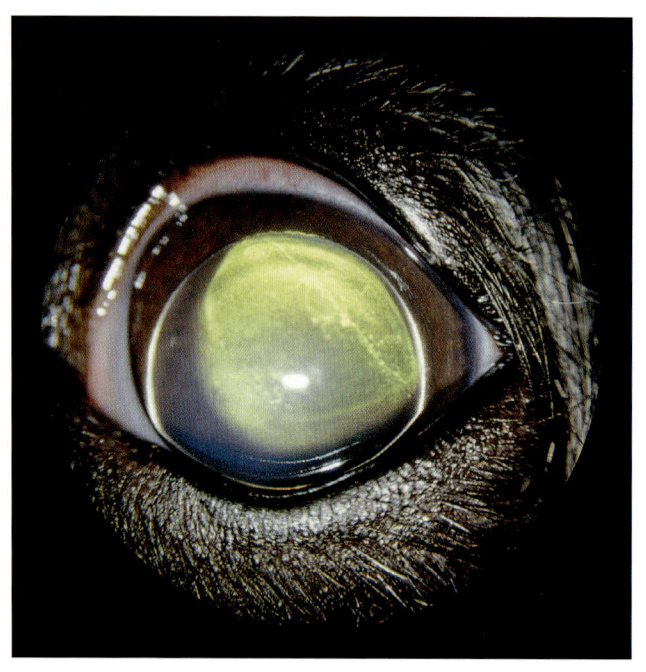

Abb. 13.13:
Linsenluxation nach anterior bei einem Deutschen Jagdterrier. Die Linse befindet sich vollständig in der vorderen Augenkammer (OS).

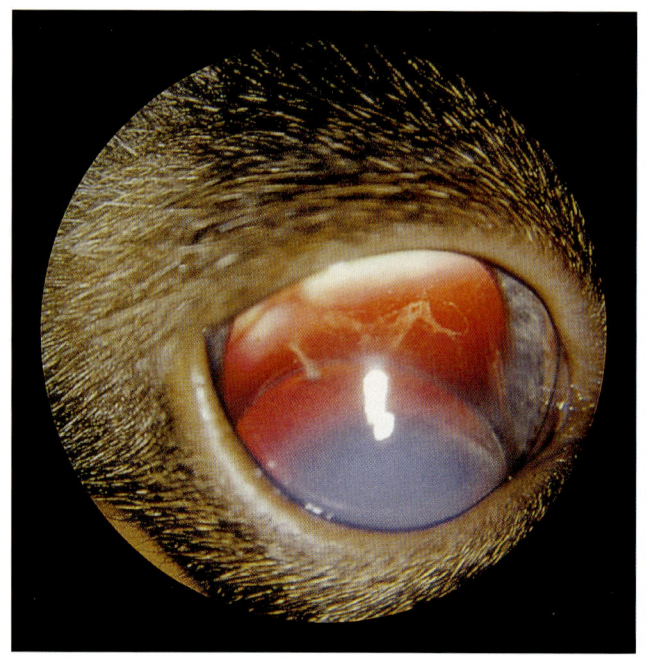

Abb. 13.14:
Linsenluxation bei einer 10-jährigen Siamkatze (OD). Die luxierte Linse »reitet« auf dem Pupillenrand. Oberhalb der Linse sind Anteile des nach vorn in die vordere Augenkammer mitgezogenen Vitreums erkennbar. In der Tiefe sind Fundus und Papille mit bloßem Auge zu erkennen.

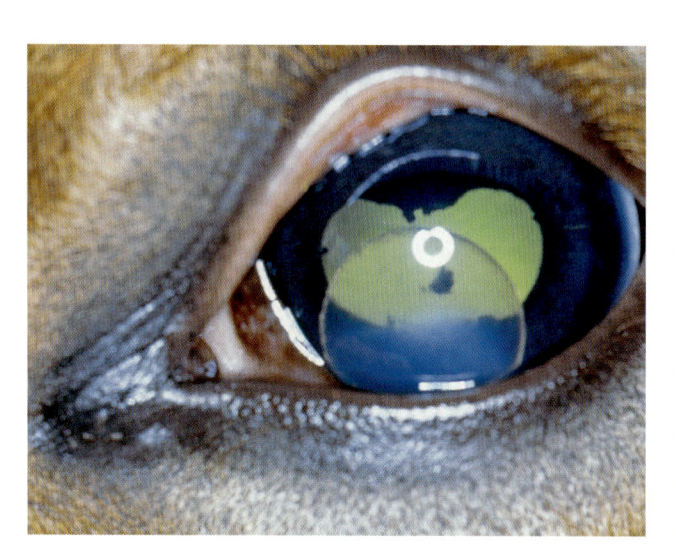

Abb. 13.15:
Linsenluxation nach anterior als Komplikation einer chronischen rezidivierenden Uveitis bei einem Pferd. Die Linse befindet sich vollständig in der vorderen Augenkammer (OS). Abgerissene Reste von Iris-Linse-Synechien befinden sich am Irisrand.

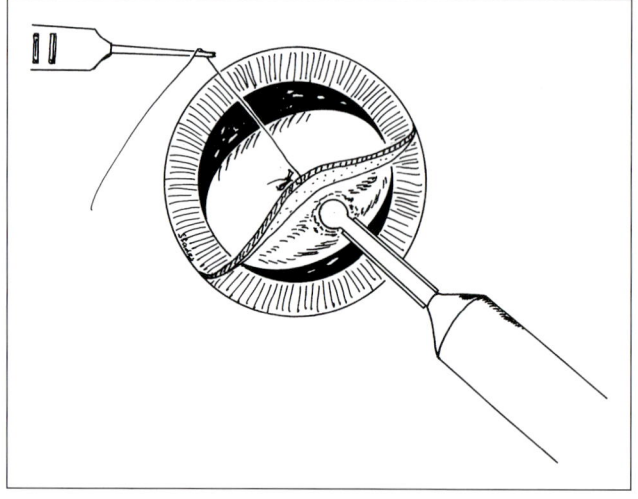

Fig. 13.12:
Linsenluxation. Kryoextraktion (intrakapsulär) einer luxierten Linse. Die Kryosonde wird am Linsenäquator festgefroren, damit kann die Linse intrakapsulär herausgezogen werden.

statt sich der Linsenwölbung anzupassen. Der Spaltlampenlichtstrahl auf der Iris ist dann eher gerade oder sogar nach posterior verbogen. Die fehlende Unterstützung der Iris durch die Linse führt zur Iridodonesis (»Irisschlottern«) (Fig. 13.10). Dieses Phänomen ist hauptsächlich am Pupillarrand, nach oder während einer Augenbewegung, zu beobachten. Auch die Linse kann auf Grund ihrer Luxation (Fig. 13.10, 13.11), hinter der Augenbewegung zurückbleiben und »nachschwingen« (Lentodonesis). Bei einer Luxatio lentis posterior in ventraler Richtung ist der Fundus mit bloßem Auge scharf erkennbar (Abb. 13.14). Ist die Linse in der Vorderkammer luxiert, dann ist sie als glasige kleine Scheibe direkt hinter der Hornhaut sichtbar (Abb. 13.13–13.15), wobei Iris und Pupille nur noch schwer zu erkennen sind. Bei länger anhaltendem Kontakt der Linse mit dem Hornhautendothel wird dieses beschädigt und es entsteht ein zentrales Korneaödem mit möglichen tiefen Gefäßeinsprossungen in die Hornhaut. Bei bereits bestehendem Sekundärglaukom kommt es sehr rasch zu einem dichten, diffusen Hornhautödem, durch das die luxierte Linse oft nur noch schwer auszumachen ist. Eine Ultraschalluntersuchung kann die Diagnostik dann erleichtern.

Differentialdiagnostisch ist vor allem das Primärglaukom mit einer sekundär luxierten Linse von Bedeutung. Bei einem bereits ausgeprägten Buphthalmus ist die primäre Ursache nicht mehr eindeutig nachzuvollziehen. Möglicherweise kann durch eine Gonioskopie des gesunden Auges ein Verschluss (Occlusio) des Ligamentum pectinatum und damit ein primäres Glaukom diagnostisiert werden.

Therapie: Die Therapie besteht aus der Entfernung der gesamten Linse (intrakapsulär oder Phakoemulsifikation). Bei Hunden und Pferden sollte dies so schnell wie möglich geschehen, wenn bereits ein Glaukom vorliegt sofort. Bei der Katze ist diese Eile weniger geboten, da die Gefahr eines direkt auftretenden Sekundärglaukoms wesentlich geringer ist. Eine bis zur Operation vorzunehmende medikamentelle Behandlung gestaltet sich folgendermaßen: Sofern sich die Linse hinter der Iris befindet, wird sie dort mit Hilfe eines Miotikums gehalten (Pilocarpin-AT 1–4 %, 4 × täglich 1 Tropfen; stärker wirksam sind latanoprost-AT, 1 × täglich 1 Tropfen) gehalten. Bei einer Lokalisation der Linse in der Vorderkammer sind Miotika kontraindiziert, nicht dagegen jedoch Diclofenamid (5–10 mg/kg/24 h, verteilt auf vier Dosen, p.o., oder Brinzolamid-AT, 3–4 × täglich; siehe 11.3.3). Eine Luxatio lentis anterior ist als Notfall anzusehen und macht eine direkte Überweisung dringend erforderlich, da sonst eine (irreversible) Endothelschädigung bzw. ein Verwachsen der Linse mit dem Endothel und der Iris unvermeidlich ist. Der Zeitpunkt eines – unweigerlich auftretenden – Sekundärglaukoms ist nicht voraussagbar. Die einzige Indikation für eine alleinige medikamentelle Therapie wäre ein schlechter Allgemeinzustand des Patienten, der keine Narkose zulässt.

Intrakapsuläre Linsenextraktion

Die intrakapsuläre Linsenextraktion verläuft grundsätzlich genau wie die extrakapsuläre Linsenextraktion bei der Katarakt (siehe 13.5). Hauptsächliche Unterschiede sind folgende:

Die präoperative Gabe von Atropin ist kontraindiziert. Dexamethason-AT 1 % sollten 1–4 Tage vor der Operation gegeben werden.

Bei der Operation sollte die Eröffnung des Auges sehr vorsichtig vorgenommen werden, damit das meist unter erhöhtem Druck stehende Kammerwasser langsam abfließen kann. Fließt das Kammerwasser zu schnell ab, ist ein Glaskörpervorfall und damit eine Netzhautablösung möglich. Auch stellt sich möglicherweise eine bei der posterioren Linsenluxation unerwünschte Miosis ein. Die Linse wird möglichst mit der intakten Kapsel aus dem Auge entfernt. Die Kapsel selbst darf daher auch nicht mit einer Pinzette gegriffen werden. Die Linse sollte wegen der Gefahr einer Netzhautablösung auch nicht aus dem Auge herausgedrückt werden. Eine verlässliche Methode ist die Kryoextraktion (Fig. 13.12), also das Anfrieren der Linsenkapsel an den Linseninhalt mit Hilfe einer Kryosonde, so dass anschließend die gesamte Linse vorsichtig aus dem Auge gezogen werden kann. Auch die intraokuläre Phakoemulsifikation der luxierten Linse ist ein Alternative. Notfalls kann die Linse auch mit einem kleinen Saugnapf herausgezogen werden, jedoch treten hierbei häufiger Kapselrupturen auf (meist direkt hinter dem Äquator). Während der Kryoextraktion dürfen Iris und Endothel nicht mit der Sonde oder der Linse berührt werden. Die Linse wird leicht angehoben und rotiert, anschließend wird möglicherweise anheftender Glaskörper von der hinteren Linsenkapsel gelöst. In die Vorderkammer prolabierter Glaskörper muss ebenfalls reseziert werden (eventuell per Vitrektom). Nachdem die ersten Hornhautnähte gelegt sind, wird so schnell wie möglich eine Luftblase in die Vorderkammer gebracht, um den Glaskörper hinter die Pupille zu drücken und den Gegendruck auf die Netzhaut wiederherzustellen. Die Pupille sollte dabei in Miosis bleiben oder mit der intraokulären Gabe von 1 % Acetylcholin in Miosis gebracht werden.

Zur Nachbehandlung wird zusätzlich 1–2%iges Pilocarpin (2 × täglich) oder Latanoprost verwendet, um die Miosis zu erhalten und damit einen Glaskörpervorfall zu vermeiden.

Prophylaxe: Hunde mit Anzeichen einer erblichen Linsenluxation sollten von der Zucht ausgeschlossen werden. Die Elterntiere und direkte Verwandte sollten ebenfalls von der Zucht ausgeschlossen werden und, wenn die Zuchtbasis der betreffenden Rasse dies zulässt, auch die Nachkommen derselben Elterntiere, denn die Wahrscheinlichkeit, dass sie Merkmalsträger sind, ist sehr groß.

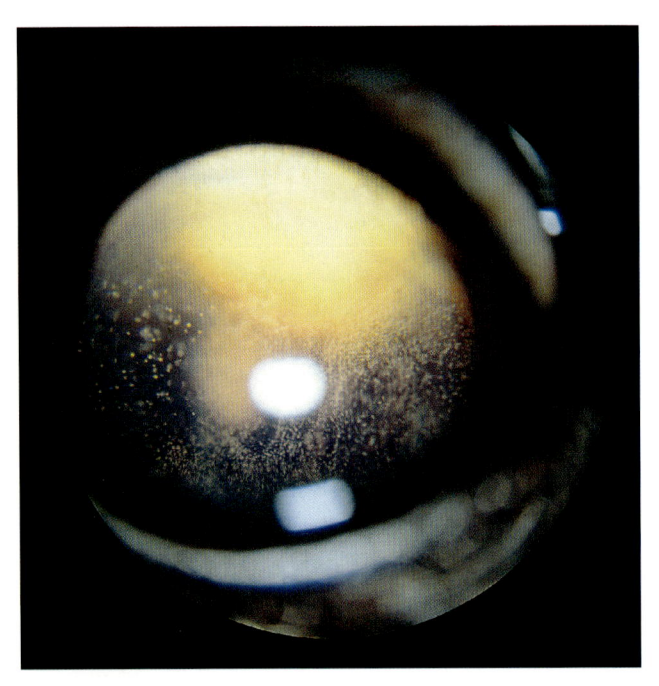

Abb. 13.16:
Asteroide Hyalose (OS, Hund). Die dorsal sichtbare orangefarbene Hyperreflexie rührt von der gleichzeitigen Retinaatrophie her.

13.7 Asteroide Hyaloidose, Synchysis scintillans, Muscae volantes, Glaskörperflocken

Im Glaskörper können kleinere oder größere Verdichtungen membranöser oder fokaler Struktur auftreten (Abb. 13.16), die aus Konglomeraten von Kalzium-Lipiden, kondensierten Glaskörperfibrillen, Erythrozyten oder Pigmentzellen (oder anderen Resten des hyaloiden Gefäßsystems) aufgebaut sind und sich bei spontanen Augenbewegungen mitbewegen. Bei älteren Tieren kann sich der Glaskörper auch durch Degeneration stellenweise verflüssigen, wodurch diese Verdichtungen bei spontanen Bulbusbewegungen hinter der Bewegung zurückbleiben oder sogar aufwirbeln können. Diese Veränderungen sind bei Hund und Katze selten und stellen normalerweise keine Indikation zur Therapie dar.

> Beim Pferd muss eine echte, pathologische Glaskörperverflüssigung, bzw. das Auftreten von punktuellen, erworbenen Verdichtungen, von der für das Pferd physiologischerweise recht flüssig erscheinenden gelartigen Glaskörperstruktur (besonders im zentralen Bereich des Cloquet'schen Kanals) unterschieden werden.

13.7.1 Glaskörperflocken oder Mouches / Muscae volantes (»fliegende« Fliegen)

Hierbei handelt es sich um größere, flocken- oder schlierenförmige Verdichtungen im Glaskörper, die unter Umständen beweglich sind. Bei starker Beweglichkeit und vor allem bei Lichteinfall können sie beim Patienten den Eindruck einer »vorbeifliegenden« Fliege erwecken und manchmal entsprechendes Fehlverhalten auslösen (Scheuen der Pferde) Ein Therapie ist nur selten nötig.

13.7.2 Asteroide Hyaloidose

Im Glaskörper treten viele kleine (< 1 mm), eventuell pigmentierte Flocken uni- oder bilateral auf. Sie bewegen sich während und auch nach den Augenbewegungen, kehren jedoch an ihren ursprünglichen Platz zurück. Sie verursachen nur selten Visuseinschränkungen.

13.7.3 Synchisis scintillans (Glaskörperglitzern)

Hierbei befinden sich viele kleine Cholesterolkristalle in einem mehr oder weniger verflüssigten Glaskörper. Besonders nach Augenbewegungen können sie wie ein Schneegestöber hinter der Linse aufwirbeln. Im Gegenlicht können sie momentane Sehstörungen verursachen, geben aber ansonsten selten Anlass zu Problemen und treten auch selten in Erscheinung. Gelegentlich sind sie im Zusammenhang mit Retinadegenerationen zu beobachten.

13.8 Blutungen und/oder Exsudat im Glaskörper

13.8.1 Blut

Ausnahmsweise im Glaskörper befindliches Blut kann spontan, als Folge angeborener Gefäßanomalien (Collie Eye Anomaly, CEA; siehe 14.7), Intoxikationen, Traumata und Neoplasien (malignes Lyphom, Leukose) aus den Gefäßen austreten. Besonders perforierende und penetrierende Traumata (Luftgewehrkugeln, Schrot) können Glaskörperblutungen auslösen. Der Perforationskanal ist daher auch häufig von prolabiertem Linsenmaterial, Blutresten, Bindegewebssträngen und anderen Narben begrenzt. Nach stumpfem Trauma kommt es dagegen nur selten zu Glaskörperblutungen. Katzen oder Hunde, die einige Tage verschwunden waren und/oder in der Nachbarschaft eines Jagdreviers leben und Anzeichen eines Traumas gegebenenfalls kombiniert mit Blutungen im Glaskörper aufweisen, sollten dann mit Hilfe der Röntgen- und/oder der Ultraschalldiagnostik auf eventuell vorhandene metallische Fremdkörper untersucht werden.

Therapie: Es werden Atropin sowie AT mit Dexamethason und Antibiotika (»spezifisch«) verabreicht (4 × täglich; siehe 4). Ein erhöhter Augeninnendruck muss medikamentell (siehe 11.2) gesenkt werden. Glaskörperchirurgie, die in solchen Fällen beim Menschen angewandt wird, ist in der Veterinärchirurgie bisher wenig gebräuchlich.

13.8.2 Exsudat

Flockiges (blutiges) Exsudat im Glaskörper wird meist, besonders bei bilateralem Auftreten, in Verbindung mit einer exsudativen Uveitis angetroffen. Eine Glaskörperentzündung (Hyalitis) ist dann auch immer als ein sekundärer Prozess zu werten, da der Glaskörper selbst keine Blutgefäße oder Nerven besitzt. Prinzipiell können entzündliche Veränderungen durch schwere Traumata (Kugel, Schrot, Intraokularchirurgie), Chorioretinitiden, Ablatio retinae und intraokulare Neoplasien zu Stande kommen. Bei der Katze sind meist Infektionserkrankungen (FIP, FIV, FeLV), beim Hund Neoplasien (malignes Lyphom, Leukose/Leukämie) der Grund für eine Glaskörperentzündung. Anamnese und weitere Untersuchungen sollten deshalb auch in diese Richtung ausgedehnt werden. Sind FIP, FeLV oder Leukose nicht nachweisbar, so sollten diese Patienten für weitere spezielle Diagnoseverfahren überwiesen werden. Die Behandlung und die Prognose hängen dann von der jeweiligen Ursache ab (siehe 12.10).

Beim Pferd treten entzündliche Veränderungen des Glaskörpers am häufigsten im Zusammenhang mit einer chronisch rezidivierenden Uveitis auf (siehe 12.10.7). Wegen der Besonderheiten im Aufbau des Glaskörpers beim Pferd ist auch das Auftreten einer sekundären peripheren Fibrose und einer konsekutiven Retinaablösung häufiger.

13.9 Ablatio retinae und intraokuläre Neoplasien

Netzhautablösungen und intraokulare Neoplasien können Teile oder den gesamten Glaskörper ausfüllen. Bei einer Netzhautablösung (z.B. durch Chorioretinitis, Glaskörperstränge, Exsudat oder zu hohen Blutdruck) kann die Netzhaut bis an die hintere Linsenkapsel zu liegen kommen. Mit der Spaltlampe sind dann direkt hinter der Linse graue, häutige, mit dünnen Gefäßen durchsetzte blasige Strukturen erkennbar. Retrolentale raumfordernde Prozesse, die nicht zu diesem Bild passen, sind verdächtig für Neoplasien.

Derartige Patienten sollten zur Spaltlampenuntersuchung, Ultraschalluntersuchung, arteriellen Blutdruckmessung und weiteren Spezialuntersuchungen überwiesen werden. Die Behandlung und die Prognose hängen auch hier von der gefundenen Ursache ab (siehe 12 und 14).

Literatur

1. BOEVÉ, M. H., LINDE-SIPMAN, J. S. VAN DER, & STADES, F. C.: Early morphogenesis of the canine lens, hyaloid system and vitreous body. Anatom. Rec. **220:** 435, 1988.
2. GLOOR, B.: The citreous. In: Adler's Physiology of the Eye. Ed.: R. A. Moses and W. M. Hart. St. Louis, C.V. Mosby, 1987.
3. EISNER, G. & BACHMANN, E.: Vergleichend morphologische Spaltlampenuntersuchung des Glaskörpers von Schaf, Schwein, Hund, Affen und Kaninchen. Graefe's Arch. Klin. Ophthalmol. **192:** 9, 1974.
4. AGUIRRE, G. & BISTNER, S. I.: Posterior lenticonus in the dog. Cornell. Vet. **63:** 455, 1973.
5. GRIMES, T. D. & MULLANEY, J.: Persistent hyperplastic primary vitreous in a Greyhound. Vet. Rec. **85:** 607, 1969.
6. BOEVÉ M. H., LINDE-SIPMAN, J. S. VAN DER, & STADES, F. C.: Early morphogenesis of persistent hyperplastic tunica vasculosa lentis and primary vitreous. The dog as an ontogenetic model. Invest. Ophthalmol. Vis. Sci. **29:** 1076, 1988.
7. STADES, F. C.: Persistent hyperplastic trunica vasculosa lentis and persistent hyperplastic primary vitreous (PHTVL/PHPV) in 90 closely related Doberman Pinchers: Clinical aspects. JAAHA **16:** 739, 1980.
8. STADES, F. C.: Persistent hyperplastic tunica vasculosa lentis and persistent hyperplatic primary vitreous in Doberman Pinchers: Genetic aspects. JAAHA **19:** 957, 1983.
9. CURTIS, R., BARNETT, K. C. & LEON, A.: Persistent hyperplastic primary vitreous in the Staffordshire Bull Terrier. Vet. Rec. **115:** 385, 1984.
10. STADES, F. C., BOEVÉ M. H., BROM, W. E,. VAN DEN, & LINDE-SIPMAN, VAN DER, J. S.: The incidence of PHTVL/PHPV in Doberman and the results of breeding rules. Vet. Quart. **13:** 24, 1994.
11. MICHAELSON, S. M., HOWARD, J. W. & DEICHMANN, W. B.: Response of the dog to 24.000 and 1285 MHZ, microwave exposure. Indust. Med. **40:** 18, 1971.
12. ROBERTS, S. M., et al.: Ophthalmic complications following megavoltage irrdadiatin of the nasal and paranasal cavities in dogs. JAAHA **190:** 43, 1987.
13. MARTIN, C. L.: The formation of cataracts in dogs with disophenol: Age susceptibility and production with chemical grade 2, 6-diiodo-4-nitrophenol. Can. Vet. J. **16:** 228, 1975.

14. XU, G.T., ZIGLER, J. & LOU, M. F.: Establishment of a naphthalene cataract model in vitro. Exp. Eye Res. **54:** 73, 1992.

15. MARTIN, C. L. & CHAMBREAU, T.: Cataract production in experimentally orphaned puppies fed a commercial replacement for bitch's milk. JAAHA **18:** 115, 1982.

16. GLAZE B. & BLANCHARD, G. L.: Nutritonal cataracts in a Samoyed litter. JAAHA **19:** 951, 1983.

17. NARFSTRÖM, K. & DUBIELZIG, R.: Posterior lenticonus, cataracts and microphthalmia; congenital ocular defects in the Cavalier King Charles Spaniel. J. Small Anim. Pract. **25:** 669, 1984.

18. OLESEN, H. P., JENSEN, O. A. & NORN, M. S.: Congenital hereditary cataract in Cocker Spaniel. J. Small Anim. Pract. **15:** 741, 1974.

19. KOCH, S. A.: Cataracts in inter-related Old English Sheepdog. JAVMA **160:** 299, 1972.

20. GELATT, K. N.: Cataracts in the Golden Retriever dog. Vet. Med. Sm. Anim. Clin. **67:** 1113, 1972.

21. GELATT, K. N., SAMUELSEN, D. A., BARRIE, K. P., et al.: Biometry and clinical characteristics of congenital cataracts and microphthalmia in the Miniature Schnauzer. JAVMA **183:** 99, 1983.

22. NARFSTRÖM, K.: Cataract in the West Hightland White Terrier. J. Small Anim. Pract. **22:** 476, 1981.

23. YAKELY, W. L.: A study of hereditary cataracts in the American Cocker Spaniel. JAVMA **172:** 814, 1978.

24. CURTIS, R.: Late-onset cataract in the Boston Terrier. Vet. Rec. **115:** 577, 1984.

25. BARNETT, K. C.: Hereditary cataract in the German Shepherd dog. J. Small Anim. Pract. **27:** 387, 1968.

26. CURTIS, R.: Late-onset cataract in the Bostn Terrier. Vet. Rec. **115:** 577, 1984.

27. RUBIN, L. F. & FLOWERS, R. D.: Inherited cataract in a family of Standard poodles. JAVMA **161:** 207, 1972.

28. BARNETT, K. C.: Hereditary cataract in the Welsh Springer Spaniel. J. Small Anim. Pract. **21:** 621, 1980.

29. SATO, S., TAKAHASHI, Y., WYMAN, M., & KADOR, P.: Progression of sugar cataract in the dog. Invest. Opthalmol. Vis. Sci **32:** 1925, 1991.

30. POLLET, L.: Refraction of normal and aphakic canine eyes. JAAHA **18:** 323, 1982.

31. NEUMANN, W.: Chirurgische Behandlung der Katarakt beim Kleintier. Kleintierpraxis **36:** 17, 1991.

32. GILGER, B. C., WHITLEY, D., MCLAUGHLIN, S. A., et al.: Scanning electron microscopy of intraocular lenses that had been implanted in dogs. Am. J. Vet. Res. **54:** 1183, 1993.

33. NASISSE, M. P., et al.: Neodymium:YAG laser treatment of lens extraction-induced pupillary opacification in dogs. JAAHA **26:** 275, 1990.

34. KROHNE, S. D. & VESTRE, W. A.: Effects of flunixin meglumine and dexamethasone on aqueous protein values after intraocular surgery in the dog. J. Am. Vet. Res. **48:** 420, 1987.

35. GELATT, K. N., MYERS, V. S. & MCCLURE, J. R.: Aspiration of congenital and soft cataracts on foals and young horses. JAVMA **165:** 611, 1974.

36. GWIN, R. M., WARREN, J. K. & SAMUELSON, D. A.: Effects of phacoemulsification and extracapsular lens removal on corneal thickness and endothelial cell density in the dog. Invest. Opthalmol. Vis. Sci. **24:** 227, 1983.

37. MARTIN, C. I.: Zonular defects in the dog: A clinical and scanning electron microscopic study. JAAHA **14:** 571, 1978.

38. CURTIS, R.: Lens Luxation in the dog and cat. Vet. Clin. North Am. (Small Anim. Pract.) **20:** 755, 1990.

39. GELATT, K. N.: Glaucoma and lens luxation in a foal. Vet. Med. **68:** 261, 1973.

40. WILLIS, M. B., CURTIS, R. & BARNETT, K. C.: Genetic aspects of lens luxation in the Tibetan Terrier. Vet. Rec. **104:** 409, 1979.

14 Fundus und N. opticus

14.1 Einleitung

Der Begriff Fundus bezeichnet den Augenhintergrund wie er sich bei der Ophthalmoskopie präsentiert (Fig. 14.1, Abb. 14.1, 14.3–14.9). Viele Veränderungen in diesem Gebiet gehen von der Tunica nervosa (oder interna; Retina oder Netzhaut), der Tunica vasculosa (Chorioidea oder Aderhaut), dem N. opticus und seltener auch von der Tunica fibrosa (Sklera) aus.

14.1.1 Ontogenese

Die Entwicklung des Auges beginnt mit der Ausstülpung neuro-ektodermalen Gewebes des Neuralrohrs und des umgebenden Mesoderms bis kurz unter das oberflächliche Ektoderm. Netzhaut und N. opticus entwickeln sich aus dem Neuroektoderm. Durch die Einstülpung des Augenbläschens entsteht dann der doppelwandige Augenbecher, der anfangs ventral offen ist, was die meist typische »6-Uhr-Position« von Schließungsdefekten (Kolobomen) erklärt. Die innere Schicht des Augenbechers unterliegt im Bereich des Fundus einer Verdickung und bildet später die sensorische Retina. Der äußere Anteil des doppelwandigen Augenbechers bildet das spätere Pigmentepithel. In den peripheren Gebieten läuft diese Schicht dann als innere Schicht des Ziliarkörpers und als hintere Schicht der Iris aus. Der Raum zwischen beiden Schichten schießt sich, ohne dass die Schichten miteinander verwachsen. Ausläufer (Axone) der Ganglienzellen sprossen konvergierend in die Innenauskleidung des sich schießenden, zentralen Augenstiels und stellen den Kontakt zum Gehirn her. Ist die Fissur um die A. hyaloidea geschlossen, so bildet sich aus diesen Axonen der N. opticus. Das Mesenchym um den Augenbecher kondensiert zur Uvea und zur Sklera. In der 5.–8. Woche post partum bildet sich auch das T. lucidum in der Chorioidea aus (Abb. 14.3, 14.4).

14.1.2 Retina

Die Netzhaut besteht aus einem Innen- und einem Außenblatt (Fig. 14.2).
Das Innenblatt kann (funktionell) in drei Hauptschichten (neunlagig) unterteilt werden: Ganglienzellen, Schaltzellen und Photorezeptoren. Genauer besteht die Innenblatt-Netzhaut von innen nach außen aus:
1. Innere limitierende Membran
2. Nervenfaserschicht (Axone der Ganglienzellen)
3. Ganglienzellschicht
4. Innere plexiforme Schicht (Synapsen zwischen Zellen der inneren Körnerschicht und den Ganglienzellen)

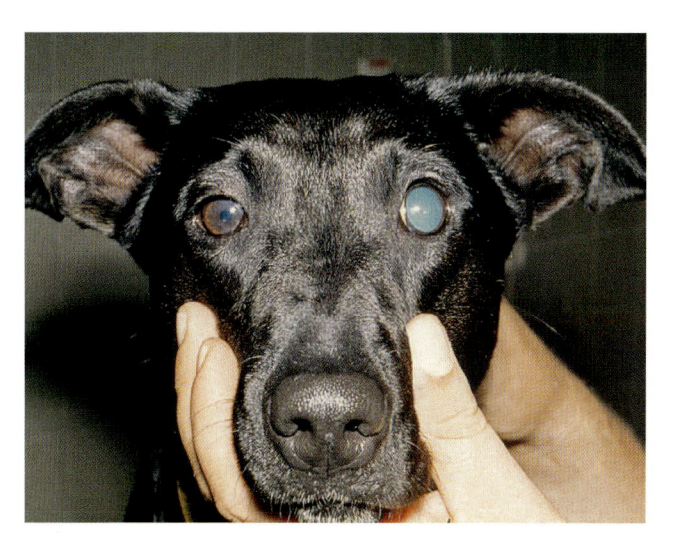

Abb. 14.1:
Unterschied in der Fundusreflektion bei von vorn / von unten einfallendem Licht bei einem Hund mit einer miotischen Pupille (OD) und einer mydriatischen Pupille (OS). Im linken Auge kann das Licht die Pupille ungestört passieren und wird demzufolge vom dorsal gelegenen T. lucidum reflektiert. Diese Erscheinung kann jedoch den Besitzer nach Anwendung eines Mydriatikums am Abend verunsichern.

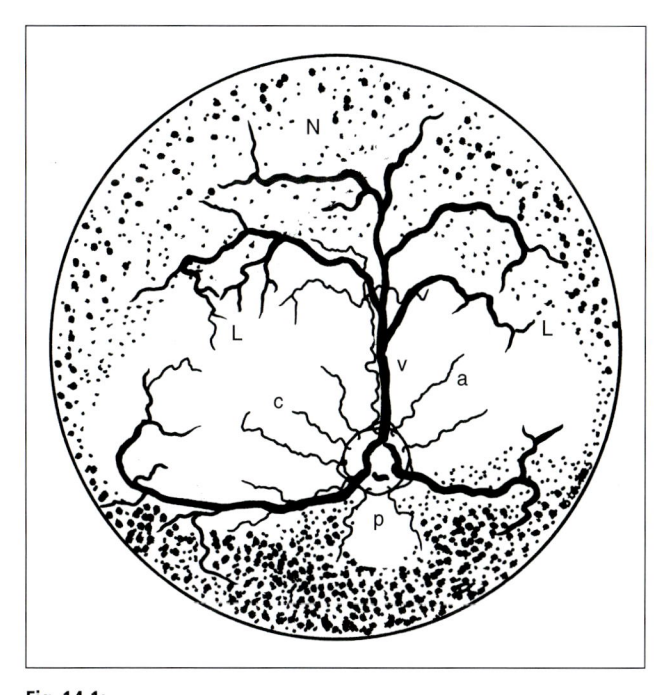

Fig. 14.1:
Fundusbild eines rechten Auges beim Hund. T. nigrum (n), T. lucidum (l), Papille (p), Arteriolae / V. retinalis (a, v), Area centralis (c).

5. Innere Körnerschicht (Bipolarzellen, Horizontalzellen, Amakrinzellen)
6. Äußere plexiforme Schicht (Synapsen zwischen Photorezeptoren und nachgeschalteten Neuronen)
7. Äußere Körnerschicht (Zellkerne der Photorezeptoren)
8. Äußere limitierende Membran
9. Außensegmente der Photorezeptoren (Stäbchen und Zapfen)

Das Innenblatt bildet den sensorischen oder neuralen Anteil der Netzhaut, der am Übergang zum Ziliarkörper (Ora ciliaris retinae) seinen Anfang nimmt und bis zur Papilla optica (oder Discus opticus) reicht, um dort in den N. opticus überzugehen. Die Photorezeptoren sind an der Außenseite des Innenblattes gelegen, und ihre äußeren Segmente liegen im Pigmentepithel eingebettet, ohne mit ihm verbunden zu sein. Die Netzhaut wird durch den Gegendruck des Glaskörpers und des Kammerwassers in ihrer Position gehalten. Bei erhöhtem Blutdruck, fehlendem Gegendruck, Zugkräften an der Netzhaut, Löchern in der Netzhaut oder bei exsudativen Entzündungen / Flüssigkeitsansammlungen zwischen Photorezeptoren und Pigmentepithel) kann sich die sensorische Retina auch vom retinalen Pigmentepithel lösen (Ablatio retinae).

Das Außenblatt besteht aus dem Pigmentepithel, welches sich von der Papille über den Ziliarkörper, die Irishinterfläche bis zum Pupillarrand und teilweise auch bis zur Irisvorderfläche erstreckt. Die Bruch'sche Membran verbindet das Pigmentepithel mit der Chorioidea.

Aufgrund der inversen Struktur der Netzhaut muss einfallendes Licht sämtliche Schichten durchdringen, bis es die Photorezeptoren erreicht. Die Netzhaut ist bei den meisten Tieren zentral etwa 225 µm dick und nimmt zur Peripherie hin bis auf 100 µm ab.

Die Zahl der Ganglienzellen ist im Vergleich zu den Photorezeptoren gering. So kommt z.B. bei der Katze auf 130 Photorezeptoren nur eine Ganglienzelle. Die damit verbundenen großen rezeptiven Felder erhöhen die Lichtempfindlichkeit auf Kosten des Auflösungsvermögens.

Die Photorezeptoren werden in Stäbchen (schlank) und in Zapfen (plump) eingeteilt. Die Stäbchen sind für das Sehvermögen im Dämmerlicht verantwortlich (skotopischer Visus; der maximale Visus im Dämmerlicht wird erst nach ca. 30–40 Min. Adaptation erreicht!) und reagieren sehr empfindlich auf Bewegungsreize. Die Zapfen sind weniger lichtempfindlich und sind hauptsächlich für das Farbensehen und das Erkennen von Details notwendig. Der Nutzen der Zapfen liegt daher besonders in Situationen mit hoher Lichtintensität (photopischer Visus). In der Area centralis, temporal der Papille, ist die größte Konzentration von Zapfen zu finden.[1,2] Beim Hund (Toy Pudel, Italienisches Windspiel), Pferd und beim Schwein ist das Farbensehen nachgewiesen; bei der Katze und bei Vögeln ist es sehr wahrscheinlich. Der Hund verfügt über einen dichromatischen Farbvisus mit zwei Farbpigmenten (Absorptionsmaximum bei 429 nm (violett), bzw. 555 nm (grün).[3,4,5] Nur bei den Primaten sind drei Farbpigmente (blau, grün, rot) nachgewiesen. Hunde und Katzen besitzen eine große Dichte an Stäbchen (2,5-mal so viel wie Primaten) und sind daher eigentlich Nachttiere. Die Verteilung der Stäbchen und Zapfen in der Netzhaut ist nicht gleichmäßig. Zur Peripherie hin sind die Stäbchen zahlenmäßig überlegen, so dass sie im Dunkeln bei weit geöffneter Pupille gut von den einfallenden Lichtstahlen erreicht werden.

Stäbchen und Zapfen bestehen aus Außen- und Innensegment, Zellkern und synaptischer Endplatte (Zapfen), bzw. Endbläschen (Stäbchen). Die inneren Segmente liefern die Energie in Form von Rhodopsin und anderen Lichtpig-

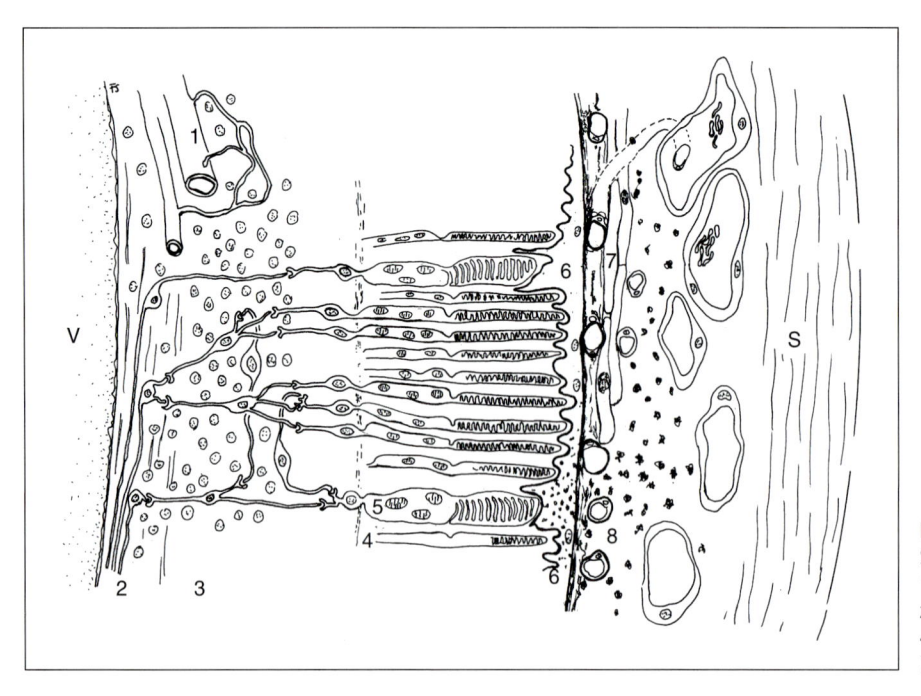

Fig. 14.2:
Schnittbild des Fundus. Vitreum (V);
1. A./V. retinalis; 2. Ganglion- und Nervenzellschicht; 3. Schaltzellen; Fotorezeptoren:
4. Stäbchen; 5. Zapfen; 6. Pigmentepithel;
7. T. lucidum; 8. Choriocapillaris; 9. Sklera (S).

menten über den Rhodopsin-Retinin-Vitamin-A-Zyklus an die äußeren Segmente.[6] Die mit Pigment beladenen Plättchen wachsen in Richtung des Pigmentepithels. Die äußeren Segmente (besonders die der Stäbchen) sind in das Pigmentepithel eingebettet und werden von der Choriocapillaris der Aderhaut mit Energie versorgt. Vom Pigmentepithel werden auch die verbrauchten Lichtpigmente abgebaut.[7] Bei einer Netzhautablösung funktionieren daher die Photorezeptoren anfänglich noch gut (also auch der Pupillarreflex), sterben jedoch auf Grund des Sauerstoffmangels und der fehlenden Metaboliten schnell ab.

Bei der Stimulation der Retina durch Licht kommt es zu einer Reihe photochemischer Reaktionen, welche zu Potentialänderungen führen. Licht, welches die Photorezeptoren erreicht, führt zu einem Zerfall des Sehpigments, das in den Scheiben der Stäbchen, bzw. in den Membraneinziehungen der Zapfen liegt. Der Grad dieses Zerfalls hängt von Intensität, Dauer und Wellenlänge des Lichtreizes ab. Sehpigmente sind Substanzen, die einen Teil des sichtbaren Lichtes absorbieren können. Sie setzen sich aus einem karotenoiden Teil, dem 11-cis-Retinal, und einem Proteinteil (Opsin) zusammen. Die Sehpigmente können aufgrund ihrer Absorptionsspektren unterschieden werden. Am besten untersucht ist das Rhodopsin der Stäbchen. Photorezeptoren reagieren auf Lichtstimulation mit einer Potentialänderung, einer Hyperpolarisation. Diese Potentialänderungen werden an die nachgeschalteten Neuronen weitergeleitet.

Die Potentialänderungen können mit geeigneten Instrumenten aufgezeichnet werden. (Elektroretinographie).[8] Das normale Elektroretinogramm (ERG) besteht aus einer negativen a-Welle, welche in den Photorezeptoren entsteht, gefolgt von einer positiven b-Welle, welche im Bereich der inneren Körnerschicht (Bipolarzellen) generiert wird. Bei langen Lichtstimuli kann auch eine positive c-Welle aufgezeichnet werden, welche im Pigmentepithel entsteht. Die b-Welle kann bei dunkeladaptierten Tieren von kleineren Wellen, sogenannten oszillatorischen Potentialen überlagert werden (Abb. 14.2).[9]

Das ERG ist eine Massenantwort sämtlicher Netzhautzellen mit Ausnahme der Ganglienzellen. Es gibt damit Auskunft über die Funktion der äußeren Schichten der Netzhaut, ist aber kein Test für vorhandenes Sehvermögen. Um das Sehvermögen zu untersuchen, müssen visuell erzeugte (evozierte) Potentiale (VEP) in der Regio occipitalis abgeleitet werden.[10] Neben der Aussage über die Netzhautfunktion liefert das VEP damit auch noch Information über die Funktion des Tractus opticus und die Verarbeitung der Impulse im Gehirn.

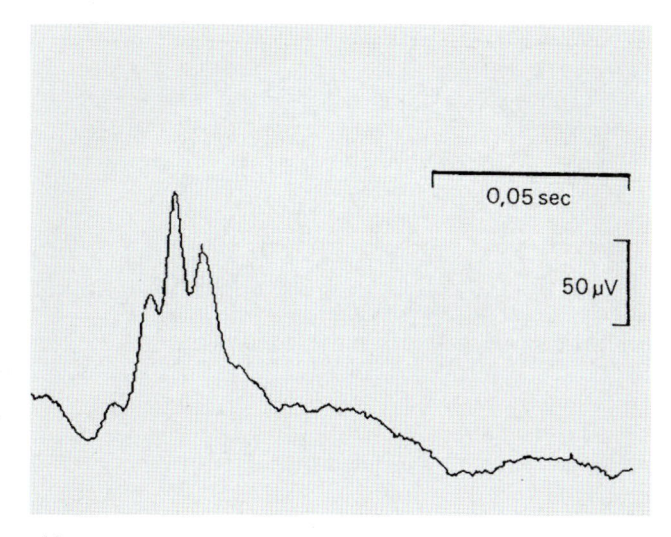

Abb. 14.2:
Das normale Elektroretinogramm (ERG) besteht aus einer negativen a-Welle, die in den Photorezeptoren entsteht, gefolgt von einer positiven b-Welle, die im Bereich der inneren Körnerschicht (Bipolarzellen) generiert wird. Bei langen Lichtstimuli kann auch eine positive c-Welle aufgezeichnet werden, die im Pigmentepithel entsteht.

14.1.3 N. opticus

Die Signale der Photorezeptoren werden über die Schaltzellen an die Ganglienzellen weitergeleitet, deren Axone sich ventrolateral des hinteren Pols des Bulbus in der etwas in den Glaskörper vorstehenden Papille (blinder Fleck) oder Discus opticus (Abb. 14.3–14.6, 14.18) sammeln und als N. opticus (N II) weiterlaufen.[11] Diese Nervenfasern sind bei der Katze erst nach der Passage der Sklera (Lamina cribrosa) myelinisiert, so dass die Papille bei der Katze beinahe rund ist.[12] Bei Hund, Pferd und Wiederkäuer dagegen beginnt die Myelinisierung bereits im Auge, was zu unregelmäßigen, zum Teil dreieckigen Papillenformen führt. Der N. opticus wird von einer bindegewebigen Hülle umgeben, die einen Ausläufer der Dura mater darstellt, welche am Auge in die Sklera übergeht.

Die visuellen Informationen werden über die beiden Nn. optici, das Chiasma opticum (50–95%ige Überkreuzung) zu den Corpora geniculata lateralia im Thalamus und von dort in den kaudalen Kortex weitergeleitet (Area striata oder Area 17).[13,14]

Bei Vögeln wird die Papille größtenteils vom Pecten abgedeckt (Abb. 14.9). Das Pecten stellt eine ventrolateral lokalisierte, stark pigmentierte Struktur im Vitreum dar, die einem »Fels in der Brandung« ähnlich sieht. Über die Funktion dieser chorioidalen Struktur gibt es eine Menge Hypothesen. Sie ist stark vaskularisiert und übernimmt wahrscheinlich insbesondere Funktionen der Nährstoffversorgung der inneren Netzhautschichten.[15]

212 Fundus und N. opticus

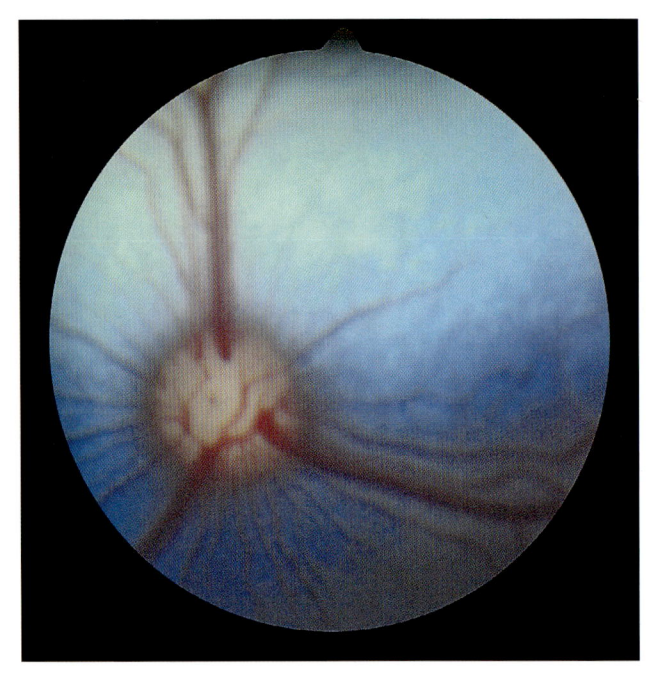

Abb. 14.3:
Normales Fundusbild des linken Auges bei einem Dobermannwelpen im Alter von 6 Wochen.

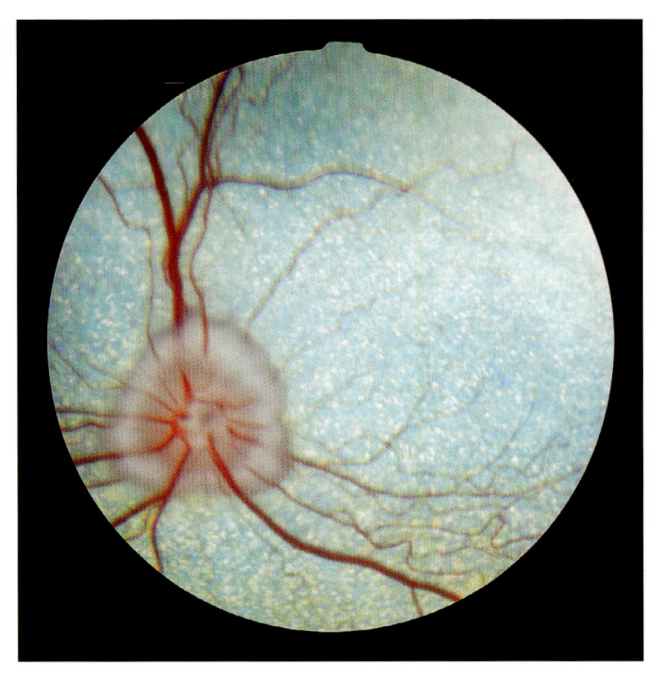

Abb. 14.4:
Normales Fundusbild eines erwachsenen Drentsche-Partrijs-Hund (OS).

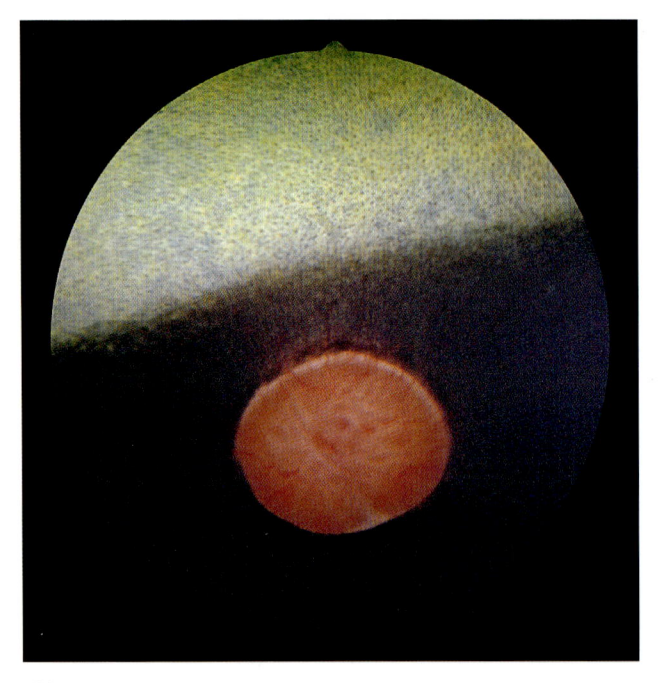

Abb. 14.5:
Normales Fundusbild eines erwachsenen Pferdes (OD).

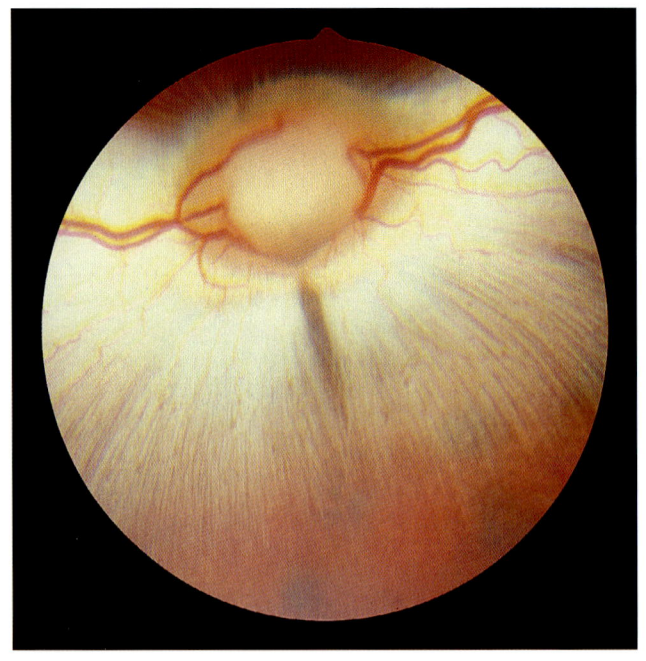

Abb. 14.6:
Normales Fundusbild eines Kaninchens.

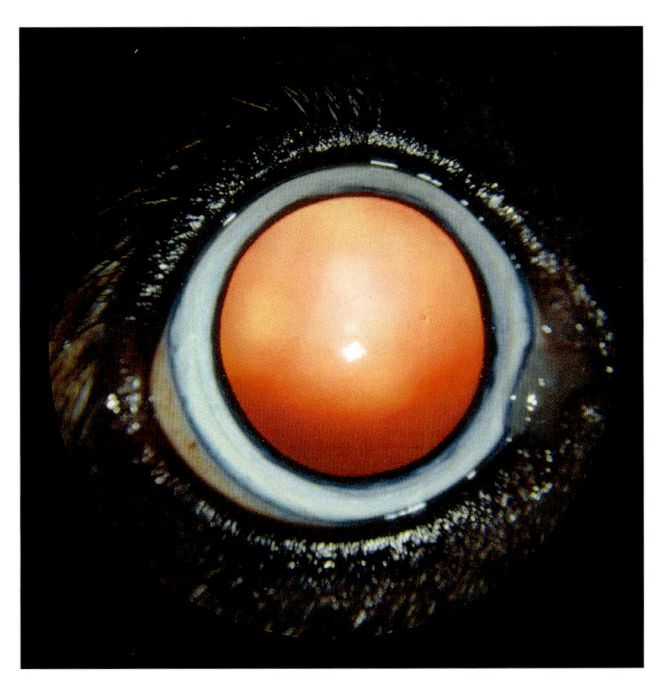

Abb. 14.7:
Fundusreflektion eines Hunde mit einem Fischauge in vollständiger Mydriasis (OD). Aufgrund des unpigmentierten Fundus entsteht eine rote Reflektion (siehe auch Abb. 14.8).

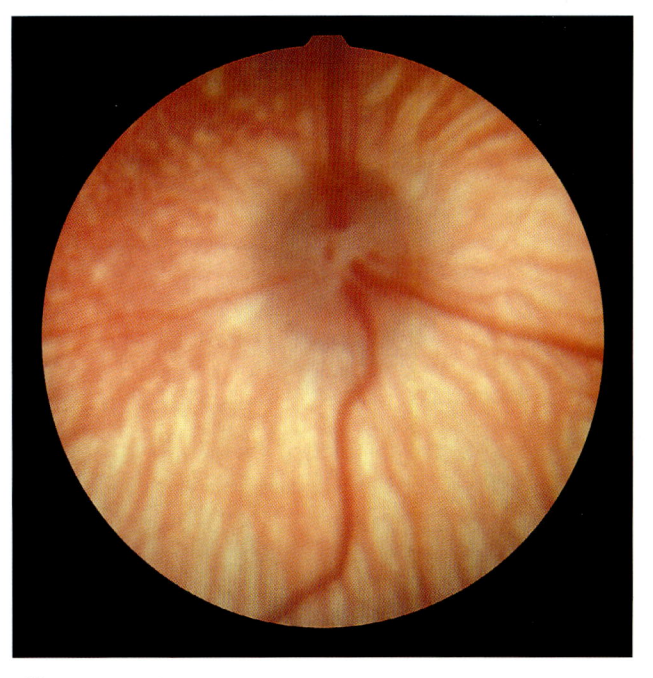

Abb. 14.8:
Fundusbild eines Hundes mit Fischauge (dasselbe Auge wie in Abb. 14.7). Durch das Fehlen des T. lucidum und des Pigments in der Chorioidea sind auch die größten chorioidalen Gefäße sichtbar.

14.1.4 Blutversorgung

In der Papille ist zentral eine kleine Eindellung zu erkennen, wo sich im embryonalen Stadium die A. hyaloidea befand. Bei Hund und Katze gibt es keine A. centralis retinae, sondern nur einige cilioretinale Gefäße. Diese Arteriolen sind Endarterien und versorgen die inneren Schichten der Retina.[16] Bei der Katze entspringen die Arteriolen und Venolen am Rand der Papille, während beim Hund die Arteriolen mehr am Rand liegen, und die Venolen mehr zentral in der Papille verlaufen und auch miteinander anastomosieren können. Die Hauptgefäße der Retina verlaufen normalerweise in Richtung 12, 3 und 9 Uhr. Beim Hund führt das 12-Uhr-Gefäß fast vertikal nach oben. Die beiden anderen Gefäße »umarmen« mehr oder weniger die Area centralis. Beim Pferd entspringen die sehr dünnen Netzhautgefäße nahezu sonnenstrahlenartig am Papillenrand, sind aber nur über ca. einen Papillendurchmesser sichtbar.

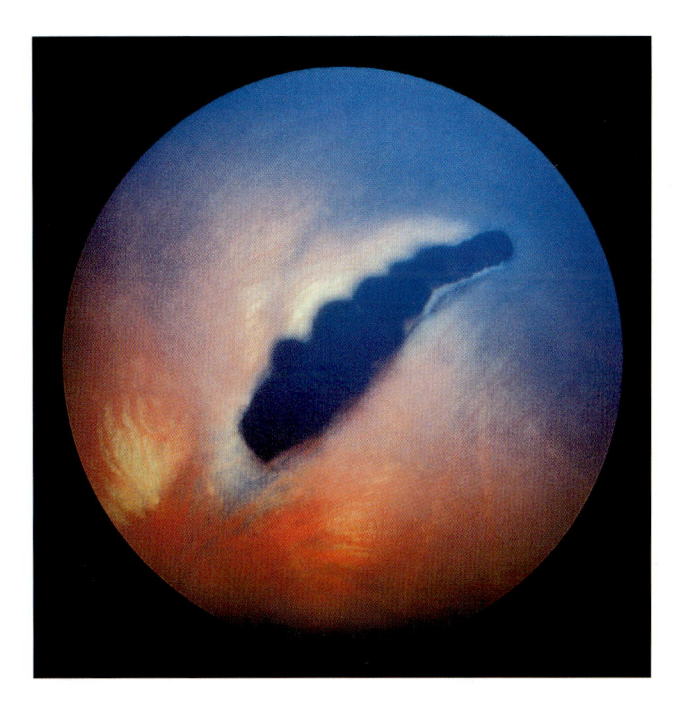

Abb. 14.9:
Das Pecten im Fundus eines Vogels.

14.1.5 Chorioidea (Aderhaut)

Zwischen Papille und Ora ciliaris retinae erstreckt sich eine Gefäßschicht, die Aderhaut. Die äußere Schicht, die Suprachorioidea, stellt die Verbindung mit der Sklera her. Die innere Gefäßschicht geht in die Kapillargefäße (Choriocapillaris) über, welche über das retinale Pigmentepithel Stäbchen und Zapfen mit Metaboliten versorgen. Das Interstitium ist meist stark pigmentiert (Tapetum nigrum oder Tapetum[-lucidum]-freier Fundus oder non-tapetaler Fundus) und sorgt zusammen mit dem Pigmentepithel für die dunkle Pigmentation der Innenauskleidung des Augapfels.

Diese Pigmentierung absorbiert z.B. von oben kommendes (Sonnen-)Licht und Streulicht. Bei wenig, bzw. nicht pigmentierten Tieren fehlt diese Pigmentation oder ist hochgradig verringert, so dass bei der Funduskopie eventuell Teile der radiär verlaufenden uvealen Gefäße (Abb. 14.7, 14.8; Arterien und Venen; Vortexsystem), der dahinter liegenden Chorioidea oder sogar der Sklera sichtbar sind. Im dorsalen Teil des Fundus oculi befindet sich das halbmondförmige Tapetum lucidum, eine chorioidale Struktur. Der vor ihm gelegene Teil des Pigmentepithels ist ebenfalls unpigmentiert. Beim Fleischfresser besteht das T. lucidum aus mehreren Lagen von kristallhaltigen Zellen. Man spricht von einem Tapetum cellulosum. Beim Pflanzenfresser bilden regelmäßig angeordnete Kollagenfasern ein Tapetum fibrosum. Das Tapetum lucidum absorbiert das Licht selektiv und streut oder reflektiert es, wodurch die unterschiedliche (meist gelb bis grünblaue) Farbe entsteht (Abb. 14.1, 14.3–14.6). Die Photorezeptoren der Retina erhalten durch das vom Tapetum lucidum reflektierte Licht einen zweiten Stimulus. Dadurch wird die Lichtempfindlichkeit bei schwachem Licht erhöht. Die Grenze zwischen Netzhaut und Aderhaut wird durch die Bruch'sche Membran gebildet.

14.2 Symptomatik, pathologische Veränderungen und Reaktionsschemata am Fundus
(Abb. 14.10–14.30)

Visusstörungen: Die im Fundus auftretenden pathologischen Veränderungen können mit uni- oder bilateraler Blindheit einhergehen. Um die Ursache der Veränderungen genau zu bestimmen, ist es wichtig zu wissen, wie lange die Sehstörungen schon bestehen, ob sie plötzlich oder langsam aufgetreten sind, und ob die Veränderungen mehr bei hellem oder gerade im Dämmerlicht auftreten. Hierbei darf jedoch nicht außer Acht gelassen werden, dass der Besitzer Visusveränderungen, welche sich sehr langsam einstellen, oft erst sehr spät bemerkt und sie daher im guten Glauben als akute Blindheit versteht. Das ist bei Funduserkrankungen besonders deutlich, da sie so gut wie immer ohne äußerlich sichtbare (Schmerz-)Symptome verlaufen. Sind die vorderen Augenabschnitte unverändert (keine Trübungen, Glaukom, Linsenluxation etc.), so sind bei einer solchen Anamnese durchaus akute oder chronische, mit Sehverlust einhergehende Erkrankungen des Fundus, des N. opticus oder des Gehirns in Betracht zu ziehen. Man sollte hierbei an Blutungen, Entzündungen, Degenerationen, Netzhautablösungen (Ablatio retinae), Gefäßokklusionen oder Neoplasien denken.

Nachtblindheit / Tagblindheit: Bei Veränderungen der Stäbchen, z.B. Dysplasie und/oder Atrophie oder Degeneration, sind die Tiere zunächst nachtblind. Bei Veränderungen insbesondere der Zapfen tritt Tagblindheit auf.

Die Bezeichnungen Hemeralopie für Nachtblindheit, bzw. Nyctalopie für Tagblindheit sollten vermieden werden, weil ihre Verwendung bereits sehr lange gegensätzlich ist, was zu immerwährenden Verwechslungen führt (gr.: nyx, nyktos = Nacht; hemera = Tag; z.B wurde nyktalopia von Hippokrates [400 v.Chr.] als tagblind und von Galenos [200 n.Chr.] als nachtblind definiert).[17]

Pupillarreaktion: Der Pupillarreflex sagt leider wenig über die Ursache von Seheinschränkungen aus. Bei normalem Pupillarreflex ist die Wahrscheinlichkeit einer generalisierten Fundusveränderung zwar erheblich geringer, jedoch kann der Pupillarreflex auch bei diffuser Retinadegeneration in einem frühen Stadium sehr lange erhalten bleiben. Verzögerter oder unvollständiger Pupillarreflex kann ein Hinweis auf eine (Fundus-)Veränderung ein, es können jedoch auch andere Ursachen zu Grunde liegen, z.B. Angst oder Aggression des Tieres, wobei sich der Adrenalinspiegel erhöht (»flight-fright-fight-Reaktionen«). Eine lichtunempfindliche, starre Pupille in Mydriasis ist oft ein Hinweis auf Veränderungen am Fundus, am N. opticus, am N. oculomotorius oder im Gehirn.

Differentialdiagnostisch kommen außerdem Erkrankungen wie Glaukom, Linsenluxation, Feline Dysautonomie (siehe 12), Contusio cerebri, systemische Hypertension und Neoplasien des Gehirns oder der Hypophyse in Betracht.

Retinagefäße: Das vollständige Fehlen retinaler Gefäße weist auf eine Aplasie oder ein weit fortgeschrittenes Stadium einer Degeneration hin. Sind die Gefäße sehr dünn und nur noch schlecht sichtbar, spricht man von einer schwerwiegenden Degeneration. Sind im Fundus selbst keine Gefäße mehr erkennbar, aber grau-blaue, blasige Strukturen im Glaskörper, liegt wahrscheinlich eine Ablatio retinae vor.

Dunklere, dünne oder eventuell stellenweise verbreiterte Gefäße sind typisch für eine Ischämie oder mögliche Embolie. Eine bleiche, grau-weiße Gefäßfüllung deutet auf eine Hyperlipoproteinämie hin. Verstärkte Gefäßschlängelungen mit unverändert scharfer Kontur treten häufig bei angeborenen Erkrankungen (z.B. CEA, Collie Eye Anomaly) auf. Unregelmäßige Gefäßschlängelung bei gleichzeitigem Konturverlust findet man im Zusammenhang mit einer Uveitis (posterior) oder bei Neoplasien (Abb. 14.30).

Blutungen: (Abb. 14.10, 14.19, 14.27, 14.30) Blut kann bei angeborenen Veränderungen (A. hyaloidea persistens, CEA etc.), bei Traumata oder Vergiftungen, aber auch bei Entzün-

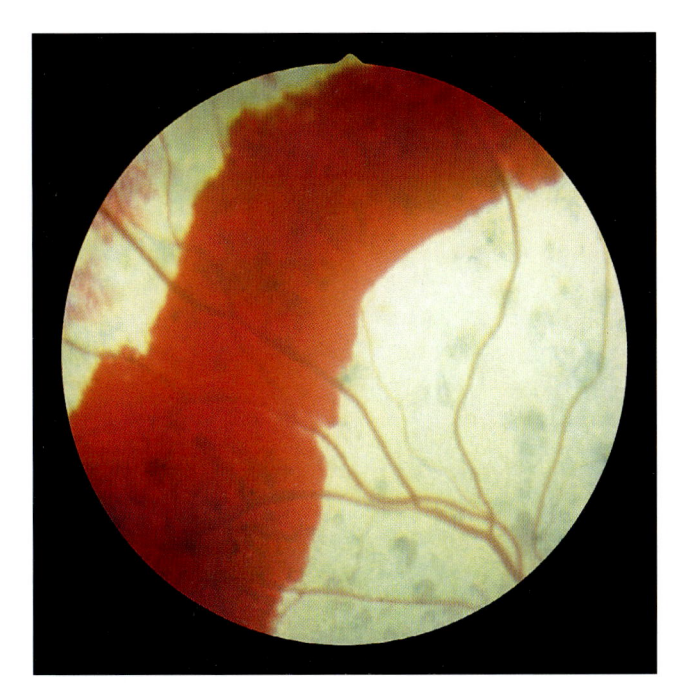

Abb. 14.10:
Bänderförmige subretinale Blutung (OD, Hund).

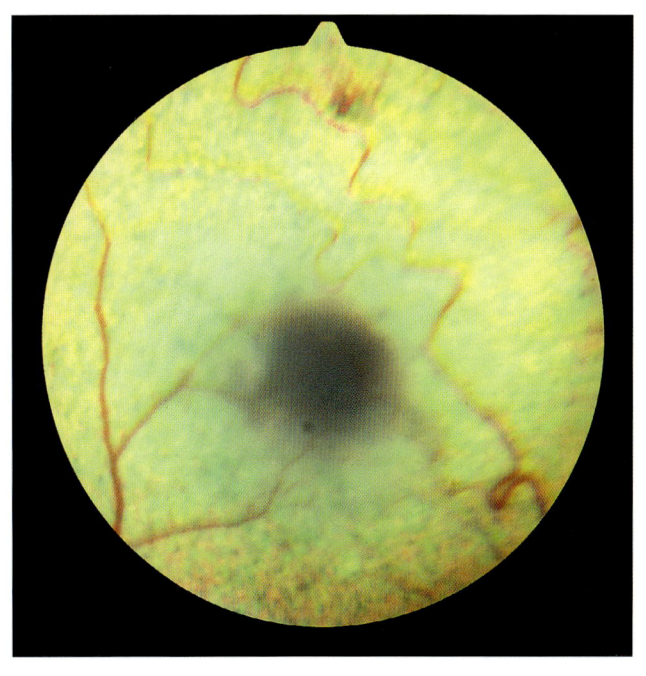

Abb. 14.11:
Präretinale Exsudationsflöckchen bei einer lokalen Chorioretinitis eines Hundes (OS, siehe auch Abb. 14.12).

dungen, Gerinnungsstörungen, Bluthochdruck oder Neoplasien aus den Gefäßen austreten. Liegt ein Netzhautgefäß hinter der betreffenden Blutung, kann davon ausgegangen werden, dass die Blutung (präretinal) aus diesem Gefäß stammt. Ist ein Gefäß vor der sichtbaren Blutung gut zu erkennen kann von einer tiefen retinalen oder einer subretinalen Blutung aus der Choriocapillaris ausgegangen werden. Auch das Aussehen einer Blutung gibt Hinweise auf seine Entstehung und Lokalisation. Lineare oder flammenförmige Blutungen sind eher im Bereich der vorderen Schichten der Netzhaut, dunklere und runde Blutungen eher in tieferen Lagen der Retina anzusiedeln. Um den genauen Austrittspunkt der Blutung zu diagnostizieren, kann von einem Spezialisten eine Fluoreszenzangiographie vorgenommen werden.

Pigmentflecken: Liegen Pigmentflecken im Tapetum lucidum, und sind sie von derselben Farbe wie das T. nigrum (Tapetum[-lucidum]-freier Fundus [wenn pigmentiert]), handelt es sich selten um eine pathologische Veränderung, besonders dann, wenn die Flecken am Übergang zwischen Tapetum lucidum und T. nigrum (Abb. 14.21) angesiedelt sind. Erscheint rund um die Pigmentflecken ein hyperreflektiver Hof (Abb. 14.12, 14.13) meist mit einem kleinen Blutgefäß zum Zentrum hin, handelt es sich meistens um eine alte Narbe einer abgeheilten, örtlich begrenzten Chorioretinitis.

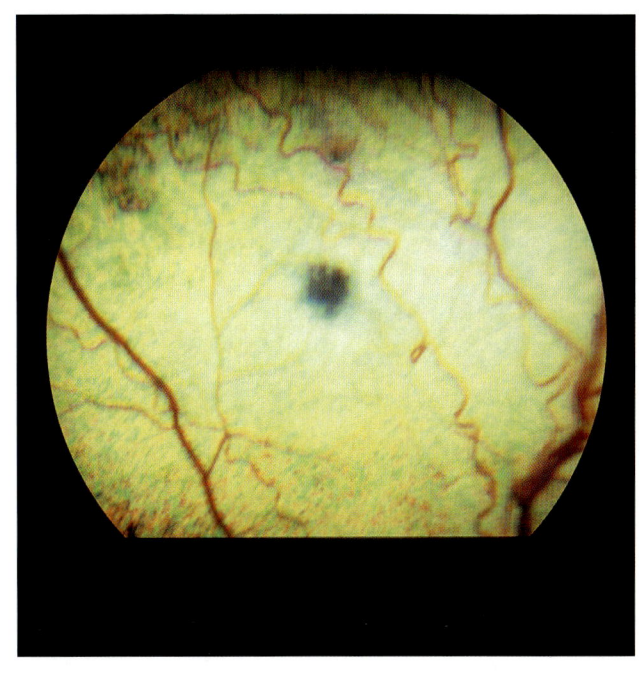

Abb. 14.12:
Narben einer alten Chorioretinitis bei einem Hund (OS, dasselbe Auge wie in Abb. 14.11 bei halber Vergrößerung, 3 Monate später).

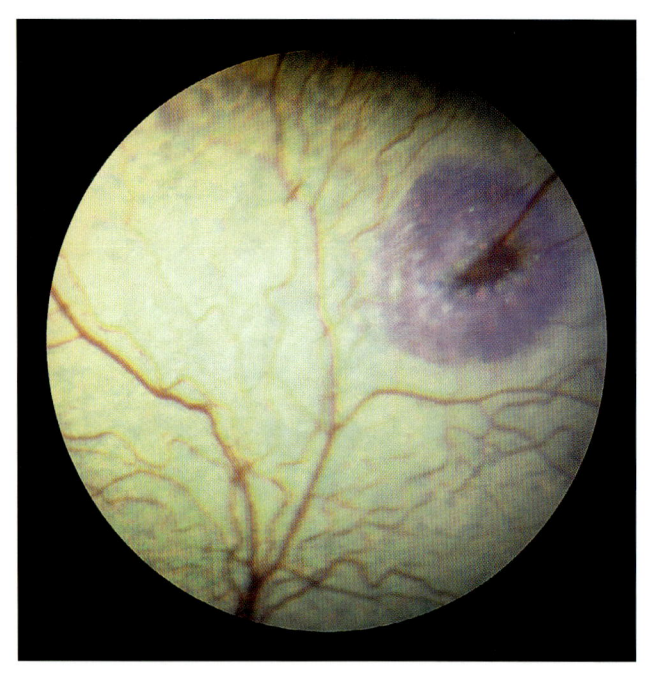

Abb. 14.13:
Chorioretinitische Narben mit zentraler Pigmentanhäufung und dem für eine Retinaatrophie charakteristischen, teilweise hyperreflektiven Hof (OD, Hund).

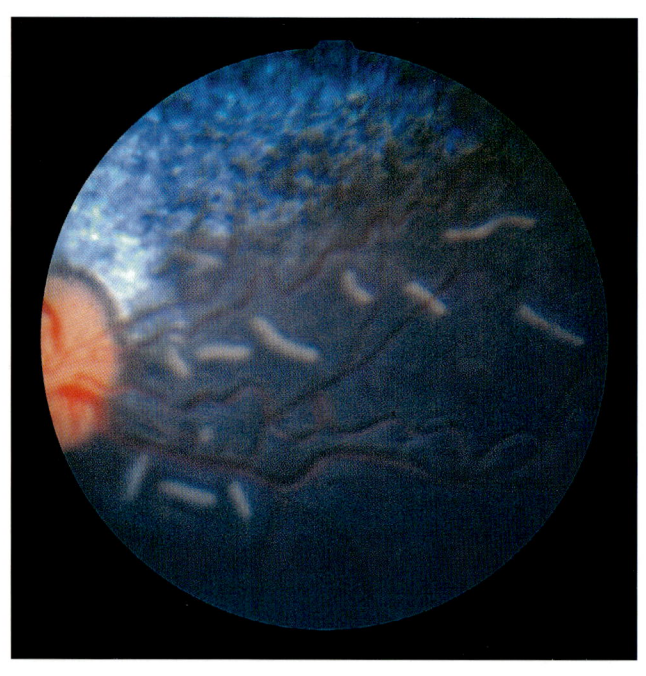

Abb. 14.14:
Retinafalten vor dem T. nigrum als milde Erscheinungsform einer Retinadysplasie bei einem Colliewelpen (OD, multifokale Form).

Braun-gelbe Flecken: Braun-gelbe retinale Flecken (Abb. 14.22) mit einem Durchmesser von ca. 1–2 Venendurchmessern, die mehr oder weniger diffus über das gesamte Tapetum lucidum verteilt sind, bestehen meist aus Anhäufungen und Detritus äußerer Zapfensegmente, wie sie gehäuft bei der Pigmentepitheldystrophie auftreten. Auch bei der Retinadyplasie können größere braune Flecken auftreten.

»Öltropfenartige« Flecken: Scharf begrenzte Bläschen oder kleine Flecken sind Anzeichen einer Retinadysplasie oder einer (Chorio-)Retinitis.

Scharf abgegrenzte, zentral verschwommene / unscharfe Flecken: (Abb. 14.17, 14.18) Derartige Flecken können im Fundusbereich ein Anzeichen für einen Schließungsdefekt (Kolobom) sein. Da der Grund des Defektes weiter vom Untersucherauge entfernt liegt, erscheint er unscharf.

Verschwommene Flecken: (Abb. 14.11, 14.24, 14.27) Sie sind im Allgemeinen ein Hinweis auf eine retinale Schwellung und Exsudation und somit auf eine Retinitis, Uveitis posterior oder auf Prozesse, die mit Entzündungserscheinungen einhergehen, z.B. Hypertension (siehe 14.16) oder Neubildungen (Leukose).

Hyperreflexie: (Fig. 14.3) Eine fokale Hyperreflexie ist ein Zeichen für eine umschriebene Retinaatrophie, da dort mehr Licht reflektiert wird. Ist der hyperreflektive Herd zentral pigmentiert, liegt eine alte, abgeheilte Narbe einer früheren Retinitis vor. Ein ovaler hyperreflektiver Herd in Höhe der Area centralis, von der ungefähren Größe der Papille oder sogar noch größer und dorsal der Papille hinauslaufend, deutet auf eine hauptsächlich die Zapfen betreffende Retinadegeneration hin. Dies wird hauptsächlich bei der Katze als bilaterale, so genannte feline zentrale Retinadegeneration (FCRD) gesehen, wobei hier ein Taurinmangel in Frage kommt (siehe 14.13.3).

Diffuse Hyperreflexie, welche mehr in den peripheren Anteilen der Netzhaut, d.h. an den Rändern des Tapetum lucidum und/oder mit einer horizontalen Streifung beginnt, ist ein Zeichen für eine generalisierte Retinaatrophie, bei der die Stäbchen als erste den Veränderungen unterliegen (Nachtblindheit). Schließlich führen aber beide Formen zu einer totalen Atrophie, in deren Endstadium der gesamte Fundus eine diffuse generalisierte Hyperreflexie aufweist, oft begleitet von einer radiären Streifung des Tapetum lucidums.

Bleiche, aufgehellte Flecken: Im Bereich des T. nigrum (T.-[lucidum]-freier Fundus; wenn pigmentiert) finden sich in fortgeschrittenen Stadien der Retinadegeneration bleiche, depigmentierte Flecken, welche auf einem Verlust des Pigments im retinalen Pigmentepithel beruhen.

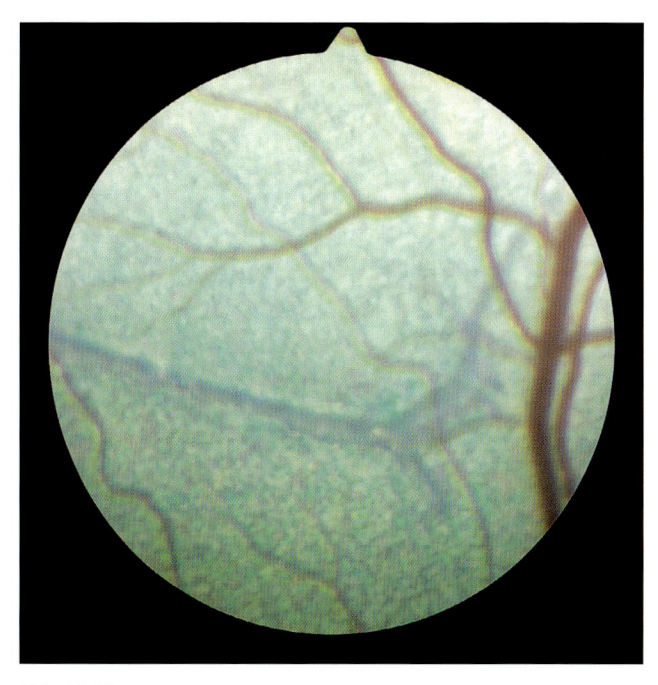

Symptomatik, pathologische Veränderungen und Reaktionsschemata am Fundus **217**

Weiß-graue, mehr oder weniger blasige Streifen oder Falten (Abb. 14.14, 14.15, 14.19, 14.28): Derartige Veränderungen weisen auf eine lokale Dysplasie oder eine Exsudation mit lokaler Netzhautablösung (Ablatio retinae) hin.

Häutchen oder blasige Strukturen: Sie sind Anzeichen einer Ablatio retinae. Oft sind die retinalen Gefäße noch in den Blasen erkennbar, oder die Papille schimmert durch.

Weiß-graue Strukturen rund um die Papille: Diese Strukturen gehen meist von der Papille aus und sind mit dieser auch farblich identisch. Sie sind scharf begrenzt und sind als ektopisches Gliagewebe einzuordnen. Bei blasigem oder glasigem Aussehen kann der Unterschied zum Ödem manchmal schwierig zu differenzieren sein.

Papille mit dunklem Hof: Sie kann, neben einer physiologischen Variation, auf eine degenerative Gewebsveränderung als Folge einer Exkavation beim Glaukom hinweisen. Darüber hinaus können flammenförmige hyperreflektive Herde um diesen dunklen Papillensaum als Zeichen einer lokalen Netzhautdegeneration in Folge des Glaukoms auftreten.

Schwellungen der Papille: Ein Papillenödem ist oft nur mit Hilfe der binokulären, indirekten Ophthalmoskopie und einer Funduskontaktglasuntersuchung zu erkennen. Schwellungen können auftreten:

Abb. 14.15:
Retinafalten vor dem T. lucidum als milde Erscheinungsform einer Retinadysplasie bei einem Englischen Springerspaniel (OS, multifokale Form).

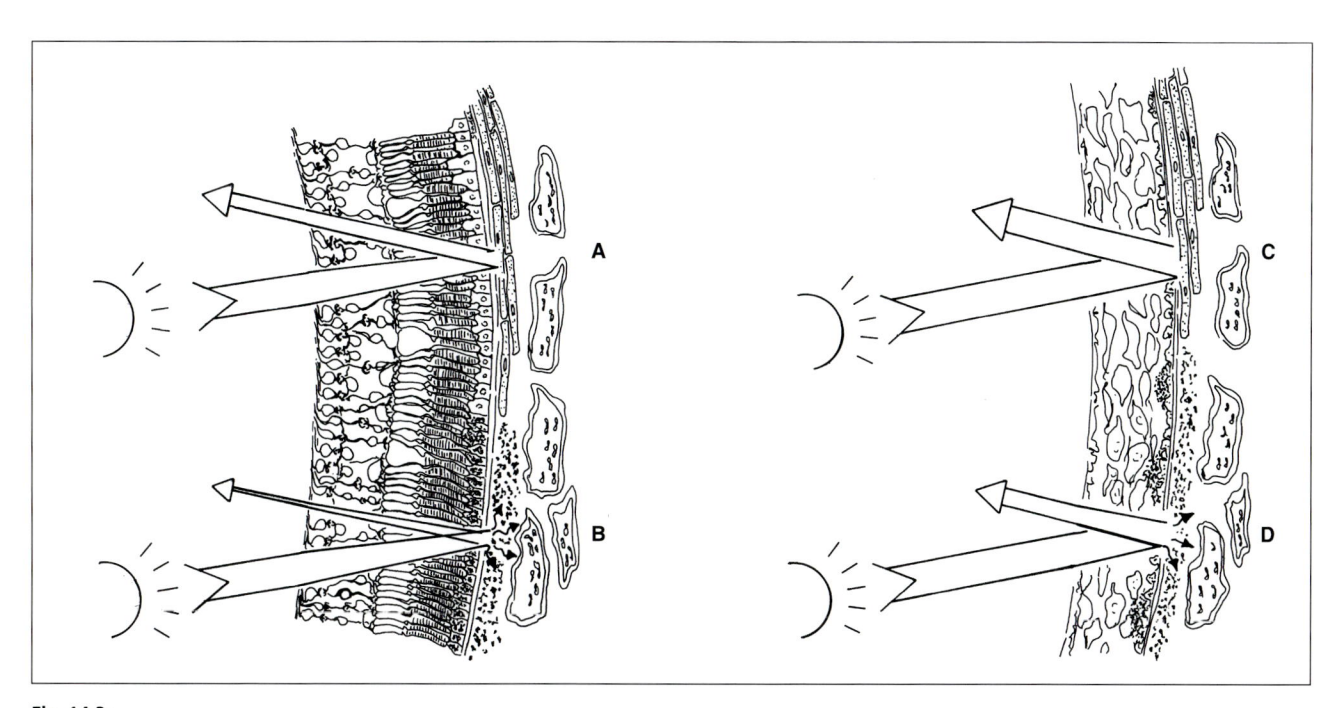

Fig. 14.3:
Normale Fundusreflektion auf dem T. lucidum (A) und T. nigrum (B); Starke Lichtreflektion des T. lucidum (C) und des T. nigrum (D) aufgrund einer vollständig degenerierten Retina.

- **Ohne sonstige entzündliche Veränderungen:** Die Papille zeigt eine rosarote Farbe, ist scharf begrenzt, die Gefäße können am Rand leicht geknickt erscheinen und etwas geschwollen sein. Wahrscheinlich liegt eine Gefäßobstruktion im Bereich der Papille vor.
- **Mit zusätzlichen Entzündungssymptomen:** Im Bereich der Veränderung treten weitere Entzündungsanzeichen wie z.B. Hyperämie, glasige, trübe Schwellung, unscharfe Begrenzung des Papillenrandes, flockige Infiltrate und Blutungen auf. Diese Symptomatik deutet auf eine Papillitis oder eine Entzündung des N. opticus hin, wobei sich die Entzündung über die gesamte Netzhaut oder nur Teile der Netzhaut erstrecken kann. Auch eine Neoplasie könnte vorliegen.

Das reine Papillenödem ist oft nur schwer von der Papillitis zu unterscheiden, so dass weitergehende Untersuchungen, z.B. Fluoreszenzangiographie, Echographie, Optikusthekographie, Computertomographie (CT-Scan) oder Magnetic Resonance Imaging (MRT) diagnostisch eingesetzt werden müssen.

Bizarre, ungewöhnliche Strukturen: (Abb. 14.29, 14.30) Sind keine oder kaum noch normale Fundusstrukturen erkennbar, liegt der Verdacht einer Neubildung nahe.

Ophthalmoskopisch keine sichtbaren Veränderungen: Es gibt Fälle, in denen deutliche Visuseinschränkungen ohne ophthalmoskopisch sichtbare Veränderungen bestehen. Man spricht dann von **Amblyopie**. Bei vollständig blinden Patienten handelt es sich dann um das Krankheitsbild der **Amaurosis**.

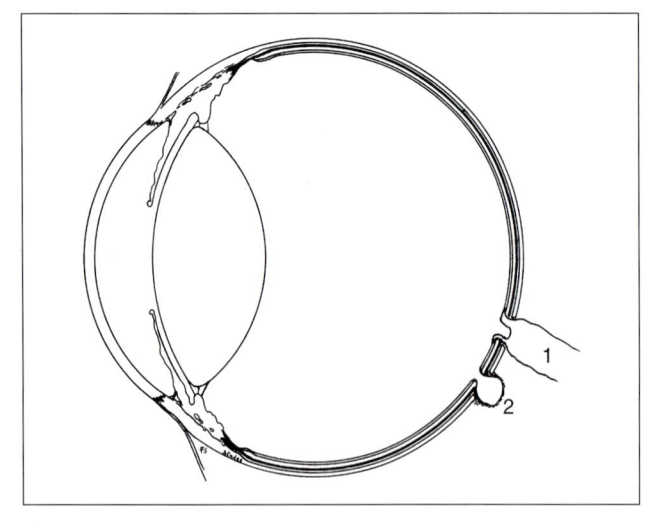

Fig. 14.4:
Kolobom der Papille (1), inferiores Kolobom der Papille (2).

14.3 Aplasie

Das vollständige Fehlen der Netzhaut und/oder tiefer gelegener Anteile des Fundus oder des Gehirnnerven II (N. opticus) tritt nur selten ohne ernsthafte andere Missbildungen (z.B. Mikrophthalmie) in Erscheinung.[18]

14.4 Mikropapille und hypoplastische Papille

Bei einer Mikropapille (zu kleine), bzw. der hypoplastischen (nicht funktionellen) Papille ist der Nervus opticus nur unvollständig entwickelt. Während die Meningen normal ausgebildet sind, sind die Ganglienzellen und ihre Axone stark vermindert oder fehlen vollständig. Der Durchmesser einer solchen Papille erreicht oft nicht einmal die Hälfte des Durchmessers einer normalen Papille.[19] Diese Missbildung kommt auch bilateral vor, so dass in solchen Fällen zum Vergleich und zur sicheren Diagnosestellung ein Hund derselben Rasse und desselben Alters herangezogen werden sollte. Mitunter bestehen keine deutlichen Abweichungen im Verteilungsmuster der Retinagefäße. Die hypoplastische Papille ist eine recht selten auftretende, rezessiv vererbte Veränderung, die solitär meist bei kleinen Pudeln, bei anderen Rassen aber durchaus auch in Kombination mit diversen dysplastischen Veränderungen (siehe 14.7) vorkommen kann. Das Sehvermögen eines Auges mit einer hypoplastischen Papille ist fast immer eingeschränkt oder fehlt völlig, so dass Patienten mit bilateraler Missbildung meist wegen einer Seheinschränkung vorgestellt werden. Da die Ganglienzellen keine Signale zum Elektroretinogramm beitragen, ist dieses bei Welpen mit Hypoplasie des N. opticus völlig normal.[20] Dagegen ist eine unilaterale Mikropapille oder hypoplastische Papille meist ein Zufallsbefund, oder wird bei Vorsorgeuntersuchungen festgestellt. Eine Therapie ist nicht möglich. Träger und direkte Verwandte sollten nicht zur Zucht verwendet werden.

14.5 Kolobom

Ein Funduskolobom ist ein Schließungsdefekt an der Rückwand des Augapfels (Fig. 14.4), welches sich auf Grund der embryonalen Entwicklung (embryonale Schließungsnaht) typischerweise bei etwa 6 Uhr an der Papille oder in der darunter liegenden Fundusregion befindet (Abb. 14.17, 14.18). Es kommen aber auch Kolobome in atypischer Position vor. Ein Kolobom ist meist rund bis oval und kann von ¼ bis zur mehrfachen Größe eines Papillendurchmessers aufweisen. Obwohl die Netzhaut im Bereich des Koloboms missgebildet ist, oder die Photorezeptoren total fehlen, scheint der Visus des betroffenen Auges nicht merklich eingeschränkt zu sein. Die Missbildung tritt solitär und meist auch als Zufallsbefund auf. Regelmäßig treten Kolobome dagegen beim Krankheitsbild der CEA auf (siehe 14.7) und werden im Rahmen von Vorsorgeuntersuchungen festgestellt. Eine Therapie ist nicht bekannt, jedoch sollten bekannte Träger und direkte Verwandte von der Zucht ausgeschlossen werden.

14.6 Retinadysplasie (RD)

Bei dieser Erkrankung sind Teile der Netzhaut und oft auch der darunter liegenden Chorioidea unvollständig oder abweichend entwickelt (Abb. 14.14–14.16). Die Netzhaut verläuft in Falten oder löst sich über größere Bezirke ab. Die RD kommt vor bei Hund, Katze, Pferd und Raubvögeln. Die Erkrankung wird wahrscheinlich rezessiv vererbt.

Multifokale RD: Milde oder fokale Formen der Retinadysplasie äußern sich in Form von Falten- oder Rosettenbildung der inneren Netzhautschicht (Abb. 14.14, 14.15). Kleine Falten können sich im Laufe der ersten Lebensmonate, speziell bei Collies, noch glätten und haben keinen Einfluss auf das Sehvermögen. Die Missbildung ist bei einer Vielzahl von Rassen bekannt (Amerikanischer Cockerspaniel,[21] Collie, Rottweiler,[22] Beagle,[23] Labrador Retriever).

Geographische RD: (Abb. 14.16) Neben der multifokalen Netzhautdysplasie tritt speziell beim Englischen Springer Spaniel[24] eine geographische Form auf, bei welcher größere Netzhautareale im Bereich des T. lucidum betroffen sind, die im späteren Leben degenerieren und dann auch hyperreflektiv werden.

Totale RD: Beim Bedlington-,[25] Sealyham- und beim Yorkshire Terrier[26] sowie beim Labrador Retriever[27,28] und Englischen Springer Spaniel sind auch schwerwiegendere Formen der Netzhautdysplasie bekannt, bei welchen die gesamte Netzhaut missgebildet und abgelöst (Abb. 14.28), bzw. nicht angelegt ist, auch in Kombination mit einer Katarakt. Beim Labrador Retriever kann diese Form der RD auch mit skelettalen Missbildungen vergesellschaftet sein (chondrodystropher Zwergwuchs). In solchen Fällen ist die Sehkraft hochgradig eingeschränkt.

Prophylaxe: Bei multifokaler RD werden in den meisten Ländern keine Zuchtvorschriften gemacht. Die betroffenen Hunde werden lediglich registriert, wenn sich Anzeichen dafür ergeben, dass in der betreffenden Rasse ein ernsteres erbliches Problem besteht. Tiere mit geographischer RD und selbstverständlich alle Tiere mit schwerer RD sollten von der Zucht ausgeschlossen werden. Auch deren direkte Verwandte sollten besser nicht zur Zucht verwendet werden (siehe 15).

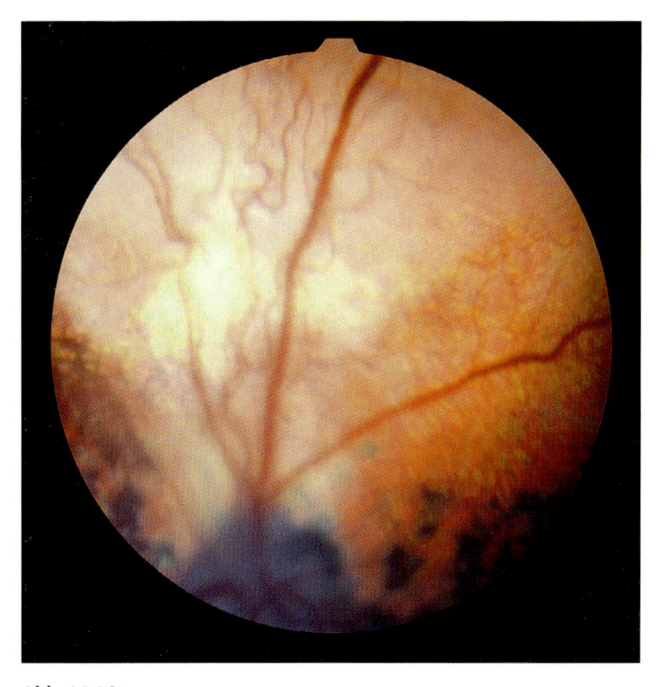

Abb. 14.16:
Lokale Retinaatrophie (hyperreflektives Areal dorsal der Papille) infolge einer Retinadyslasie bei einem Englischen Springerspaniel (OS).

14.7 Collie Eye Anomaly (CEA)

Die Collie Eye Anomaly oder CEA bildet den Überbegriff für eine Gruppe von Entwicklungsstörungen, die mit mesodermalen Differenzierungsstörungen einhergeht. Sie resultiert in hypoplastischen und dysplastischen Veränderungen der chorioidalen Gefäßarchitektur und bei größeren Defekten der Sklera sowie mit Kolobombildung in oder unter der Papille.[29] Sekundär können darüber hinaus Netzhautablösungen (Ablatio retinae) und -blutungen auftreten.[30] Die Abweichung führt speziell beim Collie und beim Shetland Sheepdog (in den Niederlanden 40–50 % der Gesamtpopulation) zu Problemen, kommt aber auch beim Bearded Collie und beim Border Collie vor. Die Missbildung scheint autosomal rezessiv aber möglicherweise auch polygenetisch vererbt zu werden, aber mit deutlich unterschiedlichem Penetrationsvermögen und variabler Expression. Chorioidale Hypoplasie und Kolobome werden wahrscheinlich separat vererbt.[31,32]

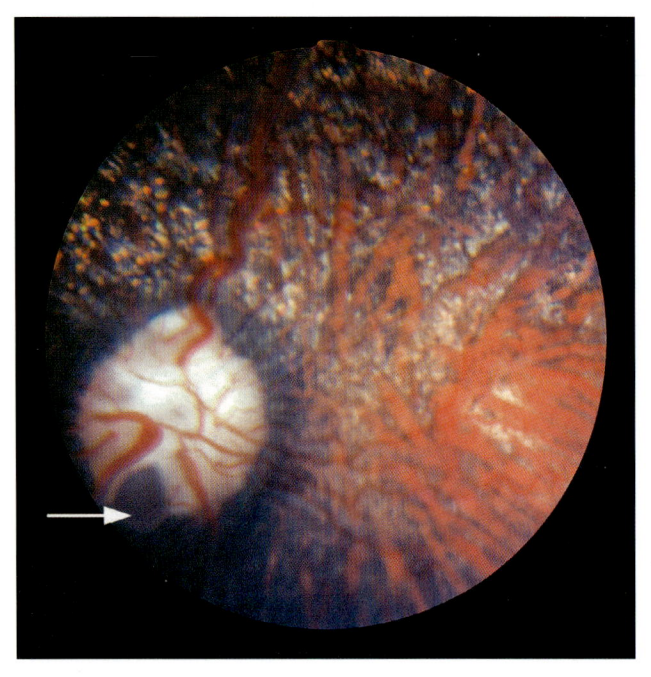

Abb. 14.17:
Collie Eye Anomaly (CEA). Chorioretinale Dysplasie (OS, lateral der Papille) und ein Kolobom der Papille bei 18 Uhr (typische Lokalisation; Pfeil) bei einem Collie.

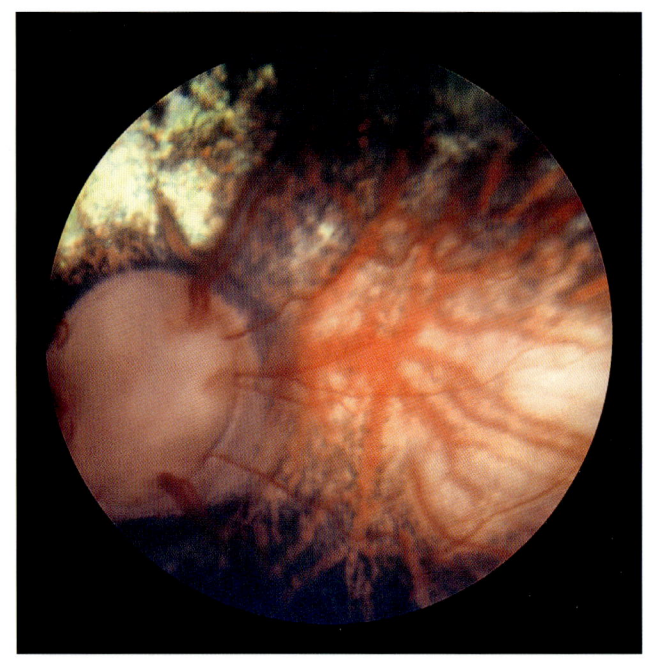

Abb. 14.18:
Hochgradige Collie Eye Anomaly (CEA) bei einem Collie. Hochgradige Chorioretinale Dysplasie (OS, lateral der Papille) und ein Riesenkolobom, fast so groß wie die Papille.

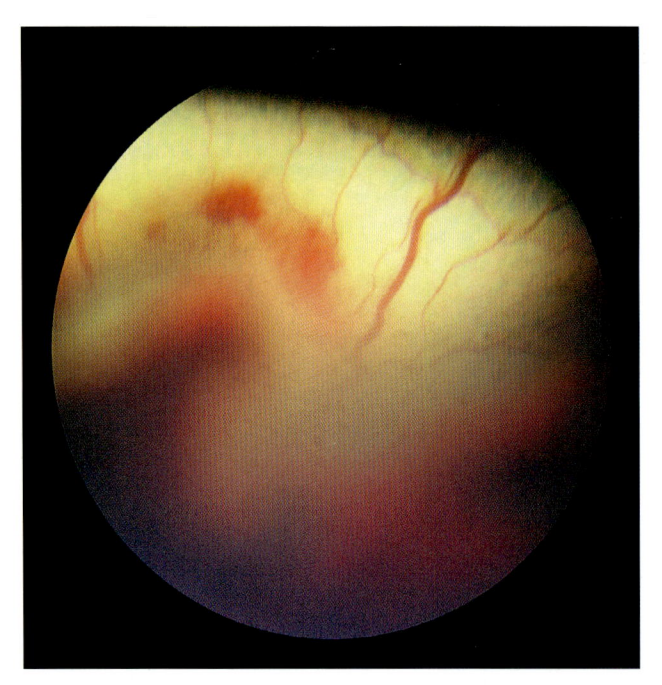

Abb. 14.19:
Collie Eye Anomaly (CEA). Intraokuläre Blutung mit einer partiellen Netzhautablösung (Ablatio retinae) bei einem Collie (OS).

Symptome: (Abb. 14.17–14.19) Das Bild der CEA ist hauptsächlich durch die chorioidale und in geringerem Maße auch die retinale Dysplasie und/oder Hypoplasie (CRD oder CRH) geprägt. Die Veränderungen sind lateral der Papille lokalisiert. Hier sind verbreiterte, missgestaltete und sehr unregelmäßig strukturierte chorioidale Gefäße zu erkennen, zwischen denen teilweise die weiße Sklera sichtbar ist. In leichten Formen können diese Flecken während der weiteren Entwicklung der Chorioidea von dieser überdeckt werden (7.–8. Lebenswoche), so dass sie zu einem späteren Zeitpunkt nicht mehr diagnostiziert werden können. Man spricht von so genannten »Go Normals«). Eine andere leichte Erscheinungsform der CEA ist die übermäßige Schlängelung der retinalen Gefäße (Tortuositas vasorum retinae). Ob diese Ausprägungsform allerdings tatsächlich zur CEA gehört, ist nicht geklärt. Die beiden genannten Abweichungen können sich ebenfalls in verschiedenen Kombinationen oder als Übergangsformen darstellen, so dass es oftmals auch für erfahrene Untersucher schwierig ist, einen an CEA erkrankten Hund zu identifizieren. Dies gilt vor allem für Hunde mit dem so genannten »Merle«-Gen. Solche Fälle werden als »zweifelhaft« eingestuft. Erst nach einer Testkreuzung oder DNA-Untersuchung kann dann entschieden werden, ob es sich um Träger/Erkrankte und damit um Vererber dieses Merkmals handelt oder nicht.

Eine schwerwiegendere Ausprägung der CEA stellt die Gruppe der Kolobome und der Ektasien, meist in der 6-Uhr-Position, in oder direkt unter der Papille gelegen, dar. Sie können von kleinen Dellen bis hin zu großen, blasigen Defekten variieren. Die bisher genannten Abweichungen führen in der Regel aber nicht zur Erblindung des betroffenen Auges.

Intraokuläre Blutungen, Ablatio retinae und eventuell auch eine hypoplastische Papille zählen zu den schwerwiegendsten Symptomen der CEA.[33] Hunde mit solchen Veränderungen (ca. 5 % der CEA-Fälle) sind bereits blind oder werden es.

Die CEA kann uni- oder bilateral auftreten (CRD meist beidseitig) und unterschiedlich ausgeprägt sein, sie ist aber in der Regel nicht progressiv. Ernstere Formen, wie Ablatio retinae oder wiederholte Blutungen, können durchaus mit einem fortschreitenden Sehverlust einhergehen.

Therapie / Prophylaxe: Eine Therapie ist nicht bekannt. Züchter und Besitzer sollten für die Vorsorgeuntersuchungen motiviert werden, die am besten während der 6.–7. Lebenswoche statt finden, um »Go Normals« zu erkennen. Die Welpen sollten zu diesem Zeitpunkt identifizierbar, d.h. elektronisch gekennzeichnet oder tätowiert sein. Diese züchterischen Maßnahmen scheinen offensichtlich erfolgreich zu sein, sicherlich hauptsächlich, weil die Erkrankung bereits bei sehr jungen Tieren festgestellt werden kann. Dadurch erhält man auch direkte Informationen über die erblichen Eigenschaften der Elterntiere. Nur eine sehr geringe Anzahl von CEA-Befallenen wird tatsächlich beidseitig blind. Deshalb könnte eigentlich ohne großes Risiko eine Testkreuzung durchgeführt werden, sofern dies die geltende Tierschutzgesetzgebung zulässt. Durch die Anpaarung eines phänotypisch gesunden Hundes mit einem erkrankten Hund könnten dann die CEA-Träger herausgefunden werden (siehe 15.1).

Seit Ende 2004 steht ein DNA-Test für chorioidale Hypoplasie beim Rough und Smooth Collie, Sheltie, Border Collie, Australian Shepherd und Lancashire Heeler zu Verfügung. Damit können Befallene, Trägertiere und genetisch freie Tiere unterschieden werden, und Träger unter speziellen Bedingungen für die Zucht verwendet werden, solange alle Nachkommen auch wieder getestet werden (siehe 15). So steht dem Züchter endlich eine wirksame Methode zu Verfügung, um die Häufigkeit der CEA zu reduzieren (Informationen hierzu z.B. unter www.optigen.com).

An CEA erkrankte Hunde sollten nicht zur Zucht verwendet werden. Sie stehen aber nahezu ohne Ausnahme als Haushunde oder für Ausstellungen zur Verfügung. Die Sorge, dass sich der Zustand des Auges allmählich verschlechtert, ist weitgehend unbegründet. Lässt die Anzahl der für die Zucht zur Verfügung stehenden Hunde es zu, sollten Nachkommen aus derselben Anpaarung nicht zur Zucht eingesetzt werden, da diese mit großer Wahrscheinlichkeit Merkmalsträger sind. Zuchtvorschriften können sehr effektiv ein. So konnte beispielsweise im Lake-District der USA die Quote der an CEA erkrankten Tiere innerhalb von Jahren von 97 % auf 59 % verringert werden. Darüber hinaus erhielt man auch bessere Schauergebnisse, da mehr auf die Eigenschaften der Nachkommen als auf die Elterntiere selbst geachtet wurde!

14.8 Erbliche Enzymdefizienzen

Beispiele für diese seltenen Erkrankungen sind die GM1-Gangliosidose-, die Galaktosidase-, die Mukopolysaccharidose- und die Ornithin-Carbamoyl-Transferase-Defizienz bei der Katze sowie die neuronale Ceroid-Lipofuszinose beim Hund.[34,35] Solche angeborenen Stoffwechselstörungen können Anhäufungen bestimmter Metaboliten in den Reaktionsketten (z.B. Aminsäuren, Polysaccharide, Lipigment) des Körpers nach sich ziehen (Speicherkrankheiten). Die beiden erstgenannten Erkrankungen sind bei der Siamkatze als autosomal rezessive Erberkrankung bekannt und führen zu einer progressiven Degeneration des zentralen Nervensystems. Am Auge können sich diese Krankheiten durch Anhäufungen der genannten Stoffe in der Hornhaut und/oder in den retinalen Ganglienzellen manifestieren und sind als kleine, gut umschriebene, grauweiße Flecken in der Retina sichtbar. Später auftretende Blindheit und andere nervöse Ausfallserscheinungen sind wahrscheinlich. Die Hyperornithinämie verursacht eine progressive Netzhautatrophie.

Bei der neuronalen Ceroid-Lipofuszinose ist eine abnormale Anhäufung von Lipofuszin im Gehirn und der Retina zu beobachten. Bisher ist die Erkrankung beim Englischen Setter, beim Dalmatiner und beim Collie beschrieben und soll auch beim Tibet-Terrier vorkommen.

14.9 Erbliche (Progressive) Retinadegeneration (PRA; Photorezeptorendysplasie und/oder Photorezeptorendegeneration)

Der Begriff PRA wird, besonders in Züchterkreisen, für alle erblichen primären Retinadysplasien mit sekundärer Degeneration/Atrophie und für primäre Retinaatrophien oder Dysplasien gebraucht. Die wichtigsten Formen der PRA sind durch eine progressive, irreversible Zerstörung der Photozeptoren mit sekundärer Degeneration der anderen retinalen Strukturen gekennzeichnet.

Folgende Hauptgruppen werden unterschieden:
- Dysplasie der Photorezeptoren: Stäbchen-Zapfen-Dysplasie und spätere Degeneration
- Stäbchen-Dysplasie: Stationäre Nachtblindheit
- Zapfen-Dysplasie: Stationäre Tagblindheit
- Degeneration der Photorezeptoren: Stäbchen-Zapfen-Degeneration

Aufgrund jüngster Untersuchungen stellt sich die Frage, ob die Pigmentepitheldystrophie (PED) zur Gruppe der erblichen Retinadegenerationen gezählt werden soll, da gezeigt werden konnte, dass es sich vermutlich um eine Mangelkrankheit (Vitamin E), mit einer familiären Disposition, handeln könnte. Darum wird diese Erkrankung separat besprochen (siehe 14.9.4).

14.9.1 Erbliche progressive Retinadegeneration / Netzhautatrophie

Die erbliche Form der Retinadegeneration kann in verschiedene Untergruppen eingeteilt werden. Man unterscheidet grundsätzlich zwischen Photorezeptordysplasien, bei welchen sich die Rezeptoren nicht normal entwickeln, und Photorezeptoratrophien, bei welchen sie nach normaler Entwicklung degenerieren (Abiotrophie). Darauf stützt sich die Einteilung nach dem Alter, in dem sich die ersten klinischen Erscheinungen bemerkbar machen. Bei der Dysplasie der Stäbchen und Zapfen treten erste Symptome wie Nachtblindheit bereits im Alter von 6 Monaten auf, worauf die Hunde im Alter von 1–2 Jahren vollständig erblinden. Prädisponierte Rassen sind Gordon- und Irish Setter,[36,37] Collies, Rauhaardackel, Shetland Sheepdog, Nordischer Elchhund (2 Formen),[38] Abessinierkatzen und Perserkatzen. Bei den später einsetzenden Photorezeptorabiotrophien sind die Stäbchen und Zapfen normal entwickelt und die Degeneration beginnt erst später (Nachtblindheit 3–5 Jahre, Erblindung 6–9 Jahre). Zahlreiche Rassen sind betroffen, z.B. Pudel,[39] Drentsche Patrijshund, Schapendoes,[40] der Englische[41] und Amerikanische Cockerspaniel, Labrador Retriever und der Entlebucher Sennenhund. Natürlich gibt es auch Zwischenformen, bei denen die erste Nachtblindheit im Alter von 1–2 Jahren auftritt, und die Hunde schon im Alter von 3–5 Jahren vollständig erblindet sind (Zwergschnauzer, Tibet Terrier,[42] Labrador Retriever,[43] Abessinierkatzen).[44,45] Einige Rassen (Elchhund, Irish Setter, Rauhaardackel, Langhaar-Collie, Abessinierkatze) sind von mindestens zwei verschiedenen Formen betroffen.[46]

Allen Formen ist gemein, dass sie rezessiv vererbt werden und die Symptomatik einen identischen Verlauf zeigt. Eine Ausnahme bildet die Netzhautdegeneration beim Sibirischen Husky und beim Samoyeden, bei der das betroffene Gen an das X-Chromosom gebunden ist, und die Erkrankung daher hauptsächlich bei Rüden auftritt.[47,48]

Bei einigen anderen Verlaufsformen und / oder Rassen sind weitere Einzelheiten, z.B. die Ursache oder die Pathogenese bekannt.

Beispiele dafür sind:
1. Stäbchen-Zapfen-Dysplasie mit späterer Atrophie beim Irish Setter. Hierbei ist eine verlangsamte Entwicklung (bereits am 18. Tag post partum) der Photorezeptoren zu bemerken. Ursächlich liegt dieser Fehlentwicklung eine Störung der cGMP- (cyclische Guanosin-3-5-Monophosphat) Phosphodiesteraseaktivität mit einer daraus resultierenden Anhäufung von cGMP in der Netzhaut zu Grunde.[49]
2. Die Stäbchen-Zapfen-Dysplasie beim Collie ist klinisch identisch zu der beim Irish Setter. Bei der Kreuzung erkrankter Hunde beider Rassen (Collie × Setter) kamen jedoch phänotypisch gesunde Hunde zur Welt. Dies ist ein Beweis dafür, dass die Erkrankung offensichtlich durch zwei verschiedene Genmutationen ausgelöst wird.
3. Bei der Stäbchen-Dysplasie beim Nordischen Elchhund und Zwergschnauzer sind die Zapfen anfangs noch normal, atrophieren dann jedoch ohne Anhäufung von cGMP.
4. Die frühe Form der Retinadegeneration beim Nordischen Elchhund kann von der letztgenannten Form mit Hilfe des ERG unterschieden werden.
5. Die Stäbchen-Zapfen-Dysplasie bei der Abessinierkatze zeigt eine sehr frühe Manifestation der Nachtblindheit im Alter 8–12 Wochen. Die Krankheit wird wahrscheinlich inkomplett dominant vererbt.[50]
6. Die Stäbchen-Zapfen-Degeneration bei Zwerg- und Mittelpudel und beim Englischen Cockerspaniel beruht auf einer gestörten Erneuerung der Membranscheiben der Photorezeptoraußensegmente[51]. Kreuzungen von Tieren mit PRA beider Rassen (Mittelpudel × Cocker) ergeben in jedem Fall erkrankte Tiere.
7. Stäbchen-Zapfen-Degeneration bei der Abessinierkatze, die mit morphologischen Veränderungen der äußeren Stäbchensegmente beginnt[52]

Symptome: (Abb. 14.20, 14.21) Unabhängig von der Ätiologie und dem Zeitpunkt des Auftretens sind die klinischen Symptome bei allen betroffenen Hunde- und Katzenrassen ähnlich: Mydriasis, verzögerter Pupillarreflex, schlechtes Dämmerungssehen, in Abhängigkeit von der Art der PRA (manchmal beginnt der Sehverlust schon im Welpenalter, manchmal erst im Alter von 3–4 Jahren). Einem sehr aufmerksamen Besitzer fällt das verminderte Sehvermögen manchmal am ängstlichen Verhalten des Hundes in der Dämmerung auf. Dem geübten Auge fallen bei der ophthalmoskopischen Untersuchung sehr geringgradig ausgeprägte Farbunterschiede und eine geringe Hyperreflexie, besonders in der Peripherie des Tapetum lucidum, auf. Die Hyperreflexie wird langsam stärker, die Attenuation der retinalen Gefäße beginnt und führt schließlich zur vollständigen Atrophie. Als Faustregel kann gelten, dass bei den Arteriolen der Retina drei Abzweigungen sichtbar sein müssen. Sind weniger sichtbar handelt es sich wahrscheinlich um eine Attenuation der Gefäße. Im Endstadium sind dann kaum noch Netzhautgefäße zu erkennen, im Tapetum lucidum herrscht eine diffuse Hyperreflexie vor und im T. nigrum (T.-[lucidum]-freier Fundus) sind gut umschriebene, depigmentierte Bezirke (ca. $\frac{1}{5}$ und $\frac{1}{1}$ des Papillendurchmessers) zu sehen. Die Papille selbst präsentiert sich blass und atrophisch. Klinisch sind die Tiere vollständig blind. Die Veränderungen sind bilateral und annähernd symmetrisch. Die PRA ist oftmals mit einer bilateralen, sekundären Katarakt verbunden, was eine Untersuchung des Fundus im Endstadium der Erkrankung erschwert, bzw. unmöglich macht. Es ist nicht immer klar, ob diese Katarakte sekundär sind oder ob es sich dabei um ein separates Problem handelt.

Diagnose: Die Diagnose wird anhand der Symptomatik gestellt und kann unter Umständen durch ein ERG und / oder eine DNA-Untersuchung gesichert werden. Differentialdiagnostisch kann die PRA mit nicht erblichen, diffusen, bilateralen, progressiv verlaufenden Netzhautdegenerationen (Reti-

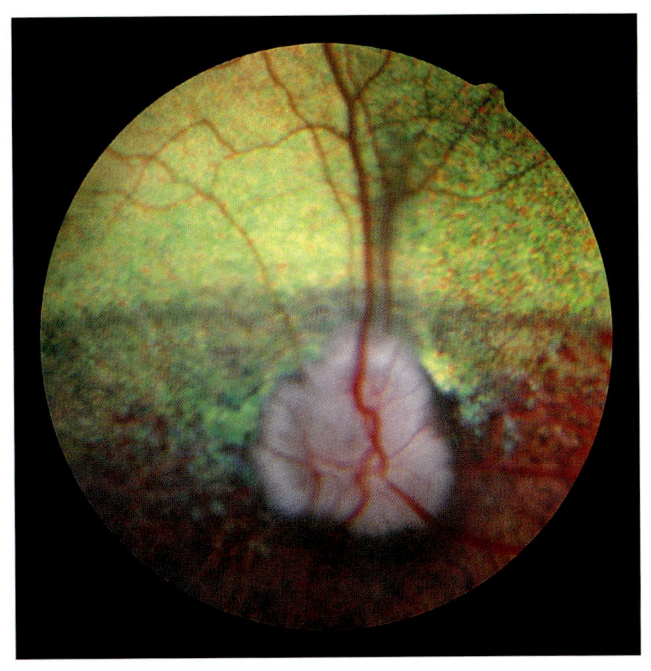

Abb. 14.20:
Erbliche Retinadegeneration oder Progressive Retina Atrophie (PRA-Nachtblindheitsform) bei einem 5-jährigen Englischen Cockerspaniel (OD). Die retinalen Gefäße sind zu dünn. Beginnend vom Gebiet der Trennungslinie, gerade oberhalb der Papille, ist nach ventral eine Hyperreflexie vorhanden. In diesem Stadium zeigte der Hund lediglich Unsicherheiten beim Absolvieren eines Hindernisparcours im Dämmerlicht.

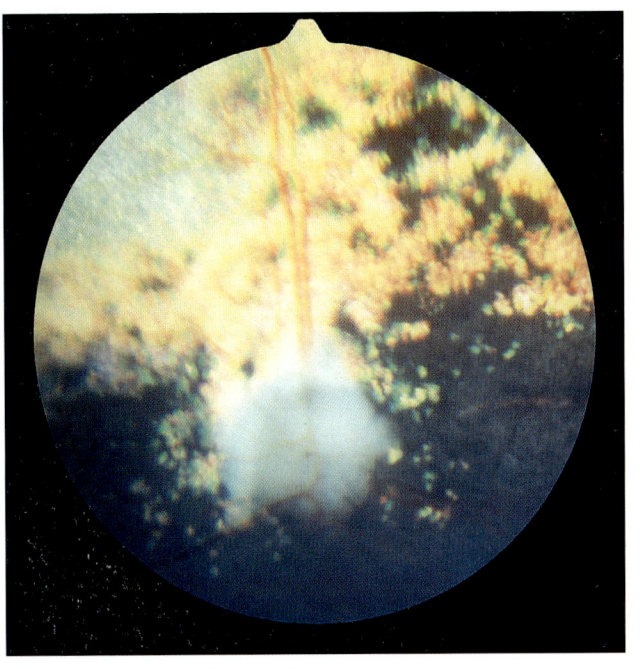

Abb. 14.21:
Erbliche Retinadegeneration oder Progressive Retina Atrophie (PRA-Nachtblindheitsform) bei einem 6-jährigen Zwergpudel (OD). Es liegt eine Hyperreflexie vor, die retinalen Gefäße sind stark atrophiert, und die Papille ist bleich. Der Hund war in diesem Stadium bereits vollständig blind.

nopathien) verwechselt werden (z.B. Taurinmangel der Katze). Vor allem in den Endstadien ist eine genaue Zuordnung schwierig. Meist weist jedoch der sehr langsame Verlauf sowie das Fehlen von Hinweisen auf Fütterungsmängel oder frühere Netzhautentzündungen eher auf eine PRA hin.

Therapie / Prognose: Eine Therapie gibt es bislang nicht, und die Prognose für das Sehvermögen ist infaust. Blinde Hunde und Katzen finden sich jedoch in ihrer gewohnten Umgebung sehr gut zurecht. Oft können sie sogar noch mit Stöcken oder Bällen spielen oder sogar Mäuse fangen. Daher ist die Euthanasie solcher Tiere nur in den Fällen indiziert, in denen sich die Tiere sehr ängstlich verhalten, aggressiv werden oder in ihrer Lebensweise sehr beeinträchtigt sind. In jüngster Zeit haben neue Methoden der Gentherapie erste ermutigende Resultate ergeben.[53] Bei homozygoten blinden Hunden mit einem RPE65-Gendefekt wurde ein rAAV.RPE65-Konstrukt subretinal injiziert. Bei allen Probanden verbesserten sich das klinische Sehvermögen und die elektroretinographischen Parameter über einen Zeitraum von bis zu 9 Monaten.

Prophylaxe: Tiere mit Anzeichen einer generalisierten, bilateralen Netzhautdegeneration sollten so lange als PRA-Befallene eingestuft werden, bis das Gegenteil bewiesen ist. Zusätzlich ist es wichtig, die Diagnose durch spezialisierte Kollegen bestätigen zu lassen. Auch muss der Besitzer angehalten werden, die Daten des betroffenen Tieres an den entsprechenden Zuchtverband und an den Züchter weiterzuleiten. Es ist auch sinnvoll, alle Geschwister und Halbgeschwister des Tieres untersuchen zu lassen, auch wenn keine züchterischen Absichten mit diesen Tieren besteht. Auf Grund des meist rezessiven Erbgangs sollten sich die Züchter darüber im Klaren sein, dass jedes der beiden Elterntiere genotypischer Träger des Defektes ist und dass Geschwister mit einer Wahrscheinlichkeit von > 50 % Träger sind. Erkrankte Tiere und die Elterntiere müssen von der Zucht ausgeschlossen werden. Die Zucht mit Nachkommen aus der identischen Anpaarung bringt große Risiken mit sich (siehe 15.1). Für eine große Anzahl von Rassen (siehe 15.4) werden heute so genannte DNA-Tests für vererbte Retinadegenerationen angeboten. Informationen hierzu finden sich z.B. unter www.optigen.com.

Mit dem Mutationstest können betroffene Tiere und Merkmalsträger dieses PRA-Typs sicher erkannt werden. Mit dem Markertest können betroffene Tiere mit hoher Wahrscheinlichkeit und häufig auch Merkmalsträger erkannt werden.

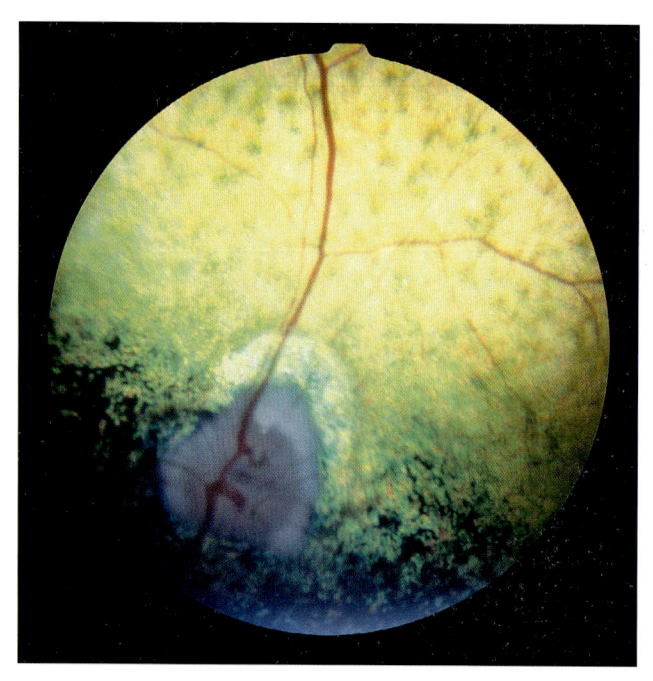

Abb. 14.22:
Pigmentepithel-Dystrophie (PED) bei einem 4-jährigen Englischen Cockerspaniel mit Tagblindheit (OS).

14.9.2 Erbliche (Stationäre) Nachtblindheit

Bei dieser Erkrankung sind die betroffenen Tiere (z.B. Briard) nachtblind, behalten aber bei Tageslicht eine relativ gute Sehfähigkeit. Ophthalmoskopische Veränderungen sind nicht sichtbar, aber das ERG nach Dunkeladaptation ist erloschen.[54]

14.9.3 Erbliche Tagblindheit

Nach einer anfänglich normalen Entwicklung kommt es zu einer Zapfendegeneration. Diese (seltene) Form der Tagblindheit tritt beim Alaskan Malamute auf (beginnend zwischen 8 Wochen und 6 Monaten) und wird rezessiv vererbt.[55] Die Diagnose kann lediglich anhand des Verhaltens des Hundes und mit Hilfe eines ERG gestellt werden, denn ophthalmoskopisch sind keine Veränderungen am Augenhintergrund sichtbar.

14.9.4 Pigmentepitheldystrophie (PED)
(Abb. 14.22)

Diese Erkrankung geht primär vom Pigmentepithel aus, in welchem anfangs Lipopigmente angereichert werden, die sich im Verlauf der Erkrankung auch in der übrigen Netzhaut ablagern. Diese Anhäufung ist vermutlich auf eine ungenügende Phagozytosetätigkeit der äußeren Segmente der Photorezeptoren zurückzuführen. Die daraus resultierenden Degenerationserscheinungen betreffen zunächst nur die Zapfen, breiten sich dann jedoch über die gesamte Netzhaut aus. Die Erkrankung wurde bei vielen Rassen beschrieben und tritt offensichtlich besonders in England beim Briard,[56] Golden und Labrador Retriever, Collie, Shetland Sheepdog, Englischen Cocker und Springer Spaniel sowie dem Welsh Corgi (Cardigan) auf. Ansonsten kommt die PED nur sehr selten vor. Der Vererbungsmodus soll überwiegend autosomal rezessiv sein, beim Labrador möglicherweise dominant. Es ist aber fraglich, ob diese Erkrankung noch zu den erblichen Augenerkrankungen gezählt werden sollte. Jüngste Untersuchungen weisen darauf hin, dass eine familiäre Disposition mit Beeinflussung durch Umwelt- und Milieufaktoren (Vitamin E und Taurin) nicht ausgeschlossen werden kann.[57]

Symptome: Im Alter von 3–5 Jahren tritt die erste Seheinschränkung auf – und zwar bei hellem Licht. Sich bewegende Objekte werden, im Gegensatz zu stillstehenden Objekten, noch gut wahrgenommen. Bei der Ophthalmoskopie sind im Tapetum lucidum, neben einer generalisierten leichten Hyperreflexie, kleine braun-beigefarbene, punktförmige Veränderungen zu erkennen. Im Laufe einiger Jahre werden diese punktförmigen Veränderungen größer, die dazwischen gelegenen Areale werden noch stärker hyperreflektiv, und es kommt zu einer allgemeinen Gefäßatrophie. Die PED führt nicht immer zur vollständigen Erblindung. Tritt trotzdem eine Erblindung ein so ist dies im Alter von 5–9 Jahren zu erwarten.

14.10 Blutungen und sonstige Gefäßerkrankungen

Petechien oder großflächige Blutungen, Gefäßwindungen und Aneurysma-ähnliche Gefäßerweiterungen im Fundus können, neben den angeborenen Gefäßanomalien, auch durch Traumata, Vergiftungen, Anämien, Gerinnungsstörungen, Bluthochdruck (siehe auch 14.15–14.16), Diabetes mellitus, Arteriosklerose, Entzündungen, degenerative Veränderungen, Lupus erythematodes, Thrombozythämie, (autoimmun bedingte hämolytische) Anämien oder durch Neoplasien verursacht werden. Größere subretinale Blutungen können zu einer Ablatio retinae führen. Die Diagnostik sollte in Richtung der genannten möglichen Ursache ausgedehnt werden. Prognose sowie Therapie hängen weitgehend von der Ursache ab.

14.10.1 Gefäßokklusion

In seltenen Fällen können beim Tier eine oder mehrere retinale Endarterien durch Sklerosierung oder durch sich festsetzende Emboli obliterieren, was mit einer akuten Infarzierung des betroffenen Netzhautareals einhergeht. Im Anfangsstadium eines Infarktes sind die ophthalmoskopischen Veränderungen sehr diskret oder kaum erkennbar. Die Gefäße können dunkler erscheinen und unterschiedlich breite Abschnitte aufweisen. Der ischämische Netzhautbezirk wird atrophieren. Die Diagnose kann, sowohl im akuten als auch im chronischen Stadium, durch Fluoreszenzangiographie gesichert werden.

Prognose: Die Prognose für das Sehvermögen ist meist infaust. Eine Behandlung mit Antikoagulantien hat sich als wenig sinnvoll erwiesen. Möglicherweise können Stoffe mit lytischen Eigenschaften, z.B. Streptokinase oder Actilyse, in Zukunft wirksam eingesetzt werden.

14.10.2 Hyperlipoproteinämie

Ein erhöhter Fettanteil im Blut lässt die Netzhautgefäße weißgrau gefüllt erscheinen. Gleichzeitige Seheinschränkungen sind die Ausnahme. Eine Besserung ist durch eine fettarme Diät zu erreichen.[58]

14.11 Traumata

Starke stumpfe oder perforierende Traumata oder auch eine Luxatio bulbi können zu Blutungen und Entzündungen in der Netzhaut und in seltenen Fällen auch zu Netzhautrissen oder -ablösungen führen. Die Therapie ist in solchen Fällen oftmals auf die Applikation von Antiphlogistika (siehe 12.10) und die Verordnung von absoluter Ruhe beschränkt. Fremdkörper in der unmittelbaren Umgebung der Netzhaut oder direkt hinter dem Bulbus werden sehr schnell eingekapselt. Eine operative Entfernung der Fremdkörper führt meist eher zu größerem Schaden als zur Besserung (siehe 4).

14.12 Vergiftungen

Petechien, größere Blutungen oder auch unspezifische Entzündungsreaktionen können im Rahmen einer Vergiftung (z.B. mit einem Cumarinderivat, aber auch mit anderen Stoffen) auftreten. Der Fundus ist der einzige Bereich des Körpers, in dem Gefäße und Nervengewebe durch die ophthalmoskopische Untersuchung direkt beurteilt werden können. Bei Verdacht auf eine Vergiftung kann daher die Funduskopie wertvolle Aufschlüsse liefern. Die Funduskopie ist aus diesem Grund auch bei der Entwicklung neuer Medikamente vorgeschrieben. Zur weiteren Diagnostik wird auf die einschlägige Literatur über Vergiftungen verwiesen.

14.12.1 Vergiftungen durch Medikamente

Durch die systemische Gabe von Fluoroquinolonen (einschließlich Enrofloxacin) kann bei Katzen eine vorübergehende oder stationäre Blindheit ausgelöst werden.

Therapie: Fluoroquinolone sollten nur unter dauernder klinischer Kontrolle angewendet werden.[59,60]

14.13 Alimentäre Ursachen

Es ist offensichtlich, dass Katzen sehr viel mehr auf einige wichtige Nahrungsinhaltsstoffe, besonders in Bezug auf tierische Eiweiße, angewiesen sind als Hunde. Seit kurzem bestehen aber Hinweise, dass die Pigmentepitheldystrophie (PED) beim Hund auch eine fütterungsbedingte Erkrankung darstellen könnte.

14.13.1 Vitamin-A- und Vitamin-E-Mangel

Vitamin A und Vitamin E gehören zu den fettlöslichen Vitaminen und sind hauptsächlich in tierischen Fetten und vor allem in der Leber zu finden. Ein Mangel an Vitamin A führt beim Menschen zur Xerophthalmie (Keratoconjunctivitis sicca) und zur Nachtblindheit, welche heutzutage nur noch in Entwicklungsländern anzutreffen sind. Auch bei der Katze wird das Auftreten dieser Erkrankungen als Folge eines Vitamin-A-Mangels vermutet, vor allem deshalb, weil Katzen das aufgenommen Karotin nicht in Vitamin A umwandeln können. Entsprechende Fütterungsversuche liegen nicht vor. Ein spontanes Auftreten einer dieser Erkrankungen ist bei der Katze außerdem nicht unbedingt zu erwarten, da in allen standardisierten Futtermitteln für Hunde und Katzen mehr als genug Vitamin A vorhanden ist. In Fetten tierischen und pflanzlichen Ursprungs ist genügend Vitamin A enthalten. Viele Katzen füllen durch die Jagd auf Mäuse und Vögel ihren Speiseplan selbst mit tierischen Fetten auf.[61]

Beim Rind kann die A-Hypovitaminose zur Blindheit führen.[62] Ein Mangel an Vitamin E kann ebenfalls in einer Retinopathie resultieren. Das klinische Bild gleicht dem der Pigmentepitheldystrophie.[63]

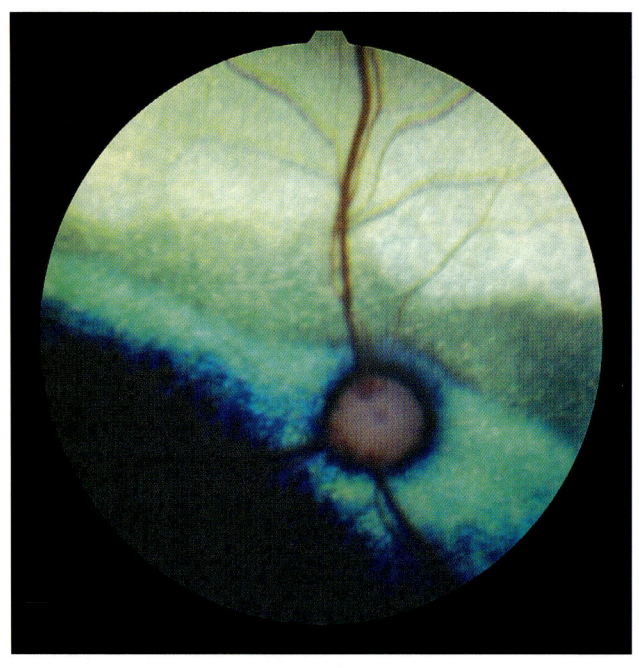

Abb. 14.23:
Typische Erscheinungsform einer Retinaatrophie dorsal der Papille bei einem Taurindefizit einer 2-jährigen Katze, die von klein auf mit einer vegetarischen Diät ernährt wurde (auch ohne Milch).

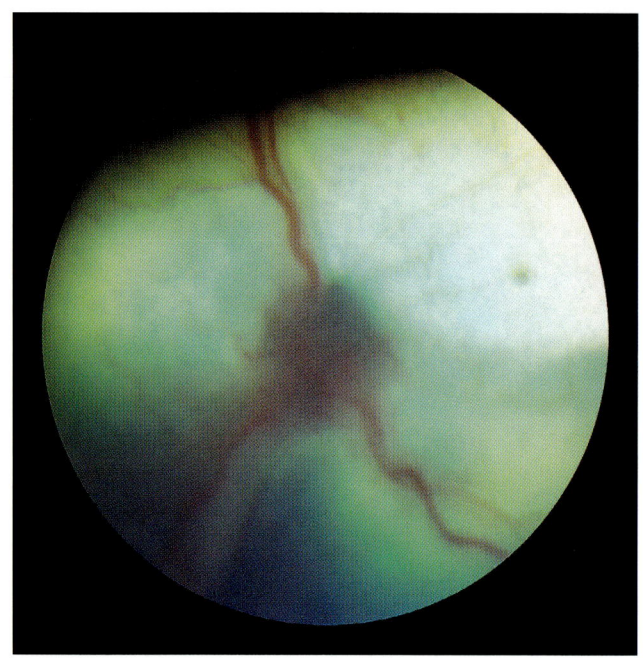

Abb. 14.24:
Chorioretinitis bei einer Katze mit infektiöser Peritonitis (OD).

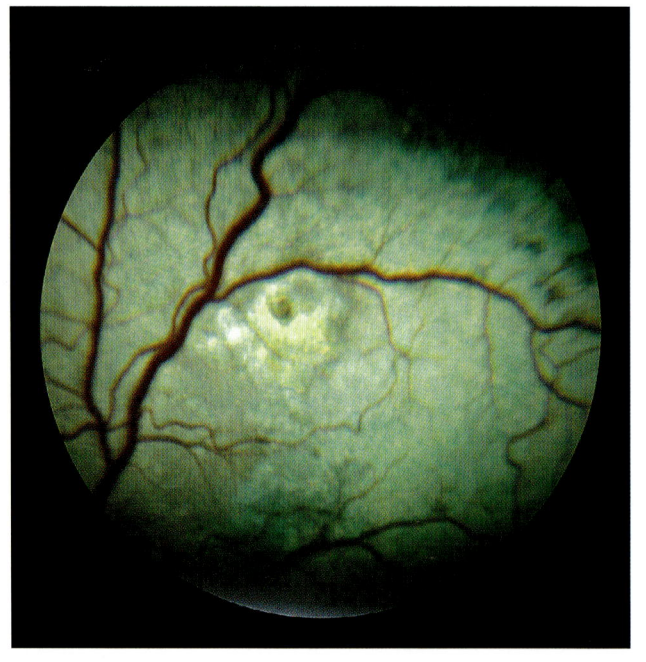

Abb. 14.25:
Chorioretinitis bei einem Hund aufgrund einer Wurmlarve (Larva migrans). Die Larve hat Ähnlichkeit mit einer liegenden »6« und bewegte sich noch. Zwei Monaten danach war sie ohne Narbenbildung verschwunden (Foto: Dr. A. Heijn, Oisterwijk).

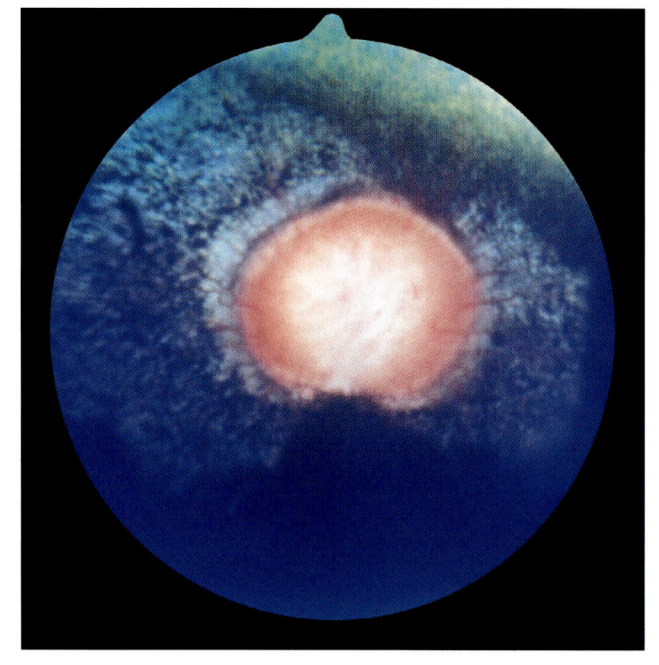

Abb. 14.26:
Pferd mit einem älteren peripapillären Chorioretinitisherd (»butterfly lesion«) ohne Beeinträchtigung der Sehkraft.

14.13.2 Thiamin-(Aneurin-) oder Vitamin-B1-Mangel

Das Thiamin gehört zu den wasserlöslichen Vitaminen der B-Gruppe. Beim Menschen führt ein Mangel an Thiamin zur »Beri-Beri«-Krankheit. Durch einen Thiaminmangel wird nicht mehr genügend Acetylcholin gebildet, und die Erregungsleitung an den Synapsen ist gestört. In den tierischen und den pflanzlichen Futtermitteln ist im Allgemeinen genügend Thiamin enthalten, jedoch kommt in einigen (Süßwasser-)Fischeingeweiden das Enzym Thiaminase vor. Daher kann bei Katzen, die hauptsächlich rohen Fisch fressen, die Erkrankung eher zum Ausbruch kommen.

Bei der Katze gleichen die Veränderungen, die auf Grund eines Vitamin-B-Mangels entstehen, anfangs denen des Taurinmangels. Im Endstadium kommt es schließlich zu einer generalisierten, diffusen Retinadegeneration, die ursächlich von anderen Degenerationen der Netzhaut nicht mehr zu unterscheiden ist.

14.13.3 Taurinmangel (Abb. 14.23)

Taurin gehört zu den sauren Aminen und wird – obwohl kein Eiweißbaustein – doch meist als Aminosäure klassifiziert. Für die meisten Tierarten ist dieser Stoff kein essentieller Nahrungsbestandteil. Katzen sind jedoch nicht in der Lage, Taurin in genügendem Maße selbst zu produzieren. In Geweben wie Retina, Gehirn, Leber und Herz und auch in tierischen »Produkten« wie Milch, Fisch und Schalentieren (auch im Kochsud) ist die Taurinkonzentration enorm hoch. Taurin spielt bei der Funktion der Neurotransmitter und beim Stoffwechsel der Zellmembranen der Photorezeptoren eine wichtige Rolle. Darüber hinaus fungiert Taurin aber auch als Konjugator bei der Gallensäure und als Energieträger.

Taurinmangelerscheinungen sind dementsprechend hauptsächlich bei Katzen zu erwarten, die ausschließlich vegetarisch oder nur mit Hundefutter (enthält oft viel weniger Fleisch als deklariert) ernährt werden.[64,65]

Symptome: Bereits nach 5 Wochen taurinfreier Ernährung werden Veränderungen im ERG sichtbar. Nach ungefähr 20 Wochen entstehen in der Area centralis, der Stelle mit der höchsten Zapfendichte, granulomatöse Veränderungen mit sich anschließender Hyperreflexie in diesem Gebiet, die sich dann dorsal entlang der Papille diskus- oder auch bänderartig weiter ausbreiten (feline zentrale Retinadegeneration, FCRD). Schließlich tritt neben einer allgemeinen Hyperreflexie eine generalisiere Atrophie der retinalen Gefäße auf, so dass die Katzen, oft erst nach mehr als einem Jahr defizienter Fütterung, vollkommen erblindet sind.

Diagnose: Die Diagnose stützt sich neben der Anamnese auch auf die Blut(plasma)untersuchung, wobei die Referenzwerte bei 15–150 µmol/l liegen. Da die Taurinbestimmung im Plasma sehr kostspielig ist, wird sie nur selten zur Diagnosestellung herangezogen. Bei der Durchführung einer Plasmabestimmung sollte stets gleichzeitig Blut von gesunden Tieren untersucht werden (Vergleichswerte).

Differentialdiagnostisch kommen Erkrankungen wie PRA, und natürlich alle Veränderungen, die sich im Endstadium in einer bilateralen, generalisierten diffusen Retinaatrophie äußern, in Frage.

Therapie: Die Fütterung ist umzustellen und gegebenenfalls mit Fisch, Fleisch, Schalentieren oder reinem Taurin in Pulverform zu ergänzen. Die bereits vorhandenen Veränderungen sind zwar irreversibel, die fortschreitende Degeneration wird jedoch gestoppt.

Prophylaxe: Zur Prophylaxe solcher Mangelerscheinungen müssen Katzenbesitzer darüber aufgeklärt werden, dass Katzen reine Karnivoren sind und auch dementsprechend gefüttert werden müssen.

14.14 Uveitis posterior / Chorioretinitis / Retinitis (Abb. 14.24–14.26)

Die Uveitis posterior stellt eine Entzündung der Uvea im hinteren Augensegment (Chorioidea) dar (Abb. 14.11–14.13, 14.24–14.28). Meist ist jedoch die gesamte Uvea von der Entzündung mitbetroffen wie z.B. bei der chronisch rezidivierenden Uveitis des Pferdes (Abb. 14.28). Obwohl Retina und Chorioidea anatomisch und funktionell sehr eng miteinander verbunden sind, treten Entzündungen, bei denen hauptsächlich eine der beiden Strukturen betroffen ist, recht häufig auf. Bezüglich einer weiteren Einteilung der Uveitis posterior siehe 12.10. Die häufigsten Ursachen für eine Uveitis sind Infektionskrankheiten (in Nordeuropa: FIP; FeLV, FIV, Toxoplasmose, Ehrlichiose, migrierende Larven [Abb. 14.25] etc.) und daher meist Ausdruck einer systemischen Erkrankung.[66,67] Die Uveitis posterior wird häufig in Kombination mit einer Uveitis anterior gesehen und liegt meist bilateral vor. In Südeuropa treten Kryptokokkose, Histoplasmose, Anaplasmose und Blastomykose regelmäßig als Ursache einer Chorioretinitis auf.[68,69]

Symptome: Anamnestisch steht meist die plötzliche beiderseitige Erblindung des Tieres mit weiter Pupille im Vordergrund. Bei der Funduskopie fällt eine extrem starke Gefäßschlängelung oder auch eine Erweiterung der Gefäße auf. Die Exsudation und die Schwellung im Fundusbereich äußern sich als Unschärfe bei der Ophthalmoskopie. Sobald sich diese Trübung bis in den Glaskörper ausbreitet, ist eine ophthalmoskopische Untersuchung des Fundus erschwert oder unmöglich. Bei Eintritt von Exsudat zwischen Pigmentepithel und Photorezeptorenschicht entsteht eine Ablatio retinae (siehe 14.15). Falls sich die Entzündung auf einen kleinen Teil der Netzhaut beschränkt, gleicht die Veränderung einem Öltropfen oder einem kleinen Wattebausch (z.B. bei Infektionen durch Larva migrans; Abb. 14.11, 14.12, 14.25). Vor allem bei mykotischen Prozessen bilden sich im Fundus Granulome.

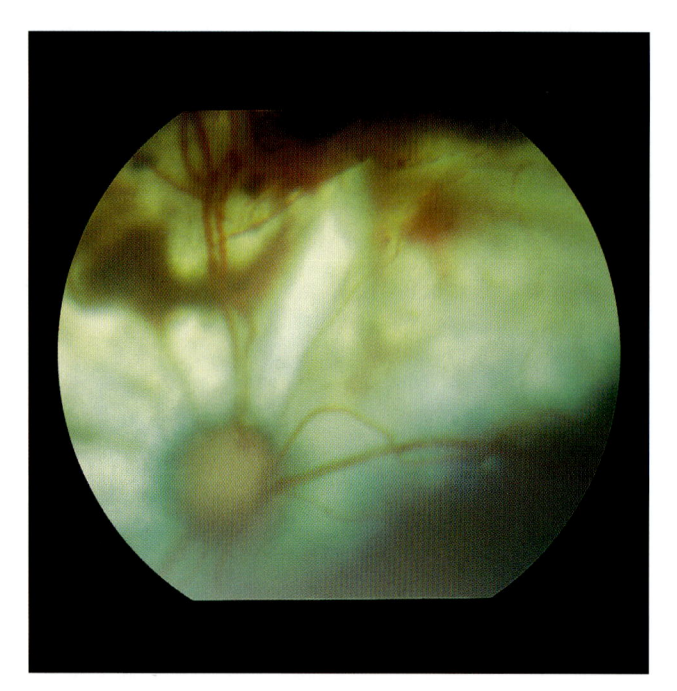

Abb. 14.27:
Katze mit retinalen Blutungen und Ablatio retinae aufgrund Bluthochdrucks.

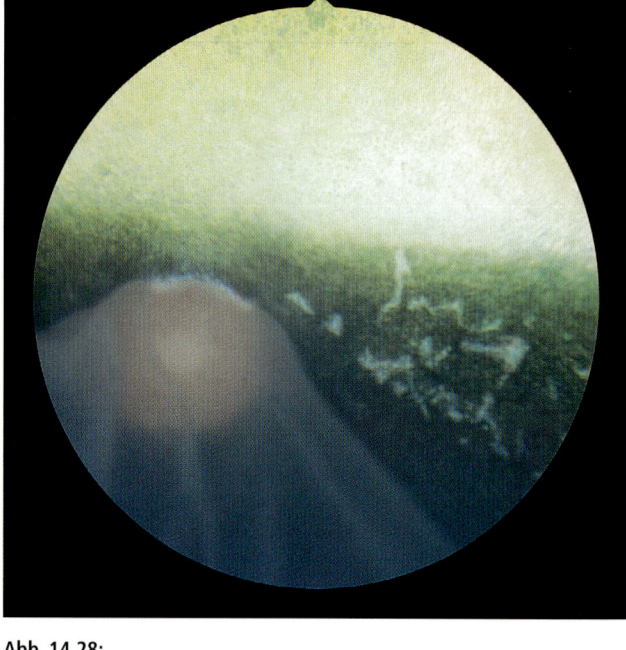

Abb. 14.28:
Ablatio retinae bei einem Pferd (OS) bei der chronischen rezidivierenden Uveitis (PA).

Ansonsten sind die Veränderungen, die bei der Funduskopie gesehen werden können, wenig spezifisch und erfordern daher zusätzlich eine ausführliche Allgemeinuntersuchung des Tieres sowie Laboruntersuchungen (Blutuntersuchung auf FIP, FeLV, FIV und eventuell Toxoplasmose). Darüber hinaus kann der Patient auch für weiterführende Untersuchungen (Echographie, Glaskörperparazentese) überwiesen werden. Die Glaskörperparazentese gehört auf Grund der damit verbunden Risiken in Europa nicht zur Routinediagnostik. In den Ländern (z.B. USA), in denen systemische Mykosen häufig vorkommen, gehört sie allerdings bei Ophthalmologen zur diagnostischen Routine.

Therapie: Eine eventuelle medikamentelle Therapie besteht aus der systemischen Applikation wirksamer »spezifischer« Antibiotika und, nachdem die Ursache näher bestimmt wurde, der Anwendung von Kortikosteroidpräparaten (wenn diese nicht kontraindiziert sind). Bei Mykosen wird in erster Linie Amphotericin B (oder ein anderes wirksames Antimykotikum) verwendet (siehe 12.10). Bis die Ursache der Retinitis vollständig abgeklärt ist, sollte der Patient besser isoliert gehalten werden. Während der Heilungsphase der Retinitis fällt bei der ophthalmoskopischen Untersuchung auf, dass zunächst der Schleier im Auge verschwindet und die retinalen Strukturen wieder scharf umgrenzt sichtbar sind. Auch die Visuseinschränkung erfährt eine rapide Verbesserung. Zurückbleibende Narben alter lokaler Entzündungen manifestieren sich entweder als kleine hyperreflektive Flecken oder als kleine Pigmentansammlungen mit einem hyperreflektiven Hof und einem eigenen kleinen, sehr dünnen retinalen Gefäß.

Prognose: Die Prognose hängt natürlich auch von der Ätiologie ab: bei idiopathischen Chorioretinitiden kann die Prognose durchaus (vorsichtig) optimistisch gestellt werden.

14.15 Ablatio retinae

Unter einer Ablatio (oder Amotio) retinae versteht man die Trennung zwischen Pigmentepithel und Neuroretina (Fig. 14.5, Abb. 14.19, 14.27, 14.28). Im Gegensatz dazu besteht bei der, beim Haustier seltenen, Retinoschisis eine Spaltung der Schichten der Neuroretina. Bei der Ablatio retinae wird die Ernährung der Photorezeptoren und damit auch ihre Funktion unterbrochen. Hält dieser Zustand länger an, kommt es zu einer irreversiblen Degeneration der Photorezeptoren mit definitiver Blindheit. Die Trennung der beiden Schichten kann verschiedene Ursachen haben: Ansammlung von Exsudat oder Transudat oder Gewebewucherungen (massive Ablatio retinae) im subretinalen Raum, Zug auf die Netzhaut (Perforationstraumata oder Linsenluxation), Leckage durch einen Riss in der Netzhaut oder totale Glaskörperverflüssigung. Am häufigsten wird die exsudative Ablatio retinae gesehen. Die wichtigsten Ursachen sind eine exsudative Chorioretinitis (siehe 14.14), und transsudativer Bluthochdruck, letzterer häufiger bei Katzen (Abb. 14.27, siehe 14.16) als bei Hunden. Kleinere spontane Ablösungen werden dagegen seltener gesehen, und dies nicht nur, weil diese Tiere keinerlei klinische Symptomatik zeigen. Sogar bei Reihenuntersuchungen größerer Anzahlen von Hunden werden punktförmige Netzhautablösungen extrem selten diagnostiziert.

Kleine, punkförmige Netzhautablösungen stellen sich als unscharf begrenzte grau-blaue Blasen in der Netzhaut dar, während größere Ablösungen grau-blauen bis roten fallschirmartigen Blasen ähneln, in denen Retinagefäße verlaufen und durch die hindurch eventuell die Papille erkennbar ist.

Diagnose: Zur Diagnosefindung reicht meist schon die Beurteilung des Fundus. Eine Echographie kann (um hinter der Netzhaut gelegene Neubildungen auszuschließen) ebenso wie eine Blutdruckmessung (siehe 14.16) zur Absicherung durchgeführt werden. Weiterhin sollte sich eine Blutuntersuchung auf FIP, FIV, FeLV, Toxoplasmose, Leukose etc., anschließen. Im Falle einer systemischen Hypertension (meist sekundär als Folge von Nieren-, Nebennieren- oder Schilddrüsenerkrankungen) liegt der systolische Blutdruck weit über 200 mmHg. Eine eventuelle mykotische Genese ist in der Regel durch zytologische und histologische Diagnostik auszuschließen. Dafür wird Material aus der Vorderkammer, oder besser noch aus dem Glaskörper, gewonnen. Da die Entnahme von Material aus dem inneren Auge eine Reihe von Risiken birgt, sollte sie nur im Ausnahmefall von versierten Spezialisten durchgeführt werden. Da systemische Mykosen in Europa noch selten sind, kann in der Regel auf eine Glaskörperaspiration verzichtet werden.

Therapie: Ziel der Therapie ist es, eine möglichst schnelle Resorption des Exsudates zu erreichen, wobei Prednisolon (1–2 mg/kg/Tag für 4–5 Tage, danach jeden 2. Tag für 8–10 Tage, anschließend mit der ½ Dosis weiter etc.) und Diclofenamid (5–10 mg/kg/Tag) die Mittel der Wahl sind. Die Anfangsdosierung für Prednisolon liegt bei 2 mg/kg/Tag/morgens oral und wird dann in abfallender Dosierung und alternierend (d.h. jeden zweiten Tag, morgens) weitergegeben. Sind klinische und ophthalmoskopische Anzeichen für die Wiederherstellung des Visus vorhanden, muss die Therapie langfristig fortgesetzt werden. Tritt innerhalb von 1–2 Wochen keine Besserung ein, kann die Therapie (ausschleichend) abgesetzt werden, die Prognose für das Sehvermögen ist dann als infaust anzusehen.

Bei Bluthochdruck werden drucksenkende Mittel gegeben (siehe 14.16). Bei Hinweisen auf eine therapierbare Infektionserkrankung wird zusätzlich mit einem Antibiotikum gezielt behandelt (siehe 14.14).

Chirurgisch sind grundsätzlich alle Methoden, die in der Humanmedizin bei Netzhautablösungen angewandt werden, auch in der Tiermedizin möglich.[70] Allerdings sind die Fälle, in denen eine chirurgische Behandlung noch möglich und sinnvoll ist vergleichsweise selten. Am häufigsten werden Retinopexien mit Kälte oder Wärme durchgeführt. Hierbei wird versucht, mit Hilfe von induzierten, lokalen Entzündungen und sich anschließend ausbildenden Adhäsionen das Innen- und Außenblatt der Netzhaut wieder zusammenzufügen. Dadurch wird ein Rezidiv an dieser Stelle unmöglich. Laserstrahlen können direkt über die optische Achse mit Hilfe eines Laserophthalmoskopes oder transskleral appliziert werden. Die Cryopexie oder Diathermie kann nur transskleral geschehen.[71] Selbst vollständige Ablösungen der Netzhaut an der Ora ciliaris können heute manchmal erfolgreich behandelt werden. Die Netzhaut kann auch mit Hilfe von Silikonöl oder dem Gasdruckverfahren wieder an ihre ursprüngliche Stelle zurückverlagert und fixiert werden.[72] Die in der Humanophthalmologie verwendeten aufgenähten Silikonkissen werden dagegen beim Tier selten angewandt.[73,74]

Prognose: Bei einer akuten, exsudativen, idiopathischen Ablatio retinae ist die Prognose, auch für die Sehkraft, relativ günstig. Die Prognose für die Sehkraft bei anderen Ursachen stellt sich jedoch eher sehr vorsichtig.

14.16 Hypertensive Retinopathie

Der systolische Blutdruck hat bei Hund und Katze eine obere Grenze von 160–180 mmHg (je nach Widersetzlichkeit des Tieres beim Messvorgang). Übersteigt der Blutdruck diesen

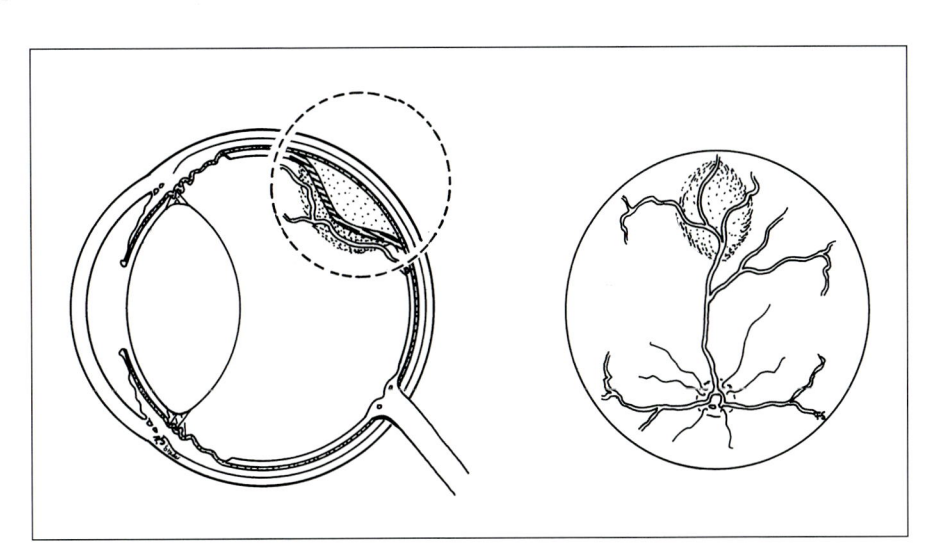

Fig. 14.5:
Ablatio retinae (partiell). Anterior gerichtete blasige Struktur mit Gefäßen.

Grenzwert, dann spricht man von Hypertension. Bluthochdruck kann die Folge einer chronischen Niereninsuffizienz oder z.B. eines Hyperthyreoidismus sein.[75] Systemische Hypertension führt zu Gefäßveränderungen, welche mit Permeabilitätsstörungen und Blutungen verbunden sind. Im Auge manifestiert sich dies als hypertensive Choriopathie, bzw. Retinopathie.[76] Die hypertensive Retinopathie wird bei der Katze häufiger beobachtet als beim Hund. Die Ursache ist in der Mehrzahl der Fälle eine chronische Niereninsuffizienz.[77] Betroffene Katzen werden meistens wegen akutem Erblinden mit weiten und starren Pupillen oder Irisblutungen vorgestellt. Es handelt sich in der Regel um ältere Tiere, oft mit einer Anamnese von PU/PD, Gewichtsverlust, häufigem Vomitus etc. Die vorderen Augenabschnitte sind meist unauffällig, obwohl auch Blutungen in die Vorderkammer und die Iris im Zusammenhang mit Hypertension vorkommen. Die Netzhaut zeigt auffällige, teilweise großflächige Blutungen sowie eine bullöse Netzhautablösung. Ophthalmoskopisch ist es schwierig, diese hypertensiven Veränderungen von entzündlichen Veränderungen von Netzhaut und Aderhaut zu unterscheiden. Die Diagnose wird anhand der Fundusveränderungen (Abb. 14.27) und des erhöhten Blutdrucks gestellt. In den meisten Fällen liegt der systolische Blutdruck deutlich über 200 mmHg.

Blut- und Harnuntersuchungen zeigen, ob es sich um eine Niereninsuffizienz oder einen Hyperthyreoidismus handelt.

Therapie: Neben der Behandlung des Grundleidens kommt der Blutdrucksenkung größte Bedeutung zu. Die besten Resultate erzielt man mit dem Kalzium-Antagonisten Amlodipin in der Dosierung von 0,625–1,25 mg/Katze/Tag; Hunde 0,1–0,2 mg/kg/Tag. Bei ungenügender Drucksenkung kann Amlodipin mit Benazepril, Enalpril oder Captopril (ACE-[Angiotensin converting enzyme]Hemmer) in der Dosierung von 0,5 mg/kg/Tag oder mit Atenolol (0,5 mg/Katze/Tag) kombiniert werden.

Prognose. Mit dieser Therapie wird in den meisten Fällen eine ausreichende Blutdrucksenkung erzielt. Die Prognose für eine völlige Abheilung der Fundusänderungen ist jedoch eher ungünstig.

14.17 Nicht erbliche degenerative Veränderungen

Lokale oder generalisierte Retinadegenerationen können auch ohne nachweisbare erbliche oder exogene Faktoren entstehen. Das klinische Bild der generalisierten Retinadegenerationen kann entweder der in der Area centralis beginnenden Degeneration (Zapfendegeneration, siehe 14.13.3) oder eher der diffusen Stäbchen- oder Stäbchen-Zapfen-Dysplasie und/oder -Atrophie gleichen (siehe PRA-Formen, 14.9).

14.17.1 Feline zentrale Retinadegeneration (FCRD)

Die klinische Symptomatik gleicht, mit Ausnahme des progressiven Verlaufs, dem Bild des Taurinmangel-Syndroms, aber die FCRD schreitet viel langsamer fort. Man kann sich jedoch speziell in diesem Fall fragen, ob es sich bei der FCRD tatsächlich um eine andere, idiopathische Erkrankung handelt, oder ob sie nicht eine Form des Taurinmangels darstellt. In diesem Fall würden einige Futtermittel für Katzen tatsächlich zu wenig Taurin enthalten, bzw. einige Katzen wären dann nicht in der Lage, genügend Taurin aufzunehmen.[78]

Differentialdiagnostisch muss die klinische Untersuchung bei jeder degenerativen Erkrankung dahingehend erweitert werden, dass auch die Anamnese und gegebenenfalls genetische Untersuchungen die ätiologische Diagnose bekräftigen können.

14.18 Papillenödem

Das Papillenödem bezeichnet eine sporadisch auftretende ödematöse Schwellung der Papille, ohne dass damit entzündliche Veränderungen des N. opticus oder anderer Anteile des Fundus einhergehen. Ursächlich liegen dieser Schwellung (Lymph-)Gefäßobstruktionen oder Veränderungen im Gehirn (Neoplasien, z.B. Hypophysenneoplasien) zu Grunde.

Symptome: Bei der binokulären indirekten Ophthalmoskopie (oder der Untersuchung mit einem Funduskontaktglas) erscheint die Papille geschwollen, rosarot und wölbt sich in den Glaskörper vor. Die Gefäße knicken am Papillenrand ab und sind angeschwollen und geschlängelt. Zusätzlich kann der Pupillarreflex gestört sein, eine Mydriasis vorliegen, selten können auch Visusstörungen auftreten. Die Tiere werden jedoch meist auf Grund von ZNS-Symptomen und/oder Gleichgewichtsstörungen vorgestellt. Diese Symptomatik tritt besonders bei Prozessen in der Nähe des Chiasma opticum auf.

Ophthalmoskopisch ist ein Papillenödem oft schwer von einer Papillitis zu unterscheiden. Bei der Papillitis ist jedoch die Ausprägung der Entzündungsmerkmale (Exsudation, Zellinfiltration, Blutungen in der Nähe der Papille) deutlicher. Auch sind Patienten mit einer Papillitis blind. Solche Patienten sollten für weitergehende Untersuchungen (Echographie, Optikusthekographie, Computertomographie [CT-Scan], Szintigraphie oder Magnetresonanz-Tomographie [MRT]) an einen Spezialisten überwiesen werden.

Therapie / Prognose: Therapie und Prognose wählt man in Abhängigkeit von der Ätiologie. Ist keine deutliche Ursache für die Veränderungen zu erkennen, sollte eine systematische, entzündungshemmende Therapie eingeleitet werden (siehe 14.19).

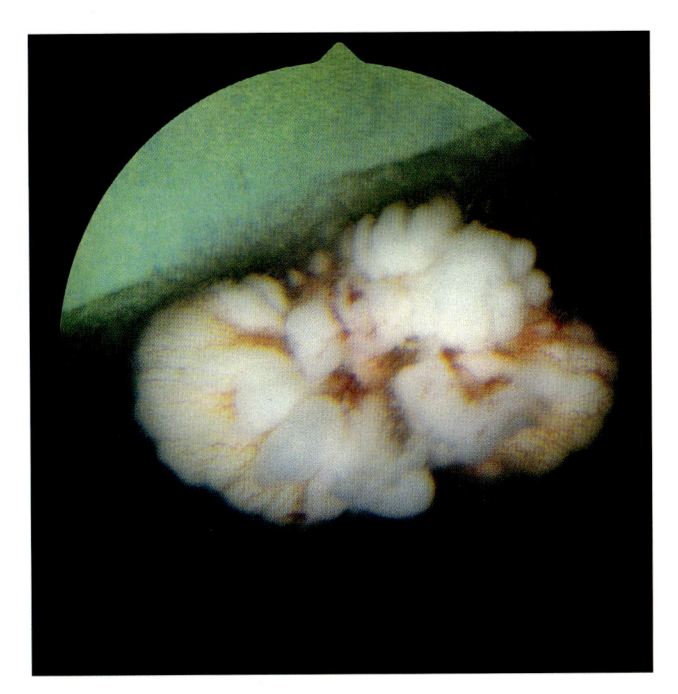

Abb. 14.29:
Stark veränderte Papille bei einem Pferd mit (beiderseitiger) proliferativer Optikusneuropathie (OD). Das Pferd war vollständig blind.

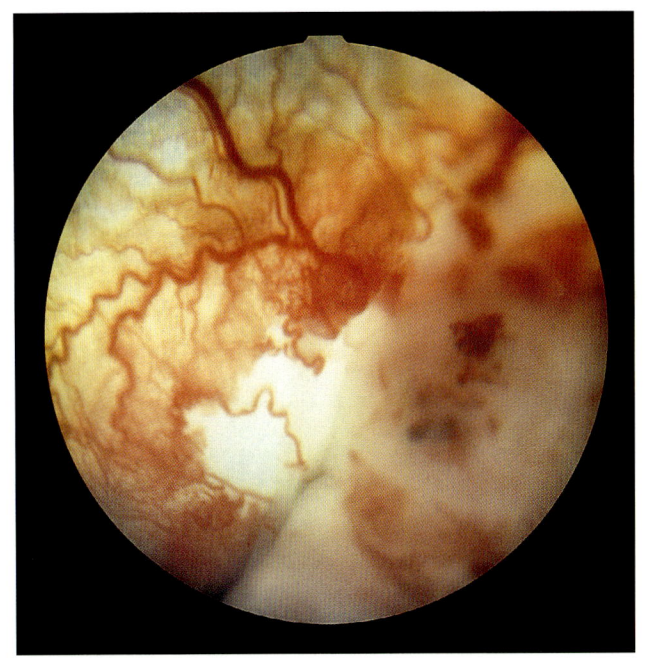

Abb. 14.30:
Völlig abnormaler Fundus bei einem Hund. Sehr stark veränderte Papille, Retinagefäße, Ablatio und ein großer, rosafarbener Prozess peripher der Papille (siehe auch Abb. 14.31).

14.19 Papillitis, Neuritis optica

Die Entzündung der Papille und/oder des N. opticus kann infektiöser oder nicht infektiöser Natur sein (siehe 12.10 und 14.14).

Die Papillitis oder Neuritis optica zeichnet sich in der Regel durch einen hochgradigen Sehverlust, bzw. die totale Erblindung des betroffenen Auges sowie eine nicht auf Licht reagierende Pupille (Mydriasis) aus. Die Papille ist geschwollen, wölbt sich (oft mehrere Dioptrien) in den Glaskörper vor, ist undeutlich begrenzt und verschwommen, rosarot und hyperämisch. In der Papille und ihrer unmittelbaren Umgebung können sich zelluläre Infiltrate und/oder Blutungen befinden. Die Entzündungsreaktion kann sich sehr leicht auf das umliegende retinale Gewebe ausbreiten (siehe 14.14). Entzündliche Veränderungen können sich aber auch ausschließlich auf die retrobulbären Abschnitte des N. opticus, direkt hinter dem Auge oder noch weiter zentral, beschränken, ohne dass die Papille davon sichtbar betroffen ist. Derartige Patienten sollten zu weiterführenden Untersuchungen überwiesen werden (siehe 14.21). Die Elektroretinographie erlaubt in diesen Fällen die Unterscheidung zwischen einer Retinopathie und einer Retrobulbärneuritis.

Therapie: Die Behandlung besteht aus der unmittelbaren Verabreichung hochdosierter Kortikosteroidpräparate, z.B. Prednisolon 2–5 mg/kg/Tag p.o., eventuell Dexamethason i.v.), die dann als alternierende, ausschleichende Therapie in niedrigerer Dosierung fortgeführt wird.

Sind Hinweise auf eine infektiöse Ursache vorhanden, wird zusätzlich noch Chloramphenicol (110 mg/kg/Tag i.v./p.o.) oder ein »spezifisches« Antibiotikum verabreicht. Bei einer Besserung innerhalb von 2–7 Tagen muss die Kortikosteroidgabe langfristig (über Monate) fortgesetzt werden.

Prognose: Bei eintretender Besserung ist die Prognose relativ günstig, obwohl neoplastische Veränderungen im Gehirn als primäre Ursache nicht ausgeschlossen werden können. Ist keine Verbesserung zu verzeichnen, kann die Medikation schon schneller reduziert werden. Die Prognose für die Sehkraft ist dann meistens infaust, und die Gefahr einer anderen systemischen, vielleicht sogar lebensbedrohlichen Erkrankung ist groß.

14.20 Neoplasien

Im Fundusbereich auftretende primäre Neoplasien sind höchst selten (Abb. 14.29–14.31). Sekundäre Neoplasien, besonders im Zusammenhang mit dem Leukose-/Lymphosarkom-Komplex werden häufig gesehen, Metastasen von Adenokarzinomen jedoch seltener. Die Fundusveränderungen bei der Leukose/FeLV beschränken sich auf entzündliche Verände-

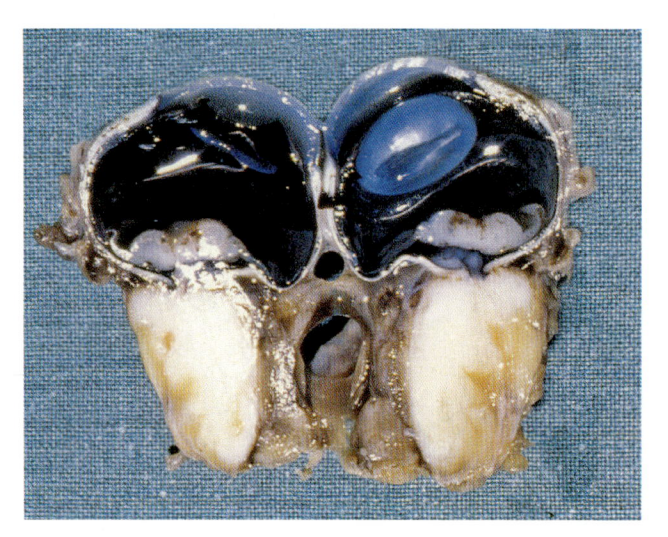

Abb. 14.31:
Dasselbe Auge wie in Abb. 14.30, hier nach Excenteratio orbitae. Neurofibrom im und hinter dem Bulbus.

rungen (Exsudation, Blutungen, Ablatio retinae). Deutlich umschriebene Neubildungen sind höchst selten.[79] Im Gegensatz zum Menschen sind chorioidale Melanome beim Tier selten.[80,81,82,83,84] Nicht eindeutig abklärbare retinale Blutungen, Entzündungen und auch ein absolutes Glaukom können auch auf neoplastischen Veränderungen basieren, deren Ursprung anderweitig im Körper liegen kann. Solche Patienten sollten für weitergehende Untersuchungen (Echographie, Optikusthekographie, Computertomographie, Szintigraphie oder Magnetresonanz-Tomographie (MRT) an einen Spezialisten überwiesen werden. Die genaue Ätiologie kann leider oft nur noch in der pathologisch-anatomischen Untersuchung festgestellt werden.

14.21 Amblyopie/Amaurosis

Der Begriff »Amblyopie« umschreibt eine Seheinschränkung, unter »Amaurosis« versteht man den vollständigen Sehverlust.

Beide Erkrankungen verlaufen ohne ophthalmoskopisch sichtbare Veränderungen. Als Ursache für die Amblyopie/Amaurosis können der (zeitweilige) Verschluss von Blutgefäßen zum Auge und/oder zum Gehirn oder mit einem Funktionsverlust einhergehende Nervenveränderungen (Nervus opticus), verantwortlich gemacht werden.

Der akut auftretende totale Sehverlust fällt dem Besitzer meist direkt auf, während die Amblyopie oft nur an diskreten Verhaltensänderungen erkennbar ist. Klinisch fallen ab und zu nicht auf Lichtreize reagierende, dilatierte Pupillen auf. Betroffene Tier verhalten sich oft ängstlich und haben einen starren, verstörten Blick.

Diagnose: Die Diagnose kann meist mit Hilfe des ERG und/oder des VEP (Visuell Evozierte Potentiale) sowie der Angiographie oder anderen neurologischen Untersuchungen gesichert werden.

Differentialdiagnostisch müssen spezielle Erkrankungen, z.B. die Dysautonomie (siehe 12.12), die SARD (siehe 14.21.1), die Hepato-Enzephalopathie, Embolien, Refraktionsanomalien oder sonstige Gehirnveränderungen berücksichtigt werden.

Therapie und Prognose: Therapeutisch wird wie bei der Behandlung der Papillitis/Neuritis vorgegangen. Die Prognose hängt von der Behandlungsmöglichkeit der zu Grunde liegenden Grundkrankheit ab.

14.21.1 Sudden Aquired Retinal Degeneration (SARD)

Die SARD wird auch toxische Neuro-Retinopathie genannt und zeichnet sich durch plötzlichen Visusverlust und beiderseitige Mydriasis ohne deutliche Fundusveränderungen (Amaurosis) aus. Auf lange Sicht degeneriert die Netzhaut vollständig und das ERG ist beidseits vollständig ausgelöscht.[85] Es bestehen Hinweise auf die Verbindung mit subklinischen Leberveränderungen bzw. Hyperadrenokortizismus.[86,87,88]

Literatur

1. KOCH, S. A. & RUBIN, L. F.: Distribution of cones in retina of the normal dog. Am. J. Vet. Res. **33**: 361, 1972.

2. STEINBERG, R. H., REID, M. & LACY, P. L.: The distribution of rods and cones in the retina of the cat (Felis domesticus). J. Comp. Neurol. **148**: 229, 1973.

3. NEITZ, Y., GEIST, T. & JACOBS, G. H.: Color vision in the dog. Vis. Neurosci. **3**: 119–125, 1989.

4. LOOP, M., S., BRUCE, L. L. & PETUCHOWSKI, L.: Cat color vision: effects of stimulus size, shape and viewing distance. Vision Res. **19**: 507, 1979.

5. MARTIN, G. R., GORDON, I. E., & CADLE, D. R.: Electroretinographically determined spectral sensitivity in the tawny owl (Strix aluco). J. Comp. Physiol. Psychol. **89**: 72, 1975.

6. KOLB, H. & FAMIGLIETTI, E.V.: Rod and cone pathways in the inner plexiform layer of cat retina. Science. **186**: 47, 1974.

7. BRIDGES, C. D. B.: Retinoids in photosensitive systems. In: The retinoids, 5th ed. Ed.: M. B. Sporn, A. B. Roberts & D. Goodman. New York, Academic Press, 1984.

8. AGUIRRE, G. D. & RUBIN, L. F.: The electroretinogram in dogs with inherited cone degeneration. Invest. Ophthalmol. Vis. Sci. **14**: 840, 1975.

9. SPIESS, B., Elektrophysiologische Untersuchungen des Auges bei Hund und Katze. Stuttgart: Enke Copythek. 351, 1994.

10. SIMS, M. H. & LAREATTA, L. J.: visual-evoked potentials in cats, using a light-emitting diode stimulator. Am. J. Vet. Res. **49**: 1876, 1988.

11. LECOUTEUR, R. A., et al.: Indirect imaging of the canine optic nerve, using metrizamide (optic thecography). Am. J. Vet. Res. **43**: 142, 1982.

12. ROBERTSON, T. W., HICKEY, T. L. & GUILLERY, R. W.: Development of the dorsal lateral geniculate nucleus in normal and visually deprived Siamese cats. J. Comp. Neurol. **191**: 573, 1980.

13. ROBERTSON, T. W., HICKEY, T. L. & GUILLERY, R. W.: Development of the dorsal lateral geniculate nucleus in normal and visually deprived Siamese cats. J. Comp. Neurol. **191**: 573, 1980.

14. KALILK, R. E., JHAVERI, S. R. & RICHARDS, W.: Anomalous retinal pathways in the Siamese cat: An inadequate substrate for normal binocular vision. Science **174**: 302, 1971.

15. ISKANDAR, L. A., SAMUELSON, D. A. & WHITLEY, R. D.: The pecten and the posterior circulation in the avian eye. Invest. Ophthalmol. Vis. Sci. (Suppl.) **29**: 381, 1988.

16. ENGERMANN, R. L., MOLITOR, D. L. & BLOODWORTH, J. M. B.: Vascular system of the dog retina: Light and electron microscopic studies. Exp. Eye Res. **5**: 296, 1966.

17. PSCHYREMBEL, W., Klinisches Wörterbuch. 254th ed., Berlin: de Gruyter, W. 1982.

18. GELATT, K. N. & VEITH, L. A.: Heredity multiple ocular anomalies in Australian Shepherd dogs. Vet. Small Anim. Clin. **65**: 39, 1970.

19. KERN, T. J. & RIIS, R. L.: Optic nerve hypoplasia in three Miniature Poodles. JAVMA **178**: 49, 1981.

20. SPIESS, B., LITSCHI, B., LEBER-ZÜRCHER, A. C. & STELZER, S.: Bilaterale Hypoplasie der Nervi optici bei einem Pudelwelpen. Kleintierpraxis **36**: 173, 1991.

21. MACMILLAN, A. D. & LIPTON, D. E.: Heritability of multifocal retinal dysplasia in American Cocker Spaniels. JAVMA **172**: 568, 1978.

22. BEDFORD, P. G. C.: Multifocal retinal dysplasia in the Rottweiler. Vet. Rec. **111**: 304, 1982.

23. HEYWOOD, R. & WELLS, G. A. H.: A retinal dysplasia In the Beagle dog. Vet. Rec. **87**: 178, 1970.

24. LAVACH J. D., MURPHY, J. M. & SEVERIN, G. A.: Retinal dysplasia in the English Springer Spaniel. JAAHA **14**: 192, 1978.

25. RUBIN, L. F.: Heredity of retinal dysplasia in Bedlington Terriers. JAVMA **152**: 260, 1968.

26. STADES, F. C.: Hereditary retinal dysplasia (RD) in a family of Yorkshire Terriers. Tijdschr. Diergeneek. **103**: 1087, 1979.

27. BARNETT, K. C., BJORCK, G. R. & KOCK, E.: Hereditary retinal dysplasia in the Labrador Retriever in England and Sweden. J. Small Anim. Pract. **10**: 755, 1970

28. CARRIG, C. B., SPONENBERG, D. P., SCHMIDT, G. M. & TVEDTEN, H. W.: Retinal dysplasia associated with skeletal abnormalities in Labrador Retrievers. JAVMA **170**: 49, 1977.

29. DONOVAN, E. F. & WYMAN, M.: Ocular fundus Anomaly in the Collie. JAVMA **148**: 1465, 1965.

30. FREEMAN, H. M., DONOVAN, R. H. & SCHEPENS, C. L.: Retinal detachment, chorioretinal changes and staphyloma in the Collie. I. Ophthalmoscopic findings. Arch. Ophthalmol. **76**: 412, 1966.

31. BARNETT, K. C. & STADES, F. C.: Collie eye anomaly in the Shetland Sheepdog in The Netherlands. J. Small Anim. Pract. **20**: 321, 1979.

32. WALLIN-HAKANSON, B., WALLIN-HAKANSON, N., & HEDHAMMER, A. Collie eye anomaly in the Rough Collie in Sweden: genetic transmission and influence on offspring vitality. J. Small Anim. Pract. **41**: 254, 2003.

33. STADES, F. C. & BARNETT, K. C.: Collie eye anomaly in the Netherlands. Vet. Quart. **3**: 66–73, 1981.

34. KOPPANG, N.: Neuronal ceroid-lipofuscinosis in English Setters. J. Small Anim. Pract. **10**: 639, 1970.

35. AGUIRRE, G. D., STRAMM, L. & HASKINS, M.: Animal models f metabolic eye diseases. In: Goldberg's genetic and metabolic eye diseases, 2nd ed. Ed.: W. A. Renie, Boston, Little Brown, 1986.

36. MAGNUSSON, H.: Über Retinitis Pigmentosa und Konsanquinita beim Hunde. Arch. Verg. Ophthalmol. **2**: 147, 1911.

37. AGUIRRE, G. D. & RUBIN, L. F.: Rod-cone dysplasia (progressive retinal atrophy) in Irish Setters, JAVMA **166**: 157, 1975.

38. AGUIRRE, G. D. & RUBIN, L. F.: The early diagnosis of rod dysplasia in the Norwegian Elkhound. JAVMA **159**: 429, 1971.

39. AGUIRRE, G. D. & RUBIN, L. F.: Progressive retinal atrophy in the Miniature Poodle: An electrophysiologic study. JAVMA **160**: 191, 1972.

40. STADES, F. C., BOEVÉ, M. H., et al.: Praktijkgerichte oogheelkunde voor de dierenarts. Schlütersche Verlag. Hannover. pp 181, 1996

41. AGUIRRE, G. D. & ACLAND, G.: Progressive retinal atrophy in the English Cocker Spaniel. Trans. Am Coll. Vet. Ophthalmol. **14**: 104, 1983.

42. BARNETT, K. C. & CURTIS, R.: Lens luxation and progressive retinal atrophy in the Tibetan Terrier. Vet. Rec. **103**: 160, 1978.

43. AGUIRRE, G. D. & ACLAND, G.: Progressive retinal atrophy in the Labrador Retriever is a progressive rod-cone degeneration (PRCD). Trans. Coll. Vet. Ophthalmol. **20**: 150, 1989.

44. NARFSTRÖM, K.: Progressive retinal atrophy in the Abyssinian cat: Clinical characteristics. Invest. Ophthalmol. Vis. Sci. **26**: 193, 1985.

45. CURTIS, R., BARNETT, K. C. & LEON, A.: An early-.onset retinal dystrophy with dominant inheritance in the Abyssinian cat. Invest. Ophthalmol. Vis. Sci. **28**: 131, 1987.

46. DJAJADININGRAT-LAANEN, S. C., BOEVÉ, M. H., STADES, F. C. & OOST, B. A. VAN.: Familial non-*rcd1* generalised retinal degeneration in Irish setter dogs, J. Small Anim. Pract. **44**: 113, 2003.

47. ACLAND, G. M., BLANTON S. H., et al.: XLPRA: a canine retinal degeneration inherited as an X-linked trait. Am. J Med. Gen. **52(1)**: 27, 1994.

48. ZEISS, C. J., RAY K., et al. Mapping of X-linked progressive retinal atrophy (XLPRA), the canine homolog of retinitis pigmentosa 3 (RP3). Human Mol. Gen. **9(4)**: 531, 2000.

49. AGUIRRE, G. D., et al.: Rod-cone dysplasia in Irish setters: A cyclic GMP metabolic defect of visual cells. Science **201**: 1133, 1978.

50. NARFSTROM, K.: Progressive retinal atrophy in the Abyssinian cat. Clinical characteristics. Invest. Ophthalmol. Vis. Sci. **26(2)**: 193, 1985.

51. AGUIRRE, G., ALLIGOOD J., et al.: Pathogenesis of progressive rod-cone degeneration in miniature poodles. Invest. Ophthalmol. Vis. Sci. **23(5)**: 610, 1982.

52. NARFSTROM, K. & NILSSON S. E.: Progressive retinal atrophy in the Abyssinian cat. Electron microscopy. Invest. Ophthalmol. Vis. Sci. **27(11)**: 1569, 1986.

53. NARFSTROM, K., KATZ M. L., et al.: In vivo gene therapy in young and adult RPE65-/- dogs produces long-term visual improvement. J. Heredity **94(1)**: 31, 2003.

54. NARFSTRÖM, K. WRIGSTAD, A. & NILSON, S. E. The Briard dog: A new animal model of congenital stationary night blindness. Br. J. Ophthalmol. **73**: 750, 1989.

55. AGUIRRE, G. D. & RUBIN, L. F.: Pathology of hemeralopia in the Alaskan malamute dog. Invest. Ophthalmol. Vis. Sci. **13**: 231, 1974.

56. BEDFORD, P. G. C.: Retinal pigment epithelial dystrophy (CPRA): A study of the disease in the Briard. J. Small Anim. Pract. **25**: 129, 1984.

57. WATSON, P. & BEDFORD, P. G. C.: Retinal pigment epithelial dystrophy: histological and biochemical aspects. Symposium on retinal degenerations in dogs with focus on PRA und CPRA, Transactions Eur. Soc. Vet. Ophthalmol. Uppsala, 1993.

58. WYMAN, M. & MCKISSICK, G. E.: Lipemia retinalis in a dog and a cat: Case reports. JAAHA **9**: 288, 1973.

59. GELATT, K. N., WOERDT, A. VAN DER, et al.: Enrofloxacin-associated retinal degeneration in cats. Vet. Ophthalmol. **4**: 99, 2001.

60. WIEBE, V. & HAMILTON, P.: Fluoroquinolone-induced retinal degeneration in cats. JAVMA **221**: 1568, 2002.

61. HAYES, K. C., ROUSSEAU, J. E. & HEGSTED, D. M.: Plasma tocopherol concentration and vitamin E deficiency in dogs. JAAHA **157**: 64, 1970.

62. PAULSEN, M. E., JOHNSON L., et al.: Blindness and sexual dimorphism associated with vitamin A deficiency in feedlot cattle. JAVMA **194(7)**: 933, 1989.

63. RIIS, R. C., SHEFFY, B. E., LOEW, E., KERN, T. J. & SMITH, J. S.: Vitamin E deficiency retinopathy in dogs. Am. J. Vet. Res. **42**: 74, 1981.

64. HAYES, K. C., CAREY, R. E. & SCHMIDT, Y.: Retinal degeneration associated with taurine deficiency in the cat. Science **188**: 949, 1975.

65. AGUIRRE, G. D.: Retinal degeneration associated with the feeding of dog foods to cats. JAVMA **172**: 791, 1978.

65. PARRY, H. B.: Degenerations of the dog retina. IV. Retinopathies associated with dog distemper-complex virus infections. Br. J. Ophthalmol. **38**: 295, 1954.

67. CELLO, R. M. & HUTCHERSON, D.: Ocular changes in malignant lymphoma of dogs. Cornell Vet. **55**: 492, 1962.

68. KURTZ, H. J. & FINCO, D. R.: Granulomatous chorioretinitis caused by Cryptococcus neoformans in a dog. JAVMA **157**: 934, 1970.

69. GEISER, C. A., THIEL, J. & CASHELL, I. G.: Visceral leishmaniasis in a dog imported into the United States. Am. J. Trop. Med. Hyg. **6**: 227, 1957.

70. DZIEZYC, J., WOLF, E. D. & BARRIE, K. P.: Surgical repair of rhegmatogenous retinal detachments in dogs. JAVMA **188**: 902, 1986.

71. PIZZIRANI, S., DAVIDSON M. G. & GILGER B. C.: Transpupillary diode laser retinopexy in dogs: ophthalmoscopic, fluorescein angiographic and histopathologic study. Vet. Ophthalmol. **6(3)**: 227, 2003.

72. VAINISI, S. J. & PACKO K. H.: Management Of giant retinal tears in dogs. JAVMA **206(4)**: 491, 1995.

73. SULLIVAN, T.C.: Surgery for retinal detachment. Vet. Clin. North Am. Small Anim. Pract. **27(5)**: 1193, 1997.

74. DZIEZYC, J., WOLF E. D. & BARRIE K. P.: Surgical repair of rhegmatogenous retinal detachments in dogs. JAVMA **189(8)**: 902, 1986.

75. STILES, J., POLZIN D. J. & BISTNER S. I.: The Prevalence of Retinopathy In cats with systemic hypertension and chronic renal failure or hyperthyroidism. JAAHA **30(6)**: 564, 1994.

76. CRISPIN, S. M. & MOULD J. R.: Systemic hypertensive disease and the feline fundus. Vet. Ophthalmol. **4(2)**: 131, 2001.

77. STILES, J.: Ocular manifestations of systemic disease. Part 2: The cat. In: Veterinary Ophthalmology, Gelatt K. N. (ed.), Lippincott Williams & Wilkins: Philadelphia, 1999.

78. BELLHORN, R. W. & FISCHER, C. A.: Feline central retinal degeneration. JAVMA **157**: 842, 1970.

79. SAUNDERS, L. Z., BISTNER, S. I. & RUBIN, L. F.: Proliferative optic neuropathy in horses. Vet. Pathol. **9**: 368, 1972.

80. HYMAN, J. A., KOCH S. A. & WILCOCK B. P.: Canine choroidal melanoma with metastases. Vet. Ophthalmol. **5(2)**: 113, 2002.

81. MORGAN, R. V. & PATTON C. S.: Choroidal melanoma in a dog. Cornell Vet. **83(3)**: 211, 1993.

82. SCHOSTER, J.V., DUBIELZIG R. R. & SULLIVAN L.: Choroidal melanoma in a dog. J. Am. Vet. Med. Assoc. **203(1):** 89, 1993.

83. RICHTER, M., et al.: Myxosarcoma in the eye and brain in a dog. Vet. Ophthalmol. **6(3):** 183, 2003.

84. ALLGOEWER, I., FRIELING, E., FRITSCHE, J., SCHEMMEL, U. & SCHÄFFER, E. H.: Canine choroidal melanoma. Kleintierpraxis **45(5):** 361, 2000.

85. ACLAND, G. M., et al.: Sudden acquired retinal degeneration in the dog: clinical and morphologic characterization of the »silent retina" syndrome. Trans. Am .Coll. Vet. Ophthalmol. **15:** 86, 1984

86. VENTER, I. J. & PETRICK S.W.: Acute blindness in a dog caused by sudden acquired retinal degeneration. J. S. Afr. Vet. Assoc. **66(1):** 32, 1995.

87. ACLAND, G., IRBY, N. L., AGUIRRE, G. D.: Sudden acquired retinal degeneration in the dog: clinical and morphologic characterization of the »silent retina« syndrome. Trans. Am. Coll. Vet. Ophthalmol. **15:** 86, 1984.

88. ACLAND, G., AGUIRRE, G. D.: Sudden acquired retinal degeneration: clinical signs and diagnosis. Trans. Am. Coll. Vet. Ophthalmol. **17:** 58, 1986.

15 Rassedispositionen und erbliche Augenerkrankungen

15.1 Erblichkeit

Vor allem bei jungen Tieren kann man bei der Untersuchung der Augen mit Erkrankungen konfrontiert werden, von denen vermutet wird – oder von denen man sicher weiß – dass es sich um eine erbliche Augenerkrankung handelt. Über die Therapie der akuten Erkrankung hinaus ist es dann für den Besitzer, den Züchter und den jeweiligen Zuchtverband von großer Bedeutung zu wissen, was die weiteren Konsequenzen im vorliegenden Fall für die Wurfgeschwister, die Elterntiere und die gesamte Population bedeuten (Prognose für Einzeltier, Verbreitung innerhalb der Rasse, Zuchtverbot ja / nein etc.).

Erbliche Erkrankungen werden im Allgemeinen von einem oder mehreren mutierten Genen des gesamten Genoms des Tieres verursacht. Oft werden diese mutierten Gene von anderen (Restgenotyp) unterdrückt oder beeinflusst. Darüber hinaus unterliegen alle Gene auch äußeren Einflüssen (z.B. Ernährung und Lebensumstände), dem so genannten »Milieu«. Genom und Umwelt steuern zusammen das tatsächliche Aussehen des Individuums, den Phänotyp. Dabei können Allele als Gene definiert werden, die phänotypische Unterschiede hervorrufen, aber, in homologen Chromosomen, an homologen Genorten oder -loci lokalisiert sind.

Im Individuum besteht jeder Genort oder -locus aus zwei dieser Allele, je eines von Vater, bzw. Mutter. Ist der Erbgang einer bestimmten Erkrankung bekannt, dann können gezielte Maßnahmen getroffen werden, um die Inzidenz dieser Erkrankung zu verringern.

15.2 Erbgänge

15.2.1 Einfache Vererbung

Bei diesem Erbgang ist lediglich ein Gen verantwortlich für die Vererbung einer Erkrankung. Dies kann sich wiederum auf verschiedene Arten äußern, die nachfolgend beschrieben sind.

15.2.1.1 Autosomal dominant (nicht geschlechtsgebunden)

Bei einem autosomal dominanten Erbgang wird die Erkrankung von einem mutierten Gen verursacht, welches das korrespondierende Gen für die physiologische Eigenschaft unterdrückt (dominiert). Dabei wird das Gen für das »gesunde Merkmal« das »rezessive« Gen genannt. Zur Verdeutlichung benennen wir das Gen für die Erkrankung mit »D« und das Gen für das gesunde Merkmal mit »d«. Bekommt nun das Tier von beiden Elternteilen »D«, haben seine Nachkommen den Genotyp »DD« und werden erkranken. Bekommt die Nachkommenschaft von einem Elterntier ein »D und vom anderen Elterntier ein »d«, so wird ihr Genotyp »Dd« (heterozygot) sein, die Nachkommen werden also ebenfalls erkranken. Ein Tier mit der Kombination »dd« ist hinsichtlich der Erkrankung erblich frei. Autosomal dominante Vererbung kommt aber nur sehr selten vor. Die Erkrankung tritt in jeder Generation auf. Phänotypisch veränderte Individuen sind auch genotypisch verändert. Ihr Zuchtausschluss eliminiert die Erkrankung.

15.2.1.2 Autosomal rezessiv (nicht geschlechtsgebunden)

Hierbei wird die betreffende Erkrankung durch ein mutiertes Gen kodiert, das nur dann zur Ausprägung kommt, wenn es nicht durch das korrespondierende »gesunde Gen« unterdrückt wird. Ein erblich freies Tier hat dann z.B. den Genotyp »RR« und ein Tier das phänotypisch nicht frei ist den Genotyp »rr«. Bei genotypisch heterozygoten Tieren (»Rr«) wird zwar der Ausbruch der Erkrankung unterdrückt, das betreffende Individuum ist aber erblich nicht frei von der Erkrankung, sondern Träger. Merkmalsträger sind meist nicht zu erkennen. Bislang konnten heterozygote Träger nur durch Stammbaumanalysen oder Testkreuzungen ermittelt werden. In jüngster Zeit erlauben DNA-Analysen (Mutationstests) für einzelne Erkrankungen die Identifikation von heterozygoten Tieren anhand von z.B. Blutproben. Ein gutes Beispiel für einen derartigen Vererbungsmodus ist die PRA.[1]

15.2.1.3 Geschlechtsgebundene Vererbung

Bei dieser recht seltenen Form der Vererbung liegt das betroffene Gen auf einem der beiden X-Chromosomen oder auf dem Y-Chromosom. Bei X-gebundenen, rezessiv vererbenden Erkrankungen sind vor allem die männlichen Nachkommen betroffen, während weibliche Nachkommen nur dann erkranken, wenn sie homozygot sind, was aber selten vorkommt. Ein Beispiel für diesen Erbgang ist die erbliche Hämophilie. Bei X-gebundenen, dominant erblichen Erkrankungen sind vor allem weibliche Nachkommen betroffen. Die männlichen Tiere geben die Erkrankung zwar an weibliche Nachkommen weiter, nicht aber an ihre männlichen Nachkommen. Ein Beispiel für diesen Erbgang stellt die an das X-Chromosom gebundene PRA des Sibirischen Huskies dar.[2]

15.2.1.4 Einfache verdeckte (inkomplett dominante, rezessive oder unvollständig penetrierende) Vererbung

Bei diesem relativ komplizierten, aber häufig vorkommenden Erbgang kann die Erkrankung durch ein dominantes oder ein rezessives Gen vererbt werden, der Restgenotyp sorgt aber für die Unterdrückung der Merkmalausprägung.³ Dadurch bricht die Erkrankung entweder gar nicht, nur in geringem Maße, oder gar in wechselnden Erscheinungsformen aus. Wird dieser Erbgang erst einmal identifiziert oder vermutet, können sowohl die erkrankten Tiere als auch die Träger meistens identifiziert werden. Aus diesem Grund kann eine einfach vererbte Erkrankung im Allgemeinen viel besser bekämpft werden als eine mehrfach vererbte Erkrankung. Ein Beispiel für einen inkomplett dominanten, penetrierenden Vererbungsmodus ist die PHTVL / PHPV.

15.2.2 Mehrfacher (polygener) Erbgang

Beim polygenen Erbgang spielen mehrere Gene und manchmal auch Umweltfaktoren eine Rolle. Dadurch ist der Erbgang kaum noch zu erkennen. Solche Erkrankungen können meist nur bekämpft werden, indem man die Nachkommen auf das Vorhandensein der Erkrankung kontrolliert. Am besten beschränkt man die Zucht auf solche Elterntiere, die im Durchschnitt die besten Nachkommen hatten. Beispiele für diesen Erbgang sind Entropium, Trichiasis und Hüftgelenksdysplasie.

15.3 Ist diese Erkrankung erblich?[4]

Speziell für Rassen mit einer kleinen Population, aber auch für Rassen mit breiter Zuchtbasis, bei denen ein einzelner »Sieger« übermäßig stark für die Zucht eingesetzt wird, ist es von großer Bedeutung, erbliche Erkrankungen möglichst frühzeitig zu erkennen und der Verbreitung einer solchen Erkrankung innerhalb der Rasse zuvorzukommen. Sind keine erkrankten Nachkommen eines bestimmten Tieres bekannt, ist es sehr schwierig, für dieses Tier zu beweisen, dass Anlagen für erbliche Erkrankungen vorhanden sind. Manchmal gelingt der Nachweis durch Chromosomenuntersuchungen, durch Gendiagnostik auf der Basis der DNA-Analyse oder durch spezifisch mit dem jeweiligen Gen bindende DNA-Abschnitte (Marker). Im Jahr 1994 wurde zunächst das Gen für PRA beim Irischen Setter (Stäbchen- / Zapfen-Dysplasie) isoliert.[5] Seither sind eine ganze Reihe solcher Mutationen identifiziert worden, bzw. Marker entdeckt worden, welche mit der Mutation kosegregieren. Eine aktuelle Liste der verfügbaren Tests ist im Internet z.B. unter www.optigen.com oder www.aht.org.uk abrufbar. Ist kein DNA-Test für eine bestimmte Krankheit verfügbar, können Testkreuzungen vorgenommen werden. Diese sind aber nicht immer möglich oder sinnvoll und sicherlich auch nicht immer erwünscht. Sie können nützlich sein, wenn die Erkrankung bereits im jugendlichen Alter festgestellt werden kann und Tiere mit Erkrankungen geboren werden, die für das Einzeltier kaum eine echte Beeinträchtigung darstellen (z.B. CEA). Testkreuzungen sind dagegen nicht sinnvoll, wenn sich die Erkrankung erst im späteren Leben offenbart oder wenn die erkrankten Tiere anscheinend unfruchtbar sind. Testkreuzungen sollten immer unter der Aufsicht eines medizinisch-genetischen Beraters durchgeführt werden. Manchmal kommt es auch zu so genannten »unbeabsichtigten« Testkreuzungen. Nach solchen unbeabsichtigten Kreuzungen sollte eine sorgfältige Stammbaumanalyse erfolgen (Fig. 15.1), denn so findet man möglicherweise Informationen über die Erbkrankheit und ihren Vererbungsmodus. Darüber hinaus hat selbstverständlich die

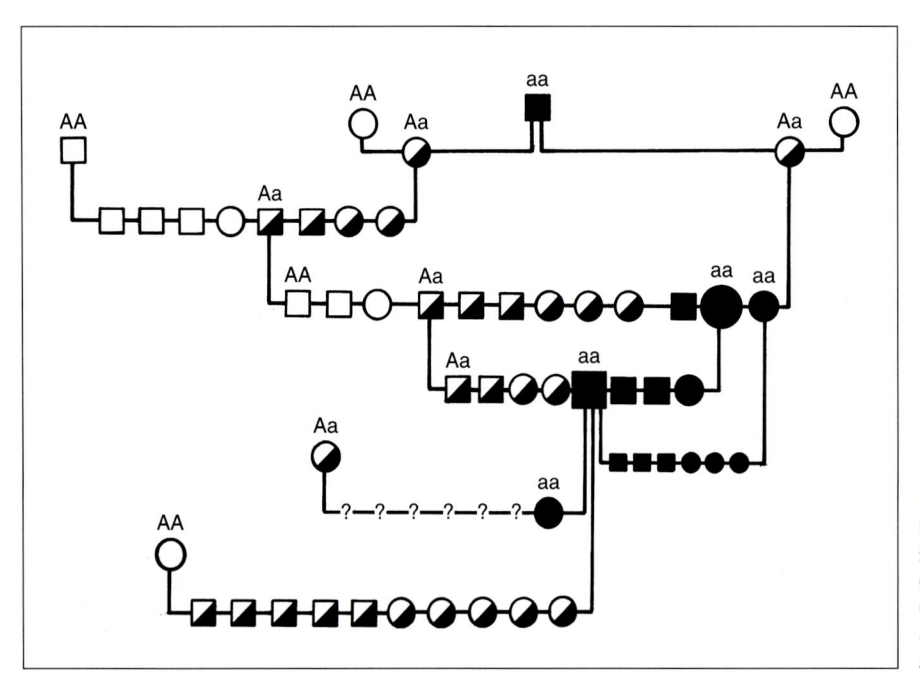

Fig. 15.1:
Genealogische Ahnentafel der Verwandtschaftsbeziehungen einer Familie mit einer eingezeichneten rezessiv erblichen Veränderung (z.B. erbliche Retinadegeneration oder PRA).
aa: erkrankte Tiere; Aa: Träger (heterozygot);
AA: genetisch freie Tiere (homozygot dominant).

Untersuchung aller Nachkommen für die Suche und Bekämpfung die größte Bedeutung. Dies gilt insbesondere dann, wenn ein polygener Erbgang vermutet wird, bei dem andere Suchprogramme im Allgemeinen nicht erfolgreich sind.

Besteht der Verdacht einer erblichen Erkrankung, sollte man zu allererst versuchen herauszufinden, ob bei der betreffenden Tierart und speziell bei der jeweiligen Rasse erbliche (Augen)Erkrankungen überhaupt schon bekannt sind. Dazu eignen sich z.B. die Bücher von RUBIN (1989)[6] und des AMERICAN COLLEGE OF VETERINARY OPHTHALMOLOGISTS (1992)[7]. Das Internet hilft gegebenenfalls mit entsprechenden Publikationen weiter. Auch eine Anfrage bei der nationalen Erfassungsstelle zur Bekämpfung erblicher Augenerkrankungen oder ein Gespräch mit einem Mitglied des nationalen Untersuchergremiums kann sinnvoll sein. Im nächsten Schritt ist es erforderlich, genauestens zu untersuchen (oder untersuchen zu lassen), ob es bei den Elterntieren und/oder Geschwistern ebenfalls (leichte) Formen der entsprechenden Erkrankung gibt. Hat man selbst nicht die Möglichkeit dazu, weil man nicht entsprechend ausgerüstet und ausgebildet ist, sollte man wenigstens den Eigentümer des verdächtigen Tieres motivieren, die notwendige Untersuchung vornehmen zu lassen und ihm den Weg dorthin in jeder Beziehung erleichtern. Ein Züchter erweist sich selbst einen guten Dienst, wenn er einen Stammbaum des betroffenen Tieres und seiner unmittelbaren Verwandtschaft anfertigt. Ein solcher genealogischer Stammbaum (Verwandtschafts-Diagramm; Fig. 15.1) sollte zumindest die Brüder, Schwestern, Elterntiere und deren Geschwister sowie die eventuellen Nachkommen des erkrankten Tieres umfassen.

Sowohl erkrankte Tiere, gesunde Tiere als auch nicht untersuchte Tiere (z.B. Wohnort im Ausland, gestorben, eventuell mit Angabe der Todesursache) werden in einem solchen Diagramm verzeichnet. Im Gegensatz zu dem in Züchterkreisen üblichen Stammbaum (nur direkte Vorfahren des Tieres) ist es nämlich möglich, aus einem solchen genealogischer Stammbaum herauszufinden, ob es sich eventuell um eine erbliche Erkrankung handelt. Gleichzeitig kann festgestellt werden, ob bereits ungewollte (aber sehr informative) Testpaarungen existieren.

Ein Großteil der erblichen Erkrankungen hat einen rezessiven oder polygenen Erbgang. Die Abnahme einer Genfrequenz bei ausschließlicher Zucht mit phänotypisch gesunden Tieren ist in Figur 15.2 ersichtlich. Neben dem Zuchtausschluss homozygoter befallener Tiere ist auch die Identifikation und Eliminierung der Träger sehr wichtig. DNA-identifizierte Träger können zur Zucht verwendet werden, solange alle Nachkommen auch wieder einem DNA-Test unterzogen werden. Wo keine DNA-Tests zu Verfügung stehen, kann anhand eines Stammbaumes die Wahrscheinlichkeit errechnet werden, mit der ein bestimmtes Tier Träger ist. So sind die Eltern eines befallenen Tieres mit Sicherheit Träger (bei einer rezessiven Erkrankung). Seine phänotypisch normalen Wurfgeschwister sind zu 66 % Träger und zu 33 % homozygot normal. Durch ein Weiterzüchten mit heterozygoten Trägern kann sich ein Merkmal tarnen und innerhalb der Rasse ausbreiten. Eine sinnvolle Bekämpfung ist dann sehr mühsam,

zeitraubend, kostenintensiv und manchmal gar nicht mehr durchführbar.

Daher ist der beste Weg nach wie vor, durch Testpaarungen den möglicherweise monogenen Erbgang aufzuzeigen und zu erkennen. Liegt ein autosomal rezessiver Erbgang vor, besteht die effektivste Verfahrensweise darin, einen verdächtigen Träger der Erkrankung mit einem bekannten erkrankten Tier derselben Rasse zu kreuzen. Dann müssen mindestens 5–7 phänotypisch gesunde Nachkommen herangezogen werden können, um mit ausreichender statistischer Sicherheit (95–97,5 %) sagen zu können, dass das fragliche Tier »erblich frei« von der betreffenden Erkrankung ist (Anmerkung: Alle Nachkommen einer solchen Anpaarung sind mindestens Merkmalsträger!). Eine zweite Möglichkeit besteht darin, »Träger« mit einem der Elterntiere, Brüder oder Schwestern zurückzukreuzen. In diesem Fall benötigt man mindestens 11–12 »merkmalsfreie« Nachkommen, um annehmen zu können, dass der getestete Hund von der betreffenden Erkrankung »erblich frei« ist.

Für eventuell dominante oder polygene Erbgänge gibt eine Testpaarung keine aussagekräftigen Hinweise. In solchen Fällen kann man höchstens eine breit angelegte Vorfahren-Forschung betreiben oder eine der anderen genannten Möglichkeiten versuchen.

Ob nun Testpaarungen ausgeführt werden oder nicht, Tiere von der Zucht ausgeschlossen werden oder nicht – entscheidend bleibt nach wie vor, dass als erste und wichtigste Maßnahme die erkrankten Tier an eine Zentrale (z.B. übergeordnete Dachorganisationen) gemeldet werden, DNA-Material aufbewahrt und der betroffene Zuchtverband informiert wird.

Die Vorteile eines DNA-Tests sind klar: Dem Züchter ist der genetische Status seiner Hunde, die untersuchte Krank-

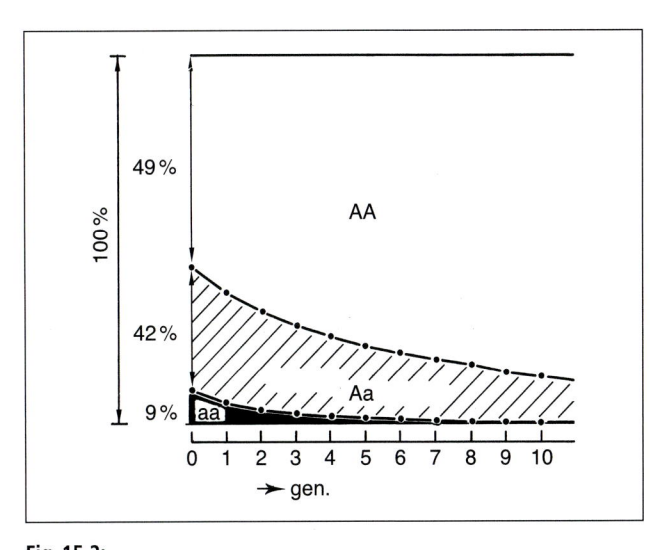

Fig. 15.2:
Theoretischer Selektionseffekt (basierend auf der Hardy-Weinberg-Regel, aber nur gültig in einer geschlossenen Population und »randomisierter« Anpaarung) gegen eine rezessiv erbliche Veränderung, wobei stets die erkrankten Tiere ausgeschlossen werden. 9 % der Tiere sind von Anfang an erkrankt (aa). Aa: Träger; AA: genetisch freie Tiere; Gen.: Generationen

heit betreffend, bekannt. Dadurch kann er befallene Welpen verhindern, ohne gleichzeitig auf sein ansonsten wertvolles Zuchtmaterial verzichten zu müssen. Weil solche Tests in jedem Alter durchgeführt werden können, ist es möglich, befallene Tiere und Träger zu identifizieren, lange bevor sich eine Krankheit manifestiert. Auf diese Weise könnte es über einen Zeitraum von mehreren Generationen gelingen, das mutierte Gen vollständig aus einer Linie oder Rasse zu eliminieren.

Es gilt allerdings zu beachten, dass dies nur für die Mutations-Tests gilt, bei denen die spezifische Mutation der Basenpaare bekannt ist. Bei so genannten Markertests wird ein DNA-Polymorphismus identifiziert, welcher so nahe an der eigentlichen Mutation liegt, dass er mit hoher Wahrscheinlichkeit mit der Mutation kosegregiert, das heißt vererbt wird. Unabhängig von der Art des Tests wird nur eine spezifische Mutation, bzw. ein spezifischer Marker, untersucht. Falls eine Erkrankung durch verschiedene Mutationen ausgelöst wird, müsste man auf jede dieser Mutationen untersuchen. Dasselbe gilt für die Marker. Je mehr Hunde untersucht werden, desto mehr Variationen werden bekannt.

Man darf auch nicht vergessen, dass nicht jede Netzhautdegeneration PRA ist, und dass es verschiedene Formen der PRA gibt. Die Mutation, welche PRA hervorruft, ist auch nicht bei jeder Rasse auf demselben Gen lokalisiert. Es muss ferner auch angenommen werden, dass in einer bestimmten Rasse mehrere Formen z.B. der PRA vorkommen. Die DNA-Tests ersetzen also nie (jedenfalls noch lange nicht) die exakte klinische Diagnose.

Die Suche nach entsprechenden Mutationen und Markern ist zeitaufwändig und kostenintensiv. So ist es z.B. trotz intensiver Bemühungen lange Zeit nicht gelungen, die Mutation der PRA beim Entlebucher Sennenhund zu identifizieren.[8] Erst kürzlich konnte ein solcher Test für diese Rasse entwickelt werden (www.optigen.com).

15.4 Rassedispositionen und erbliche Augenerkrankungen

Merke: Die Häufigkeiten der Rassen der im Folgenden genannten Erkrankungen können starken geografischen Schwankungen unterliegen. Für Informationen über die örtlichen Gegebenheiten wendet man sich am besten an das nächstliegende Zentrum für die Bekämpfung erblicher Augenerkrankungen.

Seit Ende 2004 ist ein DNA-Test für chorioidale Hypoplasie beim Rough und Smooth Collie, Sheltie, Border Collie, Australian Shepherd und Lancashire Heeler verfügbar, mit dem zweifelsfrei befallene Hunde, Trägertiere und genetisch freie Tiere unterschieden werden können. Damit steht dem Züchter endlich eine wirksame Methode zu Verfügung, um die Häufigkeit der CEA zu reduzieren. Kürzlich ist auch ein DNA-Test für die Katarakt beim Staffordshire Bull Terrier und beim Boston Terrier entwickelt worden.

Für einige Hunderassen werden heute so genannte DNA-Tests für vererbte Augenerkrankungen angeboten. Informationen dazu gibt es z.B. unter www.optigen.com und www.aht.org.uk.

Verfügbare DNA-Tests (Stand Juni 2006):
- American Cocker Spaniel: *prcd*-PRA *(progressive rod/cone degeneration)*
- American Eskimo Dog: *prcd*-PRA
- Australian (stumpy tail) Cattle Dog: *prcd*-PRA
- Australischer Schäferhund: CEA / CH
- Border Collie: CEA / CH
- Boston Terrier: Juvenile Katarakt
- Briard: CSNB *(congenital stationary night blindness)*
- Bull Mastiff: PRA (dominant)
- Chesapeake Bay Retriever: *prcd*-PRA
- Chinesischer Schopfhund: *prcd*-PRA
- Collies: CEA / CH
- Englischer Cocker Spaniel: *prcd*-PRA
- Entlebucher Sennenhund: *prcd*-PRA
- Finnischer Lapphund: *prcd*-PRA
- Irischer Setter und Irischer Rot-Weißer Setter: rcd1-PRA *(rod/cone degeneration Typ 1)*
- Labrador Retriever: *prcd*-PRA
- Lancashire Heeler: CEA / CH
- Mastiff: Dominant PRA
- Nova Scotia Duck Tolling Retriever: *prcd*-PRA
- Portugiesischer Wasserhund: *prcd*-PRA
- Samoyede: XL-PRA *(x-linked PRA)*
- Schapendoes: PRA-Marker
- Sibirischer Husky: XL-PRA
- Shetland Sheepdog: CEA / CH
- Sloughi: rcd1a-PRA *(rod/cone degeneration Typ 1a; PED6B Gen)*
- Staffordshire Bull Terrier: Juvenile Katarakt
- Texel-Schaf: Mikrophthalmus
- Welsh Corgie (Cardigan): rcd3-PRA *(rod/cone degeneration Typ 3: PDE6A-Gen)*
- Zwergpudel: *prcd*-PRA
- Zwergschnauzer: Typ-A-PRA *(progressive retinal degeneration Typ A)*

Tabelle 15.1: Weitere häufig vorkommende und wichtige Rasseprädispositionen und als erblich angesehene oder familiäre Augenerkrankungen beim Hund

Afghane
Katarakt (rezessiv)

Airedale Terrier
Distichiasis
Entropium
Katarakt
Korneadystrophie (superficialis; X-Chromosom-gebunden?)

Akita Inu
Distichiasis
Entropium
Katarakt
Korneadystrophie
Uveodermatologisches Syndrom

Alaskan Malamute
Glaukom
Katarakt
Korneadystrophie
Membrana pupillaris persistens
Progressive Retinaatrophie
Zapfendysplasie (autosomal rezessiv)

American Cocker Spaniel
Distichiasis (dominant?)
Ektopische Zilien
Glaukom
Katarakt (rezessiv)
Progressive Stäbchen-/Zapfen-Degeneration (DNA-Test)
Retinadysplasie (fokal/geographisch/total; autosomal rezessiv)

American Staffordshire Terrier
Distichiasis
Entropium
Katarakt
Persistierende hyperplastische Tunica vasculosa lentis/Persistierendes hyperplastisches primäres Vitreum

Australian Cattle Dog (Queensland Heeler, Blue Heeler)
Katarakt
Luxatio lentis
Progressive Stäbchen-/Zapfen-Degeneration (DNA-Test)

Barsoi
Progressive Retinaatrophie

Basenji
Membrana pupillaris persistens

Bassets (Englisch, Französisch)
Ektropium/Makroblepharon
Glaukom, L.-pectinatum-Abnormalität
Katarakt
Trichiasis-Entropium (übermäßige Hautfaltenbildung am Kopf)

Beagle
Distichiasis
Katarakt (inkomplett dominant)
Korneadystrophie (epithelial/stromal)
Primäres Glaukom (Weit- oder Engwinkel-; autosomal rezessiv)
Progressive Retinaatrophie

Bedlington Terrier
Katarakt
Progressive Retinaatrophie
Retinadysplasie (total; autosomal rezessiv)

Berner Sennenhund
Katarakt
Progressive Retinaatrophie
Systemische Histiozytose

Bernhardiner
Ektropium/Entropium/Makroblepharon
Katarakt

Bichon Frisé
Katarakt

Bluthund
Ektropium/Makroblepharon
Mikrophthalmus
Trichiasis-Entropium (übermäßige Hautfaltenbildung am Kopf)

Bordeaux Dogge
Ektropium/Makroblepharon

Border Collie
Collie Eye Anomaly (chorioidale Hypoplasie; DNA-Test)
Katarakt
Luxatio lentis
Progressive Retinaatrophie

Border Terrier
Katarakt

Boston Terrier
Endotheliale Dystrophie
Katarakt (juvenile; DNA-Test)

Bouvier des Flandres
Entropium
Glaukom, L.-pectinatum-Abnormalität

Boxer
Distichiasis
Ektropium/Makroblepharon
Indolentes superfizielles Korneaulkus (Dystrophie der Basalmembran)

Briard
Katarakt
Kongenitale, stationäre Nachtblindheit (erbliche retinale Dystrophie des Briards; DNA-Test)
Pigmentepitheldystrophie (familiär bedingt; Vitamin-E-Mangel)

Bull Mastiff
Distichiasis
Entropium
Glaukom
Progressive Retinaatrophie (dominant; DNA-Test)

Bull Terrier
Blepharophimose
Entropium

Bull Terrier (Miniature)
Blepharophimose
Luxatio lentis

Bulldogge, Englische
Distichiasis
Ektopische Zilien
Entropium
Ektropium/Makroblepharon
Keratoconjunctivitis sicca
Nasenfalten-Trichiasis (übermäßige Hautfaltenbildung am Kopf)

Tabelle 15.1: Weitere häufig vorkommende und wichtige Rasseprädispositionen und als erblich angesehene oder familiäre Augenerkrankungen beim Hund (Fortsetzung)

Bulldogge, Französische
Lagophthalmus-Keratitis
Tiefes Korneaulkus

Cairn Terrier
Pigmentiertes Glaukom
Progressive Retinaatrophie (rezessiv)

Cavalier King Charles Spaniel
Distichiasis
Katarakt
Korneadystrophie (epithelial / stromal)
Retinadysplasie ([multi]fokal)

Chesapeake Bay Retriever
Distichiasis
Katarakt (inkomplett dominant)
Progressive Stäbchen- / Zapfen-Degeneration (DNA-Test)
Retinadysplasie (fokal / geographisch / total)

Chihuahua
Endotheliale Dystrophie
Katarakt

Chinesischer Schopfhund
Progressive Stäbchen- / Zapfen-Degeneration (DNA-Test)

Chow Chow
Entropium
Glaukom
Katarakt
Trichiasis-Entropium (übermäßige Hautfaltenbildung am Kopf)

Clumber Spaniel
Ektropium / Makroblepharon
Distichiasis

Collies
Collie Eye Anomaly (komplex autosomal rezessiv; chorioidale Hypoplasie; DNA-Test)
Distichiasis
Mikrophthalmus
Nervus-opticus-Hypoplasie / Mikropapille
Progressive Retinaatrophie (Stäbchen- / Zapfen-Dysplasie; autosomal rezessiv)

Coton de Tulear
Katarakt
Retinadysplasie (Falten / Bullae)

Curly Coated Retriever
Distichiasis
Katarakt

Dachshund
Dermoid (erblich?)
Distichiasis
Ektopische Zilien
Katarakt
Progressive Retinaatrophie, Stäbchen- / Zapfen-Dysplasie (Verdacht auf rezessive Vererbung)

Deutsche Dogge
Ektropium / Entropium
Glaukom, L.-pectinatum-Abnormalität
Vorfall des dritten Augenlides

Deutscher Jagdterrier
Luxatio lentis

Deutscher Vorstehhund
Entropium
Glaukom
Katarakt

Dobermann
Aphakie
Katarakt
Membrana pupillaris persistens
Persistierende hyperplastische Tunica vasculosa lentis / Persistierendes hyperplastisches primäres Vitreum

Drentsche Patrijshond
Progressive Retinadegeneration

Englischer Cocker Spaniel
Distichiasis (Verdacht auf dominante Vererbung)
Ektropium / Makroblepharon
Katarakt (Verdacht auf rezessive Vererbung)
Pigmentepitheldystrophie (familiär; Vitamin-E-Mangel)
Progressive Retinaatrophie, progressive Stäbchen- / Zapfen-Degeneration (autosomal rezessiv)
Trichiasis-Entropium (übermäßige Hautfaltenbildung am Kopf)

Englischer Springer Spaniel
Distichiasis
Ektropium
Entropium
Glaukom
Nervus-opticus-Hypoplasie / Mikropapille
Progressive Retinaatrophie
Retinadysplasie ([multi]fokal / geographisch / total; möglicherweise autosomal rezessiv)
Trichiasis-Entropium (übermäßige Hautfaltenbildung am Kopf)

Entlebucher Sennenhund
Katarakt
Progressive Stäbchen- / Zapfen-Degeneration (DNA-Test)

Field Spaniel
Distichiasis
Katarakt
Progressive Retinaatrophie
Retinadysplasie ([multi]fokal / geographisch)

Finnischer Lapphund
Progressive Stäbchen- / Zapfen-Degeneration (DNA-Test)

Flat Coated Retriever
Distichiasis
Ektopische Zilien
Glaukom, L.-pectinatum-Abnormalität

Fox Terrier
Katarakt
Luxatio lentis

Golden Retriever
Distichiasis
Katarakt
Retinadysplasie (multifokal / geographisch)

Gordon Setter
Progressive Retinaatrophie

Großer Münsterländer
Katarakt

Tabelle 15.1: Weitere häufig vorkommende und wichtige Rasseprädispositionen und als erblich angesehene oder familiäre Augenerkrankungen beim Hund (Fortsetzung)

Großer Schweizer Sennenhund
Distichiasis
Katarakt

Havaneser
Distichiasis
Katarakt

Irischer Setter
Nervus-opticus-Hypoplasie / Mikropapille
Progressive Retinaatrophie, Stäbchen- / Zapfen-Dysplasie (autosomal rezessiv; DNA-Test)

Irischer Terrier
Katarakt
Progressive Retinaatrophie

Irischer Wasserspaniel
Katarakt
Progressive Retinaatrophie

Irischer Wolfshund
Distichiasis
Entropion
Katarakt
Retinadysplasie (multifokal / geographisch / total)

Italienischer Greyhound
Katarakt
Progressive Retinaatrophie

Jack Russell Terrier
Katarakt
Luxatio lentis

Labrador Retriever
Distichiasis
Katarakt (Verdacht auf dominante oder inkomplett dominante Vererbung)
Progressive Stäbchen- / Zapfen-Degeneration (DNA-Test)
Retinadysplasie ([multi]fokal / geographisch / total; ohne Skelettabnormalitäten: autosomal rezessiv; mit Skelettabnormalitäten: wahrscheinlich inkomplett dominant)
Superfizielle Korneadystrophie

Leonberger
Ektropium / Entropium
Glaukom, L.-pectinatum-Abnormalität
Katarakt

Mastiff
Entropium / Makroblepharon
Membrana pupillaris persistens
Progressive Retinaatrophie (dominant; DNA-Test)

Mastiff, Neapolitanischer
Dermoid
Ektropium / Makroblepharon
Katarakt

Mastiff, Tibetanischer
Distichiasis

Mops
Entropium (medial)
Karunkel-Trichiasis
Tiefes Korneaulkus
Lagophtalmus-Keratitis / Makroblepharon
Lagophtalmus / Exophthalmus / Makroblepharon
Nasenfalten-Trichiasis

Neufundländer
Ektropium / Makroblepharon
Katarakt (kongenitale)

Nova Scotia Duck Tolling Retriever
Distichiasis
Katarakt
Progressive Stäbchen- / Zapfen-Degeneration (DNA Test)

Old English Sheepdog (Bobtail)
Katarakt (kongenitale; Verdacht auf rezessive Vererbung)

Pekingese
Distichiasis (Verdacht auf dominante Vererbung)
Ektopische Zilien
Karunkel-Trichiasis
Katarakt
Tiefes Korneaulkus
Lagophtalmus-Keratitis / Makroblepharon
Lagophtalmus / Exophthalmus
Nasenfalten-Trichiasis

Petit Basset Griffon Vendéen
Katarakt
Korneadystrophie (endothelial)
Membrana pupillaris persistens
Retinadysplasie ([multi]fokal)

Pointer
Entropium
Katarakt (dominant)
Progressive Retinaatrophie

Portugiesischer Wasserhund
Distichiasis
Katarakt
Mikrophthalmus und multiple kongenitale Anomalien
Progressive Stäbchen- / Zapfen-Degeneration (DNA-Test)

Pudel (Standard)
Distichiasis
Katarakt (Verdacht auf rezessive Vererbung)
Kongenitale Nachtblindheit
Progressive Retinaatrophie

Pudel (Zwerg- und Toy-)
Distichiasis (Verdacht auf dominante Vererbung)
Karunkel-Trichiasis
Katarakt (juvenil; autosomal rezessiv)
Nervus-opticus-Hypoplasie / Mikropapille
Progressive Stäbchen- / Zapfen-Degeneration (DNA-Test)

Rottweiler
Aniridie
Entropium
Katarakt (kongenitale)
Retinadysplasie ([multi]fokal)

Samoyede
Distichiasis
Glaukom, L.-pectinatum-Abnormalität
Katarakt
Korneadystrophie (stromal, epithelial)
Progressive Retinadegeneration (X-Chromosom gebunden; DNA Test)

Tabelle 15.1: Weitere häufig vorkommende und wichtige Rasseprädispositionen und als erblich angesehene oder familiäre Augenerkrankungen beim Hund (Fortsetzung)

Schäferhund, Australischer
Collie Eye Anomaly (chorioidale Hypoplasie; DNA-Test)
Distichiasis
Irisveränderungen / Kolobome / äquatoriales Staphylom (Merle, homozygot, autosomal rezessiv)
Katarakt

Schäferhund, Belgischer (Belgian Shepherd Dog, Groenendaeler)
Katarakt
Chronische superfizielle Keratitis (Pannus)
Retinopathie (kongenitale Erblindung; rezessiv)

Schäferhund, Deutscher
Chronische superfizielle Keratitis (Pannus) / Plasmazelluläre Konjunktivitis
Kolobome

Schapendoes
Katarakt
Distichiasis
Progressive Retinadegeneration (DNA-Markertest)

Schipperke
Blepharophimose

Shar Pei
Entropium
Glaukom
Luxatio lentis
Trichiasis-Entropium (übermäßige Hautfaltenbildung am Kopf)

Shetland Sheepdog (Sheltie)
Blepharophimose
Collie Eye Anomaly (komplex autosomal rezessiv; chorioidale Hypoplasie; DNA-Test)
Distichiasis
Ektopische Zilien
Nervus-opticus-Kolobom
Nervus-opticus-Hypoplasie / Mikropapille
Progressive Retinaatrophie
Retinadysplasie ([multi]fokal)

Shiba Inu
Katarakt
Distichiasis

Shih Tzu
Distichiasis
Ektopische Zilien
Exophthalmos / Lagophthalmos
Glaukom
Karunkel-Trichiasis
Katarakt
Tiefes Korneaulkus
Nasenfalten-Trichiasis

Sibirischer Husky
Distichiasis
Glaukom
Katarakt
Korneadystrophie (epithelial / stromal; evtl. autosomal rezessiv)
Progressive Retinadegeneration (X-Chromosom-gebunden; DNA-Test)

Sloughi
Progressive Stäbchen- / Zapfen-Degeneration (DNA-Test)

Soft Coated Wheaten Terrier
Distichiasis
Mikrophthalmus, multiple Augenanomalien

Staffordshire Bull Terrier (englisch)
Katarakt (juvenile; DNA-Test)
Persistierende hyperplastische Tunica vasculosa lentis / Persistierendes hyperplastisches primäres Vitreum

Tatra
Glaukom, L.-pectinatum-Abnormalität

Tibet Terrier
Ceroid-Lipofuszinose (Retinadegeneration)
Distichiasis
Katarakt
Luxatio lentis (Verdacht auf autosomal rezessive Vererbung)

Weimaraner
Distichiasis
Entropium

Welsh Corgi (Cardigan)
Progressive Stäbchen- / Zapfen-Degeneration (DNA-Test)

Welsh Corgi (Pembroke)
Katarakt
Progressive Retinaatrophie
Retinadysplasie ([multi]fokal / geographisch / total)

Welsh Springer Spaniel
Distichiasis
Glaukom (autosomal dominant)
Katarakt (autosomal rezessiv)

Welsh Terrier
Distichiasis
Katarakt
Luxatio lentis

West Highland White Terrier
Katarakt (autosomal rezessiv)
Keratoconjunctivitis sicca
Luxatio lentis
Mikrophthalmus

Whippet
Progressive Retinaatrophie

Yorkshire Terrier
Katarakt
Progressive Retinaatrophie
Retinadysplasie (geographisch / total; evtl. rezessive Vererbung)

Zwergpinscher
Blepharophimose

Zwergschnauzer
Distichiasis
Katarakt (kongenitale; Mikrophthalmus, Lenticonus posterior; einfach autosomal rezessiv; juvenil: autosomal rezessiv)
Progressive Retinaatrophie (Stäbchen- / Zapfen-Dysplasie; autosomal rezessiv)

Tabelle 15.2: Weitere häufig vorkommende und wichtige Rasseprädispositionen und als erblich angesehene oder familiäre Augenerkrankungen bei der Katze

Abessinier
PRA, Stäbchen-/Zapfen-Dysplasie
Progressive Stäbchen-/Zapfen-Degeneration

Burma
Dermoid

Main Coon
Katarakt

Manx
Korneadystrophie

Perser
Katarakt
Korneasequester
PRA, Stäbchen-/Zapfen-Dysplasie
Palpebrale Aplasie

Siamese
Strabismus

Tabelle 15.3: Weitere häufig vorkommende und wichtige Rasseprädispositionen und als erblich angesehene oder familiäre Augenerkrankungen beim Pferd

American Saddle Horse
Katarakt

Appaloosa
Katarakt
Kongenitale stationäre Nachtblindheit

Araber
Katarakt

Belgier
Aniridie (Irishypoplasie)
Katarakt
Limbales Dermoid

Kentucky Mountain Saddle Horse
Chorioidale Hypoplasie
Dysplasie des vorderen Segmentes
Katarakt (evtl. inkomplett dominant)
Retinadysplasie (möglicherweise inkomplett dominant)

Rocky Mountain Horse
Dysplasie des vorderen Segmentes

Tabelle 15.4: Weitere häufig vorkommende und wichtige Rasseprädispositionen und als erblich angesehene oder familiäre Augenerkrankungen beim Wiederkäuer

Rinder

Charolais
Nervus-opticus-Kolobom (X-Chromosom-gebunden; rezessiv)

Jersey
Kongenitale Katarakt: (autosomal rezessiv)
Mikrophthalmus
Multiple Augenanomalien
Strabismus (konvergierend) mit Exophthalmus (rezessiv)

Hereford
Dermoid
Katarakt
Kolobom mit Albinismus
Retinadysplasie

Holstein-Friesian
Katarakt (kongenitale)

Shorthorn
Multiple Augenanomalien mit Retinadysplasie
Strabismus (konvergierend) mit Exophthalmus

Schafe

Texel
Mikrophthalmus (DNA-Marker-Test)

Alle Angaben basieren auf folgenden Quellen:
- Ocular disorders, presumed to be inherited in purebred dogs. ACVO, 1999 and Changes 2000–2002.
- Daten des Ophthalmology Unit, Dept. Clincal Sciences of Companion Animals, Veterinary Faculty, University Utrecht.
- Daten des Niederländischen ECVO Augenuntersuchungsforum (Fond zur Bekämpfung vererbter Augenkrankheiten FbvA).
- Daten des Schweizerischen ECVO Augenuntersuchungsforum (Fond zur Bekämpfung vererbter Augenkrankheiten, FbvA).
- Zusätzliche Quellen: siehe Literatur in den einzelnen Kapiteln.

Literatur

1. AGUIRRE, G. D. & RUBIN, L. F.: Rod-cone dysplasia (progressive retinal atrophy) in Irish Setters. JAVMA **166:** 157, 1975.

2. ACLAND, G., BLANTON, S. H., HERSHFIELD, B. & AGUIRRE, G. D.: XLPRA as a canine model of X-linked retinitis pigmentosa. Supp. Invest. Ophthalmol. Vis. Sci. **31:** 335, 1993.

3. STADES, F. C.: Persistent hyperplastic tunica vasculosa lentis and persistent hyperplastic primary vitreous in Doberman Pinchers: Genetic aspects. JAAHA **19:** 957, 1983.

4. PATTERSON, D. F., AGUIRRE, G. D., FYFE, J. C., et al.: Is this a genetic disease? J. Small Anim. Pract. **30:** 127, 1989.

5. RAY, K., BALDWIN, V. J., ACLAND, G. M., BLANTON, S. H. & AGUIRRE, G. D.: Cosegregation of codon 807 mutation of the canine rod cGMP phosphodiesterase β gene and rcd 1. Invest. Ophthalmol. Vis. Sci. **35:** 4291, 1994.

6. RUBIN, L. F.: Inherited Diseases in Purebred Dogs. Baltimore, Williams & Wilkins, 1989.

7. AMERICAN COLLEGE OF VETERINARY OPHTHALMOLOGISTS: Ocular disorders proven or suspected to be hereditary in dogs. 1992.

8. HEITMANN, M: Untersuchung zur Vererbung von Augenerkrankungen beim Entlebucher Sennenhund. Dissertation Tierärztliche Hochschule Hannover, 2003.

16 Erläuterungen

Ablatio retinae – Zusammenhangstrennung des Innenblatts der Retina und dem Pigmentepithel.
Akkommodation – Passive Aufbwölbung und aktive Abflachung der Linse zur Fokussierung des Bildes auf der Retina.
Acorie – Kongenitales Fehlen der Pupille.
Amblyopie – Schlechtes Sehvermögen, ohne dass bei der klinischen Untersuchung deutliche Augenerkrankungen festgestellt werden können.
Amaurosis – Blindheit, ohne dass bei der klinischen Untersuchung deutliche Augenerkrankungen festgestellt werden können.
Aniridie – Angeborenes Fehlen der Iris oder von Iristeilen.
Anisocorie – Ungleiche Pupillengröße.
Ankyloblepharon – Verspätete oder fehlende Öffnung der Lidspalte.
Anophthalmus – Fehlen eines (normal entwickelten) Augapfels.
Aphakie – Fehlende oder nur rudimentär vorhandene Linse.
Aplasie (Agenesis) – Fehlende Anlage.
Aplasia palpebrae – Fehlender oder unvollständig angelegter Lidrand.
Arteria hyaloidea persistens (AHP) – Teilweises oder vollständiges Persistieren der embryonalen Linsenarterie.
Asteroide Hyalose – Viele kleine (± 0,1–1 mm), eventuell pigmentierte Partikel (meist Cholesterolkristalle) im Glaskörper. Können sich während und nach Bulbusbewegungen bewegen, kehren aber an ihren Ausgangspunkt zurück (→ Synchisis scintillans).
Atresie/Aplasie der Puncta lacrimalia – Kongenitale, vermutlich erbliche okuläre Hemmungsmissbildung bei der Öffnung der Puncta lacrimalia.
Augensegment, hinteres – Anteile des Bulbus hinter der Ora ciliaris retinae. Das hintere Augensegment umfasst Glaskörper, Fundus und Papille.
Augensegment, vorderes – Das vordere Augensegment umfasst Hornhaut (mit Tränenfilm), Sklera, Iris, Ziliarkörper bis zur Ora ciliaris retinae, die vordere und hintere Augenkammer sowie die Linse.

Blepharitis – Entzündung des Augenlids.
Blepharitis adenomatosa – Endzündung der Lidranddrüsen.
Blepharophimosis (Blepharostenosis) – Zu kurze Lidspalte.
Buphthalmus – Vergrößerter Augapfel, häufig als Folge eines chronischen Glaukoms.

Chalazion (Hagelkorn) – Solide, nicht schmerzhafte örtliche Schwellung, Reaktion auf den Sekretstau einer Lidranddrüse.
Chemosis – Bindehautödem.
Chorioidea – Hinterer Anteil der Uvea zwischen Retina und Sklera.
Colarette – Bereich ringförmiger, embryonaler Gefäße des Augenbechers, aus dem die schlingenförmigen Gefäße der Pupillenmembran (PM) »entspringen«.
Collie Eye Anomaly (CEA) – Oberbegriff für eine Gruppe von als erblich angesehen hypoplastischen oder dysplastischen (meist mesodermalen) Entwicklungsstörungen, primär von Chorioidea und Sklera und sekundär von Retina und Papille.
Conjunctiva (Konjunktiva) – Bindehaut.
Conjunctivitis – Entzündung der Bindehaut (unspezifisch).
Contusio bulbi – stumpfe Verletzung des Augapfels mit Schädigung des Auges.
Cornea – Hornhaut.
Corpus ciliare – Mittlerer Anteil der Uvea, beinhaltet die Processus ciliares und den M. ciliaris.
Cyclodialyse – Abflussfördernde Glaukomoperation, bei der das Corpus ciliare von der Sklera gelöst wird.
Cycloplegie – Medikamentös induzierte Lähmung des M. ciliaris mit Verlust des Akkomodationsvermögens.

Dakryoadenitis – Entzündung der Tränendrüsen.
Dakryozystitis – Entzündung des Tränensacks.
Dakryorhinostomie – Herstellen einer Verbindung zwischen Konjunktivalsack und Nase als Tränenabfluss.
Dermoid – Möglicherweise erbliches ektopisches Hautstück auf/in der Hornhaut/Konjunktiva, eventuell vergesellschaftet mit einem Lidranddefekt bis in die Haut.
Descemet-Riss (Stria) – Zerreißung der Descemetschen Membran, wodurch wirre (Ödem)-Linien entstehen.
Descemetocele – Freiliegende, ausbeulende Descemetsche Membran.
Distichiasis – Als erblich angesehene einzelne Haare, bzw. eine oder mehrere Reihen von Haaren aus dem freien Lidrand, meist aus den Meibomschen Drusenöffnungen.
Drainagewinkel – Funktonelle Bezeichnung für das totale zirkuläre Abflusssystem zwischen der Hornhaut/Sklera und der Irisbasis durch welches das Kammerwasser das innere Auge verlässt (L. pectinatum und ziliare Kluft, (→ Kammerwinkel).
Dysplasie (Dysgenesis) – Abnormale Entwicklung oder Missbildung.
Dysplasia palpebrae – Missgestaltetes Augenlid.
Dystrophie – Störung durch zu geringe oder fehlerhafte Ernährung.

Ektasie – Ausstülpung oder Erweiterung.
Ektopische Zilie (In der Konjunktiva) – Als erblich angesehenes Haar oder mehrere Haare, die aus einem Haarbalg unter der Konjunktiva in Richtung Hornhaut wachsen.
Ektropium – Meist als erblich angesehene Auswärtskehrung der freie Lidrandfläche.
Enophthalmus – Zu tief in die Orbita eingesunkener Bulbus.

En(d)ophthalmitis – Entzündung aller inneren Anteile des Bulbus (→ Panophthalmitis)

Entropium – Meist als erblich angesehene Einwärtskehrung der freien Lidrandfläche.

Enucleatio bulbi – Entfernung des Augapfels aus dem Orbitalgewebe.

Epiphora – Tränenfluss.

Erosio corneae – Oberflächlicher, (meist traumatisch) Hornhautepithelverlust.

Esotropie (Strabismus convergens) – Nach innen schielen.

Exotropie (Stabismus divergens) – Nach außen schielen.

Eversio / Inversio Membr. nictitantis – Knickartige Missbildung des distalen Knorpelanteils des dritten Augenlides, das dabei nach außen / innen kippt.

Evisceratio bulbi – Entfernen der inneren Bulbusanteile.

Exenteratio orbitae – Ausräumen der Orbita.

Exophthalmus – Aus den Augenhöhlen hervorstehender Augapfel.

Fornix – Umschlagsfalte, z.B. am Übergang der palpebralen in die bulbäre Bindehaut.

Fundus – Augenhintergrund, wie bei der Ophthalmoskopie sichtbar.

Glaukom (Grüner Star) – Pathologischer Zustand des Auges mit unterschiedlicher Ätiologie, der durch eine herabgesetzte Sensibilität und Funktionsfähigkeit der retinalen Ganglien, Zelltod der Ganglien, Verlust von Nervenfasern des N. opticus und Exkavation des Sehnervs gekennzeichnet ist. Das Glaukom geht mit einer Einschränkung des Gesichtsfeldes bis zur Blindheit und einer Erhöhung des intraokularen Drucks einher.

Glaukom, primär – Als erblich angesehenes, nicht in Folge einer anderen (Augen)Erkrankung entstehendes Glaukom.

Go normal – Abnormale Entwicklung der Chorioidea im Sinne der Collie Eye Anomaly (CEA), die nur im Alter von 5–7 Wochen beim Welpen diagnostiziert werden kann. Diese Veränderung wird bereits im Alter von 7–10 Wochen von der Chorioidea verdeckt und führt daher bei späteren Untersuchungen zu der falschen Beurteilung »keine Veränderungen / CEA-frei«.

Goniodysplasie / Goniodysgenesis – → L.-pectinatum-Abnormalität.

Gonioskopie – Untersuchungstechnik für den Kammerwinkel und das L. pectinatum.

Grüner Star – Glaukom.

Grauer Star – Katarakt.

Hemeralopie (Nachtblindheit) – Blindheit bei Dämmerlicht. Anm.: im englischen Sprachgebrauch: Tagblindheit (→ Nyktalopie).

Heterochromia iridis – Unterschiedlich gefärbte Iris / Iristeile.

Hordeolum (Gerstenkorn) – Abszedierung einer der Lidranddrüsen.

Horner-Syndrom – Läsion des Sympathikus (Halsanteil), gekennzeichnet durch Enophthalmus, Nickhautvorfall, Ptosis, Miosis und Schwitzen (beim Pferd).

Humuor aquosus – Kammerwasser.

Hyalitis – Entzündung des Glaskörpers.

Hydrophthalmus – Bulbusvergrößerung durch erhöhten Intraokulardruck.

Hyphaema – Blut in der vorderen Augenkammer.

Hypoplasie der Papille / des Sehnervenkopfes – Meist erbliche, kongenitale okuläre Missbildung. Bei einer Hypoplasie der Papille ist der Sehnervenkopf unterentwickelt, was als Anzeichen für das Fehlen von Axonen und eine – histologisch sichtbare – zu geringe Anzahl von Ganglionzellen gewertet werden kann. Hieraus resultiert die Seheinschränkung. Ophthalmoskopisch weist die Papille in der Regel nur die Hälfte des physiologischen Durchmessers auf, was im Falle einer bilateralen, vermuteten Hypoplasie am besten durch den Vergleich mit einem gesunden Tier derselben Rasse verifiziert werden kann. Die Gefäßanatomie ist in der Regel unverändert.

Hypopyon – Exsudat / Eiter in der vorderen Augenkammer.

Iridektomie – Exzision eines Teiles der Iris.

Iridencleisis – Glaukomoperation zur Abflusserleichterung des Kammerwassers; durch die Einklemmung eines Irisstücks soll die Drainage offen gehalten werden.

Iridotomie – Inzision in die Iris.

Iris – Vorderer Anteil der Uvea.

Irisatrophie – Verlust von Irisgewebe durch Degeneration.

Iris bombata – Ausbeulen der Iris nach anterior durch einen Pupillarblock, tritt bei zirkulärer Verklebung des »Pupillarrandes« nach Occlusio und Seclusio pupillae auf.

Iriszyste – Meist pigmentiertes, kugelförmiges Gebilde, das über den Irisrand hängt oder frei in der unteren Vorderkammer flotiert. Der Ursprung der Iriszyste liegt im Bereich des pigmentierten hinteren Epithels des Ziliarkörpers oder der Iris.

Juxta – neben … gelegen.

Kammerwinkel – Anatomische Lagebezeichnung für den (geometrischen) Winkel zwischen Kornea und Irisbasis (→ Drainagewinkel).

Kanthus – Bereich, in dem Ober- und Unterlid medial / nasal und temporal / lateral zusammentreffen.

Kapsulorrhexis (ant.) – Kontrollierter, zirkulärer Stich, Schnitt, Riss zur Entfernung des zentralen Teiles der Linsenkapsel.

Kapsulotomie – Inzision in die Linsenkapsel.

Karunkel – Rosafarbene oder pigmentierte Erhebung im Bereich der medialen / nasalen Konjunktiva, die in der Regel mit einzelnen Härchen besetzt ist.

Katarakt (Grauer Star) – Jede nicht physiologische Trübung der Linse und / oder ihrer Kapsel.

Katarakt, immatur – Teilweise getrübte Linse, Netzhaut noch sichtbar

Katarakt, intumeszent – Katarakt mit Schwellung der Linsenfasern.
Katarakt, matur – Total getrübte Linse, Netzhaut nicht mehr einsehbar.
Katarakt, senil – Nicht physiologische Altertumskatarakt (→ Linse, Sklerose)
Keratitis – Anzeichen einer unspezifischen Hornhautentzündung, Ursache nicht angegeben.
Keratitis punctata – Entzündung der Hornhaut, die durch multiple, kleine Ulzerationen charakterisiert ist.
Keratoconjunctivitis sicca (KCS) – Austrocknung kleiner oder großer Bereiche der Hornhaut und Konjunktiva. Keine primäre Konjunktivitis / Keratitis. Die Austrocknung entsteht entweder durch das Aufreißen des in seiner Zusammensetzung gestörten Tränenfilms (meist der muköse Komponente) oder auf Grund unzureichender Tränenproduktion.
Keratokonus – Kegelförmige Deformierung eines Teils oder der gesamten Hornhaut, meist mit einer Verdünnung der Hornhaut im Zentrum
Kolobom – Kongenitaler Schließungsdefekt, meist spaltförmig (z.B. Palatoschisis) im Auge, oft m.o.w. dreieckig bis rund.
Kongenital – Bezeichnung für Veränderungen, die bei der Geburt vorhanden sind oder innerhalb der ersten 6–8 Wochen bemerkt werden.
Kongenitale (stationäre) Nachtblindheit – Vermutlich erbliche Augenanomalie mit abnormaler oder fehlenden Stäbchenfunktion; in der Regel nur durch ein ERG diagnostizierbar.
Konjunktivitis – Entzündung der Bindehaut.
Korneadystrophie – Möglicherweise erbliche, meist bilaterale, nicht unbedingt symmetrisch auftretende, nicht-entzündliche, ernährungsbedingte Hornhauttrübung von weißgrauer, kristalliner Struktur. Lokalisation: epithelial / stromal = häufig Cholesterol; endothelial = mit einem progressiven Ödem.

Lagophthalmus – Unvermögen, die Augenlider zu schließen.
Lentikonus – Konische Verformung der Linse (anterior / posterior).
Leukokorie – Weiße Pupille, z.B. durch Katarakt.
Ligamentum pectinatum – Zirkuläres Gewebsband zwischen Hornhaut und Irisbasis; Gewebslage, die den Eingang des Drainagewinkels formt.
Ligamentum-pectinatum-Abnormalität (Goniodysplasie / Goniodysgenesis) – Als erblich angesehene kongenitale Missbildung des L. pectinatums. Geringgradig: breite, kurze Fasern (Fibrae latae); mittelgradig: Platten (Laminae); hochgradig: total verschlossenes Ligamentum (Occlusio).
Limbus – Zirkulärer Übergang von Hornhaut zu Sklera.
Linsennähte – Bereiche der Linse, in denen die Linsenfasern zusammentreffen. Anterior als »Y« und posterior als umgekehrtes »Y« identifizierbar.
Linse, Sklerose – Physiologische Verdichtung des alternden Linsenkerns (→ Katarakt, senil).

Luxatio bulbi – Luxation des Augapfels aus der Orbita und durch den Lidspalt.
Luxatio lentis (primär) – Als erblich angesehenes Luxieren der Linse durch Zerreißen der Zonulafasern.

Makroblepharon – Als kongenitale, erblich angesehene, zu lange Lidspalte. Tritt meistens gemeinsam mit einem Ektropium im mittleren Bereich des Lides und einem Entropium im Bereich des Lidwinkels auf. Dadurch entsteht das sog. »Karo- oder diamantenförmige Auge« mit einer Lidspaltenlänge (erwachsener Hund, in gestreckter Position) von definitionsgemäß mehr als 40 mm.
Makrophthalmus – Angeborener, zu großer Augapfel.
Membrana pupillaris persistens – Reste der embryonal vorhandenen Membrana (epi)pupillaris.
Mikrokornea – Hornhaut mit zu kleinem Durchmesser.
Mikropapille – Unvollständig entwickelter / zu kleiner Sehnervenkopf (→ Hypoplasie der Papille).
Mikrophakie – Zu klein angelegte Linse.
Mikrophthalmus – Angeborener zu kleiner Augapfel.
Mondblindheit – Chronisch rezidivierende Uveitis.
Mouches volantes (oder Muscae volantes; »Fliegende Fliegen«) – Meist bewegliche größere flocken- oder schlierenförmige Verdichtungen im Glaskörper.
Mydriasis – Pupillenerweiterung.
Miosis – Pupillenverkleinerung.

Nachtblindheit (Hemeralopia) – Blindheit bei Dämmerung, primär gekennzeichnet durch abweichende Anlage und / oder Atrophie oder Degeneration der Stäbchen und der Netzhaut; Anm.: im englischen Sprachgebrauch: Nyktalopie.
Nyctalopia (Tagblindheit) – Blindheit bei hellen Lichtverhältnissen; Anm.: im englischen Sprachgebrauch: Nachtblindheit (→ Hemeralopie).
Nystagmus – Unwillkürliche, rhythmische Augenbewegung; horizontal, vertikal oder rotierend. Mit einer schnellen Phase hin und einer langsamen zurück. Die Richtung wird nach der schnellen Phase benannt.

Ora ciliaris retinae (Ora serrata) – Übergang des Corpus ciliare zur Retina / Chorioidea.

Pannus – Fibrovaskuläres Gewebe, infiltriert vom Limbus aus der Hornhaut.
Panophthalmie / Panophthalmitis – Entzündung aller Anteile des Bulbus.
Papille – Discus nervi optici.
Periodische Augenentzündung (PA) – Chronisch rezidivierende Uveitis beim Pferd (Mondblindheit)
Photophobie – Lichtscheue, z.B. bei Iritis.
PHTVL / PHPV – Persistierende hyperplastische Tunica vasculosa lentis / persistierendes hyperplastisches primäres Vitreum: Gruppe von angeborenen, möglicherweise erblichen Missbildungen, die durch die fehlende Regression und / oder Proliferation von Anteilen des hyaloiden Systems und des primitiven Vitreum entstehen.

Phthisis bulbi – Erworbene Verkleinerung des Augapfels nach Beschädigung des Corpus ciliare.

Pigmentepitheldystrophie ([Retinale] RPED) – Erkrankung des (retinalen) Pigmentepithels, die in eine fortschreitende Degeneration der Photorezeptoren mündet. Die Erkrankung ist durch den Verlust des zentralen Visus gekennzeichnet, erkrankte Hunde behalten aber oft ihren peripheren Visus. Frühere Bezeichnung: zentrale (Central) PRA (CPRA). Ein Zusammenhang mit Ernährungsfaktoren (Vitamin-E-Mangel) und eine familiäre Prädisposition wird vermutet. Auftreten hauptsächlich in Großbritannien.

Pol – Eines der beiden Enden einer Achse, meist im Zusammenhang mit der Linse gebraucht.

Processus ciliares – 60 bis 80 strahlenweise angeordnete Falten des Corpus ciliare; der epitheliale Überzug produziert das Kammerwasser.

Progressive Retinaatrophie (PRA), erbliche Form – Sammelbezeichnung für eine Gruppe von erblichen Netzhauterkrankungen (→ Retinadegeneration).

Proptosis bulbi – Verlagerung der Bulbus nach rostal, aber nicht unbedingt durch den Augenspalt (→ Luxatio bulbi).

Protrusion – Beispielsweise Protrusio membranae nictitantis: Vorfall / Hochschieben der Membran.

Ptosis – Herunterhängendes Oberlid.

Pupillarmembran – Gefäßschlingen, mit Ursprung im zirkulären Gefäß des Augenbechers (dort, wo später die Colarette sichtbar wird), die ein netzförmiges Gebilde über der Vorderseite der Linse erzeugen und dadurch die Pupillarmembran (PM) ausbilden. Dieser Teil des hyaloiden Systems ist um den 40.–45. Tag p.c. (Hund / Katze) am stärksten ausgeprägt und bildet sich anschließend zurück. Zwischen der 4. und 5. Lebenswoche (Pferd 7.–9. Monat) sollte eine vollständige Resorption erfolgt sein.

Retinadegeneration (erbliche Form; PRA) – Gruppe von erblichen degenerativen Netzhauterkrankungen, die hauptsächlich entweder durch eine primäre Photorezeptordysplasie (frühe Form) oder durch eine Photorezeptordegeneration alleine (Spätform) gekennzeichnet ist. Die Erkrankungen treten immer beidseitig auf und zeigen meist ähnliche klinische Symptome wie beginnende Dämmerungsschwachsichtigkeit, Nachtblindheit und im weiteren Verlauf auch Tagblindheit (dann vollständige Erblindung). Beginn und Fortschreiten der Erkrankungen variieren in Abhängigkeit von der jeweiligen Pathogenese.

Retinadysplasie (RD) – Als erblich angesehene, kongenitale Augenerkrankung. Abnormale Entwicklung der Retina, die durch die Ausbildung von Rosetten, neuroretinalen Falten und Netzhautablösungen gekennzeichnet ist.

Retinadysplasie, (multi)fokale – In der ophthalmoskopischen Untersuchung als einzelne oder multiple lineare (vermiforme), V-förmige, dreieckige, kurvenförmige Falten in der Retina gekennzeichnet. Diese Anomalien können, obwohl bereits im Alter von 6–7 Wochen deutlich sichtbar, während des Heranwachsens verschwinden (z.B. »Go normal« bei CEA). Die Beziehung zwischen der fokalen und der schwerwiegenderen Form der Retinadysplasie bei Rassen, bei denen beide Formen auftreten, ist in genetischer Hinsicht nicht endgültig geklärt.

Retinadysplasie, geographisch – Bereiche konfluierender Netzhautfalten und/oder unregelmäßig geformter dünnerer Netzhautareale, in denen später eine retinale Degeneration auftritt und damit Sehbeschwerden möglich sind.

Retinadysplasie, totale – Kongenitale Ablösung der Neuroretina (Ablatio retinae) vom Pigmentepithel (äußere Netzhautschicht).

Retinadystrophie – Als erblich angesehene Retinaerkrankung, mit zu geringer Proteinbildung (Defekt im Gen RPE65) und darum fehlender Rhodopsin-Produktion; resultiert in kongenitaler stationärer Nachtblindheit.

Retinopathie – Unspezifische Netzhauterkrankung.

Retro – hinter …… gelegen.

Sphaerophakie – Kugelförmige Linse.

Staphylom – Ausstülpung als Folge einer Protrusio oder Zerreißung der Tuncia fibrosa des Auges mit Uveaanteilen darin.

Staphyloma anterior – Protrusie, lokalisiert in der Kornea/Sklera, anterior der Ora ciliaris retinae.

Staphyloma posterior – Protrusie, lokalisiert in der Sklera, posterior der Ora ciliaris retinae.

Strabismus – Schielen, jede Abweichung vom normalen Stand der Sehachsen. S. convergens (Esotropie): Schielen nach innen; S. divergens (Extropie): Schielen nach außen.

Striae (Haabsche Linien) – Bei Vergrößerung des Augapfels auftretende Risse in de Descemetschen Membran, wodurch unregelmäßig verlaufende Ödem- oder Narbenlinien entstehen (wie Risse im Eis).

Suffusion – Blutung mit flacher Ausbreitung, z.B. subkonjunktival.

Symblepharon – Bleibende Verklebung zwischen Konjunktiva und Konjunktiva, oder Konjunktiva und Kornea.

Synchysis scintillans – Viele kleine (± 2 mm), eventuell pigmentierte Partikel (meist Cholesterolkristalle) im mehr oder weniger verflüssigtem Glaskörper, können dadurch aufwirbeln (→ asteroide Hyalose).

Synechia ant. / post. – Erworbene Verklebung zwischen (Teilen) der Iris und der Hornhaut bzw. der Linse.

Tagblindheit (Nyctalopia) – Blindheit bei hoher Lichtintensität, primär gekennzeichnet durch Dysplasie oder Degeneration der Zapfen; Anm.: im englischen Sprachgebrauch: Hemeralopie!

Tarsorrhaphie – Temporärer oder stationärer Verschluss der Lidspalte.

Tension – Gegendruck der auf dem Intraokulardruck und der Rigidität der Hornhaut beruht.

Tenonsche Kapsel – Faszie, die den Augapfel umschließt.

Trichiasis (okulär) – Meist als erblich angesehene Haare, die sich in physiologischer Position, aber abweichender Richtung befinden und die Hornhaut / Konjunktiva irritieren.

Tunica vasulosa lentis – Embryonales Gefäßnetz, umschließt die Linse.

Ulcus corneae – Geschwür oder entzündlicher, oberflächlicher (epithelial, indolent, Basalmembrandegeneration) oder tiefer (epithelial und stromal, lytisch) Zerstörungsprozess der Hornhaut, welcher mit Loslösen oder Auflösen des Epithels einhergeht.

Uvea – Stark pigmentierte vaskuläre Tunica des Auges

Uveitis – Entzündung (eines Teils) der Uvea; oft sind alle Anteile der Uvea betroffen, aber auch eine eigenständige Iritis, Iridozyklitis (Uveitis anterior) oder Chorioretinitis (Uveitis posterior) kommen vor.

Uveodermatologisches Syndrom – Immunmediierte, komplexe Uveitis mit Haut- und Haardepigmentation vergesellschaftet. Kann sekundär zum Glaukom und/oder zur Netzhautablösung führen. (Mensch: Vogt-Koyanagi-/Harada-Syndrom).

Vorderkammer (vordere Augenkammer) – Mit Kammerwasser gefüllter Raum zwischen Hornhaut, Linse und Iris.

Zonula ciliaris / Zinnii) – Aufhängeapparat der Linse.

Stichwortverzeichnis

Abdeckung des Operationsfeldes 28
Ablatio retinae 14 f., 176, 207, 228 f.
Abszess
–, Kornea- 150 f.
–, retrobulbärer 51
Acetazolamid 23
Acetylcholin 23
Acetylcystein 19, 22, 27
Aciclovir 25
Adenokarzinom 185
Adenom
–, Lid- 98–100
Aderhaut *siehe* Chorioidea
Adrenalin 22–24
AH *siehe* Arteria hyaloidea
AHP *siehe* Arteria hyaloidea persistens
Akkommodation 171
Akorie 175
Albinismus
–, okulokutaner 175
– –, partieller 175
Algen 180
Alpha-Lysine 25
Amaurosis 218, 232
Amblyopie 218, 232
Amlodipin 27
Amotio retinae 228
Amphoteracin 25
Anamnese 5
Anästhesie 27 f.
Aneurinmangel 227
Angiographie 16
Aniridie 175
Ankyloblepharon 74
Anophthalmie 127
Antazolin 22
Antibiotika
–, spezifische 22, 24
–, Standard- 22, 24
Antihistaminika 22
antimikrobielle Medikamente 24 f.
Antimykotika 25
Antiphlogistika 25
Aphakie 192
Aplasia palpebrae 10, 74 f., 173
Applanationstonometer 12

Applikation *siehe unter* Medikamente
Apraclonidin 23
Arcus zygomaticus 47
Area
–, -17 211
–, centralis 15
–, striata 211
Arteria
–, hyaloidea (AH) 189 f.
– –, persistens (AHP) 192
–, retinalis 210
Atenolol 27
Atrophia bulbi 12
Atropin 14, 22, 24, 26, 61
Augapfel 125–128
–, klinische Diagnostik 12 f.
–, Lage 47
–, -luxation *siehe* Luxatio bulbi
Auge
–, blindes *siehe dort*
–, pigmentiertes *siehe dort*
–, rotes *siehe dort*
–, schmerzhaftes *siehe dort*
–, tränendes *siehe dort*
Augendruck
–, intraokulärer *siehe* Augeninnendruck
–, retrobulbärer 12
Augenhintergrund *siehe* Fundus
Augeninnendruck 12 f., 157–170
–, Druck verringernde Medikamente 23
–, Referenzwerte 13
Augenkammern
–, Drainagegebiet 159
–, klinische Diagnostik 13
–, Veränderungen 172
–, Wasserabflusserleichterung 22 f.
Augenlid *siehe* Lid
Augenmuskel 2
Augensalbe 19 f.
Augentropfen 19 f.
–, Wirkungsdauer 20
Ausfluss 9 f.
Außenblatt 209
äußere Augenhaut *siehe* Sklera

Autotransplantat
–, freies konjunktivales 146

Bacitracin 24
Bakterien 180
bänderförmige subretinale Blutungen 215
Basalzellkarzinom 100
BCG 100
Belladonna 61
Bengalrosa 26
Benoxinate hydrochloride 26
Betablocker 23
Betamethason 25
Betastrahlen 27
Bimatoprost 23
Bindehaut *siehe* Konjunktiva
Blepharitis 95 f., 99
–, adenomatosa 96
Blepharophimose 94 f.
Blepharoplastik 85, 101 f.
Blepharospasmus 62
–, Differentialdiagnose 16
blindes Auge
–, Differentialdiagnose 17
»blue eye« *siehe* Milchglasauge
Bluthochdruck senkende Medikamente 27
Blut-Kammerwasser-Schranke 172
Blutstillung 29
Blutung(en)
–, bänderförmige subretinale 215
–, (im) Glaskörper 206 f.
–, Retina- 215
–, subkonjunktivale 113
Bogenplastik 75
Botulismus 61
brachyzephale Rassen 8
Brimonidine 23
Brinzolamid 23
»Brow-Sling« 91
Bruchsche Membran 210
Bulbus *siehe* Augapfel
–, -luxation *siehe* Luxatio bulbi
Buphthalmus 12, 128, 162 f.
Butylcyanoacrylat 27

Camera anterior / posterior *siehe* Augenkammern
Canaliculi lacrimales 61
Carbohydrasehemmer 23
Carprofen 25
Cataracta diabetica 197
CEA *siehe* Collie Eye Anomaly
Chalazion 96 f.
chemisch kauterisierende Stoffe 27
»Cherry eye« 110–112
Chiasma opticum 211
Chirurgie 27–29
Chloramphenicol 24
Chlorhexidin 24
Chlortetracyclin 24
Choriocapillaris 173, 210, 214
Chorioidea 2, 172 f., 214
Chorioretinitis 215 f., 226–228
Chromoglycinsäure 22
Ciprofloxacin 24
Cloxacillin 24
Collarette 174
Collie Eye Anomaly (CEA) 219–221
Computertomographie 16
Conjunctiva sclerae 73
Conjunctivitis *siehe auch* Konjunktivitis
–, catarrhalis 114
–, follicularis 11, 116
–, neonatorum 117 f.
–, purulenta 114 f.
Contusio bulbi 35
Cornea nigra 147–149
Corpora geniculata lateralia 211
Corpus ciliare 2, 171 f.
–, Destruktion 166
Cyclokryodestruktion 167
Cyclopentolat 27
Cyclosporin 27, 63

Dakryoadenitis 64
Dakryozystitis 67–70
Demecariumbromid 23
Dermoid 76, 133 f.
Descemetocele 140, 142
Detomedin 8

Dexamethason 25
Diagnostik
–, klinische *siehe dort*
Diagnostika 19–30
Diclofenac 25
Diclofenamid 23
Dipivalylepinephrin 23
Dirofilaria immitis 180
Discus nervi optici 15
Distichiasis 10, 76–78
DNA-Synthesehemmer 25
DNA-Test 240
Dorzolamid 23
DPT *siehe* Ductus parotideus
Drainagewinkel 2
–, Abnormitäten 161
Druck *siehe* Augendruck
Ductus
–, nasolacrimalis 61
– –, Spülung 68
–, parotideus (DPT) 64
– –, Transposition 64
Dysautonomie-Syndrom 62
Dysplasia palpebrae 76
Dysplasie 176

Ecothiopatjodid 23
Ectopia lentis 201–205
EDTA-Lösung 26
Ehrlichiose 180, 227
Ektropium 86–89
–, Korrektur 87–89
– –, chirurgische 88
– –, (nach) Kuhnt-Szymanowski 88
– – –, Modifikation nach Blaskovics 87
Elektroepilation 76
Elektroretinogramm (ERG) 211
Elektroretinographie 16, 211
Encephalitozoon cuniculi 180
Endophthalmitis 128
Endotheldegeneration
–, senile 152 f.
Endothelmikroskopie 16
Endothelpräzipitation 177
Enlapril 27
Enophthalmus 48 f., 125
–, Differentialdiagnose 16 f.
Entropium 10 f., 78–86, 91–93
–, anguläres 83, 85
–, geringgradiges 81
–, habituelles 81
–, hochgradiges

– –, partiell lateral 84
– –, total 78 f.
–, iatrogenes 79, 84 f.
–, Korrektur 80 f.
– –, (nach) Celsus-Hotz 81–83
– –, chirurgische 83–85
– –, Raffung 80
– –, (nach) Stades 92
–, nasales 84
Enucleatio bulbi 56
Enucleatio bulbi et conjunctivae 53–56
eosinophiles Granulom 97, 118 f., 137
Epilation 76
–, Elektro- 76
–, Kryo- 78
Epinephrin 22
Epiphora 113
(Epi)skleritis 154
Epitheliom
–, Lid- 99
epithelisierende Medikamente 26
erbliche Augenerkrankungen 237–246
ERG *siehe* Elektroretinogramm
Ethoxyzolamid 23
Etodolac 61
Eversio membranae nictitantis 108 f.
–, Korrektur 109
Evisceratio bulbi 53, 56
Exenteratio orbitae 53, 56
Exophthalmus 10, 47, 49–52, 125
–, Differentialdiagnose 17
Exsudationsflöckchen
–, präretinale 215

»**F**ace lifting« 91
Fancyclovir 25
FCRD *siehe* Retinadegeneration, feline zentrale
Feline Dysautonomie 184
FeLV 179, 227
Fibrae latae 161
FIP 179, 227
Fisteloperation 168
FIV 179, 227
Fixierung
–, falsche 10
fliegende Fliegen *siehe* Muscae volantes

Fliegennetz 27
Flumethason 25
Flunixin 25
Fluoreszein-Na 26
Fluormetholon 25
Fluostigmin 23
Flurbiprofen 25
Follikel 11
Follikulose 11
Fornix 73
–, superior 11
Fraktur
–, Gesichtsschädel- 34 f.
–, Orbita- 34 f.
Framycetin 24
Fundus 209–235
–, abnormaler 231
–, klinische Diagnostik 15
–, Ontogenese 209
–, Reaktionsschemata 214–218
–, -reflektion 209, 213, 217
–, Symptomatik 214–218
–, -veränderungen 214–218
Funduskopie 15
Fusidinsäure 24

Gamma-Interferon 25
Ganglienzellen 210
Gefäßarchitektur 172
Gefäßokklusion 225
Gefäßwände
–, dünne 176
Gentamicin 21, 24
Gerinnungsstörungen 177
Geschichtsschädelfraktur 34 f.
Glandula
–, lacrimalis 47, 59
–, membranae nictitantis
– –, Hyperplasie 110–112
– – –, Korrektur 111
– –, profunda 59, 64
– –, superficialis 59, 105
– –, superior 73
–, parotis 64
–, zygomatica 47, 64
Glasauge 14, 172
Glaskörper 2, 189–208
–, Blutungen im 206 f.
–, -flocken 206
–, -glitzern 206
–, klinische Diagnostik 14
–, Ontogenese 189 f.
Glaukom 159–170
–, absolutes 160

–, akutes 161–164
–, chronisches 162–165
–, Dauer 161 f.
–, (mit) geschlossenem iridokornealem Winkel 161
–, klinische Anzeichen 162–168
–, (mit) offenem iridokornealem Winkel 161
–, (mit) offenem Ligamentum pectinatum 161
–, Primär- *siehe dort*
–, (mit) primär morphologisch abnormalem Ligamentum pectinatum 161
–, Sekundär- 160, 168–170
–, Therapie 23, 165–168
– –, chirurgische 167 f.
– –, Cyclokryodestruktion 167
– –, Fisteloperation 168
Glyzerin 23
GM1- und GM2-Gangliosidose 154
Goniodysgenesie 161
Goniodysplasie 161
Gonioskopie 16, 159 f.
Gramicedin 24
Granulae iridis 14
Granulom
–, eosinophiles 97, 118 f., 137
–, Lid- 96 f.
Grüner Star *siehe* Glaukom

Halskragen 27
Hepatitis contagiosa canis 179
Heterochroma iridis 175
Homatropin 26
Hordeolum 96 f.
Horner-Syndrom 49, 185
Hornhaut *siehe* Kornea
hyaloides System 189 f.
Hyaloidose
–, asteroide 206
Hydrophthalmus 128, 162 f.
Hyperlipoproteinämie 225
Hyphaema 13, 35 f., 176
Hypophysektomie 61
Hypopion 13
Hypoplasie
–, chorioidale 219
Hypopyon 13, 178
Hyposphagma 35
Hyprolose 26

Idoxuridin 25
i-drops® 64
Immunreaktionen 180 f.
Indentationstonometrie 12
Indometacin 25
Infiltrate 114
Injektion
–, intraokuläre 21 f.
–, retrobulbäre 21
–, subkonjunktivale 21
Innenblatt 209
Intraokulardruck *siehe* Augeninnendruck
intraokuläres Volumen
–, Reduktion 166 f.
Inversio membranae nictitantis 108
Iridodonesis 13
iridokornealer Winkel
–, Missbildungen 161
Iris 2, 171 f.
–, -atrophie 183 f.
–, blaue
– –, (und) weißes Haarkleid 175
–, erworbene Farbunterschiede 175
–, granulomatöse Verdickung 185
–, -infektionen 179 f.
–, klinische Diagnostik 14
–, -melanom 184
–, -zyste 13, 176
Iritis
–, traumatische 179
Isosorbide 23

Jod-Tinktur 27
juxtapalpebrale Veränderungen 96 f.

Kammern *siehe auch* Augenkammern 13, 159, 172
Kammerwasser 157, 171
–, -abfluss
– –, (mit) Implantat 167 f.
– –, Kapazitätsverbesserung 166
–, -abtransport 159
–, -produktion 157
– –, Reduktion 165 f.
Kammerwinkel 158
Kanthotomie
–, laterale 94
Kanthusplastik
–, laterale 95
–, mediale 90, 95

Kapselsack 200
Kapsulorhexis 200
Karunkel-Trichiasis 91, 94
Katarakt 173, 193–201
–, alimentäre 196
–, erbliche 196 f.
–, juvenile 196
–, kongenitale 174, 196
–, sekundäre 197
–, senile 196
–, Strahlen- 196
–, Therapie 197–201
–, traumatische 196
KCS *siehe* Keratoconjunctivitis sicca
Keratitis 134–151
–, eosinophilica 119, 136
–, herpetica 150
–, interstitialis 137
–, pannosa 134–136
–, photoallergica 134–136
–, profunda 137
–, punctata 149
–, superficialis 134–136
–, ulcerosa 137–147
–, vasculosa et pigmentosa 134–136
Keratoconjunctivitis sicca (KCS) 61–64, 106
–, ipsilaterale 63
Keratokonjunktivitis
–, infektiöse bovine / ovine 150
Ketoprofen 25
Ketorolac 25
Key-Gaskell-Syndrom 184
klinische Diagnostik 5–18
–, Anamnese 5
–, Arbeitsmethoden 5, 8
–, Differentialdiagnosen 16 f.
–, Hilfsmittel 5, 8
–, Sedation 8
–, Signalement 5
–, Zwangsmaßnahmen 8
Kokain 26
Kollyria 26
Kolobom 174, 192, 218 f.
Konjunktiva 2, 105–125
–, klinische Diagnostik 11 f.
–, -lappen 146 f.
– –, gestielter 146
–, -neoplasie 122
–, -schürze 142, 144–147
– –, Abdeckung 144–147
–, -streifen 144, 146
–, -striktur 120 f.

–, -verletzung 40
–, zirkuläre sklerale 144 f.
konjunktivale Verwachsungen 119–121
Konjunktivalsack
–, Spülen 19
Konjunktivitis *siehe auch* Conjunctivitis 68, 113–119
–, akute
– –, mukropurulente 114
– –, purulente 114
–, bovine 118 f.
–, granulomatöse 117
–, noduläre 117
–, ovine 118 f.
–, papilläre 117
–, plasmazelluläre 116 f.
Konjunktivo-(Maxillo-)Rhinostomie 70
Konjunktivorhinostomie 69
Kornea 2, 129–156
–, -ablagerungen 153
–, -abszess 150 f.
–, blau-weiße
– –, Differentialdiagnose 17
–, -degeneration
– –, endotheliale 152
–, Durchmesser 12
–, -dystrophie 151–153
– –, endotheliale 152 f.
– –, epitheliale / stromale 151 f.
–, Fremdkörper 40 f.
–, -heilung 132
–, klinische Diagnostik 13
–, Mikro- 133
–, -mumifikation 147–149
–, Narbenbildung 130
–, -nekrose 147–149
–, -neoplasie 155
–, -ödem 35, 130, 135, 141, 153 f.
–, -perforation 41 f., 132, 142
–, -sequester 147–149
–, Symptomatik 129–131
–, -transplantat
– –, freies 147
–, -trübung 130
–, -veränderungen 132
–, -verletzung 40–44
– –, nicht perforierende 40, 42 f.
– –, perforierende 43 f.
–, -verschiebeplastik

– –, lamelläre 146 f.
–, -zyste 150
Kortikosteroide 25
Kryoepilation 78
Kryotherapie 29, 100
Kunstlinse 200 f.

Lagophthalmus 95
Laminae 161
Larven
–, migrierende 227
Lasertherapie 29
Latanoprost 23
Lavagesystem
–, subpalpebrales 21
Lederhaut *siehe* Sklera
Leishmania 180
Lens cristallina *siehe* Linse
Lentiglobus 192
Lentikonus 192
Leptospira interrogans 180
Lid 2, 73–104
–, -adenom 98–100
–, drittes 11
–, -epitheliom 99
–, -granulom 96 f.
–, -karzinom 100
–, klinische Diagnostik 10 f.
–, -melanom 99
–, -neoplasie 99 f.
–, -spalte 73
–, -trauma 45
–, -verletzung 37–39, 94
–, -zerreißung 36
Lidocain 26
Lidrand
–, -entzündung 178
–, oberer
– –, Ektropionierung 10
–, Untersuchung 11
–, -verletzung 37 f.
–, -wunde
– –, (mit) Gewebeverlust 39
– –, Narbe 38
– –, (mit Beteiligung der) tränenableitenden Wege 39
Lidspaltenlänge 10
Ligamentum
–, palpebrale
– –, laterale 73
– –, mediale 73
–, pectinatum 159 f.
– –, Abnormalitäten 161
– –, offenes 161
Limbusmelanom 155

Linse 2, 189–208
–, -(n)dislokation 202
–, -(n)extraktion 198–201
– –, extrakapsuläre 199 f.
– –, intrakapsuläre 170, 199, 205
–, harte 200
–, klinische Diagnostik 14
–, Kunst- 200 f.
–, -(n)luxation *siehe* Luxatio lentis
–, Nukleussklerose 191
–, Ontogenese 189 f.
–, -(n)perforation 41
–, weiche 200
Lipidosis corneae 151 f.
Locoweed 61
Lokalanästhesie 8
Lokalanästhetika 22, 26
Luxatio bulbi 31–34
Luxatio lentis 13 f., 163, 201–205
Lymphonodi mandibularis 8

Magnetresonanztomographie (MRT) 16
Makroblepharon 86–89
Makrophthalmus 12, 128
Mannitol 23
Medetomidin 8
Medikamente 19–27
–, Applikation
– –, allgemeine Regeln 22
– –, Injektion *siehe dort*
– –, konjunktivale 19–21, 25
– –, subkonjunktivale 25
– –, subpalpebrales System 21
Meglumin 25
Meibomsche Drüsen 10, 73
Melanom
–, Iris- 184
–, Lid- 99
–, Limbus- 155
Meloxicam 25
Membrana
–, (epi)pupillaris persistens 173 f.
–, nictitans 144
–, pupillaris (MP) 190
– –, persistens (MPP) 130, 133, 173 f., 194
Metazolamid 23
Methylprednisolon 25
Miconazol 25

Micropunctum lacrimale 65
Mikrokornea 133
Mikropapille 218
Mikrophakie 192
Mikrophthalmie 127, 173 f., 194
Mikrophthalmus 12
Milchglasauge 179
Miotika 23
Mollsche Drüsen 73
Mondauge 172
Mondblindheit 182 f.
MP *siehe* Membrana pupillaris
MPP *siehe* Membrana pupillaris persistens
MRT *siehe* Magnetresonanztomographie
Mukopolysaccharidose 154
Muscae volantes 206
Musculus
–, ciliaris 172
–, dilatator pupillae 172
–, levator
– –, anguli 73
– – –, oculi medialis 73
– –, palpebrae 73
–, malaris 73
–, orbicularis oculi 73
–, retractor anguli 73
–, sphincter pupillae 172
Mydriatika 23 f.

Nachtblindheit 214
–, erbliche (stationäre) 224
NaCl-Lösung 26
Nadeln 29
Nafazolin 22
Nahtmaterial 29
Nasenausfluss 62
Nasenfalten
–, -resektion 89 f.
–, -Trichiasis 89 f.
Nasopharynx 61
Natamycin 25
Neomycin 24
Neoplasie
–, intraokuläre 207
–, Konjunktiva- 122
–, Kornea- 155
–, Lid- 99 f.
–, Orbita- 51 f.
–, Retina- 231 f.
–, retrobulbäre 51
–, Uvea- 177, 181 f., 184–186

Nervenzellschicht 210
Nervus
–, facialis 64
–, opticus 2, 209–235
Netzhaut *siehe* Retina
Neuritis optica 231
Nickhaut 2, 105
–, -drüse 2
–, -rand
– –, unpigmentierter 106
–, -schürze
– –, (an der) dorso-lateralen Konjunktiva 144
– –, (am) Oberlid 142 f.
–, -vorfall 12, 47
– –, Differentialdiagnose 16 f.
Norfloxacin 24
Notfälle 31–45
Nystagmus 12, 126

Occlusio 161
OD *siehe* Optikusneuropathie
Ofloxacin 24
okulokutanes Syndrom 174
Operationstisch
–, Lagerung auf dem 28
Ophthalmika 22–27
Ophthalmoskopie 15
Optikusneuropathie (OD) 231
Ora ciliaris 210
Orbita *siehe auch* (Peri)orbita
–, -fraktur 34 f.
–, -neoplasie 51 f.
– –, primäre 52
Orbitomie 56
Os frontale 47
osmotisch wirksame Stoffe 23
Oxybuprocain 26

Palpebra *siehe* Lid
Pannus 131, 135–137
Panophthalmitis 128
Papilla optica 210
Papille 15
–, hypoplastische 218
–, Kolobom 218
–, Mikro- 218
–, -(n)ödem 230
Papillitis 231
Parasiten 180
Parasympathikolytika 22
Pasteurella multocida 180
Pecten 211, 213

PED *siehe* Pigmentepitheldystrophie
perforierende Verletzungen 37
periodische Augenentzündung 182 f.
(Peri)orbita 47–57
Perma Tweez® 78
persistierende hyperplastische Tunica vasculosa lentis (PHTVL) 192–194
persistierendes hyperplastisches primäres Vitreum (PHPV) 192–194
Phakoemulsifikationstechnik 200
Phenazopyridine 61
Phenol 27
Phenylephrin 22, 24
Photophobie 172
Photorezeptoren 210 f.
–, -degeneration 221–224
–, -dysplasie 221–224
PHPV *siehe* persistierendes hyperplastisches primäres Vitreum
Phthisis bulbi 12, 127, 170
PHTVL *siehe* persistierende hyperplastische Tunica vasculosa lentis
Pigmentepithel 210
–, -dystrophie (PED) 224
pigmentiertes Auge
–, Differentialdiagnose 17
Pilocarpin 23, 64
Pilze 180
Pimecrolimus 27
Pinozytose 159
Plattenepithelkarzinom 100, 122, 155
Platzierungsreaktion
–, optische 15
Plexus venosus sclerae 159
Polykorie 174
Polymyxin-B 24
Povidon-Jod 24–26
PRA *siehe* Retinadegeneration, erbliche (progressive)
Prednisolon 25
Primärglaukom 159
–, akutes 159
–, chronisches 163
Processus
–, ciliares 172
–, coronoideus 47 f.

Proparacain 26
Proptosis bulbi 31–34
Protozoen 180
Protrusio membranae nictitantis 107
Pseudoenophthalmus 125
Pseudoexophthalmus 125
Pseudomonas 180
Ptosis 94f.
Punctum lacrimale 60f.
–, Atresie 66f.
–, Öffnen 67
–, sekundär verschlossenes 66f.
–, Stenose 65
Pupillarreaktion 214
Pupille 2
–, -(n)abweichungen 185
–, -(n)dilatationssyndrom 184
–, klinische Diagnostik 14

Radiotherapie 27
Rassedispositionen 237–246
RD *siehe* Retinadysplasie
Reflexbildchen 9
Regenbogenhaut *siehe* Iris
Retina 2, 209–212
–, -aplasie 218
–, -atrophie 219, 222f., 226
–, -blutung 215
–, -degeneration 15
– –, erbliche (progressive) (PRA) 221–224
– –, feline zentrale (FCRD) 230
–, -dysplasie (RD) 219
– –, geographische 219
– –, multifokale 219
– –, totale 219
–, -falten 216f.
–, -gefäße 2, 214
–, -neoplasie 231f.
Retinitis 227f.
Retinopathie
–, hypertensive 229f.
Rickettsien 180
Rotationsplastik 75
rotes Auge
–, Differentialdiagnose 16
Rubeosis iridis 177

Saccus lacrimalis 61
SARD *siehe* Sudden Aquired Retinal Degeneration

Sarkoid 100, 103
Schaltzellen 210
Schirmer-Tränen-Test (STT) 9, 27
Schleim auflösende Medikamente 27
Schleimbecherzellen 73
schmerzhaftes Auge
–, Differentialdiagnose 16
Sedation 8
Sekundärglaukom 160, 168–170
(Sialo)dakryoadenitis *siehe auch* Dakryoadenitis 64f.
Signalement 5
Sjögren-Syndrom 62f.
Sklera 2, 129–156, 210
–, klinische Diagnostik 13
Skleritis *siehe auch* (Epi)skleritis 154
Sonnenuntergangsphänomen 126
Spaltlampenbiomikroskopie 16
Spherophakie 192
Sphinx-Haltung 5
Spülen 19
Spülflasche 19
Stäbchen 210
Staphylom 141–143
Stielplastik 75
Strabismus 12, 126
Strahlenkatarakt 196
STT *siehe* Schirmer-Tränen-Test
subkonjunktivale Blutungen 113
Sudden Aquired Retinal Degeneration (SARD) 232
Suffusionen 35
Sulfonamide 24, 61
Symblepharon 115, 118–120
–, Korrektur 120
Synchysis scintillans *siehe* Glaskörperglitzern
Synechiae posteriores 179

»**t**acking« *siehe* Entropium, Korrektur, Raffung
Tacrolimus 27, 64
Tagblindheit 214
–, erbliche 224
Talgdrüse 2
Tapetum

–, cellulosum 214
–, fibrosum 214
–, lucidum 2, 15, 173, 214
–, nigrum 15, 214
Tarsorrhaphie
–, stationäre 33
–, temporäre 33
Taubheit 175
Taurinmangel 227
Tension 159
Tetracain 8, 26
Therapie *siehe auch* Medikamente 19–30
–, chirurgische 27–29
–, Kryo- 29, 100
–, Laser- 29
–, Radio- 27
Thiaminmangel 227
Timolol 23
Tissue Plasminogen Activator 27
Tobramycin 24
Tonometer 12
Tonometrie 16
Tonopen® 12
TonoVet® 12
Toxoplasma 180
Toxoplasmose 227
Trabekelsystem 159
Tränen
–, künstliche 26, 64
Tränenapparat 59–71
tränendes Auge
–, Differentialdiagnose 16
Tränendrüsen 2
–, akzessorische 59
Tränenersatzpräparat 64
Tränenfilm 9, 59, 129
Tränenfluss 59
Tränenflüssigkeit
–, Abfluss 60
–, Anstau 60
Tränennasenkanal
–, Katheterisierung 69
Tränenproduktion 9
Tränenpunkt *siehe* Punctum lacrimale
Tränenstraßen 8, 65
Traubenkörner *siehe* Granulae iridis
Trauma 176, 225
–, (am) Lid 45
–, stumpfes 34–36
–, tief einwirkendes 36
Travoprost 23
Trichiasis 10, 89–94
–, Karunkel- 91, 94

–, Korrektur nach Stades 92
–, Nasenfalten- 89f.
–, (am) Oberlid 90f.
Trifluorthymidin 25
Tropicamid 14, 24, 26
Tubocurarin 14
Tunica vasculosa lentis 189f.
–, persistierende hyperplastische (PHTVL) 192–194

UDS *siehe* Uveo-dermatologisches Syndrom
Ulcus corneae 106, 138f., 141, 147
Ultrafiltration 157
Ultraschall 16
Ulzera
–, oberflächliche 137–140
–, tiefe 140
Uvea 171–187
–, Aufgaben 171
–, Neoplasie 177, 181f., 184–186
–, posterior 186
–, Struktur 171
Uveitis 177–179
–, anterior 177–179, 183
–, chronisch rezidivierende 182f., 228
–, idiopathische 181
–, metabolische 179
–, posterior 227f.
Uveo-dermatologisches Syndrom (UDS) 181

Van-Waardenburg-Syndrom 174
Vasokonstriktoren 22
Vecuronium 14, 24
Vena
–, facialis 64
–, retinalis 210
VEP *siehe* visuell erzeugte (evozierte) Potentiale
Verätzungen 34
Vergiftung 225
Vergrößerungshilfen bei Operation 28
Verletzung
–, Konjunktiva- 40
–, Kornea- 40–44
–, Lid- 37–39, 94
–, Lidrand- 37f.
–, perforierende 37

Virustatika 25
visuell erzeugte (evozierte) Potentiale (VEP) 211
Vitamin
–, A 26
– –, -Mangel 225
–, B1 26
– –, -Mangel 227
–, C 26
–, E 22, 26
– –, -Mangel 225
Vitreum *siehe auch* Glaskörper
–, persistierendes hyperplastisches primäres (PHPV) 192–194
Vogelpocken 98
Vortexsystem 214

Xerophthalmie 22

Zapfen 210
Zeissche Drüsen 73
Ziliarkörper *siehe* Corpus ciliare
Ziliarmuskulatur 22
Zilien
–, ektopische 106 f.

$ZnSO_4$ 26
Zwangsmaßnahmen 8
Zyklopie 127
Zykloplegikum 22
Zyste
–, Iris- 13, 176
–, Konjunktiva- 108
–, Kornea- 150

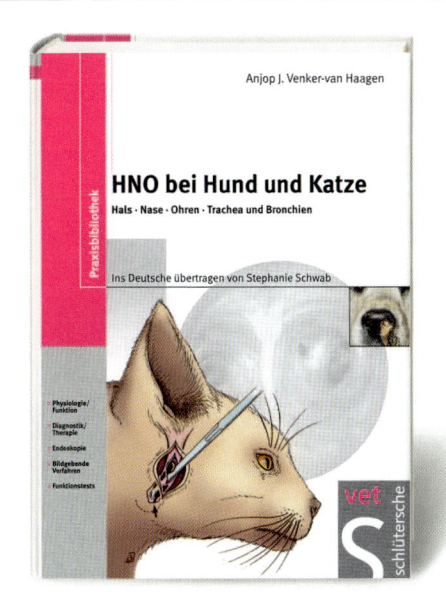

Anjop J. Venker-van Haagen

HNO bei Hund und Katze

Hals · Nase · Ohren · Trachea und Bronchien
Ins Deutsche übertragen von Dr. med. vet. Stephanie Schwab

Praxisbibliothek
2006. 256 Seiten, 182 Abbildungen,
19,5 x 26,0 cm, Hardcover
ISBN-10: 3-89993-016-9
ISBN-13: 978-3-89993-016-0
€ 79,– / sFr 128,–

Einen kompletten Überblick aller wichtigen HNO-Erkrankungen bei Hund und Katze gibt dieses umfassende und reich bebilderte Lehrbuch. Die Autorin liefert aus 35 Jahren Erfahrung auf dem Gebiet der HNO-Erkrankungen klinische Erkenntnisse und praktische Tipps, wie sie in keinem anderen Buch bisher zusammengefasst worden sind.

Nach einer Einführung zur Physiologie und Funktion der jeweiligen Region gibt die Autorin in sechs Kapiteln einen klinischen Leitfaden zur Behandlung alltäglicher und spezieller HNO-Probleme in der Kleintierpraxis, z. B. Otitis externa, Taubheit, nasaler Ausfluss, Schluckstörungen, Husten, Erkrankungen der Gesichtsnerven. Spezielle Untersuchungs- und Diagnosetechniken nehmen aufgrund des komplizierten Zugangs zu den Organen im HNO-Bereich einen wichtigen Stellenwert ein. Endoskopische und bildgebende Verfahren werden deshalb besonders detailliert beschrieben.

Über 180 Farbfotos und Zeichnungen veranschaulichen die im Text beschriebenen Informationen. Die klare Gliederung des Buches und das umfangreiche, nach Kapiteln geordnete Stichwortverzeichnis ermöglichen dem Leser den sofortigen Informationszugriff.

»Die Autorin behandelt stringent wie auch umfassend alle wesentlichen Bereiche der HNO bei Hund und Katze. Didaktisch gute Abbildungen und Schemazeichnungen unterstützen den praktischen Wert dieser vorlesungsartigen Abhandlung über das Fachgebiet. In Verbindung mit dem Farbatlas der Hals-Nasen-Ohren-Erkrankungen bei Kleintieren von Hedlund, C.S. und J. Taboada, im selben Verlag erschienen, ist der Leser bestens vorbereitet, auf dem interessanten Gebiet der HNO-Erkrankungen bei Hund und Katze die allermeisten Erkrankungen sicher zu erkennen und erfolgreich zu behandeln.«

Veterinärspiegel

Stand September 2006. Änderungen vorbehalten.

schlütersche

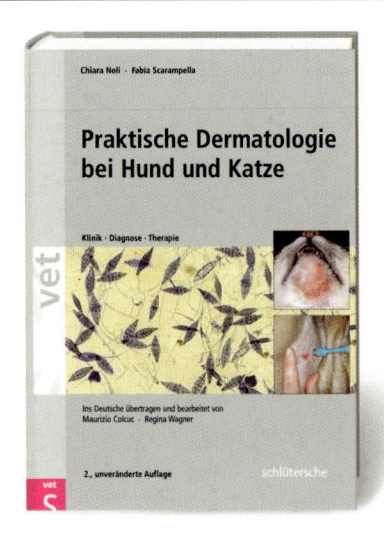

Chiara Noli · Fabia Scarampella

Praktische Dermatologie bei Hund und Katze

Klinik · Diagnostik · Therapie
Ins Deutsche übertragen und bearbeitet von
Dr. med. vet. Maurizio Colcuc und
Dr. med. vet. Regina Wagner
2., unveränderte Auflage

2005. 400 Seiten, 478 Farbfotos, 18 schematische Abbildungen,
79 Tabellen, 21,0 x 27,5 cm, Hardcover
ISBN-10: 3-87706-713-1
ISBN-13: 978-3-87706-713-0
€ 139,– / sFr 219,–

Das Buch präsentiert neben Klinik und Diagnostik erstmalig auch die Therapiemöglichkeiten bei Hauterkrankungen in sehr detaillierter Form. Über 470 hervorragende Farbfotos sowie zahlreiche Flussdiagramme, Tabellen und Merkkästen veranschaulichen die klinische Symptomatik. Sie erleichtern die Wahl der weiterführenden diagnostischen Maßnahmen und die Therapie.

»Die Qualität der eingefügten Fotografien ist super, die farblich gestützte Gliederung dem Verlag ausgezeichnet gelungen. Es macht nicht nur Freude mit diesem Buch zu lernen, sondern es ist auch erfolgversprechend, dieses Buch während der täglichen Arbeit benutzen zu können. Die Kleintierdermatologie von Noli und Scarampella setzt den Standard, wie in den nächsten Jahren Fachbücher zum Thema Kleintierdermatologie auszusehen haben.«
veterinär spiegel

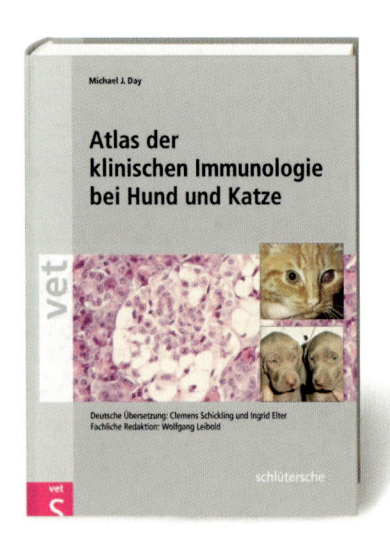

Michael J. Day

Atlas der klinischen Immunologie bei Hund und Katze

Deutsche Übersetzung: Clemens Schickling und Ingrid Elter
Fachliche Redaktion: Wolfgang Leibold

2005. 288 Seiten, 671 farbige Abbildungen, 35 Tabellen,
19,5 x 26,0 cm, Hardcover
ISBN-10: 3-87706-630-5
ISBN-13: 978-3-87706-630-0
€ 99,– / sFr 159,–

Der neuartige Atlas bietet Grundlagenwissen und klinische Erfahrungen der Immunologie. Dieses Referenzwerk der klinischen Immunologie erleichtert Kleintierpraktikern und Studierenden die Umsetzung der immunologischen Grundlagen in die Praxis.

»Den Autoren ist es hervorragend gelungen, mittels zahlreicher Bilder der klinischen Veränderungen von Patienten den Bogen zwischen Praxis, Labordiagnostik, Pathologie und klinischer Immunologie zu schlagen.«
Tierärztliche Praxis

»Das Buch versteht es, die wesentlichen Grundlagen der Klinischen Immunologie für Hund und Katze bildlich darzustellen und eignet sich aus diesem Grund hervorragend als Nachschlagewerk für den immunologisch interessierten Veterinärmediziner. Zusammenfassend bietet dieses Buch eine gelungene Symbiose aus Grundlagenimmunologie, mit Schwerpunkt Hund und Katze, und den praxisorientierten Fragestellungen der einzelnen Erkrankungen, die mit dem Immunsystem der entsprechenden Spezies in Zusammenhang stehen. Es stellt somit ein Buch dar, das sowohl als Lehrbuch als auch als Nachschlagewerk seine Berechtigung besitzt.«
Tierärztliche Monatsschrift

schlütersche